围麻醉期突发事件的挑战

余奇劲 肖兴鹏/主编

CHALLENGE TO
THE EMERGENCY OF
PERIANESTHESIA

中国科学技术出版社

·北 京·

图书在版编目（CIP）数据

围麻醉期突发事件的挑战 / 余奇劲，肖兴鹏主编 . —北京：中国科学技术出版社，2016.10（2021.1 重印）

ISBN 978-7-5046-7297-1

Ⅰ . ①围… Ⅱ . ①余… ②肖… Ⅲ . ①麻醉—突发事件—研究 Ⅳ . ① R614

中国版本图书馆 CIP 数据核字（2016）第 266386 号

策划编辑	焦健姿
责任编辑	焦健姿　黄维佳
装帧设计	华图文轩
责任校对	龚利霞
责任印制	马宇晨

出　　版	中国科学技术出版社
发　　行	中国科学技术出版社有限公司发行部
地　　址	北京市海淀区中关村南大街 16 号
邮　　编	100081
发行电话	010-62173865
传　　真	010-62173081
网　　址	http://www.cspbooks.com.cn

开　　本	787mm×1092mm　1/16
字　　数	637 千字
印　　张	29
版　　次	2016 年 10 月第 1 版
印　　次	2021 年 1 月第 4 次印刷
印　　数	6501 – 9500 册
印　　刷	天津翔远印刷有限公司
书　　号	ISBN 978-7-5046-7297-1/ R · 1945
定　　价	120.00 元

编著者名单

主　编　余奇劲　武汉大学人民医院
　　　　　肖兴鹏　武汉大学人民医院

副主编　王贤裕　湖北医药学院附属太和医院
　　　　　罗辉宇　湖北医药学院附属襄阳医院
　　　　　陈小琳　武汉大学人民医院
　　　　　姜　峰　武汉市妇女儿童保健中心
　　　　　祝德刚　武汉市第一医院
　　　　　胡　泉　武汉市江夏区第一人民医院

编　者（以姓氏笔画为序）

马　莉　武汉大学人民医院

王　宇　湖北医药学院附属太和医院

王　强　河北省安国市医院

王公明　山东省立医院

王贤裕　湖北医药学院附属太和医院

牛晓丽　西安交通大学第二附属医院

卢　燕　武汉市妇女儿童保健中心

田文华　武汉市中医院

朱宏飞　武汉大学口腔医院

刘　莉　武汉市第三医院光谷院区

刘　峰　武汉市妇女儿童医疗保健中心

刘　康　武汉大学人民医院

刘勇攀　湖北医药学院附属太和医院

汤艳辉　武汉市第九医院

许爱军　华中科技大学同济医学院附属同济医院

阮志华　湖北医药学院附属太和医院

严百惠　西安交通大学第二附属医院

李　清　湖北医药学院附属太和医院

杨　洁　江苏省中医院

杨　燕　武汉市江夏区第一人民医院

杨云朝　武汉大学人民医院

杨昌明　湖北省荆门市第一人民医院

肖兴鹏　武汉大学人民医院

吴裕超　武汉市妇女儿童保健中心

余　峰　湖北省中西医结合医院

余奇劲　武汉大学人民医院

冷福建　湖北省妇幼保健院

汪婷婷　武汉市妇女儿童保健中心

张　扬　湖北医药学院附属襄阳医院

张　振　湖北医药学院附属襄阳医院

张小亚　武汉市紫荆医院

陈　真　武汉市第三医院光谷院区

陈小琳　武汉大学人民医院

陈玉华　湖北省赤壁市人民医院

陈建平　山西医学科学院山西大医院

范　敏　湖北省赤壁市人民医院

范倩倩　第四军医大学西京医院

林丽娜　福建省泉州市中医院

昌睿杰　湖北医药学院附属太和医院

罗　婷　武汉市妇女儿童医疗保健中心

罗向红　湖北医药学院附属太和医院

罗辉宇　湖北医药学院附属襄阳医院

金　胜　湖北省襄阳市中心医院

胡　泉　武汉市江夏区第一人民医院

胡　霁　华中科技大学同济医学院附属
　　　　梨园医院

姜　峰　武汉市妇女儿童保健中心

祝德刚　武汉市第一医院

徐　洁　潍坊医学院附属医院

郭　荣　武汉大学人民医院

陶　红　华中科技大学同济医学院附属
　　　　同济医院

黄　磊　武汉大学人民医院

黄亚医　武汉大学人民医院

黄锦绣　华中科技大学同济医学院附属
　　　　梨园医院

曹　菲　华中科技大学同济医学院附属
　　　　同济医院

曹明香　湖北省荆门市第一人民医院

彭　坚　武汉市第三医院光谷院区

董文理　湖北省咸宁市中心医院

覃　斌　湖北省恩施州中心医院

曾文静　湖北医药学院附属太和医院

曾凤华　青海省人民医院

解立杰　华中科技大学同济医学院附属
　　　　梨园医院

自　序

医学界的同行常常听到这样一句话：外科医生治病，麻醉科医生保命。这句话通俗地道出了麻醉医师在手术中发挥的核心作用。麻醉科医生是如何在围术期充当患者的生命保护神的？TA身怀绝技？或者TA是先知先觉的神？其实TA就是一名普通的医务工作者。然而，TA勤于思考与学习，心系患者安危，责任当先。

我们集思广益、群策群力，组织编写了这本《围麻醉期突发事件的挑战》。每位麻醉医师都十分清楚地知道，在麻醉过程中时刻都有可能发生威胁患者生命安危的突发事件，此时麻醉医师的理论水平、亲身实践经验和他人曾经的失误等，都有可能对此次突发事件的成功化解有所帮助。我们的初心是力求围绕着麻醉期间可能发生的、对患者生命或我们自身健康易构成威胁的常见突发事件，从现象到本质，从原因分析到应对策略，并辅以典型临床案例分享（成功的或失败的），进行详细阐述。我们的目标是借助本书的有益养分，帮助麻醉相关医务工作者在临床实践期间，面对突如其来的突发事件挑战时，有利于正确识别和处理，做到心中有数、有的放矢。同时，围绕麻醉期间与患者或医务人员自身安危密切相关的突发事件，从社会、医学、法律或者哲学等角度展开思考，期盼引起更广泛的人群从更深入的层次来关注围麻醉期潜在的突发事件。

我们用尽洪荒之力，系统性地总结了围麻醉期常见突发事件带来的挑战，涵盖心、肺、脑、肾等重要躯体器官、内分泌及机体内环境等相关的围麻醉期不良突发事件，还包括围麻醉期患者病情之外的潜在突发事件，力求为读者献上尽善尽美的学术大餐。同时，本书编者团队成员均来自于在临床工作多年、具有丰富经验的医务工作者（既有来自高大上教学医院的，也有来自接地气基层医院的），他们将自己的切身体会和多年来积累的宝贵经验，同时结合国内外新近的发展前沿，力所能及地渗透到参编的内容之中。在临床工作中践行"理论指导实践，实践反过来验证理论，没有理论的实践是盲目的实践，而没有实践的理论是空洞的理论"。不论是拥有一定临床工作经验的医务工作者，还是初入医疗界的学生或年轻医务人员，本书都会成为一部便捷实用的学习参考书，开卷有益。

余奇劲　肖兴鹏

前　言

突发事件就是意外地突然发生的重大或敏感事件。突发事件潜存于围麻醉期的每一个环节。围麻醉期的突发事件，时间节点从患者接受麻醉准备一直到返回病房之前，地点主要在手术室。按照发生的类型主要可以分为以下三种：医疗突发事件、公共卫生事件和意外事件。

目前由于手术患者高龄化、手术患者全身系统性疾病的日趋增多和患者接受手术的复杂程度逐渐增加，以及随着治疗技术的日益提升和医疗技术的不断革新，很多以往不能开展的手术都变成了可能，过去许多绝对禁忌证也逐渐转变成了相对禁忌证，导致突发事件的发生概率逐渐增高。围麻醉期突发事件具有不可预见性、危害巨大、处理极具挑战性、偶然性中有必然性、常伴有严重后遗症且死亡率高等特点。因此，如何化解围麻醉期突发事件的危机，是每一位麻醉工作者面临的挑战。作为麻醉医生，需在平时储备对围麻醉期突发事件的诊断及处理能力，努力提高自身的技术水平，宜从掌握基础理论、深入临床实践及不断更新知识三方面做起。正是基于以上考虑，我们组织编写了《围麻醉期突发事件的挑战》一书。本书参编人员既有综合性教学医院的专家学者，也有基层医院工作多年的麻醉医生。我们面临共同的挑战：围麻醉期突发事件如何处置？本书从相关突发事件的发生情况、危险因素、发生原因及应对措施等方面入手，采取逐步推进的方式深入书写。同时，围绕围麻醉期突发事件相关的热点问题，我们也尝试展开了一些思考。围麻醉期突发事件时有发生，医疗纠纷时有发生，医患矛盾也有愈演愈烈之势。围麻醉期突发事件应以预防为主，防御与应急补救措施相结合。"惟事事，乃其有备，有备无患。"

最后，我们要强调的是，本书编写中仍然存在一些遗憾和不足。原计划的部分内容有缺失，影响了本书的完整性。由于参与编写的医务工作者对编写要求的理解不一，致使部分章节的编写风格没有完全统一。面对突发事件的心态各异，部分内容可能仅仅反映作者自己的观点，难免存在局限性和认识偏差。我们期待同道们的宽容和理解，在参考阅读时及时指正缺点和错误。

余奇劲　肖兴鹏

目　　录

第二篇　围麻醉期患者病情之外的突发事件

第一篇　围麻醉期患者病情相关的突发事件

第1章　围麻醉期应用丙泊酚突发性幻觉

一、围麻醉期应用丙泊酚突发性幻觉的发生情况及危害

1. **丙泊酚的药理特点简介及其麻醉应用情况**　丙泊酚是门诊无痛手术或无痛检查期间常用的一种静脉麻醉剂，在运用过程中，麻醉医生一般高度关注其对患者呼吸和循环系统的不良影响，而忽略了其可能导致患者发生"性幻觉"；丙泊酚所致"性幻觉"在国内的报道相对较少，或患者主观上不愿提及，因而往往被忽视。然而，丙泊酚所致"性幻觉"一旦成为患者起诉医务人员的依据，麻醉医师不得不认真思索如何应对。

2. **丙泊酚在门诊无痛手术或无痛检查期间的运用**　随着现代医学模式的不断转变和发展，新的医学理念更加注重以"人"为中心的诊疗模式，以提高医患服务质量[1]。目前在门诊手术或检查期间，更多患者期望能获得一个舒适、安全、无痛的就医环境；丙泊酚作为临床麻醉最常用的静脉麻醉剂之一，具有起效快、代谢快且无毒性蓄积作用，被广泛应用于患者门诊无痛手术或无痛检查，如无痛人流、无痛胃镜、无痛肠镜、门诊妇科检查等。

丙泊酚在门诊手术期间的运用不仅消除了患者紧张、焦虑和恐惧的情绪，而且还能使患者产生兴奋愉悦感[2]。使用后其产生的正面积极效果深受患者青睐，但其潜在的负面风险需引起广大医务工作者的高度警惕。首先，丙泊酚若剂量或注药速度掌握不当则具有一定程度的呼吸循环抑制作用，严重者甚至会引发心搏呼吸骤停，其使用剂量必须严格遵从麻醉医生医嘱，并由其现场监护。其次，丙泊酚还能引起神经系统的损害、消化系统的损害、皮肤及其附件的损害、营养代谢障碍及依赖性等，术后必须进行一段时间的严密观察[3]。此外，丙泊酚还具有一定的致"性幻觉"作用；若患者一旦发生，麻醉医生未能及时察觉并作出合理解释，可能会遭到患者"性骚扰"或"性侵犯"的起诉，出现非常窘迫、被动的局面。

3. **丙泊酚在门诊无痛手术或无痛检查期间"性幻觉"的国内外发生情况**　有关麻醉性药物丙泊酚在门诊无痛手术或无痛检查期间引发患者"性幻觉"的报道甚多，自1987年以来，大量研究表明丙泊酚可导致

患者"性幻觉"的发生，并报道这种"性幻觉"既可能发生在手术期间，也可能发生在清醒恢复期。在1993年Davies BW等连续对100例使用丙泊酚麻醉的门诊整形手术患者进行调研，结果发现部分患者在手术期间发生了"性幻觉"[4]。另外在2000年Villar ML等报道一位42岁女性患者在行声带息肉手术后恢复期间，指责医护人员强迫她抚摸男性生殖器，经陪同的多位医护人员共同解释才发现是产生了"性幻觉"[5]。在国外，患者起诉医生"性侵犯"，即使起诉罪名不成立，被指控医生也有可能会被吊销职业医师资格证[6]。

在国内可能受传统观念的影响，部分患者主观上不愿意提及这种感受，甚至有患者曲解认为是已经发生在自己身上的事实，长期生活在压抑之中。自2001年7月，在西安市莲湖区法院受理全国第一例"性骚扰"事件之后，"性骚扰"逐渐被纳入法律条文。直到2004年，国内才首次出现有关丙泊酚与"性幻觉"的相关报道。之后在无痛门诊手术期间也先后出现部分临床研究报告，但还未见相关的法律起诉报道，故也未见丙泊酚致"性幻觉"对医务人员危害性报道及医务人员应如何应对这一事件发生的相关报道。

4. 围麻醉期丙泊酚所致"性幻觉"的危害 在门诊无痛手术或无痛检查期间应用丙泊酚，一旦患者出现恶性"性幻觉"，便会直指是医生对自己施行了"性骚扰"或"性侵犯"。若得不到合理的解释，事态就会演变得极其恶劣，其危害也是多方面的。

对患者而言，是一种心灵上的创伤。在病弱无助的时候，没有得到有效的帮助治疗，而是被进一步的残忍伤害；其心灵将会长期处于一种受蒙蔽或受创伤状态，这种状态不仅会长期影响患者的生活质量、工作质量，而且会给医患关系蒙上阴影。

对医生而言，伤害也同样的巨大。医生一直秉承"健康所系，性命相托"的治病救人宗旨，在患者最需要帮助的时候挺身而出，勤勤恳恳、任劳任怨，结果不但得不到患者的支持与信任，反而被患者污蔑、指责，甚至告上法庭；对其心理、生理也是一种极大的打击。

对医院而言，影响也极其恶劣。一旦患者不能理解，在这个事件上大做文章，肆意诋毁，院方则有口难辩，医院声誉将可能一落千丈，受到极大的毁损。俗话说"物以类聚，人以群分"，一旦受影响，就不仅仅是一个人，那便是全院所有医务人员。

二、围麻醉期应用丙泊酚突发性幻觉的原因分析

（一）丙泊酚所致"性幻觉"的特点

近几年来，有关丙泊酚所致"性幻觉"的报道在国外已经屡见不鲜，而在国内相对较少。丙泊酚麻醉诱发"性幻觉"，主要集中在有过"性生活"的青年和中青年女性患者，当然也有少部分为男性患者。在门诊无痛手术或无痛检查期间，丙泊酚致"性幻觉"的发生率和发生状况与很多因素密切相关，如手术类型、检查方式、术中体位等。刘明舟等对2176例行无痛人流的患者进行调查，结果发现有231例出现了不同程度的"性幻觉"，其发生率为10.6%，其中79例表现为"性侵犯"或"性暴力"；而对同期的1608例行无痛胃镜女性患者进行调查，结果发现共"性幻觉"的发生率为3.0%，绝大多数表现为愉悦感[7]。这种幻觉的产生有时极其逼真，可被患者描述得非常生动和形象，

特别是产生"性侵犯"和"性暴力"的患者，感情上非常痛苦。

（二）丙泊酚所致"性幻觉"的原因分析

1. **丙泊酚的亚麻醉状态**　丙泊酚为中枢神经系统麻醉剂，作用后可调节大脑皮质组织、下丘脑组织及海马组织中各种神经递质，控制意识活动、感知记忆等多种大脑的高级功能[8]。目前普遍认为它的作用机制是通过增强中枢抑制性神经传递，或抑制中枢兴奋性神经传递，以发挥其麻醉效应[9]。

然而，在临床实践中，患者丙泊酚应用不足或患者处于丙泊酚代谢恢复期，可出现亚麻醉状况，即患者大脑皮质层被抑制，而皮质下核团处于脱抑制。有资料报道显示[10]，皮质下核团主要负责行为、情感反应的激发与调控，并参与记忆的产生和消退。故在丙泊酚亚麻醉状态期间，极易引发患者出现各种幻觉，其中也包括"性幻觉"。

2. **医务人员各种操作的影响**　在麻醉状态或亚麻醉状态下，患者可能会产生多种情感幻觉，而"性幻觉"的产生可能与身体敏感部位受到刺激有关，这种刺激包括手术本身治疗所产生的刺激和手术过程中各种无意识身体接触所带来的刺激。在门诊无痛人流手术或门诊无痛妇科检查期间，对外阴消毒可致使其产生抚摸阴部的幻觉；而在刮宫或检查期间，患者可因为宫颈牵拉、子宫受器械扩张等操作，产生一种极其难受的情感，有的会将这种情感幻觉成"性暴力"，即"被强奸"的性暴力。也有资料报道显示[11]，在口腔内镜手术中，也有患者因为手术操作产生暴力性"性幻觉"。另外，在丙泊酚麻醉恢复期，麻醉医生去除患者胸部电极片可让患者产生抚摸胸部的幻觉；让患者握麻醉医生的手指判断其肌张力的恢复程度，可幻觉为让其手握男性生殖器。所以对于有潜在性发生"性幻觉"的手术操作，需引起高度警惕，以免带来一些不必要的医疗纠纷。

3. **环境因素对患者的心理影响**　对绝大多数人来讲，医院手术室一直都是个神秘并充满恐惧的地方，即便是门诊手术室也同样可怕。绝大多数患者在进入手术室以后，都有一种孤零零的感觉；面对周围身穿手术衣、头戴手术帽、面蒙手术口罩的医生和护士，以及周围陌生的环境和仪器，心中便会产生一种可怕、恐惧、无助感。再加之在门诊无痛手术或无痛检查期间，根据手术需要，有的患者需去除内衣内裤，暴露身体的隐私部位，产生一种强烈的羞辱感，感情上极其被动、情绪低落，有的患者甚至产生"性侵犯"的感觉，如门诊无痛人流、无痛妇科检查等；还有一部分患者甚至担心手术过程中是否疼痛难忍、是否会顺利成功等。夹杂着种种情绪和思想负担，一旦上了手术台，患者便出现强烈的"人为刀俎，我为鱼肉"的局面。俗话说："日有所思，夜有所梦"。在丙泊酚麻醉或亚麻醉期，患者在这种恐怖环境中的担忧就可能产生恶性"性幻觉"。

4. **患者自身特定的生理条件**　在门诊无痛手术或无痛检查期间，由于疾病影响、生活习惯、个体差异的不同，每位患者体内性激素分布水平也不同。性激素水平较高的患者，在亚麻醉期间皮质下核团处于脱抑制状态时，若身体敏感部位受到适当的刺激就极易出现"性幻觉"。如门诊无痛人流手术患者，由于妊娠期间女性体内雌激素水平增高，对性生活的渴望增强，则使得"性幻觉"的发生率更高[12]。张渺等对 338 例妊娠女性研究调查发现，在早孕期间约 6.5% 的患者较孕前性欲明显增强。故而我们推测机体内性激素的分布也是影响门诊无痛手术或无痛检查期间患者出现"性幻觉"的重要因素之一[13]。

三、围麻醉期应用丙泊酚突发性幻觉的应对策略

面对丙泊酚所致"性幻觉"的发生特点、原因分析及其危害，我们广大医务人员必须引起高度重视和警惕，尤其是麻醉医生。针对这种潜在的恶性风险，我们必须要思考相应的应对策略，笔者有以下建议：①医患双方对丙泊酚具有致"性幻觉"作用宜取得一致的认知，即承认这一现象客观存在的事实。术前医患双方适度针对这一现象进行交流，若一旦发生，力求患者理性面对；②尽可能优化麻醉方案和医疗操作，其中包括麻醉深度的检测，配伍用药的掌控，医疗操作的改进，操作时机与麻醉最佳状态的吻合，尽量避免引起误解的操作；③加强对操作人员的监管，操作时须有其他医务人员或家属或第三者在场；④医务人员需加强对患者和家属的心理疏导，并对其产生"性幻觉"的隐私保密；⑤医院管理部门需制定对丙泊酚或镇静药物所致"性幻觉"起诉的应对流程；⑥医院需对医务人员行相关的培训，如职业道德、保护意识、相关法律知识、心理素质等；⑦国家需制定相关制度或法律以保障医患双方的合法利益，以免因丙泊酚所致"性幻觉"引发法律纠纷。

四、围麻醉期应用丙泊酚突发性幻觉的思考

因围麻醉期丙泊酚所致的"性幻觉"患者幻境逼真，常自认受到医生的"性骚扰"，不但给医患关系蒙上阴影，而且在患者心中长期存留精神折磨和心灵创伤，影响日后的工作生活。若因之而将医生卷入莫名其妙的讼争之中，对医生的职业生涯也会带来巨大危害。

而且，应该说性骚扰在国外和国内都是一个普遍存在的现象，只是由于过去出于传统观念对这个问题一直讳莫如深。2001年12月，西安审理的全国首例性骚扰案备受全国关注，尽管西安莲湖区人民法院因证据不足，驳回起诉而一审终结，但随后的类似讼争却接连发生。从而也启动了我国反对性骚扰的立法思考。

鉴于性幻觉对患者的长期精神折磨和对医师执业生涯的巨大危害，麻醉医师、牙科医师、内镜医师及其他镇静患者的医师，在用这些镇静麻醉药物时应清醒地认识到，这类药物的确可发生幻觉，应保护自己免遭性侵扰的投诉和讼争。因而，在术前谈话时就应告知患者，麻醉、手术期间可能会产生各种场景逼真的梦境，特别强调还有可能出现性幻觉。向患者保证，医生在为镇静麻醉后的异性患者做检查和治疗时都会有第三者在场陪护，以消除患者顾虑。而且，对待所有有"性幻觉"内容的投诉均应慎重而严肃地处理，因为患者描述的幻境常极为逼真，必须对患者作详细而耐心的解释工作，出示整个操作过程一直有陪伴人员在场的证据，以帮助患者走出性幻觉的阴影，防止争议升级为讼争。

在患者性敏感区的操作，应尽可能避免在浅麻醉下进行，以免诱发性幻觉。当然，作为一名医生，更要秉承祖国传统医学"医乃仁术"的崇高医学伦理思想，牢记西方医

学之父希波克拉底的誓词："戒用医术对任何人等施以毒害与妄为""远避不善之举"，弘扬医学伦理的人文精神，提升自己的医学人文品格，防止真正的性侵扰发生。

五、围麻醉期应用丙泊酚突发性幻觉的典型案例分享

1849 年 Gream 首先报道氯仿麻醉引起妇女性幻觉及言语淫荡，随后的报道多见于安定类镇静药、笑气、异丙酚或与芬太尼、苏芬太尼合用后。国外因性幻觉而导致医患"性骚扰"纠纷的事件也屡见不鲜。Dundee[14]报告称：一例用 10mg 咪达唑仑（咪唑安定）镇静后做内镜检查的中年妇女，苏醒后诉称她在内镜检查期间遭到性强暴（口交）；另一例在硬膜外麻醉下行胆囊切除的 52 岁妇女，静脉用地西泮（安定）来镇静，醒时声称自己被性强暴。这当然是子虚乌有的，期间唯一接触其会阴部的操作是为防止外科消毒液（酒精）的刺激而将一块纱布垫在两腿之间。另一篇相关文献报道了 1 例接受咪达唑仑（咪唑安定）镇静下牙科操作的妇女声称牙医要她去握其阴茎，而另两例认为牙医曾与之口交过，这些情况都是不可能的，因为全程都有证人在场。该文还报道了另两例事件：一例在镇静下换药的患者抱怨医生伸出了暧昧之手。另一例在 ICU 的镇静患者，抱怨她的胸乳被反复抚弄。

1984 年一名男牙科医师被指控在诊疗过程中对 2 名女性患者实施性侵犯行为，当时患者分别接受地西泮 30mg 和咪达唑仑 10mg 镇静，由于牙科医师单独与 2 名患者在一起时间较长，断言在镇静期间发生了性侵犯，尽管这名牙医以药物引起的性幻觉来

反驳，但他还是被定为强奸犯。

Dundee 对自愿接受镇静药物的 ICU 工作人员进行剂量—反应和药效学研究发现，一名 32 岁体重 60kg 女性由于用咪达唑仑 30mg 后做梦和产生幻觉，醒后表现窘迫要求退出本试验。尽管借助以往的研究情况给予解释，这名工作人员还是后悔参加了本试验，因为在她心里留下了与性幻觉有关的不愉快经历。一名中年妇女在咪达唑仑 10mg 镇静下接受内镜检查，苏醒时她告诉当班护士睡眠中她遭受了口交。另一名 52 岁妇女在硬膜外麻醉和地西泮镇静下行胆囊切除术，术后患者断定术中被性侵犯，后来发现这可能与放置在外阴部的拭子有关。

在 Dundee 连续观察 600 例使用咪达唑仑 10 ～ 15mg 镇静和经口内镜检查的患者中，有 2 例回忆起与性有关的经历，另 2 例属非性行为但感到很窘迫。在 200 例咪达唑仑 0.3 ～ 0.5mg/kg 麻醉下接受妇科小手术的患者中，有 6 例出现性幻觉，不过这 6 例的体验却是愉快的。牙科医师使用咪达唑仑镇静时，患者也会出现幻觉。一女性患者断言在牙医操作过程中，牙医要求她触摸会阴部，另 2 例则认为牙医与她们进行口交。由于第三者在场，这些事情被认定为不可能发生。此外，在镇静下患者穿着不整，醒后主诉"一只手在身上触摸"，ICU 镇静患者主诉双乳被抚摸等。1989 年，Dundee 了解到正在审理与性侵犯有关的案例共计 42 宗，为 18 － 49 岁行口腔手术，咽喉镜下气管内插管或上消化道内镜诊治者，大多数案例有客观的证据能证明是药物导致的幻觉，而个别案例由于证据不充分，难免被起诉和判决。Litchfield 等 [15] 对 16 000 例患者静脉注射地西泮 5 ～ 50mg（平均 20mg）进行了镇静效

果观察，在对 2470 例的调查中发现，幻觉发生率为 1.3%，精神方面不良反应呈剂量依赖关系，大于 20 岁的女性高达 50%，女性明显高于男性。虽然没有报道性幻觉比例，但作者在对几例幻觉的描述中，有 2 例与性幻觉有关。第 1 例为 35 岁女性，地西泮 20mg 镇静下行牙科治疗，治疗前患者一切正常，给药后不久开始口诉自己家庭矛盾，反复谈及在家与丈夫不和谐，追加另一种镇静药后口诉缓解，但自诉却表现为非常窘迫。第 2 例也是牙科患者，女性 38 岁，镇静药为地西泮 30mg 和甲乙炔巴比妥钠 150mg，治疗中平稳，然而清醒后她却提出对牙医的治疗与举止不满意，要求再次见这名牙医，对"手术中自己上身被抚摸"讨个说法。由于整个治疗过程中始终有护士陪同，患者被告知是地西泮引起的幻觉，最后患者接受了这种解释。由此可见，仪器设备靠近上身摩擦颈胸部也会产生性幻觉。

1986 年，加拿大渥太华某医院急诊科一名医师受指控，理由是一女性患者使用苯二氮䓬类时，在镇静恢复期医师要求患者手握其生殖器。反驳理由是患者用力手握医师二手指，以测试其对言语的反应能力，结果这名医师免遭判罪。由于这名医师被 Ontario 院方发现曾有行为不轨，他还是失去了行医执照。1990 年，一名牙科医师被指控对 7 名就诊妇女进行性侵犯行为，法官依据 Dundee 的研究，使用大剂量苯二氮䓬类时，女性经历性幻觉发生率为 1/200，裁决这名医师无罪。1993 年，一名整形外科医师在 Oslo 高级法院受审，其被指控为在乳房成形手术期间对 9 名患者手淫，全部患者应用咪达唑仑镇静，部分患者合用芬太尼。由于整个手术过程中有女护士在场，这名医

师免受判刑。1996 年，一名男麻醉医师接受由 4 例女性患者投诉的调查，第 1 例发生在恢复室，患者断言麻醉医师抚摸其乳房，可能与麻醉苏醒时去除心电图电极有关；另 2 例为咪达唑仑镇静后的患者，麻醉医师去病房随访时，患者断言有手淫；第 4 例发生于治疗期间，患者因疼痛接受呱乙啶阻滞治疗和咪达唑仑镇静，麻醉医师认为这与止血带有关，因为在呱乙啶阻滞结束时放松止血带会导致阴道充血从而产生性幻觉。后 3 例推论成立，这位麻醉医师免遭在案记录。

（董文理　余奇劲）

参考文献

[1] 余奇劲，周青山，杨云朝. 麻醉医生与围手术期患者的人文关怀 [J]. 医学与哲学，2008，29（4）：63-65

[2] 王本福，连庆泉，曹红，等. 丙泊酚滥用和依赖性的研究进展 [J]. 国际麻醉学与复苏杂志，2009，30（1）：56-58

[3] 恭善初，李东，徐玉红，等. 丙泊酚注射液致不良反应文献分析 [J]. 中国药物警戒，2011，8（11）：681-684

[4] Davies BW, Pennington GA, Guyuron B. Clinical office anesthesia: the use of propofol for the induction and maintenance of general anesthesia [J]. Aesthetic Plast Surg , 1993, 17(2):125-128

[5] Martinez Villar ML, D' Este Gonzalez JP, Aren Frontera JJ. Erotic hallucinations associated with the use of propofol [J]. Rev Esp Anestesiol Reanim. 2000, 47(2):90-92

[6] 李太富. 麻醉与性幻觉 [J]. 临床麻醉学杂志，2004，20（9）：575

[7] 刘明舟，曹淑萍，姜丽，等. 丙泊酚无痛人流术中的性幻觉作用 [J]. 临床麻醉学杂志，2009，25（7）：627

［8］吴新文，颜志伟，王治中，等．全身麻醉对大鼠中枢神经递质的影响［J］．广东医学，2012，33（10）：1378-1380

［9］孙雪华，曾帮雄．丙泊酚的麻醉作用机制［J］．临床麻醉学杂志，2008，24：364-365

［10］姚泰．生理学［M］．北京：人民卫生出版社，2001：346

［11］Schneemilch C,Schiltz K,Meinshausene,et al. Sexual hallucinations and dreams under anesthesia and sedation : medicolegal aspects[J]. Anaesthesist, 2012, 61(3):234-241

［12］张渺，廖秦平．妊娠对性行为的影响［J］．中国妇幼保健，2004，19（24）：110-111

［13］张渺，廖秦平，王凤霞，等．妊娠期妇女性行为现状研究［J］．中国实用妇科与产科杂志，2005，21（5）：285-287

［14］Dundee JW. Fantasies during sedation with intravenousmidazolam or diazepam［J］. Med Leg J，1990，58(Pt 1)：29-34

［15］Litchfield NB. Complications of intravenous diazepam—adverse psychological reactions［J］. Anesth Prog，1980，27：175-183

第2章　围麻醉期突发局部麻醉药急性中毒

一、围麻醉期突发局部麻醉药急性中毒的发生情况及危害

临床麻醉过程中，随着知识和技术的不断拓展，全身麻醉的应用比例在逐渐升高，但是局部麻醉技术如表面麻醉、局部浸润、区域阻滞、静脉局部麻醉、神经及神经丛阻滞、椎管内麻醉等仍然具有重要地位。局部麻醉药在这些过程中应用广泛，因而也存在发生局部麻醉药急性中毒的风险。大多数局部麻醉药中毒可被早期发现而得到救治，但少数严重或未及时发现者则可危及患者生命。一旦发生急性中毒，应立即停止局部麻醉药的继续吸收，予以对症支持治疗，加强监测，维持生命体征及内环境稳定，防止出现进一步的重要器官系统损伤，避免遗留后遗症。

（一）局部麻醉药中毒定义

局部麻醉药急性中毒是指由于短时间内进入血液的循环药量过多，超过机体的消除速率，导致血浆药物浓度过高而出现的一系列以中枢神经系统及心血管系统不良反应为主的围麻醉期危急事件。其中枢神经系统毒性反应主要表现为先兴奋后抑制，也有少数患者不表现出兴奋症状而直接进入抑制期，初期可出现唇舌麻木、头晕耳鸣、视物模糊、多语烦躁，中晚期则表现为肌肉震颤、惊厥、意识丧失，呼吸减慢甚至消失。心血管系统毒性反应表现为心律失常和心肌收缩力下降，可出现心动过缓、血压下降，严重者出现心搏骤停甚至死亡[1,2]。

（二）局部麻醉药急性中毒的表现及危害

围麻醉期一旦发生局部麻醉药急性中毒，患者的生命安全将受到严重威胁。如不能及时判断病情并迅速进行抢救，可能产生难以预料的不良后果甚至危及患者生命。局部麻醉药急性中毒对患者家属也会造成明显的心理及经济负担，对医务人员也会产生明显应激，并增加医务人员的执业风险。

1. 局部麻醉药急性中毒影响患者重要器官系统功能

（1）中枢神经系统毒性反应：一旦局部麻醉药大量吸收入血，其血药浓度急骤升高，可引起一系列中枢神经系统毒性反应症状，大多数表现为先兴奋后抑制的渐进性过程。早期患者可感觉唇舌麻木、头晕耳鸣、复视、视物模糊，继而出现多语兴奋、躁动倾向；逐渐进展可出现眼球震颤、小肌肉抽搐，抽搐可由颜面部及肢体远端小肌肉发展至全身。随着中毒程度加重，可由轻度抽搐发展为惊厥，表现为全身性强直阵挛性惊厥。由于肌肉强直痉挛导致的呼吸困难及心血管系统抑制导致的脑供血不足和低氧血症，患者可出现意识消失，呼吸减慢甚至停止，严重者出现呼吸心搏骤停。少数局部麻醉药急性中毒患者可不出现初期的兴奋症状而直接表现为抑制型，具体表现为意识淡漠，嗜睡直至意识丧失，同时出现血压下降、脉搏细弱、呼吸浅慢进而导致死亡。此类患者由于

初期中毒表现不明显，临床工作中更容易被忽视而延误抢救时机，导致严重后果。

（2）心脏毒性反应：局部麻醉药可以与钠通道相结合，作用于心房肌、心室肌及浦肯野纤维使其动作电位时程延长，不应期也相应延长，临床表现为心脏节律、收缩力、传导性下降。局麻药中毒患者可出现窦性心动过缓、窦房传导阻滞甚至心脏停搏；心肌收缩力下降导致出现低血压。一般局麻药中枢神经系统毒性表现多先于心脏毒性；布比卡因则相反，可先出现心脏毒性表现，一旦出现心室颤动，复苏多难以成功。

2. 局部麻醉药急性中毒延长患者住院日，增加经济负担　患者出现局部麻醉药急性中毒后，常伴随不同程度的中毒症状，抢救过程中进行的多项处理操作需相应的仪器设备及药物支持；局部麻醉药急性中毒即刻抢救成功后，患者多需要持续观察及治疗；部分中毒患者，由于存在严重并发症，可能需要相当长时间来进行加强监护及后续恢复治疗。由此导致患者的住院日期必然延长，并且将耗费大量的医疗资源及高额的医疗费用。无论局部麻醉药急性中毒是否由医疗过失所致，均添加了额外的医疗成本，最终将不可避免地增加患者的住院费用。

3. 增加医疗纠纷发生率，对医务人员产生不良影响　局部麻醉药急性中毒一旦发生，若患者中毒症状较轻，能早期发现，及时处理而避免产生不良后果，对患者恢复无明显影响，患者及家属多可接受。由于中毒严重程度不同及诊疗水平限制，部分局部麻醉药急性中毒的抢救效果不一定能达到最佳，患者可能出现重要器官系统功能损伤或不同程度的后遗症，抢救及后续治疗过程也会产生额外费用，这些均是导致医疗纠纷的潜在风险。一旦患者因抢救无效死亡，几乎必然导致医疗纠纷。患者及家属对局部麻醉药急性中毒风险认知程度不足，出现意外后由于住院时间延长、费用增加，以及出现意外情况后家属担忧患者的病情，往往会与医务人员发生冲突。意外情况的发生会增加医务人员的工作压力，需要付出更多精力对患者进行救治，同时还要面对患者及家属的不良态度甚至不理智行为，上述情况均会使医务人员产生心理阴影，甚至影响以后的执业行为。

二、围麻醉期突发局部麻醉药急性中毒的原因分析

使用局部麻醉药的患者一旦因药物进入体内过多或吸收过快，导致血内药物浓度骤然升高，可迅速出现多项中毒症状，导致严重后果。明确发生局部麻醉药急性中毒的诱因有助于提前防范并进行有效救治。目前一般认为发生局部麻醉药急性中毒的相关因素如下。

1. 局部麻醉药用量超过极限值　局麻药使用量超过极限量是急性中毒的最主要原因之一。常用局部麻醉药物均有其单次最大使用剂量，且依麻醉方式不同，同一种局部麻醉药的最大使用剂量亦不相同。如利多卡因行神经阻滞麻醉时最大剂量可用至500mg，但行表面麻醉时，其剂量一般为最大剂量的 1/3 ～ 1/2 [2]。单次给药超过局部麻醉药的最大使用剂量时，大量局部麻醉药可迅速通过注射部位吸收入血，于短时间出现急性中毒症状。

2. 局部麻醉药误注入血管　局部麻醉过程中，注射针头误刺入血管或椎管内麻醉时导管置入血管内而未发觉，均可导致麻醉

药物直接入血。此种情况下，所用局部麻醉药全部进入血液循环，短时间内血浆药物浓度迅速升高并引发急性中毒。即使少量局部麻醉药误注入血管也可导致中毒，其症状多迅速出现，甚至无前驱症状而直接出现惊厥、意识丧失、呼吸心搏骤停等。在局部静脉麻醉时尤其是给药 15 分钟以内，骤然松开止血带也可因大量局部麻醉药瞬间进入全身循环而导致急性中毒。

3. 局部麻醉药吸收过多过快　局部麻醉时给药量较大，给药部位血供丰富，反复多次穿刺损伤给药部位血管，未加用血管收缩药等均可导致局部麻醉药物的吸收过快；表面麻醉时一旦黏膜破损，局部麻醉药的吸收速度也会极为迅速，从而使得血内局部麻醉药浓度升高导致中毒。

4. 患者个体因素　①患者并存其他疾病（休克、恶病质、贫血、肝功能障碍、甲状腺功能亢进等），可导致对局部麻醉药的解毒作用降低或耐受变差而易于中毒；②酸碱平衡失调：呼吸性或代谢性酸中毒都可增强局部麻醉药的毒性；③温度：高热可增加大脑对局部麻醉药的敏感性[2]。

5. 药物相互作用　巴比妥类和苯二氮䓬类可减少惊厥发生；全麻药一般均具抗惊厥特性；单胺氧化酶抑制药如帕吉林（优降宁），可提高脑内单胺的蓄积，从而增强可卡因诱发的惊厥，但对普鲁卡因影响不大，而利血平的作用则与帕吉林相反；大剂量哌替啶具有增强利多卡因诱发惊厥的作用[2]。

三、围麻醉期突发局部麻醉药急性中毒的应对策略

为防止围麻醉期出现局部麻醉药急性

中毒导致不良后果，只有在施行局部麻醉时采取有效预防措施，出现中毒反应时立即进行迅速有效地抢救处理，才能降低局部麻醉药急性中毒的发生率及危害性，保护患者的生命安全。

1. 采取预防局部麻醉药毒性反应的措施　局部麻醉药急性中毒与多种因素有关，完善的准备及预防工作可以明显减少中毒反应的发生。

（1）做好麻醉前准备工作：无论是门诊还是住院患者，术前均应尽量改善患者存在的异常病理生理状态，如治疗并存疾病，调整酸碱平衡紊乱状态至正常，纠正高热、贫血、休克等。麻醉实施前详细询问病史，对高龄、衰弱、伴随重要器官系统疾病患者提高警惕；做好思想准备，提前准备好抢救器材及药品，保证出现意外情况时能够迅速控制呼吸道及处理心搏骤停。

（2）应用局部麻醉药的安全剂量：按照教科书及药品说明书的要求，单次使用局部麻醉药的量不超过其极限量。在产生足够阻滞效能，满足手术需求的情况下，尽量使用低浓度局部麻醉药，可明显减少局部麻醉药的用量。

（3）在局部麻醉药中加用肾上腺素：一般认为肾上腺素能使给药部位血管收缩，延缓局部麻醉药的吸收，延长作用时间，减少局部麻醉药的毒性反应。除罗哌卡因外，其他局麻药在无禁忌情况下可加用 1 ：（200 000 ～ 400 000）的肾上腺素。目前有学者对此传统观念存在质疑，认为不必常规使用。

（4）防止局部麻醉药误入血管：在注入局部麻醉药前必须回抽注射器观察有无血液回流，大剂量给药时更应在注射过程中反复

抽吸，防止因注射针头或导管尖端在操作过程中或患者体位改变时进入血管而导致中毒。

（5）警惕毒性反应先兆：局部麻醉药注射过程中及注药后均应仔细观察患者，若发现患者出现头晕耳鸣、口唇麻木、兴奋多语等症状，或原本清醒患者突然出现嗜睡、神志淡漠、呼之不应等情况，均应高度怀疑局部麻醉药急性中毒的可能，立即停止局部麻醉药的注入并做好急性中毒的抢救准备。

（6）预防性麻醉前用药：目前认为局部麻醉前应用巴比妥类仅能起到镇静效果，对急性中毒并无保护作用。苯二氮䓬类如咪达唑仑对惊厥具有较好的预防作用，有研究表明咪达唑仑可以拮抗局部麻醉药的毒性反应[3]，行局部麻醉前给予小量的此类药物可以有效防止急性中毒时发生惊厥。

2. 发生局部麻醉药急性中毒时迅速抢救　无论何种局部麻醉药急性中毒，发生后均应及时消除诱因，采取积极有效的措施进行对症处理，维持生命体征稳定，维护重要器官系统功能，行支持治疗，必要时行心肺脑复苏。

（1）轻度中毒：轻度局部麻醉药急性中毒的毒性反应多属一过性，一般不需要特殊处理即可迅速恢复。治疗上首先应立即停止继续给药，避免局部麻醉药进一步吸收；维持患者呼吸道通畅，吸氧，若有呼吸困难可面罩加压给氧辅助呼吸；安慰患者，必要时可给予地西泮或咪达唑仑 0.1 ～ 0.2mg/kg 以消除患者紧张躁动情绪；观察生命体征改变，若需要可使用药物对症处理。待患者中毒症状消失，意识完全清醒后，根据实际情况决定暂缓手术或改行其他麻醉方式。

（2）严重中毒：严重局部麻醉药急性中毒的临床症状多迅速出现且较严重，患者可迅速出现惊厥抽搐、意识丧失、呼吸抑制甚至心搏骤停，如不能及时判断处理可导致严重后果，抢救上应注意：①立即停止给药，给予咪达唑仑或硫喷妥钠防止惊厥抽搐；②保证氧供，防止出现缺氧性损伤，若患者出现呼吸抑制，托下颌加压给氧辅助呼吸，一旦患者呼吸停止，立即气管插管控制呼吸；③维持循环稳定，心率缓慢者予以阿托品静脉注射；血压下降时予以麻黄碱（麻黄素）静脉注射或多巴胺泵入；出现心律失常时可使用胺碘酮治疗，按照胺碘酮抗心律失常治疗应用指南（2008）[4] 进行处理。注意不可使用利多卡因来治疗局部麻醉药急性中毒时出现的室性心律失常；④患者发生惊厥后多伴有意识丧失，且存在强烈肌肉收缩，应注意保护，防止坠床等意外损伤；除应用镇静剂外，可考虑静脉注射短效肌肉松弛剂如琥珀胆碱 1 ～ 2mg/kg，行气管插管控制呼吸以停止肌肉阵挛性收缩；⑤一旦患者因严重中毒导致呼吸心搏骤停，立即气管插管，控制呼吸，行心肺脑复苏术。

3. 治疗新进展　自 2006 年 Rosenblatt 等报道了一例应用脂肪乳剂抢救局部麻醉药急性中毒成功病例后，国内外学者对此进行了大量研究，廖铁等[5] 等通过观察脂肪乳剂对局部麻醉药中毒大鼠心脏毒性的影响，认为脂肪乳剂能减轻局部麻醉药对大鼠心肌的毒性反应，Clark LA[6] 等的研究也发现脂肪乳可以显著降低血内布比卡因浓度。英国麻醉医师协会（AAGBI）、美国区域麻醉和疼痛医学学会（ASRA）均已将脂肪乳剂纳入救治局部麻醉药中毒的抢救指南[7,8]，目前已有商品化的脂肪乳剂（Intralipid，英脱利匹特）可供使用。杜晓红[9] 等的研究认为静脉预先给予右美托咪定可以明显提高布比卡因中毒剂量阈值，这也为局部麻醉药中毒的防治提供了新思路。

四、围麻醉期突发局部麻醉药急性中毒的思考

患者出现局部麻醉药急性中毒抢救成功后，如意识完全恢复清醒，生命体征稳定，且拟行的手术对患者重要器官系统功能干扰不大，可考虑改行其他麻醉方式完成手术；如患者生命体征不稳或存在其他不安全因素，最好暂缓手术，防止再次发生意外。无论是否继续手术，均应加强观察，直到患者状况较好，能送回病房，如患者生命体征不稳定或存在并发症，应考虑送重症监护病房（ICU）加强监测。晚期注意随访患者，观察有无后遗症或对出现的异常情况及时进行处理。

五、围麻醉期突发局部麻醉药急性中毒的典型案例分享

患者，男性，32 岁，体重 70kg，因"右股骨干骨折"拟于连续硬膜外麻醉下行"右股骨骨折切开复位内固定"术。患者既往体健，无重要器官系统疾病，术前体格检查及实验室检查结果无异常，常规禁食禁饮。

患者入手术室前肌内注射阿托品 0.5mg，苯巴比妥钠 0.1g，入手术室后开放静脉通道，测血压 127/71mmHg，心率 78 次 / 分，血氧饱和度 99%。取左侧卧位下行 L_{2-3} 间隙消毒穿刺，向头侧置管，穿刺顺利，置管通畅，回抽无血及脑脊液，患者平卧后经硬膜外导管注入 2% 利多卡因 4ml，患者诉一过性头晕，观察 5 分钟无全脊麻征象，

测阻滞平面不明显，遂追加利罗合剂（2% 利多卡因及 0.75% 罗哌卡因 1∶1 混合）10ml。给药后患者诉头晕，眼花看不清东西，随即出现脸部肌肉震颤，继而肢体轻度抽搐，意识消失，此时患者心率由 82 次 / 分迅速上升至 129 次 / 分，心电图示偶发室性期前收缩，血压升高达 147/92mmHg，脉搏血氧饱和度 98%，再次回抽导管，见鲜红色血液，考虑为局部麻醉药急性中毒，立即托下颌，面罩加压给氧，迅速给予咪达唑仑 5mg，地塞米松 10mg，静脉注射 20% 中长链脂肪乳剂 70ml，5 分钟后患者清醒，诉头晕，不知道刚才所发生情况，此时心电图示窦性心律，继续静脉输注 20% 中长链脂肪乳剂 200ml 后患者无不适。与手术医生协商后改在气管插管全身麻醉下手术，术中严密观察，患者生命体征平稳，术毕患者自主呼吸恢复良好，意识清醒后拔除气管导管，送回病房持续监护。术后第二天随访，患者恢复良好，无后遗症。麻醉结束后分析此病例，考虑导管直接置入血管可能性大，因首次回抽未见回血而忽视了患者注入试验量时的头晕反应，导致追加的局部麻醉药直接进入血管，使得局部麻醉药血药浓度过高发生急性中毒。

（阮志华　王贤裕）

参考文献

[1] Mazoit JX. Cardiac arrest and local anaesthetics [J]. Presse Med, 2013, 42（3）：280-286

[2] 庄心良,曾因明,陈伯銮. 现代麻醉学[M]. 3 版. 北京：人民卫生出版社，2003：624-628

[3] 徐小林，申璐，王辉，等. 咪达唑仑对局部麻醉药致惊厥神经毒性的影响 [J]. 中国药理学与毒理学杂志，2010，24（3）：219-222

［4］中国生物医学工程学会心律分会，中华医学会心血管病学分会，胺碘酮抗心律失常治疗应用指南工作组 . 胺碘酮抗心律失常治疗应用指南（2008）［J］. 中国心脏起搏与心电生理杂志，2008，22（5）：377-385

［5］廖铁，肖玄，李妍宏，等 . 脂肪乳预处理对局部麻醉药中毒大鼠心肌能量代谢的影响［J］. 现代医药卫生，2015，31（22）：3374-3376

［6］Clark LA, Beyer J, Graudins A. An in vitro analysis of the effects of intravenous lipid emulsion free and total local anesthetic concentrations in human blood and plasma［J］. Crit Care Res Pract，2014，2014: （236520）: 1-7

［7］Hamann P, Dragan PI, Parbat N, et al. Availability of and use of Intralipid（lipid rescue therapy, lipid emulsion）in England and Wales［J］. Emerg Med J, 2010, 27（8）:590-592

［8］Neal JM, Bernards CM, Butterworth JF 4th, et al. ASRA practice advisory on local anesthetic systemic toxicity［J］. Reg Anesth Pain Med, 2010, 35（2）:152-161

［9］杜晓红，陈勇，童希忠，等 . 不同剂量右美托咪定预先给药对大鼠布比卡因心脏毒性的影响[J]. 临床麻醉学杂志，2014，30（7）：689-692

第 3 章　围麻醉期突发急性脑肿胀

一、围麻醉期突发急性脑肿胀的发生情况及危害

急性脑肿胀常发生于重型颅脑损伤后，是指外伤后数小时（一般 4～14 小时）内脑组织广泛肿胀，是在严重脑挫裂伤或广泛性脑损伤之后发生的急性继发性损害，发生率 10.5%～29%，以青少年多见。患者常于伤后 2～4 小时或稍长时间内出现一侧或双侧脑组织广泛肿胀，伤后数小时内行头 CT 检查可发现一侧或双侧的脑水肿、肿胀，脑室、脑池缩小或消失，仅薄层硬膜下血肿，出现小出血灶，而无大的颅内血肿[1]。常以伤后即发深度意识障碍为临床特征，常呈进行性恶化，病情发展迅速，处理困难，往往于短期内死于不能遏制的颅内高压，死亡率高达 87.2%，即使幸存，也常会后遗中重度残疾甚至仅为植物生存。

近年来，随着头颅 CT 的广泛应用，急性外伤性颅内血肿得到了早期诊断和治疗，死亡率明显下降，但颅脑损伤术中出现急性脑肿胀仍然是一个棘手的问题。外伤后急性脑肿胀患者病情发展十分迅速，而且一旦进入病程后期，就会发生颅内压急剧增高，脑灌注压下降，静脉回流受阻，静脉压增高，矢状窦、横窦受压，这些又会加重脑肿胀，形成恶性循环，晚期患者的治疗十分困难。术中急性脑膨出会使病情突然恶化，而盲目切除膨出脑组织，强行关颅，患者大多预后不良。

二、围麻醉期突发急性脑肿胀的原因分析

颅脑外伤是一个复杂的受伤过程，脑组织在受到直接或对冲力量作用下产生挫裂伤或血肿形成，尤其在对冲性损伤的患者，着力部位有颅骨骨折。硬脑膜动脉或大脑皮质血管损伤时已有潜在出血，但由于对冲部位的脑挫裂伤或硬膜下血肿更为严重，临床上往往做对冲侧开颅手术。当开颅减压血肿清除后出现典型的"堵塞效应"消失，这时原已损伤的血管或板障因失去填塞压迫作用而迅速出血，丧失自主调节功能的小血管因血管内外压力差增高而破裂出血形成迟发性血肿，导致术中急性脑膨出。另外，较大血肿清除后，脑组织塌陷导致桥静脉撕裂出血引起急性硬膜下血肿，颅内压升高，脑组织由压力高处向低处移动，导致脑组织向骨窗处急剧膨出[2]。而骨窗边缘对膨出脑组织又起到卡压作用，使大脑皮质进一步缺血缺氧，更加剧了脑膨出的恶性循环。

另外，急性弥漫性脑肿胀与颅脑损伤后脑血管急性扩张，以及外力致桥脑蓝斑、丘脑、下丘脑、中脑网状结构等血管运动中枢损伤有关。大脑血管运动调节中枢广泛存在于下丘脑、中脑和延髓，其结构或功能的破坏是急性脑肿胀形成的病理生理学基础。发病机制为外力使桥脑蓝斑、中脑网状结构、丘脑和下丘脑等血管运动中枢损害，导致脑血管自动调节功能丧失后麻痹，手术中硬膜

剪开血肿清除后，血管外压力突然降低，引起脑血管扩张，脑血流短暂增多，继而血液淤滞使有效血流减少，形成脑血流量减少和脑缺血，加重脑肿胀的形成，在此过程中脑组织进一步肿大形成恶性循环。进行性和不可逆性颅内压增高、脑血流量的早期增加和早期减少及脑水肿的早期形成是头部外伤患者产生严重急性弥漫性脑肿胀的主要原因。脑血管扩张淤血、缺血及代谢障碍导致微血管扭曲、断裂、血栓形成，脑组织缺血、缺氧，并可导致缺血性神经功能障碍及微循环障碍，在加重脑肿胀的同时可迅速引起脑水肿[3]。以上诸多原因相互作用，脑肿胀、脑水肿共存，常导致患者因发生中央型脑疝而迅速死亡。

三、围麻醉期突发急性脑肿胀的应对策略

围术期急性脑肿胀的处理应做到及时正确诊断，果断采取应急措施。依据以下临床特点可以判断为术中急性弥漫性脑肿胀：①伤后短时间内出现脑疝征象，意识障碍程度深；②术前血肿量少而中线移位明显；③术前临床症状往往重于 CT 结果显示相对应的症状，各脑室普遍变小，基底池、环池明显变小或闭塞，脑组织密度稍高；④术前缺血缺氧时间长；⑤术中脑膨出逐渐发生，皮质血管呈现一种淤血状态，暗紫色，脑组织质地较硬，可见血管崩裂出血，出现脑"发酵样"膨出。

处理此类患者可采用标准外伤大骨瓣开颅，将额极及颞极切除，术中予以快速脱水降颅压，目前最有效的降压措施为 20% 甘露醇＋白蛋白＋利尿药，甘露醇一定要

早期足量使用。加大丙泊酚的用量，控制性降压使收缩压控制在 90mmHg 左右，然后慢慢恢复至原来水平，血压控制时间不宜太长，以免发生脑缺血。由于弥漫性脑肿胀膨出时脑血管高度扩张充血，术中止血困难，故应尽量减少对脑组织不必要的触动。出现急性脑膨出时，行脑室穿刺放出脑脊液后，脑组织有一定程度的回复。麻醉医师与外科医师要通力合作，应用过度换气降低脑血容量，使膨出脑组织缩小。实验证明当过度换气使 $PaCO_2$ 下降至 28～33mmHg 时，脑血管较快地收缩，颅内压下降。多数病例经过上述处理后能有效控制脑肿胀和脑膨出。若经上述治疗仍无效，在清除挫裂的额颞叶脑组织后方可考虑进行膨出脑组织的切除。如仍不能奏效，只能采取边关颅边将膨出脑组织切除，术后采用亚低温等治疗。

四、围麻醉期突发急性脑肿胀的思考

对于围麻醉期间突发的急性脑肿胀，我们首先要有充分的认识，围麻醉期间迅速判断与及时处理非常重要。而作为麻醉医师，更为重要的是术前评估与预防，及时发现术中可能发生急性脑肿胀的征兆，分析脑肿胀的轻重，以及急性脑膨出发生的可能性及程度。对于脑肿胀严重的患者提醒外科医师决不可轻易开颅，因为开颅后不但解决不了问题反而发生的急性脑膨出将加速患者的死亡。

术前可能出现急性脑膨出的征兆：①术前 CT 提示严重而广泛的脑挫裂伤或脑内血肿，中线结构偏移＞10mm。②术前 CT 提示双侧大脑半球弥漫性脑肿胀，第三脑室、第四脑室、基底池、鞍上池、环池及侧脑室

严重受压或消失。③重型颅脑损伤合并有失血性休克、呼吸道阻塞、严重的肺挫伤及气胸等，导致脑组织缺氧时间较长，经术前抢救后获得手术机会者。④脑疝形成时间＞3小时。

随着头颅CT的普及和颅脑损伤手术在基层医院的广泛开展，颅脑损伤的救治变得更为及时，成功率也有明显提高。但是手术中发生脑膨出的病例，死亡率和病残率仍很高。对开颅术中发生的急性脑膨出，目前尚无理想的治疗方法。对术中急性脑膨出应持冷静态度，由于引起急性脑膨出的机制较为复杂，稍不仔细，就会造成误诊误治，加速患者的死亡。所以，应首先分析引起急性脑膨出的原因，切忌不假思索地就将脑组织大量切除，更不能放弃治疗强行关颅结束手术，只有在排除其他引起急性脑膨出的可能因素之后，才可适当地切除部分膨出的脑组织。术中发生急性脑膨出后应积极寻找原因，及时有效地处理，才可以提高疗效，降低重残率及死亡率。

五、围麻醉期突发急性脑肿胀的典型案例分享

丁某，女性，49岁，约50kg。患者因头部摔伤3小时入院。急诊送手术室，入室情况：心率126次/分，血压192/132mmHg，呼吸42次/分，SpO_2 88%～94%，浅昏迷，呼吸深快。右瞳孔呈椭圆形，直径4～5mm，左瞳孔呈圆形，直径3mm。CT显示：①右顶部颅内血肿，约5cm×5.6cm×7cm，右侧脑室受压变小，脑中线明显左偏，双侧脑室内积血；②广泛脑挫裂伤。脑外科初步诊断：右顶部巨大颅内血肿伴广泛脑挫裂伤，拟急诊行开颅血肿清除术。既往体健，无特殊病史。给予顺苯磺胺阿曲库胺20mg＋舒芬太尼25μg快速打断呼吸后行气管插管，顺利。静脉泵入丙泊酚35～50ml/h维持麻醉；给予过度通气，$PaCO_2$ 维持于30～32mmHg；给予20%甘露醇250ml＋呋塞米20mg降低颅内压。开颅去骨瓣后发现脑组织突出骨窗外约0.5cm，质地变硬，血运差，基本无脑搏动。剪开硬脑膜清除血肿的同时，颅内压进一步增加，脑组织进一步突出骨窗外，迅速清除血肿后边关颅边将膨出脑组织切除。术后，带气管导管回重症医学科进一步行亚低温治疗。

（刘　康）

参考文献

[1] 王忠诚. 王忠诚神经外科学 [M]. 武汉：湖北科学技术出版社，2015

[2] 王成，经大平，孙庆，等. 颅脑损伤术中急性脑膨出的相关因素分析 [J]. 中华神经外科疾病研究杂志，2013，12（3）：258-260

[3] 米勒（Miller RD）. 米勒麻醉学 [M]. 邓小明，曾因明，译. 北京：北京大学医学出版社，2011

第4章 围麻醉期突发颅内积气

一、围麻醉期突发颅内积气的发生情况及危害

在后颅窝开颅术采取头高位时，由于手术有可能使空气残留颅内，因此最常发生颅内积气。另外，侧卧位手术及笑气（N_2O）麻醉的患者也可发生颅内积气。临床表现：通常颅内少量积气时，临床上多无颅内压增高征象，主要表现仅有恶心、呕吐、头痛和出汗等刺激症状，如果同时伴有脑脊液漏和颅内感染则可出现脑膜炎症状。有时引起气颅的裂孔具有单向活瓣的特点使颅内积气量不断增加而成张力性气颅，临床上有颅内压力增高及脑受压的表现，严重时可引起脑疝[1]。其发生率为颅脑创伤的 0.5% ～ 9.7%。气体聚积于硬膜外、硬膜下、蛛网膜下腔、脑沟裂或脑室内。

颅内积气发生后，少量积气可自行吸收，但若积气较多不经处理，则可发展为张力性气颅和颅内感染。张力性气颅一旦形成，处理不当可直接致死。同时，积存在蛛网膜下腔的气体可通过蛛网膜颗粒进入上矢状窦，形成致命的静脉气栓，因此应积极处理。

二、围麻醉期突发颅内积气的原因分析

在开颅术中采取坐位、侧卧位等头高位，同时术中使用 N_2O 麻醉的患者，就像空气进入倒置的瓶里一样，手术中空气可能进入幕上。由于脑干和颞叶到切迹的情况不同，空气压力可能与外界大气压不一致。这种现象与使用 N_2O 有关，因为 N_2O 可进入密闭的气体空间，使气体空间扩大。在这种颅内完全密闭的情况下（不常发生），使用 N_2O 可导致广泛脑组织损伤[2]。

另外，围术期颅内积气可能与以下因素有关：①手术切口，若手术开放鼻旁窦（额窦、蝶窦）、乳突气房后没有妥善处理，病灶处理后硬脑膜又没有严密缝合，术后当颅内外压力改变后即易形成颅内积气；②病灶尤其是大肿瘤摘除后残腔处理不当而存留空气；③蚓部肿瘤开颅时，因导水管堵塞大多先行侧脑室枕角穿刺置管减压，一旦导水管开通，脑脊液短时流失过多，因幕上、幕下压力变化而使气体逸入颅内；④置颅内外引流管时头皮缝合不严密，气体自管周进入颅内；⑤更换外引流袋时，因颅内压力过低，受液体动力学的影响，在患者变换体位时，可将空气吸入颅内。

三、围麻醉期突发颅内积气的应对策略

采取头高位经后颅窝手术关闭硬脑膜时，颅内完全与外界相隔，这时最好不用 N_2O，因为 N_2O 可能导致颅内积气[3]。值得注意的是：在硬脑膜未关闭前使用 N_2O 有益，因为 N_2O 可能使气体腔隙收缩得更快（因为 N_2O 比 N_2 扩散得更快）。通常认为张力

性气脑不仅仅由 N_2O 引起，但是可以肯定它是颅内手术的并发症所造成，并且与 N_2O 完全相关。对于并未使用 N_2O 麻醉的患者，针对术后发生颅内积气可能存在的因素，我们认为可以从以下几方面预防：①术中要妥善处理好开放了的鼻旁窦或乳突气房；②后颅窝手术时，一旦导水管开口打通后，应防止脑脊液过多流失；③关颅前用生理盐水灌充术部残腔，尽可能严密缝合硬脑膜，术野置有引流管时，引流管出口应略高于手术野；④对于坐位等头高位手术，由于静脉回流良好，术中可不必一味强调降低颅内压；⑤术后脑室引流时，引流管的高度应在侧脑室水平上 15～18cm，更换引流袋时宜夹闭引流管近端后再进行更换，拔管时应避免在颅内负压下拔管；⑥有条件者最好予颅内压监护，既可随时了解到颅内压变化以利指导临床处理，更可及时发现致命的张力性气颅，以便积极处理。

四、围麻醉期突发颅内积气的思考

对于围术期颅内积气，最重要的在于预防，尤其对有颅底骨折、脑脊液漏的患者，应定期复查头颅 CT，及时发现、及时处理。同时要预防医源性颅内积气，对于特殊体位、特殊部位的手术麻醉，应尽量避免使用 N_2O；手术操作中尽量避免气体进入颅腔；对术中已进入的气体要及时排出，尤其是术毕关颅前一定要用生理盐水灌注空腔，排尽气体。颅内积气完全吸收常需数天至数周，应注意观察病情变化发展，加强护理，预防感染，绝大多数预后良好。

五、围麻醉期突发颅内积气的典型案例分享

患者，男性，39 岁，体重 72kg。术前诊断为桥脑小脑角肿瘤。患者一般情况良好，术前检查及各项生化检查均无异常。拟坐位下行肿瘤切除术。麻醉前生命体征正常，上午 9 点开始麻醉诱导：咪达唑仑 2mg、顺苯磺胺阿曲库胺 20mg、舒芬太尼 50μg、丙泊酚 150mg。气管插管顺利，插管后患者血压 125/78mmHg，心率 86 次 / 分，SpO_2 100%。行右侧颈内静脉穿刺，顺利。常规摆坐位，行桥脑小脑角肿瘤切除。术中给予过度通气、脱水等常规降颅内压处理，手术前期以静脉泵入丙泊酚 + 瑞芬太尼维持麻醉，后期以吸入七氟醚 + 泵入瑞芬太尼维持麻醉。术中出入量基本平衡，手术顺利，手术结束前 20 分钟开始排出七氟醚，至手术结束时检测患者呼出七氟醚浓度为 0%。手术结束时患者自主呼吸恢复，潮气量约 500ml，呼吸频率 14～18 次 / 分；左侧瞳孔直径 4.5mm，右侧瞳孔直径 3mm，对光反射存在。手术结束约 10 分钟，患者呼之可睁眼，嗜睡，进一步观察 15 分钟后患者意识水平下降，呼之不睁眼，仅对疼痛刺激有反应。带气管导管送放射科行 CT 检查，提示第三脑室大量积气，约 30ml，遂返回手术室局麻下行闭式引流术，顺利。手术结束后带气管导管回重症医学科。3 小时后患者意识水平恢复良好，拔气管导管，预后良好。

（刘　康）

参考文献

［1］Mohammed el R, Profant M. Spontaneous otogenic pneumocephalus［J］. Acta Oto laryngologica，2014，96（5）：521-528

［2］Xu F, Tang Z, Luo X, et al. No evidence of preope-rative hematoma growth representing an increasedpostoperative rebleeding risk for minimally invasiveaspiration and thrombolysis of ICH［J］. British Journal of Neurosurgery，2013, 24（3）：268-272

［3］米勒（Miller RD）. 米勒麻醉学［M］. 邓小明，曾因明，译. 北京：北京大学医学出版社，2011

第5章　围麻醉期突发脑血管意外

一、围麻醉期突发脑血管意外的发生情况及危害

脑血管意外是指发展迅速，持续时间超过 24h 以上，具有血管源性的急性脑部血液循环障碍所导致的各种临床综合征。由于脑血管损害的性质不同，临床表现也不尽相同，脑血管意外主要分为缺血性疾病（如脑梗死、脑血栓形成）和出血性疾病（如脑出血、蛛网膜下隙出血）。脑血管意外临床上以病情突变、多变为特征，临床表现有三个主要症状，即突然跌倒、意识丧失、运动麻痹，表现为一过性或永久性脑功能障碍的症状和体征。常见的功能障碍为偏瘫、失语、知觉认识障碍和意识障碍等，其中偏瘫患者的比例占到 80% 以上 [1]，病死率高和病残率高。

围麻醉期脑血管意外的发生率为 0.2%，而急性死亡率却高达 16% ～ 40% [2]。围麻醉期脑血管意外的诱因主要有动脉硬化、心源性和非心源性栓子、血管炎、血管黏稠度改变及高凝状态等；患者、麻醉、手术、术后管理等因素亦促使围术期缺血性脑卒中的发生。其中缺血性脑血管意外占 50% ～ 70%，且具有高度致残率的特点 [3]。

脑血管意外临床上以病情突变、多变为特征，临床表现有三个主要症状：突然跌倒、意识丧失、运动麻痹，表现为一过性或永久性脑功能障碍的症状和体征，围麻醉期则不同，如果发生在麻醉中，则表现为术后苏醒延迟，呼吸可以恢复，但是唤之不醒，或者唤之可以睁眼，但是无应答，等患者清醒后，可有表现失语、右侧偏瘫，肌力 0 级，双侧瞳孔不等大，对光反射迟钝、巴宾斯基征阳性、霍夫曼征阳性等；如果发生在术后，比如术后情绪激动，出现脑血管意外，则表现类似于一过性或永久性脑功能障碍的症状和体征 [4-7]。

围麻醉期脑血管意外是围术期严重并发症，这些并发症不同程度地延长住院时间、增加术后病死率，并影响患者生活质量。虽然围术期脑血管意外发生率低，但由于其病情发展较快，死亡率高，严重影响患者的生活质量及长期生存率。在我国，脑血管意外每年发病率约为 150/10 万，病死率为 120/10 万，幸存者 70% 以上遗有不同程度的功能障碍，是致使成人丧失生活自理能力的首要原因 [8-12]。

二、围麻醉期突发脑血管意外的原因分析

（一）患者因素

1. 既往史　围麻醉期脑血管意外的发生与患者的年龄、是否有脑血管意外病史、高血压、糖尿病、吸烟、心房颤动、早期动脉硬化家族史等有非常确定的关系。Roach[3] 等研究发现患有基底动脉硬化、有神经系统疾病病史、年龄大于 70 岁、有高血压糖尿病、酗酒的患者术后易发生脑血管意外。

2. 术后卧床时间过久　老龄患者血管

内皮产生促凝物质增加，抗栓物质减少，术后长时间卧床易形成血管内血栓而栓塞脑、肺、下肢静脉等[13-15]。

（二）麻醉因素

1. 麻醉药物因素 多数静脉麻醉剂是脑血管收缩剂，它们可增加脑血管阻力（CVR），平行降低脑代谢率（CMR）和脑血流量（CBF），但氯胺酮是个例外[16-17]。巴比妥类可剂量依赖性降低脑血流量和脑代谢率。麻醉性镇痛剂对脑血流量和脑代谢率的影响小，即使是存在中枢神经系统病变，其影响也是较轻微的。丙泊酚、依托咪酯对脑血流量、脑代谢率、颅内压（ICP）及脑血管压力自主调节和脑血管对 CO_2 反应性的影响与巴比妥类相似。氟烷、恩氟烷、异氟烷均可增加脑血流量和脑血容量（CBV），而引起颅内压升高，它们呈剂量相关性地使脑代谢率降低而同时增加脑血流量。去极化肌松药在浅麻醉时常引起脑血流量增加，非去极化肌松药对脑血管的唯一影响是其通过释放组胺。组胺可引起平均动脉压降低，导致脑灌流压降低，同时颅内压升高（脑血管扩张）。血管活性药物对脑血流量、脑代谢率的影响具有种属特征，如多巴胺对正常脑血管的作用是扩张脑血管，但很少影响脑代谢率，大剂量应用时则可增加脑血管收缩。

2. 麻醉操作和麻醉管理

（1）麻醉操作对脑血管的影响：动物试验发现，硬膜外腔注射局部麻醉药时，可引起颅内压增高，脑血流量和脊髓血流（SCBF）明显减少。全身麻醉诱导不平衡或麻醉过深、偏浅，以及气管插管时，血流动力学的紊乱可影响脑循环。特别是血压过高或过低超出脑血管自主调节范围或吸入麻醉药使脑血管自主调节机制丧失时，可引起脑血流量的较大变化。患者呛咳或机械通气压力过高使脑内压升高或固定体位不当而引起脑静脉回流受阻，可使脑血容量增加、颅内压升高，增加脑血管意外的风险。

（2）围术期输血、输液对脑血管的影响：术中输血、输液过多将增加脑血容量，特别是生理盐水或含糖液等晶体溶液将增加毛细血管的静脉压；伴有血脑屏障破坏或压力调节受损时，可加速脑血管损伤。

（3）通气对脑血管的影响：术中低氧或二氧化碳蓄积可明显增加脑血流量和脑血容量，升高颅内压，特别是在 $PaCO_2$ 升高下。过度通气作为降低颅内压的措施之一，现已广泛应用于临床。但近年研究发现，过分降低 $PaCO_2$ 将使脑血管收缩。当 $PaCO_2$ 降到 20mmHg 时，出现脑氧供需失衡，造成脑组织缺血缺氧，有损伤脑血管的潜在危险。

（三）手术因素

手术类型与围麻醉期脑血管意外的发生密切相关。

1. 心脏手术 多为缺血性脑血管病，与心肌缺血时间和体外循环转机时间过长、转流温度过高或复温过快有关。术中脱落的动脉粥样斑块、组织碎片、脂肪颗粒、小的血栓及进入循环的空气气栓造成脑的微栓塞也与并发脑血管意外密切相关。

2. 头颈部手术 多在动脉硬化的基础上，由于手术操作意外损伤或肿瘤手术、放疗、感染的因素而触发。

3. 移植手术 移植手术很多高危因素可引起脑血管意外。高危因素包括出血量大、围术期心律失常、凝血机制障碍、内环境紊乱、免疫抑制药的使用和调节等。

4. 脊柱手术 术中俯卧位、手术过分牵张、术毕脱水药的使用、术毕制动、卧床时间久等因素均可引起脑血管意外。

三、围麻醉期突发脑血管意外的应对策略

对于原因复杂的围麻醉期内脑血管意外的预防相当困难，应注重有全身疾病患者术前、术中及术后的监测，以期预防和早期发现并发症并及时治疗。

1. 充分的术前准备。在术前应该常规地对有高血压、高血脂、心房颤动、过量饮酒、吸烟、糖尿病等可变危险因素的患者进行治疗，使其各项指标尽可能地在正常范围，以提高患者对手术的耐受。Holloway 等研究表明血压、高血脂、心房颤动和心肌梗死患者接受治疗后，可降低脑血管意外的风险。对于过量饮酒、吸烟、糖尿病患者也一样。而对于年龄、性别、种族等不可变因素我们只有给予重视，尽可能地避免脑血管意外的发生。

2. 良好稳定的麻醉管理。围术期有一个良好稳定的麻醉管理方法是防止脑血管意外发生的保障，很多围术期的并发症都是因为麻醉管理和方法的不当而引起的。而麻醉对脑血管的影响包括麻醉药物和麻醉技术对脑灌注压、脑血管阻力、脑血流量、脑调节机制及血脑屏障完整性等方面的影响。因此，为了避免脑血管意外，在术中选用对脑血管影响小的麻醉药物，特别是麻醉诱导应慎重用药，减少对心血管的抑制。诱导时，麻醉深度要适当，麻醉操作如插管等动作要轻柔，尽量避免心律失常和颅内压升高等的发生；术中应该采取有创措施维持循环稳定。目前已有充分的证据显示，术中高血压和低血压是引起围术期脑血管意外的常见危险因素，

无论是收缩压和舒张压均与脑血管意外的发生率独立相关。术中尽量避免血压过度波动，这对高血压患者尤为重要，但也不宜过分追求血压值的下降而不顾脑灌注情况，因为若这样做对中枢损害、颅压高的患者，可降低颅内灌注压及血管调节功能，并要避免速降和速升，尽可能地维护一个对患者适当的血压。术中要维护好通气，让患者的 $PaCO_2$ 维持在 $25 \sim 30$mmHg，防止 CO_2 的蓄积，保证颅内压的稳定。术中液体治疗非常慎重，严格按晶体和胶体比例的原则输注和量的控制，尽量避免含糖液等晶体溶液的输注，因为葡萄糖无氧代谢可产生过多的乳酸，加重对脑血管的损害。血脑屏障（BBB）破坏时，不论是输注晶体液或胶体液，会从血管内向外渗到脑组织，从而加重脑水肿，影响脑血流量，但从目前看来，应尽量避免血浆胶体渗透压降低，以输注胶体液和血液制品比晶体液更为适宜，显效快速，特别是对于伴有脑血管痉挛的患者，改善脑血容量的作用非常明显。至于术中输血液制品，应注意血液有形成分和无形成分的改变，其可促进血栓形成；手术和创伤使大量组织因子进入血液，激活外源凝血系统，同时术中抗纤溶制剂量过大、应用时间过长，有时也会诱发脑血栓的形成。并要注意血液的黏度，尽可能维持血细胞比容在 $30\% \sim 35\%$ 以防止血流淤滞，维护大脑良好的氧供。深低温已广泛应用于心脏和大血管手术，以保护脑组织。近几年来，许多实验表明，体温下降 $1 \sim 3$℃，即浅低温 $33 \sim 35$℃，具有脑保护作用，但是要注意低温的应用时机、低温程度、低温持续时间等具体问题，发挥低温对脑保护的好处，避免其不良并发症的发生。手术结束至患者完全清醒拔管，这段时间属于高危险期，

特别需要注意维持循环的稳定，防止脑血管意外的发生。并要结合高血压病史，术中血压剧烈波动，观察到瞳孔的变化以及病理反射，就应想到发生脑血管意外的可能。

3. 积极镇痛、镇静的药物治疗，做好患者的心理调整与安慰，保证患者情绪稳定、睡眠充足。

4. 对高危患者围术期脑功能进行监测和评估，以及时发现和处理潜在脑损伤，是预防不可逆性中枢神经系统后遗症发生的有效手段。经常性地对围术期患者进行中枢神经系统评估，对于早期发现和处理脑血管意外非常重要。术前对易发生脑血管意外患者进行包括意识水平、视觉、运动功能、感觉、语言功能在内的完全的中枢神经系统评估，并作为一个基本检查与术后相对照。术后对神经系统的评估应作为一项经常性检验，定期对患者进行评估，以便早期发现问题及时处理。评估通常采用 NIHSS 方案，使用简单，结果可信。及时发现患者认知力的变化，对观察病情变化有重要意义。对认知力的评估可采用 MMSE 方案，5 分钟便可完成，其结果有效可靠，可以避免主观性的偏差，减少对检查者技能的依赖。

5. 对围麻醉期脑血管意外患者，应严密监测生命体征及血氧含量、血容量、血压及血糖变化。

（1）体温：在动物实验中，降低体温能减小中枢系统损害。术后急性脑血管意外患者体温高于 37.5℃，是病情恶化的预兆，应连续监测患者体温变化，及时发现和处理发热原因，对发热患者积极应用退热药。

（2）血氧含量：急性脑血管意外患者易发生不正常呼吸，使血氧含量降低，对大脑缺血区造成严重的损害。围术期应严密监测

血氧饱和度，如血氧饱和度低则给予吸氧。

（3）血容量：脑血管意外急性期患者常常不能经口补充液体，易发生脱水，需静脉补充液体。因低渗溶液会通过渗透作用到组织间隙，而加重脑水肿，所以只能给予等渗的平衡液，以维持正常血容量，保证适当的心排血量来加大脑部灌注压。术后患者血容量不能超载。因此，需密切监测血容量的变化，及时补充纠正。

（4）血压：血压监测是处理围术期急性脑血管意外患者的关键所在。在脑血管意外急性期血压升高，一方面高血压会加重脑部出血和水肿，并加重术后心脏的负荷。另一方面血压下降会使脑血流减少导致脑组织持久性损害。一般在脑血管意外急性期，患者动脉压应控制在比正常血压高出 10% ～ 15% 为佳。

（5）血糖：高血糖、低血糖在脑缺血期间对中枢神经都有损害，高血糖作为一个重要反应在糖尿病与非糖尿病患者中都可出现。据报道，血浆血糖水平升高是急性脑血管意外患者预后不良的一个独立指标，早期控制血糖升高可以提高预后效果。

四、围麻醉期突发脑血管意外的思考

1. 对发病性质的判断　首先要初步判断患者是出血性或缺血性脑血管病。出血性脑血管疾病常在活动中或情绪激动时发病。脑实质出血多发生于 40 － 60 岁的人，多数患者有高血压病史，起病急，进展快，常在短时间内发展到严重的程度。常有头晕、头痛、呕吐，严重者出现意识障碍，部分患者出现抽搐，大小便失禁。可出现病灶

对侧偏瘫，偏身感觉障碍，眼球凝视麻痹。如病变累及语言中枢出现失语。蛛网膜下隙出血多见于青中年人，多数患者有先天性动脉瘤或脑血管畸形，常有脑膜刺激征。脑血栓形成的特点有：多发生在 65 岁以上的老年人，常有脑动脉硬化或短暂性脑缺血发作的病史。病情进展较慢，有的逐渐加重。多在睡眠或休息时发病，常表现为偏身肢体无力或偏瘫，或伴有肢体麻木、失语等，多在 24～48 小时病情达高峰。一般无头痛及意识障碍。脑栓塞的特点有：起病急，进展快。脑栓塞有心源性和动脉源性两种。心源性栓子常见有：风湿性心脏病、心房颤动近期心肌梗死、人工瓣膜、心内膜炎、左心房黏液瘤等；动脉源性栓子源有：动脉粥样硬化斑块或狭窄表面形成的血栓和血小板聚集物。脑栓塞患者除偏瘫外，部分患者有昏迷、抽搐，有时还能发现其他脏器栓塞的症状如咯血、血尿等。头颅 CT 或 MRI 呈急性多发梗死，尤其是弥散加权磁共振（DWI）所显示的急性多发脑梗死，是栓塞机制的一个标志。短暂性脑缺血发作的特点有：常有高血压、脑动脉硬化等病史。常突发失语，偏瘫，或肢体麻木，椎基动脉病变表现为眩晕、构音不清、共济失调、吞咽困难等症状，甚至短暂意识障碍。短暂性脑缺血发作不同于脑梗死之处，在于发作时间较短，多为数分钟到 1 小时内。症状超过 2 小时脑血栓形成的可能较大。

2. 对病变部位的判断　病变位于大脑半球出现对侧偏瘫，偏身感觉障碍。如果是内囊出血，还可出现同向偏盲。如外侧裂周围病变可出现失语。脑干病变表现为交叉瘫，即病灶同侧脑神经麻痹，对侧肢体瘫痪。中脑病变损伤动眼神经，病灶侧眼睑下垂，眼

球运动障碍，瞳孔散大，光反射消失。

延髓病变中脑病变：①突然出现复视、眼睑下垂；②一侧或两侧瞳孔扩大、眼球运动障碍、水平或垂直眼震、同侧肢体共济失调，也可表现韦伯综合征或贝内迪克特综合征。

脑桥病变：眩晕、复视、瞳孔呈针尖大小，可有面神经麻痹、听力障碍。双眼向病灶侧对侧凝视。出现交叉性瘫痪，也可表现一些典型的综合征，如福维尔综合征、米亚尔 - 居布勒综合征和闭锁综合征等。

延髓病变：①主要表现为饮水呛咳、吞咽困难、构音障碍。②轻者可表现为不典型的瓦伦贝格综合征。

小脑病变：枕部痛、眩晕、呕吐、眼球震颤明显，肢体共济失调等。蛛网膜下隙出血及脑室系统出血多有脑膜刺激征。

3. 脑血管意外的辅助检查　尽可能快速完成相关检查，明确诊断，以利治疗。如怀疑缺血性脑血管疾病应首选 MRI，怀疑出血性脑血管疾病首选 CT。

其他检查包括血常规、血糖、肝功能、肾功能等。

4. 脑血管意外的现场急救　根据上述表现初步判断是否脑血管意外，如能确定，就应让患者卧床休息。不要随意搬动患者，并采取适当的抢救措施。

（1）保持合适的体位：使患者绝对卧床。脑出血患者头部稍垫高，脑栓塞患者应立即使患者平卧、头稍后仰，以保证脑血回流灌注。

（2）保持呼吸道通畅：如患者有呕吐，应把患者头偏向一侧，及时清理口鼻腔内的分泌物及呕吐物，防止呕吐物进入气管。当呼吸道阻塞时，应立即清理呼吸道；当出现呼吸骤停时，应立即做人工呼吸。

（3）酌情降颅压：如患者有头痛、呕吐，甚至意识障碍，需要脱水降颅压。并注意纠正水和电解质紊乱。提示可能存在颅内压增高的下列情况时，采取降颅压措施：意识障碍逐渐加重、血管主干闭塞造成的大面积梗死、影像学提示中线移位、脑沟饱满、脑室变形和小脑梗死。药物可选用 20% 甘露醇、10% 甘油果糖和呋塞米等：① 20% 甘露醇 125 ～ 250ml，每 6 ～ 8 小时 1 次，如有脑疝形成征象，可快速加压静脉注射。甘露醇的特点是起效快，用药 20 ～ 30 分钟后颅内压开始下降，可维持 4 ～ 6 小时；冠心病、急性心肌梗死、心力衰竭和肾功能不全者慎用。②利尿药呋塞米，每次 40mg，每日 2 ～ 4 次静脉注射，常与甘露醇合用，增强脱水效果。③甘油果糖脱水、降颅压作用较甘露醇和缓，静脉滴注，成人一般每次 200 ～ 500ml，每日 1 或 2 次，200ml 需 2.5 ～ 3 小时滴完，疗程 1 ～ 2 周，计量可视年龄和症状调整。宜在症状较轻或好转期使用，用量过大或过快易发生溶血。

（4）适当用药调整血压：在脑出血急性期给予降血压可以预防或阻止血肿扩大，也可以降低再出血的危险性。但如降压过度，导致脑灌注压（CPP）降低，颅内压升高使脑血流量不足。因此，掌握降压的标准及方法非常重要。标准和方法参照美国和欧洲卒中指南。对于患有慢性高血压病的患者，应将其平均动脉压（MAP）控制在 120mmHg 以下，但是应避免降压幅度＞ 20%，MAP 不应＜ 84mmHg。根据目前尚且有限的数据，对于既往有高血压病史或者有慢性高血压征象（心电图、视网膜）的患者，推荐血压控制高限为收缩压 180mmHg，舒张压 105mmHg。如果需要治疗，其目标血压

为 160/100mmHg（或 MAP 为 120mmHg），对于没有已知高血压病史的患者，推荐血压控制上限为 160/95mmHg。如果需要治疗，其目标血压为 150/90mmHg（或者 MAP 为 110mmHg）。对于颅内压（ICP）升高的患者，其血压上限和控制目标应该相应的提高，至少保证脑灌注压。其他需要立即降压治疗的指征：当伴随出现以下疾病时适合立即降压，如急性心肌缺血（虽然极端地降血压对心肌梗死的患者也有害）、心功能不全、急性肾衰竭、急性高血压性脑病或者主动脉弓夹层。自发性脑内出血血压升高时的治疗建议：①如果舒张压＞ 200mmHg 或平均动脉压＞ 150mmHg，要考虑持续静脉给药积极降低血压，血压的监测频率为每 5 分钟 1 次。②如果舒张压＞ 180mmHg 或平均动脉压＞ 130mmHg，并有疑似颅内压升高的证据，要考虑监测颅内压，用间断或持续的静脉给药降低血压，以保证脑灌注压＞ 60 ～ 80mmHg。③如果舒张压＞ 180mmHg 或平均动脉压＞ 130mmHg，并且没有疑似颅内压升高的证据，要考虑用间断或持续的静脉给药轻度降低血压（参考目标值：平均动脉压 110mmHg 或血压为 160/90mmHg），每隔 15 分钟给患者做一次临床复查。应谨慎使用口服、舌下含化和静脉输入钙通道阻滞药，因为其降血压迅速而且幅度大。同样需要谨慎使用皮下注射可乐定。静脉注射半衰期短的降血压药是理想的一线治疗选择。在美国和加拿大推荐使用静脉注射拉贝洛尔。

（5）癫痫：有继发癫痫者给予抗癫痫药。癫痫发作时酌情予地西泮肌内注射或静脉注射，静脉注射时速度要缓慢，注意呼吸情况。

（6）应激性溃疡，使用制酸药物。

（7）对于缺血性脑血管疾病，首要任

务是改善脑血液循环，可使用微循环改善药及血管扩张药。使用抗血小板凝聚药，如口服肠溶阿司匹林等。阿司匹林剂量范围100～300mg/d。

（8）缺血性脑血管疾病特殊治疗。

①溶栓治疗：由于溶栓治疗有出血风险，治疗前须签知情同意书。

a. 静脉溶栓：发病在3～6小时，动脉源性脑梗死、心源性脑梗死。尿激酶用法：尿激酶100万～150万U，溶入100ml生理盐水，先静脉注射10%（＞1分钟），余量在1小时内点滴完毕。重组人组织型纤溶酶原活物用法：总量为0.9mg/kg，用法同尿激酶。

b. 动脉溶栓：发病3～6小时的大脑中动脉阻塞和发病＜12小时的基底动脉闭塞。重组人组织型纤溶酶原活物总量为静脉溶栓用量的1/3左右；尿激酶总量一般不超过50万U。溶栓药直接向阻塞部位分次注入，重复局部造影。

c. 合并用药：24小时后重复头颅CT无出血可使用低分子肝素或阿司匹林等抗血小板药。

d. 溶栓禁忌证：血压＞185/110mmHg，血糖＜2.8mmol/L（50mg/dl）或＞22.2mmol/L（400mg/dl），症状轻微或迅速好转，3个月内有卒中或头部外伤史，3周内有消化道和泌尿道出血史，妊娠，严重心肝肾功能不全，CT怀疑出血，水肿占位、肿瘤、AVM等改变，7天内曾在不可压迫部位做动脉穿刺，有活动性内出血，2周内有大手术史，意识障碍和严重神经功能障碍（NIHSS＞22分、CT有早期较大范围的缺血改变超过大脑中动脉1/3），颅内出血病史，有出血素质，正在应用抗凝血药等。

②降纤治疗：对病程3～24小时的患者，早期使用可能有效。药物有东菱克栓酶和降纤酶，用法：隔日1次，共3次，10U，5U，5U，药前后需检查纤维蛋白原。注意出血倾向。

（9）出血性脑血管疾病特殊治疗：抗纤溶药物，对蛛网膜下隙出血患者，为了防止动脉瘤周围的血块溶解引起再度出血，可用抗纤维蛋白溶解剂，以抑制纤维蛋白溶解原的形成。常用氨基己酸（EACA），初次剂量4～6g溶于100ml 0.9%氯化钠注射液或者5%葡萄糖溶液中静脉滴注（15～30分钟）后维持静脉滴注1g/h，12～24g/d，使用2～3周或到手术前，也可用氨甲苯酸（止血芳酸，PAMBA）或氨甲环酸（止血环酸）。对脑出血患者，24小时内尤其在6小时内，部分患者可能产生血肿扩大，抗纤溶药物的作用尚有争议。对大量出血及出血破入脑室或蛛网膜下隙者，应行止血治疗。若伴发的脑内血肿体积较大时，应尽早手术清除血肿，降低颅内压以抢救生命。

五、围麻醉期突发脑血管意外的典型案例分享

病例1，男性，60岁，结肠肿瘤，在全麻下行左半结肠切除、肠吻合术。手术结束后0.5小时内血压波动较大，收缩压120～210mmHg，舒张压90～135mmHg，术后2小时患者未清醒，且双侧瞳孔不等大，对光反射迟钝，试用25%甘露醇250ml脱水，地塞米松10mg，静脉注射，约1小时后患者苏醒，但瞳孔仍不等大，送回病房后自诉头痛，CT示：蛛网膜下隙出血，出血量50ml。

全身麻醉后若苏醒时间超过90分钟，则视为苏醒延迟，其原因有麻醉药物的残余作用、全身代谢性疾病、颅内病理因素、重要器官功能衰竭、手术操作不当，以及一些罕见的意外等，临床若发生不能用常见原因解释的苏醒延迟，结合高血压病史，术中血压剧烈波动，瞳孔的变化，以及病理反射，就应想到发生脑血管意外的可能。

病例2，女性，45岁，左侧乳腺癌，有高血压病史15年，平时口服"降压零号"治疗，入室前血压142.5/90mmHg，入室后选用静吸复合全麻，行左乳腺癌根治术，术中血压波动明显，收缩压为105～210mmHg，舒张压为90～120mmHg，术毕停用麻醉药后，患者呼吸很快恢复，但苏醒延迟，呼之能睁眼，但始终无应答。术后3小时患者意识清楚，但表现失语、右侧偏瘫，肌力0级，巴宾斯基征、霍夫曼征阳性。左侧面瘫，头颅CT示：额、顶、颞叶脑组织液化，考虑脑栓塞。

脑出血多发生于高血压、动脉硬化、脑血管畸形或脑动脉瘤患者，严重的高血压是上诉两例患者脑出血的直接原因，因发现较及时、出血量少，且采取了有效治疗措施，患者恢复良好。脑栓塞的栓子主要来源于心脏病，由于左心房、左心室附壁血栓或瓣膜上赘生物脱落，以及颅脑、心脏手术的空气栓塞等，脑血栓所表现出来的神经症状与所累及的脑组织范围及部位有关，脑动脉主干梗死，可迅速出现意识障碍，昏迷，也可以出现偏瘫、失语和病理反射等。

（吴裕超　姜　峰）

参考文献

[1] 黄维治，罗祖明.神经病学［M］.4版.北京：人民卫生出版社，2002:122-155

[2] Puskas JD, Winston AD, Wright CE, et al. Stroke after coronary artery operation: incidence, correlates, outcome and cost［J］. Ann Thorac Surg, 2000, 69:1053-1056

[3] Roach GW, Newman MF, Murkin JM, et al. Ineffectiveness of burst suppression therapy in mitigating perioperative cerebrovascular dysfunction［J］. Anesthesiology, 1999,90: 1255-1264

[4] Holloway RG, Benesch C, Rush SR. Stroke prevention : narrowing the evidence-practice gap［J］. Neurology, 2000，54 : 1899-1906

[5] The National Institute of Neurological Disorders and Stroke rt-PA Stroke Study Group. Tissue plasminogen activator for acute ischemic stroke［J］. N Engl J Med, 1995, 333:1581-1587

[6] Jagmin MG. Postoperative mental status in elderly hip surgery patients［J］. Orthop Nurs, 1998, 17（6）:32-42

[7] Coimbra C, Darke M, Boris-Moller F, et al. Long-lasting neuroprotective effect of postischemic hypothermia and treatment with an anti-inflammatory/antipyretic drug: evidence for chronic encephalopathic processes following ischemia［J］. Stroke, 1996, 27（9）:1578-1585

[8] 王晓玲，王世民，只达石，等.亚低温治疗大面积脑梗死的临床研究［J］.中国误诊学杂志，2008, 8（9）：255-257

[9] Garg R, Chaudhuri A, Munschauer F, et al. Hyperglycemia, insulin, and acute ischemic stroke: a mechanistic justfication for a trial of insulin infusion therapy［J］. Stroke, 2006, 37（1）: 267-273

[10] 陈文栋，马莉.围手术期脑血管意外的防治现状［J］.国际麻醉学与复苏杂志，2007, 6（28）:505-507

［11］Higashida RT, Furlan A, Roberts H, et al. Trial design and reporting standards for intra-arterial cerebral thrombolysis for acute ischemic stroke ［J］. Stroke, 2003, 34（8）:109

［12］饶明俐.中国脑血管病防治指南摘要［J］.中风与神经疾病杂志，2005, 5（22）：388-393

［13］张春，贾雄山，张瑞清.缺血性脑梗死早期溶栓治疗的现状［J］.医学综述，2002, 3（8）：181-183

［14］马寿民.急性脑梗死的治疗进展［J］.中国现代医生，2010, 8（48）：14-15

［15］董立丽.依达拉奉对缺血再灌注损伤的保护作用［J］.青岛医药卫生，2010, 1（42）：49-51

［16］罗芳，张淑珍，王恩真，等.异丙酚-芬太尼麻醉下颅内动脉瘤夹闭术中患者收缩和舒张脑血管物质的变化［J］.中华麻醉学杂志，2005. 25：817-819

［17］张淑珍，单玉明，罗芳，等.地氟烷麻醉颅内动脉瘤夹闭术中收缩和舒张脑血管物质的变化［J］.中华麻醉学杂志，2004, 24：325-327

第6章　围麻醉期突发患者苏醒期躁动

一、围麻醉期突发患者苏醒期躁动的发生情况及危害

1. **患者苏醒期躁动的发生情况**　全麻苏醒期躁动是我们临床上较常碰到的问题，躁动的临床表现各异，其可能导致患者出现多种并发症，造成意外伤害，甚至影响手术成败[1]。因此，了解其发病原因与机制并积极预防处理，对患者安全和手术成功具有重要的意义。迄今为止，全麻苏醒期躁动的发生机制尚未明了，仍是我们以后的研究工作中具有挑战性的难题之一。

全身麻醉苏醒期分为四个阶段。第一阶段：麻醉深度减浅，感觉和运动功能逐步恢复；第二阶段：出现自主呼吸，逐渐能自行调整；第三阶段：呼吸道反射恢复；第四阶段：清醒。全麻苏醒期躁动（EA，emergence agitation 或 emergence delirium）为麻醉苏醒期的一种不恰当行为，表现为兴奋、躁动和定向障碍并存，出现不适当行为，如肢体的无意识动作、语无伦次、无理性言语、哭喊或呻吟、妄想思维等。

有数据表明，苏醒期躁动大多在麻醉苏醒期急性出现，多发生于拔管后15分钟左右。关于苏醒期躁动的发生率，国内报道有22.5%，国外报道有39.2%或4.7%，差异较大，可能与统计病例数及诊断标准的差异有关。流行病学的研究数据成人发生率5.3%，儿童12%～13%，尤其在学龄前儿童，老年人的发生率亦较高。在相当一部分患者需要药物的干预。

2. **苏醒期躁动的临床表现**　苏醒期躁动的评级也是没有统一的标准，至今尚未有全球统一的标准，尤其在成人，尚未检索到合适的标准，在儿童则有一些分级标准，大致相似，列出一份具有代表性的分级标准。

躁动评分可采用一个五点的分级来评估：①平静睡眠；②清醒，安静；③易怒，易激惹、哭闹；④难以安慰，无法控制的哭闹；⑤无法平静，迷惑，谵妄。评分为4分或5分的大多需要药物干预。

苏醒期躁动的临床表现多样：①表现为严重的焦虑和躁动，兴奋、极度烦躁、挣扎。②气管导管的刺激不能耐受，有呛咳，企图拔除气管导管。③心率增快，血压升高，呼吸浅慢，血氧饱和度下降。④多动、谵妄，有的患者试图坐起。⑤表现为剧烈的不协调"拍击"样运动。⑥患儿常表现为激惹、不能停止的哭闹和无法安慰等。

3. **苏醒期躁动的危害**　苏醒期躁动不论是对患者本身以及某些需要术后安静的手术造成了极大的危害，也对医护人员的人员配置产生了极大的干扰。一些患者躁动非常严重时会有暴力倾向，例如拔除静脉留置针、气管导管、引流管、尿管、胃管，肢体的不自主运动，以及抬高身体有可能会造成窒息、手术切口裂开、手术部位出血、伤口缝线断裂、尿潴留，而医护人员亦需要较多的人力来处理。

在患者躁动时，交感神经兴奋，患者循

环系统不稳定，血压升高，心率增快，在一些心功能较差或合并有其他心脑血管疾病的患者是极其不利的。此外，在一些术后要求患者安静的手术，例如脊柱外科的手术、脑外科的手术、耳鼻喉科的一些手术，一旦患者躁动而未得到及时处理或处理不得当，将对手术效果造成极大的影响。此外，跌落地上有可能引起骨折，扭伤等。

二、围麻醉期突发患者苏醒期躁动的原因分析[2]

（一）患者本身的因素

1. 患者的年龄　流行病学的研究表明，苏醒期躁动发生率以学龄前儿童和老年人发生为多见，青壮年也较常见。老年患者的发生率较高是否和褪黑素的异常分泌有关。术后躁动的患者发现男性发生率为27.81%，明显多于女性（14.39%）。

2. 术前的焦虑状态　术前过度紧张，对手术及麻醉风险过度担忧，均可增加苏醒期躁动的发生。在儿童这方面的研究比较多，术前焦虑状态的评估采用耶鲁焦虑分级（mYPAS），研究表明术前焦虑和术后苏醒期躁动有一定的正相关性，而在成人，由于缺乏术前焦虑状态的评估标准，因此在这方面的研究尚缺乏。

3. 与生俱来的对麻醉药物的兴奋　包括吸入麻醉药物，术中一些催眠镇静药，以及阿片类药物的使用，这可能与患者的遗传有关。

4. 其他　既往有酒精成瘾、阿片类药物成瘾者，麻醉苏醒期会出现类似戒断综合征的表现。有长期服用抗抑郁药物的患者，长期服用会减少去甲肾上腺素和5-羟色胺

的重摄取，阻断乙酰胆碱受体和组胺受体（H_1和H_2受体），在吸入全麻时易引起惊厥或心律失常，苏醒期躁动发生率较一般患者高。有脑部疾病精神疾病病史、认知功能状态差、血电解质或血糖异常等是发生谵妄、躁动的危险因素。

（二）手术原因

1. 可能与手术部位有关　在耳鼻咽喉科手术，呼吸道、乳腺及生殖系统等与情感关系较密切的部位进行手术操作，在儿童既往有耳、扁桃体、鼻、颈、喉等部位手术病史时，苏醒期躁动及情绪不稳发生较高。

2. 手术类型及时间　手术类型部位不同，术后躁动的发生率也不同。苏醒期躁动与糖尿病史、麻醉诱导后导尿、手术时间、乳腺手术、腹部手术、泌尿外科手术及七氟烷麻醉相关；与年龄、性别、体质量、ASA分级、高血压病史及既往手术史无关。有研究分析术后躁动的患者发现：口腔科手术、耳鼻咽喉科手术、乳腺手术、泌尿外科手术、骨科手术和腹外手术术后躁动的发生率分别为63.16%、55.88%、29.13%、21.54%、20.63%和9.63%，五官科手术和乳腺手术后躁动的发生率较高。此外长时间的手术是术后谵妄、躁动发生的危险因素。

3. 体外循环等手术操作所致的微量空气造成脑血管的栓塞　可以引起术后精神运动及神经功能障碍，此类手术时间越长术后发生谵妄的概率越高。

（三）麻醉原因

1. 术前用药　抗胆碱类药的应用与麻醉后的兴奋呈正相关，东莨菪碱可致术后定向障碍及躁动不安，阿托品也可致术后谵妄。氟哌利多、大剂量的甲氧氯普胺、咪达唑仑等苯二氮䓬类，以及阿片类如哌替啶。

2. 诱导及维持用药　包括咪达唑仑、依托咪酯、硫喷妥钠、氯氨酮，均可致苏醒期躁动。至于可挥发吸入麻醉药物，目前大多都认为这是引起躁动的一个比较重要的原因，这方面有大量的学者做了试验研究，氟烷、乙醚，以及七氟醚、地氟醚、异氟醚等。在儿童方面，已经有一些未经历外科手术的试验表明，在去除外科手术的因素，没有疼痛刺激下，七氟醚全麻后 MRI 检查的小儿，躁动的发生率可达 47.6%，这又表明七氟醚所致的躁动可以独立于疼痛的刺激而存在。吸入麻醉药引起躁动机制至今不明。

3. 快速苏醒，气管导管刺激　有学者认为快速的苏醒所导致的苏醒期躁动延长了患者停留在麻醉复苏室的时间，因此利弊相抵，并无特别优势。吸入性麻醉药物短期内浓度急剧下降，拔管的时机掌握不合适，患者知晓，患者感觉已经恢复，但是意识尚未恢复，对外界刺激呈高敏状态。但是已有相当一部分学者认为，快速的苏醒和苏醒期躁动并无太大关联。

4. 肌松药的残留作用　肌松药残留可导致严重的焦虑和躁动，有条件时可行肌松监测，或者常规拮抗肌松。

5. 术后止痛的不完善　各个患者对麻醉药物的反应不一，不同个体存在对麻醉药物的敏感性差异，某些生理、病理及药理因素会影响脑组织对麻醉药物的敏感性，常规的用药不能满足所有患者的要求，在麻醉苏醒期有相当多的患者诉伤口疼痛难忍，这也是比较明确的一种引起躁动的原因。但是在一些排除了疼痛的试验中，躁动依然存在，疼痛并不能解释所有的躁动。

6. 术后催醒用药　术后苏醒延迟的患者运用催醒药常会增加全麻苏醒期躁动的发生率，有研究结果表明用多沙普仑进行催醒会增加苏醒期躁动的发生率。多沙普仑是非特异性的呼吸兴奋药和全麻催醒药，可直接兴奋延髓呼吸中枢，使呼吸频率及潮气量加快加大，同时有兴奋交感神经的作用，但并非某种麻醉药的特殊拮抗药。纳洛酮是阿片类受体拮抗药，可拮抗阿片类药物所致的呼吸抑制，同时可能逆转痛觉缺失并引起患者躁动。

7. 生化及呼吸循环系统的不稳定　气道梗阻、低氧血症、低血容量、酸中毒、高碳酸血症、低钠血症、低血糖、脓毒血症等，这些均可引起躁动或谵妄。

（四）其他的原因

低温，膀胱胀，尿管的刺激，这些原因需要我们在临床工作中仔细观察排除。

术中、术后并发症：有学者认为，苏醒期躁动与低氧血症有关，其理论依据是大脑缺氧，呼吸中枢兴奋，即产生意识模糊，定向力障碍及躁动不安。此外循环系统并发症，如低血压，心律失常，胃胀气、尿潴留、脑水肿、颅内压增高等，已被认为可以引起患者全麻苏醒期出现躁动。

三、围麻醉期突发患者苏醒期躁动的应对策略

（一）苏醒期躁动的预防

对于苏醒期躁动的发生我们还是可以根据以上相关高危因素来预防处理，对于易感人群谨慎用药，尽量避免发生，并有充足的准备工作，以便能得到及时恰当的处理。也有大量的学者做了相关的临床研究，下面大概提出一些观点以供借鉴。

1. 术前心理干预　术前的访视工作需

要耐心细致，除了评估患者的麻醉风险及耐受能力意外，应该和患者进行良好沟通，尽量消除其对麻醉和手术的不解及恐惧。对于小儿患者，则应该和其家长进行沟通，嘱其对患儿进行耐心的解释。

2．术前用药　术前访视时根据各个患者情况给出合理的术前医嘱。在一些精神紧张难以配合的患者、老年患者，以及小儿慎用苯二氮䓬类镇静催眠药物和抗胆碱能药（减少东莨菪碱的使用，一般尽量使用阿托品替代）。此外有报道术前使用咪达唑仑可以减少苏醒期躁动，认为咪达唑仑抵消了七氟醚所致的快速复苏，患者的复苏的总时间并不会延长。做到个体化用药，尽量避免由于术前用药不当所致的苏醒期躁动。

3．诱导及术中维持用药　如果患者为苏醒期躁动发生的高危人群，那么诱导所用静脉药物应该尽量避免使用依托咪酯、硫喷妥钠等。在国外吸入性麻醉药物除了全麻维持使用外在小儿诱导的使用是非常广泛的，而在国内尽管诱导使用较少，但是由于吸入麻醉药物的发展快，优点明确，因此使用也是非常广泛的。因此我们在使用吸入全麻药物的同时应该考虑如何能够减少其所导致的苏醒期躁动，研究认为术中复合使用异丙酚或许是一个有效的方法。此外芬太尼、曲马朵的使用或许可以减少苏醒期躁动的发生，在儿童 2.5μg/kg 的芬太尼静脉注射应用于静吸复合全麻可减少苏醒期躁动，拔除气管导管前静脉给予曲马朵 1～2mg/kg 可以预防手术拔管期躁动。对 3－7 岁的小儿研究发现，在手术结束前 5 分钟，给予右美托咪啶 0.15μg/kg 能有效地抑制术后躁动。可乐定在麻醉诱导后使用，可以静脉使用，也可以硬膜外使用，也有较多文献指出可以减少苏

醒期躁动。麻醉苏醒期给予酮咯酸亦可以减少苏醒期躁动的发生。

4．良好的术后镇痛　不可否认，手术对患者来说是一个较大的创伤，因此尽量将这个创伤所致的痛苦减小到最低，需要我们合理恰当地使用术后止痛，无论是静脉还是硬膜外或者其他的给药方式，都需要根据患者的情况来"滴定"给药，观察患者对药物的反应，在良好止痛的同时防止苏醒延迟及毒性作用的发生。在安全剂量范围内达到一个良好的止痛效果一直以来是许多临床医生在工作中追求的。

5．保持呼吸道通畅，维持循环、呼吸、水电解质及各个系统的稳定及平衡　在一些手术时间较长，患者情况较差，或者手术所致创伤较大的情况下，应该围术期注意监测循环系统、血气、水电解质，防止因为低氧血症，高碳酸血症，以及其他的水电解质紊乱所致躁动、谵妄。

（二）苏醒期躁动出现后的处理

首先要排除心脑血管意外、癫痫等脑部器质性病变，排除肌松药的残留作用及术后镇痛不完善等原因，然后再根据躁动的情况来处理。在成人及老年患者缺乏对此的评级，因此在何种状况下需要药物干涉缺乏统一准则。在小儿患者则可以根据五点的躁动评分来评估，一般评分达到 4 分或者 5 分则需要药物干涉（详见苏醒期躁动分级）。①保证供氧及呼吸道的通畅，严密监测呼吸循环系统。②气管导管的刺激、尿潴留的不良反应也要给予处理，患者术后符合拔管的标准时可拔除气管导管，减少其对患者的刺激。③镇静药物的使用：在呼吸循环不稳定的情况下慎用镇静催眠药，对于无呼吸循环紊乱和低氧血症的患者，可适当应用镇静催眠药。

在成人常使用地西泮、劳拉西泮、氟哌啶醇等。目前右美托咪啶在国内临床应用较普遍[3]。在临床工作中较常用到的还有丙泊酚，单次5mg 或 10mg 静脉滴注，如效果不理想可以加大药量[4]。④阿片类的使用：包括吗啡、芬太尼、哌替啶、羟考酮等，这类药物在临床中使用也是比较普遍，使用时要根据患者情况谨慎用药，采用滴定用药，以防发生中枢性呼吸抑制。⑤其他镇痛药用药：例如非甾体消炎药、曲马朵等，亦可减少苏醒期躁动。

四、围麻醉期突发患者苏醒期躁动的思考

全麻苏醒期躁动是一个比较常见的临床现象，它所导致的不良反应各位临床医生在工作中也是深有体会。关于这个现象仍有许多问题困扰我们，就发生的高危因素而言，从患者本身的原因到我们麻醉药品的使用，均有很多不同的观点，苏醒期躁动的评估、苏醒期躁动的发生机制，是我们未来工作中需要探讨的难题之一。只有从苏醒期躁动的病因学开始研究，从苏醒期躁动的发生机制，到高危因素，到临床评级，再到治疗，这样才能真正地解决这个困惑我们的临床问题，进一步提高麻醉质量。

五、围麻醉期突发患者苏醒期躁动的典型案例分享

病例 1，患儿女性，4 岁，体重 16kg。既往体健，无药物食物过敏史，无手术史。因阻塞性睡眠呼吸暂停低通气综合征拟在静吸复合全身麻醉卜行双侧扁桃体及腺样体切除术。术前 30 分钟肌内注射阿托品 0.02mg/

kg。入手术室前患儿哭闹，焦虑不安，给予安慰效果不佳。入手术室后给予静脉注射丙泊酚 50mg，芬太尼 0.03mg，顺式阿曲库铵 1.5mg 静脉诱导，3 分钟后行经口气管插管 ID4.5 号弹簧导管，导管上喷利多卡因喷雾 1ml，术中予 4% 七氟醚维持麻醉，术中生命体征平稳，心率维持在 110 ～ 130 次 / 分，血压维持在 110 ～ 130/50 ～ 80mmHg，SpO_2 100%，手术过程顺利，用时约 45 分钟。术毕停用七氟醚，待呼吸功能恢复，清除呼吸道分泌物，拔除气管导管，送至 PACU，SpO_2 90%，吸氧后维持在 98% 以上。约 5 分钟后，患儿开始躁动不安，大声哭闹，四肢舞动，试图爬起，劝说无效，两名医护人员无法按压肢体。给予芬太尼 5μg，丙泊酚 30mg 静脉注射，患儿安静入睡，吸氧后 SpO_2 由 92% 渐升至 100%。15 分钟后患儿醒来，仍哭闹，要求找妈妈，安慰后停止身体扭动，安全送返病房。

病例 2，患者男性，59 岁，体重 80kg。既往有高血压病史，血压控制可，术前检查基本正常。因胆囊结石拟在全麻下行腹腔镜胆囊切除术。麻醉诱导：开通静脉通道后静脉注射咪达唑仑 3mg、芬太尼 0.2mg、异丙酚 160mg、维库溴铵 8mg 诱导气管插管。医生行导尿术，手术中吸入 1.5% 七氟醚，静脉泵注异丙酚 400mg、瑞芬太尼 1mg，维库溴铵维持肌松，手术过程顺利。手术结束前顺序停止吸入七氟醚及静脉泵，阿托品、新斯的明拮抗后拔管，手术历时 30 分钟。拔管后患者血压 150/95mmHg，SpO_2 94%，心率 98 次 / 分。患者躁动，说话答非所问，不断重复说要"尿尿"，安慰无效，并要坐起自行拔除尿管。经静脉注射异丙酚 50 ～ 100mg，4 个回合，患者入睡 - 清醒 -

入睡 - 清醒，30 分钟后，患者清醒，平静，安全送到病房。

（卢　燕　姜　峰）

参考文献

[1] 钟宝琳，李优春，黄桂明 . 成人全麻苏醒期躁动相关因素回顾性分析 [J] . 2012, 39（11）：2858-2859, 2862

[2] 童珊珊，李军，彭春玲，等 . 麻醉恢复室的成年患者全麻苏醒期躁动危险因素分析 [J] . 重庆医学，2015，44（10）：1340-1342

[3] 马孝武，张宜林，伍军，等 . 右美托咪定对小儿全麻苏醒期的影响 [J] . 中国现代医学杂志，2012，22（3）：82-84

[4] 曾晓燕，王莉 . 不同剂量丙泊酚预防小儿术后躁动的效果和安全性分析 [J] . 重庆医学，2015，44（10）：1328-1329

第 7 章　围麻醉期突发患者术中知晓

一、围麻醉期突发患者术中知晓的发生情况及危害

术中知晓是指患者在全身麻醉手术中存在意识和明确的记忆，是全身麻醉的并发症之一。意识由皮质下介导的大脑觉醒和由丘脑皮质系统介导的主观体验构成，记忆由内隐记忆（无意识记忆）和外显记忆（有意识记忆）构成。其中，具有外显记忆的术中知晓是患者和麻醉医师共同关心的问题，其可能会导致严重的心理后遗症，如创伤后应激障碍[1]。术中知晓的发生率可以定义为全身麻醉手术中未能抑制觉醒、体验和外显记忆的发生率。最早术中知晓是 1950 年 Winterbottom 提出的一个病案报告，其患者对疼痛有明确的回忆，且有麻痹的感觉和听到了医师之间的会话[2]。其后大量的前瞻性研究证实术中知晓的存在。美国和欧洲的研究显示，术中知晓的发生率平均为每 1000 例患者中有 1 ～ 2 例，相比亚洲国家为低，可能与麻醉技术的不同有关。在亚洲地区，如我国和泰国，术中知晓的发生率相对较高。我国术中知晓发生率平均为每 1000 例患者中有 3 ～ 4 例，泰国的术中知晓发生率为 1.05%。但我国的研究样本量相对较小，尚缺乏有关术中知晓的大样本多中心研究[3]。

术中知晓是一种不愉快的经历，是全身麻醉期间严重的并发症。术中知晓一旦发生后会给患者造成不同程度的影响，轻时患者仅有听觉的感知和回忆，无疼痛或其他感知；重时患者还会有对疼痛的感知、麻痹感（如感到被束缚感、不能说话和呼吸）、焦虑、窒息、濒死等。术后严重时会导致创伤后应激紊乱（post-traumatic stress disorder, PTSD），表现为心理和行为异常、失眠、重复噩梦、惧怕手术甚至医院、精神失常等，其症状可持续数月或数年。目前，医院的核心制度包括医疗质量的持续改进，从此目的出发，研究术中知晓已是刻不容缓。

既往普遍认为全身麻醉期间术中知晓是一种罕见的并发症，但随着对术中知晓（尤其是内隐记忆）的深入研究和心理学测试方法的不断发展，全身麻醉期间监测到术中知晓的发生率有逐渐增加的趋势。术中知晓可以导致患者产生严重心理应激或精神障碍，甚至形成恶性医疗纠纷；同时，术中知晓也对当事麻醉医师带来颇为棘手的被动局面。可见，全身麻醉术中知晓引发的医患安危值得我们深思。

二、围麻醉期突发患者术中知晓的原因分析

据报道，全身麻醉期间发生术中知晓与以下危险因素有关：女性患者、术中应用喉罩进行气道管理、麻醉维持过程中一段时间未用或全程没有用挥发性麻醉剂、术中血压波动明显、术前未用苯二氮䓬类等顺行性遗忘作用的药物及不恰当的浅麻醉等。因此，若全身麻醉患者有以上高危因素时，我们宜

警惕发生术中知晓。

目前普遍认为，全身麻醉期间术中知晓是一种无法避免的麻醉并发症，导致术中知晓的因素很多，如麻醉医师因素、患者自身因素、麻醉仪器设备因素等。这些因素导致术中知晓原因复杂，比如：实施麻醉的医师的技术水平；为了手术的要求使用肌松药使麻醉深度变浅；麻醉医师在使用足量的肌松药和麻醉性镇痛药时，而忽略了意识抑制的作用；为了保证患者血流动力学稳定，麻醉医师有意识的减浅麻醉；患者对药物反应的个体差异，如女性患者更易较男性发生术中知晓；全麻药物停用过早；麻醉仪器设备出现异常没有被及时发现等。

针对全身麻醉期间术中知晓，目前已经开展了多种防范措施。为了避免术中知晓，要求术前、术中及术后加强对患者的人文关怀和技术关怀。术前麻醉医生应对患者进行充分评估，极早发现易发生术中知晓的患者，对有高危因素患者及其家属进行有效的沟通甚至必要时运用药物减轻其心理负担。术中医务人员要约束自己的行为，不要谈论患者的病情，抱怨手术的进程及必须禁止所有不尊重患者或导致患者精神创伤的评论，重视患者的隐私；同时麻醉医师术中应加强对患者麻醉深度的监测，合理运用镇痛、肌松和麻醉药，保持麻醉于适当的深度。术后一天内对患者进行回访，确定或疑似术中知晓患者必须尽早给予处理。

由于麻醉操作和监测技术较之前有了很大的进步，术中知晓的危险因素也可能发生了变化。目前，这些因素一般属于与患者和手术相关的因素。患者方面的因素包括：①患者对麻醉药物产生遗传型抗药或获得性耐药。这种耐药性可能源于药动学的因素，如麻醉药的新陈代谢加速；也可能源于药效学的因素，如麻醉药目标受体亲和力的改变。经常使用苯二氮䓬类和阿片制剂的患者可对这类药物和其他类似药物产生耐药性[4]。②习惯性饮酒的患者可能需要更多剂量的麻醉药，因许多麻醉药在肝内被细胞色素 P450 血红素蛋白分解代谢，而饮酒时可使细胞色素 P450 血红素蛋白的量增加。此外，还有依非韦伦、奈韦拉平、巴比妥、卡马西平、糖皮质激素、苯妥英钠、利福平等一些药物也可使细胞色素 P450 血红素蛋白的量增加[4]。③心血管手术患者本身心功能储备低，不能耐受高剂量麻醉药，低剂量麻醉下易发生术中知晓。④气管插管困难的患者发生术中知晓的危险性大，可能是因为在长时间插管尝试期间未能保证足够的麻醉深度[5]。⑤黑色素皮质素受体基因发生突变的患者比没有发生这种突变的患者对吸入性麻醉有更高的要求[6]。手术相关因素包括：①肌肉松弛药的使用可以增加术中知晓的发生率。一项大型前瞻性观察研究中，在使用肌肉松弛药的情况下术中知晓发生率为 0.18%，未使用时发生率为 0.10%[7]。②与吸入麻醉相比，全静脉麻醉发生术中知晓的比例更高，可能是因为吸入麻醉中，麻醉师可以使用现代技术对患者呼出的麻醉气体进行常规监测并设置低浓度报警，而静脉麻醉不具备这些条件。③人为错误，如麻醉药剂量的计算错误等。

三、围麻醉期突发患者术中知晓的应对策略

目前认为，以下措施有利于减少围术期

术中知晓的发生：①术中不能避免实施浅麻醉时（如心内直视手术、创伤手术或剖宫产等）可在术前与这些患者进行讨论，告知他们可能有术中知晓发生的危险[8]。②术前或术中应用具有遗忘作用的药物，如苯二氮䓬类和东莨菪碱，尤其是针对我们可以预料到那些术中可能处于浅麻醉状态的患者[9]。③合理使用肌松药和镇痛药，以及其他静脉麻醉药，避免单纯的肌肉松弛。除非手术需要，应保持四个成串刺激监测在最低限。监测麻醉药物浓度，至少给予 0.6 ～ 0.8MAC 的吸入麻醉药。④充足的诱导剂量，体动是浅麻醉或麻醉深度不足的重要标志。对困难气管插管的患者还要注意及时追加镇静药物量。⑤应用镇静深度监测仪。脑电双频谱指数（BIS）可减少术中知晓的发生率。⑥手术室人员避免不恰当的评论、笑话、讨论其他患者或不相关的话题或给患者使用耳塞，减少声音刺激有可能减少术中知晓的发生。⑦定期对麻醉机及其蒸发器进行保养和维修，实施麻醉前要慎重检查麻醉机及呼吸机，确认各种装置和监测设备的可靠性。⑧麻醉医师应对使用过 β 受体拮抗药、钙通道阻滞药，以及那些可掩盖浅麻醉状态所导致生理反应药物，保持警惕。

患者一旦被发现遭遇术中知晓，目前通常的做法是相关医务人员及时采取措施与患者及其家属沟通，尽量促使患者恢复身心健康。

1. 麻醉医师和患者的有效沟通　术中知晓后麻醉医师应该告知患者这种小概率并发症发生的可能原因、症状及体征，使患者对术中知晓有个大致的了解，以缓解内心的焦虑感或恐怖感。如患者诉说术后有与手术时相同的疼痛感，应通过解释和药物治疗控制和解决影响疼痛的原因，帮助患者建立新的认知来改变对疼痛的感知。麻醉医师对患者有效的人文关怀不仅可以使患者症状缓解，而且可以一定程度地缓解医患之间的紧张关系。

2. 早期心理干预　一旦发现患者出现术中知晓导致的创伤后应激紊乱，麻醉医师和护理人员应主动关心、体贴照顾患者的生活，及时发现患者细微的情绪波动和心理变化，鼓励患者说出内心的感受，耐心倾听，及时合理地解释，有必要时请心理医生进行有效的干预治疗。指导患者及时调整心态，帮助建立良好的家庭支持系统，让患者家属、亲友多陪伴患者，多给予心理上的支持和安慰，这些均有利于患者康复。

3. 改善患者睡眠　术中知晓常会导致患者严重失眠，而失眠与躯体疾病关系密切。实践已经证明：手术后的患者如睡眠不好，伤口愈合的时间会明显延长，会加重术中知晓后的症状，导致恶性循环。因此，医务人员和患者家属宜采取积极的手段改善患者的睡眠，这对治疗术中知晓的负面影响显得尤为重要。对于失眠的治疗，目前尚无理想的治疗方法，近年来国内外感兴趣的是药物与非药物的结合治疗。医务人员应该与患者家属一起集思广益，结合患者自身的习惯，力求寻找到有利于改善患者睡眠质量的有效方案。

四、围麻醉期突发患者术中知晓的思考

现今尚未发现一种麻醉深度监测仪器和方法完全可以用来判断麻醉后患者意识消失的准确界限。术前、术中及术后对患者的人文和技术关怀可以减少术中知晓，但目前尚无法从根本上预防术中知晓。因此，完全

避免全身麻醉期间术中知晓仍是全球一项艰巨的任务和挑战，只有真正理解意识产生的机制及不同麻醉药物对意识成分的影响才是根本解决途径。

1. 预防术中知晓药物与监测方法的再评估　目前一致认为，术前或术中应用具有遗忘作用的药物可以有效地预防术中知晓。咪达唑仑是苯二氮䓬类药物，有很好的顺行性遗忘作用，同时具有镇静、催眠和抗惊厥作用，很多医院已被常规用于预防全身麻醉期间术中知晓的发生。咪达唑仑预防术中知晓随剂量不同而异，小剂量咪达唑仑可以预防术中知晓，减少全麻药的用量，不延长术后苏醒。但咪达唑仑和其他全麻药及肌松药的相互影响，使麻醉医师很难明确地掌握个体化咪达唑仑的有效用量；同时，即使咪达唑仑的单次剂量或追加剂量均足量，临床实践中也不能完全避免术中知晓的发生。另外，全麻药物固有的缺陷及其合理的搭配也是预防术中知晓不可忽视的问题。预防术中知晓的理想药物及其用法有待再确定和完善。

现今临床监测麻醉深度的方法有两种：一种是常规的麻醉深度监测，如监测麻醉药物的剂量和浓度及患者的生命体征（血压、心率，以及有无体动、出汗、流泪、瞳孔大小等）。常规监测的重视可以使术中知晓率下降，但常规监测的敏感度低并且缺乏相对特异性，以致其对防止术中知晓的作用不大。另一种监测为神经电生理学指标监测，常用的有脑电双频谱指数（BIS）、听觉诱发电位（AEP）等监测，临床上认为 BIS < 60 可以有效防止术中知晓，但是 BIS 数值的大小并不是和术中知晓的发生有着必然的联系，存在着个体差异；研究显示 BIS > 60 且维持

超过 4min 时患者也未发生术中知晓，但也有报道，一例患者 BIS 值仅 47 还是发生了术中知晓。因此，BIS、AEP 等虽然能较客观地反映镇静的程度，指导麻醉用药使之更加合理化，但仅仅凭借 BIS 和 AEP 值也很难准确反映大脑和脊髓中枢神经系统的兴奋和抑制程度，这些客观指标值目前还不能被确认为是监测麻醉深度的金标准。如何选择监测手段而有效地监测全身麻醉深度，完全杜绝术中知晓，还需要深入研究。

2. 全身麻醉术中知晓与麻醉医师职业保护　麻醉医师在为患者提供全身麻醉，解决病痛的同时导致术中知晓，以致患者利益受损而燃及自身；在此事件中如何保障麻醉医师合法利益值得关注。

（1）全身麻醉方案的优化与遵守：随着医药企业的快速发展，市场经济的繁荣，目前全身麻醉时涉及的药物种类繁多，全国或地方麻醉医师协会宜制定相对统一、安全有效的全身麻醉方案及定期优化，以供广大一线麻醉医师参考与遵守。科学合理的全身麻醉方案的实施必然有利于减少因麻醉因素而导致的术中知晓。

（2）全身麻醉术中知晓处理流程的制定：全身麻醉期间术中知晓一旦不幸发生，对照制定的处理流程，按照既定的程序应对医患冲突，有利于避免当事麻醉医师一时的慌乱，有利于管理者明辨是非，有利于医患双方利益的保护。

（3）管理部门的合理调节：患者不愿意全身麻醉期间术中知晓对其身心健康造成多余的伤害，当事医务人员也无可奈何术中知晓的发生。面对医患双方的临床，相关的管理部门或协调人员应该尊重客观事实，调解冲突，化解矛盾，促进共识，力求维护双方

合理利益，履行双方义务，共同接受、思考和解决术中知晓引发的问题。

（4）麻醉医师维护职业权益能力的提升：麻醉医师面对患者及其家属因术中知晓的指责及相关投诉的心态宜坦诚，不刻意回避；有错改之，无则加勉；勇于担当，积极面对术中知晓引发纠纷的系列处理程序。当事麻醉人员宜认真分析与总结这次术中知晓的原因及其处理全过程，在合适的情况下，通过合适的方式，可以与同道们分享与共勉。

五、围麻醉期突发患者术中知晓的典型案例分享[10]

患者，女性，32 岁，体重 48kg，诊断为小乳症，拟在全身麻醉下行隆乳术。术前评估显示一般情况良好，ASA 评级为 I 级。入手术室后常规监测心电图、血压和 SpO_2，测得基础心率 75/min，血压 105/65mmHg，SpO_2 100%。开放外周静脉，吸氧去氮后麻醉诱导，静脉注射咪达唑仑 2mg、芬太尼 0.1mg、丙泊酚 100mg、罗库溴铵 35mg，顺利置入 4 号喉罩。喉罩充气后接麻醉机，查双侧呼吸音对称，胸廓起伏正常，无漏气现象，行控制呼吸，调整呼吸参数，维持 PCO_2 在 $4.5 \sim 5.0kPa$（$1kPa \approx 7.5mmHg$），吸入药物维持为 2% 七氟醚。麻醉后 35 分钟时手术开始，切皮时出现体动，立即静脉内给予芬太尼 0.1mg、丙泊酚 50mg 和维库溴铵 2mg。在麻醉 90 分钟时再次出现体动，即刻给予丙泊酚 50mg 和芬太尼 0.05mg 静脉注射。于本次加药后 20 分钟因体动再次给予丙泊酚 50mg，同时发现七氟醚挥发罐缺药。给予添加后，七氟醚吸入浓度为 2%，直至手术结束未有体动。

从麻醉开始至手术结束历时 135 分钟，整个手术过程中患者心率维持在 $55 \sim 70/min$，平均动脉压维持在 $65 \sim 70mmHg$，术中监测仪上未有异常。手术结束时关闭七氟醚，停止机控呼吸后 5 分钟呼吸恢复。送患者到苏醒室继续观察 10 分钟后拔出喉罩。5 分钟后患者清醒时情绪异常激动，哭泣，诉说术中知晓及医生谈话等内容。此时麻醉医生确认此患者发生了术中知晓，立即给予心理疏导，并即刻静脉内给予咪达唑仑 2mg、丙泊酚 50mg，随后以丙泊酚 50mg/h 的速度微量泵输注。同时麻醉人员在患者耳旁给予心理疏导和解释，此时患者处于浅睡眠状态，能按指令点头。90 分钟后停止丙泊酚输注，患者清醒，情绪较前稳定后送返病房。术后连续 2 天随访无特殊。

（王公明　余奇劲　朱宏飞）

参考文献

［1］Leslie K，Chan MT，Myles PS，et al. Posttraumatic stress disorder in aware patients from the B-aware trial［J］. Anesth Analg，2010，110（3）：823-828

［2］Winterbottom EH. Insufficient anaesthesia［J］. Br Med J，1950，1（4647）：247

［3］Akavipat P，Sookplung P，Premsamran P，et al. The Thai Anesthe-sia Incident Monitoring study（Thai AIMS）：an analysis of 21 awareness events［J］. J Med Assoc Thai，2009，92（3）：335-341

［4］Saucier N，Walts LF，Moreland JR. Patient awareness duringnitrous oxide，oxygen，and halothane anesthesia［J］. Anesth Analg，1983，62（2）：239-240

［5］Ghoneim MM，Block RI，Haffarnan M，et al.

Awareness during anesthesia: risk factors，causes and sequelae: a review of reported cases in the literature［J］. Anesth Analg，2009，108（2）：527-535

［6］Liem EB，Lin CM，Suleman MI，et al. Anesthetic requirement is increased in red heads［J］. Anesthesiology，2004，101（2）：279-283

［7］Sandin RH，Enlund G，Samuelsson P，et al. Awareness during anaesthesia: a prospective case study［J］. Lancet，2000，355（9205）：707-711

［8］王焱林. 避免麻醉中知晓的策略[J]. 广东医学，2005，26（6）：726-727

［9］刘和平，蔡美华，姜虹，等. 术中知晓的原因及应对措施（附1例报告）［J］. 中华现代临床医学杂志，2007，5（9）：837-838

［10］余奇劲，肖兴鹏. 围术期麻醉相关高危事件处理［M］. 北京：人民军医出版社，2011

第8章　围麻醉期突发食管异物

一、围麻醉期突发食管异物的发生情况及危害

围麻醉期突发食管异物的定义：我们将手术患者脱落的牙齿（手术患儿处于换牙期间，老年手术患者牙齿松动）、过小的牙垫及咬断的气管导管等物体意外进入手术患者的食管，统一称为围麻醉期突发食管异物。少数病例可能会出现严重并发症，甚至死亡，故及时有效的治疗是关键[1]。

目前，国内外已有很多关于围麻醉期食管异物的报道，而其危害不容小觑。①食管内并发症：这类并发症主要包括食管炎、咽下部憩室、食管瘢痕性狭窄等，以食管炎最多见。异物的长时间压迫或尖锐异物造成的黏膜擦伤，均可以引起继发性感染，演变成食管炎等并发症。疼痛为持续性，有轻微的全身症状。食管镜下可见局部黏膜红肿，严重者有糜烂、溃疡。咽下部憩室多为硬币类异物长期存留所致，如果未感染，临床上无特殊症状。此类情况多为X线或食管镜检查发现。食管瘢痕性狭窄多为食管严重感染的后遗症，主要症状为长期持续性的梗阻感和吞咽困难，即使异物取出后症状仍持续存在，抗生素治疗无效。②食管外并发症：此类并发症包括食管穿孔、食管周围炎、食管周围脓肿、纵隔炎和脓肿、颈总动脉破裂、胸主动脉穿孔、主动脉弓假性动脉瘤、心包炎、腹膜炎、咽后脓肿、颈椎骨髓炎、气胸、异物贯通伤等[2]，其中食管穿孔是最常见

的并发症。食管穿孔后症状随之加重，其程度与穿孔的部位、大小有关。通常颈段食管的小穿孔反应较轻，反之胸段食管的大穿孔则较严重。如果是食管下段的穿孔可能有上腹部压痛、肌紧张等腹部刺激症状，全身反应较重。由于穿孔后气体可循此途径进入食管四周组织，在X线影像上可观察到异物和食管四周有气体、纵隔增宽、出现纵隔气肿。因此诊断食管穿孔主要依靠X线影像学检查，力争早期诊断和早期处理，不得迟于24小时。为准确判断穿孔部位，可借助碘油或水溶性造影剂显示穿孔。③呼吸道并发症：此类并发症多由食管内滞留液体或食物残渣反流吸入气管内，引起的一系列症状。最常见的有支气管炎、肺不张、吸入性肺炎及肺脓肿等。患者可出现呛咳、发热、呼吸困难等症状，物理检查则发现肺部啰音、肺小叶实变等。X线拍片则发现肺部纹理增粗、片状模糊影或肺叶不张等影像学征象。

二、围麻醉期突发食管异物的原因分析

1. 个体因素

（1）手术儿童食管异物的常见原因：①儿童天性顽皮好动，在麻醉之前或麻醉恢复期间喜欢把硬币、弹珠等小物品放入口中，而麻醉医师和手术室护士没有注意，尤其在手术患者换台期间，偶有不慎这些小物品即可被吞入食管；②患儿吞咽功能不健全，食

用带有骨、刺或核类的食物，不慎咽下；③手术患儿哭闹或嬉戏，易将口内食物囫囵咽下或将异物误咽；④食管本身存在狭窄、痉挛等疾病[3]。

（2）成年手术患者围麻醉期食管异物的常见原因：①义齿过松，口腔黏膜感觉减退，麻醉期间义齿不慎损伤而脱落，进入食管；②麻醉作用睡眠时觉醒程度低下，义齿脱落，误咽入食管；③麻醉未清醒，昏迷或精神病患者，在神志不清时可有误咽。

2. 医源性因素 全麻时义齿脱落，镶牙时牙模脱落，插管时套管脱落等。

3. 疾病因素[4,5] ①食管自身病变食管肿瘤、食管瘢痕狭窄等手术患者，造成食物或较小食物存留。②纵隔病变纵隔肿瘤或脓肿形成占位病变，压迫食管，造成食管狭窄，易存留食物或细小异物。③神经性病变咽反射消失或吞咽反射减退，易造成误吞误咽。

三、围麻醉期突发食管异物的应对策略

1. 术前评估及准备 注意患者门齿有无松动，以防术中脱落形成食管异物。

2. 围麻醉期食管异物取出的方法 对手术患者进行常规的消毒之后插入胃镜，找到消化道中的异物，尽量将胃内的液体抽出，使消化道中的异物得以充分暴露，经活检的管道插入相关的取物器，对取物器的方向和角度进行适宜的调整之后，确保圈套器可以较为准确地将胃中的异物套住，套住异物并进行收紧，确保异物和管腔与内的纵轴保持平行，之后进行缓慢的退镜操作。个别巨大或特殊异物经食管镜不易取出时，可行颈侧

进路或开胸取出。

3. 术后处理 ①24小时内经食管镜下顺利取出异物者，不用住院，可进食流质饮食1～2天，同时肌内注射抗生素3天，并恢复正常饮食。②粗糙尖形异物，24小时后才取异物，食管镜下见黏膜炎症较重，取出时稍有困难，怀疑食管壁损伤者，应禁食。静脉滴注抗生素1～2天。无食管穿孔症状且胸透纵隔正常者，可逐渐由口进食。③高度怀疑有食管穿孔者，必须住院治疗，给予禁食、输液或鼻饲饮食，同时大剂量使用广谱抗生素，密切观察确定是否穿孔，如穿孔的诊断确定，立即应按食管穿孔进行处理。④一旦出现食管周围脓肿，脓肿位于颈段食管者可行颈侧切开引流，位于中、下段食管者则需开胸引流。⑤对于有严重感染的患者，应注意：加强营养和支持疗法，防止出现水电解质紊乱、低蛋白血症和负氮平衡；对脓肿应充分引流，换药时应撑开组织，用含有抗生素的生理盐水冲洗，同时放入引流条；密切观察病情，防止出现中毒性休克等全身并发症。

四、围麻醉期突发食管异物的思考

1. 预防食管异物 老年手术患者的义齿要严防脱落，全麻前应取下，义齿松动者更应警惕脱落而误入食管；教育儿童及其监护人，在手术患儿麻醉前后不要将各类物体放入口中玩耍。

2. 重视医患沟通 临床工作中存在大部分患者对突发食管异物重视程度不足，对可能出现相关并发症及后果认知不足，故要求我们要重视医患沟通，应根据每个患者个体情况详尽告知相关病情、手术预案出现并

发症概率及应对措施,避免或减少医疗纠纷。

五、围麻醉期突发食管异物的典型案例分享

病例1,6岁男性患儿,体重27kg,以"持续性鼻塞、打鼾伴张口困难1年"为主诉入院,诊断为"过敏性鼻炎,腺样体肥大"。体格检查:心肺等重要器官功能正常,实验室检查显示无异常,遂择期行"鼻内镜下腺样体切除术"。患儿入室神志清楚,心率90次/分,血压118/60mmHg,血常规:血红蛋白123g/L,无麻醉前用药。麻醉处理:由一名副主任医师职称的麻醉医生和一名实习医生共同完成麻醉,完善各项常规监测,开放静脉输液,依次静注咪达唑仑1mg、芬太尼50μg、顺式阿曲库胺6mg和丙泊酚60mg诱导,应用5.5F导管顺利气管插管,此时未放入牙垫,固定导管,IPPV控制呼吸,吸入1%～2%七氟醚及泵注瑞芬太尼0.05～0.12μg/(kg·min)和丙泊酚140mg/h,因手术对肌肉松弛要求不高而未追加肌松药。术中血流动力学稳定,手术顺利,手术时间约1小时,手术结束前停用麻醉药,手术结束后应用小儿吸痰管分别吸尽气管和口腔内分泌物,并取5ml注射器的针套外裹以胶布做牙垫置入导管旁,5分钟后患儿出现咳嗽、吞咽反射,自主呼吸恢复,潮气量正常,但未睁眼,麻醉医生指示拔出气管导管,暂不取出牙垫,由实习医生继续面罩给氧,氧饱和度在95%以上,5分钟后患儿完全清醒,可睁眼及回答问题,麻醉医生此时欲取出牙垫却未发现,检查手术台周围及医疗垃圾桶均未发现,观察患儿呼吸平稳,脱氧状态下血氧饱和度可维持在98%以上,

询问患儿未诉明显不适,为了进一步明确诊断,在心电监护下,静脉注射丙泊酚40mg后,由五官科医生行食管镜检查,结果在食管中段发现牙垫并顺利取出,患儿渐清醒,观测生命体征无异常15分钟后送回病房,嘱继续心电监护、吸氧并禁食2天,2天后随访患儿进食及下床活动均正常。

病例2,77岁男性患者,因"胆囊结石"在全麻下行"腹腔镜下胆囊切除术",常规诱导麻醉,由一线麻醉医师在可视喉镜下行气管插管术,手术顺利,停麻药,解开口角固定胶带发现患者门牙缺失,检查口腔未发现缺失的门齿,询问实施气管插管术的一线麻醉医师,诉不确定患者麻醉前是否存在门齿缺失,请消化内科内镜室医师会诊,在内镜下于食管中段发现一缺失牙齿,取出顺利,停麻药后,患者意识恢复平稳,告知患者家属门牙不慎脱落,家属诉术前门齿本是松动,表示理解,术后第2天随访患者意识及生命指征均正常。

(余　峰　杨云朝)

参考文献

[1] 黄选兆, 汪吉宝, 孔维佳. 实用耳鼻咽喉头颈外科学 [M]. 2版. 北京:人民卫生出版社, 2007:575-576

[2] Singh B, Kantu M, Har-El G, et al. Complications associated with 327 foreign bodies of the pharynx, larynx, and esophagus [J]. Ann Otol Rhinol Laryngol, 1997, 106 (4):301-304

[3] Zhang S, Cui Y, Gong X, et al. Endoscopic management of foreign bodies in the upper gastrointestinal tract in south China. a retrospective study of 561 cases [J]. Dig Dis Sci, 2010, 55

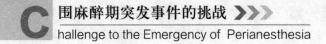
（5）:1305-1312

［4］Ikenberry SO, Jue TL, Anderson MA, et al. Management of ingested foreign bodies and food Impactions［J］. Gastrointest Endosc, 2011, 73

（6）:1085-1091

［5］Stewart KC，Urschel JD，Fischer JD, et al. Esophagotomy for incarcerated esophageal foreign bodies［J］. Am Surg, 1995，61（3）: 252-253

第9章 围麻醉期突发应激性溃疡

一、围麻醉期突发应激性溃疡的发生情况及危害

应激性溃疡（stress ulcer，SU）是机体在严重创伤、烧伤、感染、休克、大手术、严重颅脑外伤、颅内神经外科手术和其他中枢神经疾病、严重的急慢性系统疾病（脓毒败血症、心肺功能不全）等多种危重情况下，胃、十二指肠产生的以黏膜糜烂、溃疡形成、出血为主要特征的急性应激性病变。在应激性溃疡中有 3 个独特的名称：①严重烧伤引起的急性应激性溃疡，被称为柯林溃疡；②由颅脑外伤、脑肿瘤或颅内神经外科手术引起的溃疡，称为库欣溃疡；③有学者将应用皮质醇后发生的类固醇性溃疡也归于应激性溃疡之列。

对严重创伤和大型手术患者，由于严重的原发疾病的掩盖，应激性溃疡临床症状往往不明显，常在出现并发症如消化道出血、穿孔时才被觉察，故此类患者应加强围术期监护。

1. 上消化道出血　可表现为呕血或黑粪乃至便血，其特点是出血前无明显前驱症状，且容易出现间歇性出血，同时可出现脉快、出汗、苍白、血压下降等相应失血的临床表现。

2. 其他症状　可有不同程度的上腹疼痛、腹胀、胃灼热、恶心、呕吐等。少数患者可反复呕吐胆汁样内容物，部分患者胃肠运动功能明显减弱，腹胀明显。

3. 并发症的表现　急性应激性溃疡可导致胃及十二指肠穿孔，患者可表现为剧烈腹痛、恶心、呕吐，腹部出现明显压痛、反跳痛及肌紧张等急性腹膜炎的表现。

4. 特殊类型应激性溃疡的临床表现特点

（1）库欣溃疡：1932 年 Cushing 报道了一组由于中枢神经系统病变而引起的以消化道出血为主要临床表现的应激性溃疡，此后便称这类应激性溃疡为库欣溃疡。它与其他类型应激性溃疡相比有显著的特点：好发于食管及胃，较少发生于十二指肠；病理上以食管及胃局限性黏膜糜烂较常见，一旦形成溃疡则为多发性，形态不规则，直径为 0.5 ～ 1.0cm。部分较深在，容易形成穿孔。此类患者病情重，死亡率高。

（2）柯林溃疡：1824 年 Curling 报道 10 例烧伤患者在康复过程中发生十二指肠球部溃疡，此后得名。烧伤面积达 35% 以上者，86% ～ 100% 可出现上消化道急性应激性黏膜病变，包括水肿、糜烂、出血和溃疡。好发部位以胃、十二指肠最多见，溃疡发生率为 27.6%。其特点为单发、孤立性较深的溃疡，极易发生出血。一旦发生溃疡大出血，死亡率可达 50% 以上。

围麻醉期应激性溃疡的发病率近年来有增加趋势，据报道，在外科大手术等各种严重应激状态下，患者在数小时到数天内即可出现上消化道的糜烂或溃疡，内镜检查显示其发生率可达 75% ～ 100%，应激性溃疡大出血的发生率为 0.1% ～ 39%，平均约 6%。

应激性溃疡合并大量出血，一方面失血性休克及相关并发症直接威胁伤病员生命，另一方面又加重原发病，这类患者其死亡率可高达 30% ～ 50%。因此，应激性溃疡也是创伤的急重症之一。

二、围麻醉期突发应激性溃疡的原因分析

围麻醉期应激性溃疡的发生原因涉及神经内分泌失调机制、胃黏膜保护作用减弱和胃黏膜损伤因子的作用增强等多种病理生理过程，是多种因素共同作用产生的结果。胃酸是围术期应激性溃疡发生发展和并发出血的重要条件，如果没有胃酸就不会产生溃疡。正常人的胃黏膜接触胃酸和胃蛋白酶而不被消化是因为胃黏膜有自身保护作用。

围麻醉期应激性溃疡病因较为复杂，广义讲任何应激生活事件（stressful life event），包括精神创伤、机体创伤、疾病状态都会出现应激反应，但是否出现应激性溃疡与伤病者对应激的反应强弱及应激事件的强度有关。通常将应激性溃疡的病因分为 4 类：①严重的创伤、休克、败血症、大手术[1]、器官功能衰竭；②面积＞35%，深二度以上的严重烧伤；③严重颅脑外伤、脑肿瘤、颅内手术，以及其他中枢系统疾病；④严重心理应激，如精神创伤、过度紧张等。

三、围麻醉期突发应激性溃疡的应对策略

围麻醉期应激性溃疡诊断明确后，应首先采用积极有效的非手术治疗，尽可能去除导致本病的病因，及时纠正休克、代谢紊乱及控制感染，消除各种能降低胃黏膜抵抗力的相关因素，上述治疗有 80% ～ 90% 的患者可暂时止血，有 10% ～ 20% 的患者需手术治疗。

（一）非手术治疗

1. 内科治疗　应激性溃疡原有的基础疾病严重，一旦发生大出血或穿孔，其死亡率很高，因此应首先积极抢救和治疗导致应激性溃疡的基础疾病。抗休克，控制感染，维持正常心、肺和肾功能，纠正水电解质紊乱。预防弥散性血管内凝血、急性呼吸窘迫综合征和多器官功能衰竭的发生。只有基础疾病和并发症得以控制，才能预防应激性溃疡发生。

（1）抗酸药：胃酸在应激性溃疡的发病机制中占有重要地位，目前在预防和治疗上仍以此为立足点，保持胃腔内 pH ＞ 3.50，是治疗应激性溃疡的基本要求，因此定时监测胃腔 pH 为治疗提供依据是十分重要的。常用的抗酸药为氢氧化铝和氢氧化镁混合剂，每 1 ～ 2 小时给予 30ml，使胃内 pH 保持在 3.5 以上。如有积血，应选冰盐水 50 ～ 100ml 灌注，反复冲洗直至抽出胃液变为清亮为止，然后从鼻胃管滴注抗酸药中和胃酸。

（2）H_2 受体拮抗药：英国学者 James Black 发明了第 1 种 H_2 受体拮抗药——西咪替丁（Cimetidine），从 20 世纪 70 年代中期应用于临床以来，在溃疡病和上消化道出血的治疗上取得了明显效果，美国 FDA 正式核准西咪替丁（泰胃美）为治疗和预防应激性溃疡的抗酸药。以后又陆续生产出雷尼替丁（Ranitidine）、法莫替丁

（Famotidine）、尼沙替丁（Nizatidine）、罗沙替丁（Roxatidine）等。H_2 受体拮抗药的问世在溃疡病的治疗上起到了卓越的划时代的贡献。1979 年 Muhe 等报道经 18 个月观察，600 例上消化道出血患者的死亡率为 50%，以西咪替丁作为预防组其死亡率明显下降。H_2 受体拮抗药静脉滴注每日 2 次，可使胃内 pH 维持在 4.0 以上。由于 H_2 受体拮抗药主要是从肾脏排泄，对肾功能严重损害的患者剂量应减少 30%～50%。其重要的不良反应主要是白细胞减少，血清转氨酶升高，男性性功能障碍和乳房增大，困倦、迟钝、定向障碍、幻觉等，但停药后即可恢复正常。其他 H_2 受体拮抗药同样可用于应激性溃疡的治疗，亦可取得良好的疗效。

（3）硫糖铝（Sucralfate）是硫酸化蔗糖的氢氧化铝盐，不被胃肠道吸收，故不会产生全身代谢性不良反应。在胃内酸性环境中氢氧化铝基分离，带负电荷的离子不溶解并紧密附于带正电荷的病变黏膜坏死组织的蛋白质上，在溃疡壁处形成保护膜，从而防止酸的侵袭。有人提出硫糖铝能吸附胆汁酸和胃蛋白酶，并有刺激局部前列腺素合成的作用。每 4～6 小时经胃管给予 1.0g，但需用水或盐水冲洗胃管以防止胃管堵塞。硫糖铝对胃的 pH 影响不大，止血率与抗酸药和 H_2 受体拮抗药又无明显差异，故可用硫糖铝预防性治疗。

（4）质子泵抑制药：奥美拉唑（Omeprazole）[2] 强大的胃酸分泌抑制药，它抑制壁细胞上的 H^+-K^+-ATP 酶，使 H^+ 不能与 K^+ 交换进入胃腔，从而达到抑制形成胃酸的最终步骤，显著地提高胃内 pH。目前已广泛应用于消化性溃疡出血的治疗，对应激性溃疡出血患者也是首选，有报道在 ICU 危重

患者发生上消化道大出血的治疗中，其疗效远高于 H_2 受体拮抗药。最经典的质子泵抑制药奥美拉唑其商品名为洛赛克（Losec），首次剂量为 80mg，静脉注射，继而每 12 小时注射 40mg。其他同类的药物如潘妥拉唑、兰索拉唑也可选择性使用。

（5）前列腺素制剂：近年来的实验室和临床研究提示，前列腺素被认为是预防和治疗上消化道应激性溃疡的另一种有效药物，已知外源性前列腺素可能是通过增强内源性前列腺素的作用而保护胃黏膜、抵抗各种损害的。米索前列醇（Misoprostol）是一种前列腺素 E 衍生物，能有效地预防和治疗非甾体消炎药（NSAID）引起的黏膜损害，有预防应激性溃疡的疗效，也可作为非甾体消炎药并发胃溃疡的预防药。今后将会有更多的临床研究证实 PGE 能有效地预防和治疗上消化道应激性溃疡。米索前列醇的商品名为喜克溃（Cytotec），每次 200mg，每日 4 次，口服或由胃管中注入，孕妇禁用。

2．内镜治疗

（1）喷洒止血法适用于多处弥漫性出血病例，止血剂有下列几种。

① 去甲基肾上腺素 8～16mg 溶于 100～200ml 生理盐水中，经胃镜于出血创面处喷洒。

② 5%～10% 孟氏液（Monsells solution）：50～100ml 喷洒，孟氏液即碱式硫酸铁溶液，系硫酸亚铁经硫酸和硝酸处理后加热制成的高价铁溶液，有很强的收缩作用，可迅速使血液凝固。但因有强烈的胃肠平滑肌收缩作用，可引起腹痛、恶心、呕吐，甚至食管痉挛而一时拔不出镜身，故一次用量不宜太多。如病灶表面有血凝块覆盖，可先用生理盐水冲去再行喷洒，直至黏膜变为苍

白、鲜血变黑、出血停止。

③凝血酶：使纤维蛋白原变成纤维蛋白，能速效止血，可用于毛细血管、小血管及实质脏器出血，因作用于凝血的最后环节，不需要其他众多凝血因子的参与，可将1000U溶于生理盐水40～60ml内局部喷洒止血。

（2）注射止血法：凡应激性溃疡动脉性出血均适宜注射止血。止血剂有98%纯酒精，L-HS-E混合液（包括2%利多卡因20ml，15%高渗盐水20ml，肾上腺素3mg，蒸馏水20ml）。在胃镜下将上述止血剂在出血病灶处注射4～6点，每点1～2ml。由于肾上腺素可使血管强烈收缩，高渗盐水使局部形成高渗环境，延缓肾上腺素吸收，从而延长作用时间。上述两药注射后使周围组织肿胀，血管壁类纤维蛋白变性，导致血管腔狭窄、闭塞及腔内血栓形成，利多卡因除能解除疼痛外，还能增加局部高渗，可提高疗效。此外，还有电镜下高频电凝止血、激光止血、微波止血和热凝止血，有条件的医院可选用上述任何一种止血方法。上述方法无效时，可用选择性动脉造影和灌注药物乃至栓塞的方法以达到止血的目的。

（二）手术治疗

创伤后应激性溃疡并发大出血的少数患者，经积极非手术治疗仍出血不止或并发穿孔者，应尽早行外科手术治疗。因为患者基本疾病严重，耐受力差，手术死亡率很高。手术目的只是立即控制出血，力求获得最低的死亡率和再出血率。选择何种手术要根据当时患者的具体情况和外科医生的经验而定。迷走神经切断术加幽门成形术为既往首选的手术方式，但再出血率却偏高达40%，广泛性胃切除会引起更

高的死亡率。有人建议做胃血运阻断术，在近胃右动脉，胃左及胃右网膜动脉起始处分别进行血管结扎，认为它可替代全胃切除术。这种方法的再出血率低（9%），但手术死亡率较高（38%），所以尚不能作为一种理想的手术方法。

四、围麻醉期突发应激性溃疡的思考

与患者家属的沟通：麻醉医师需要诚恳耐心地向患者及其家属讲明手术麻醉的风险，认真细致地向患者家属解释围麻醉期应激性溃疡发生的原因及不良后果，努力争取患者家属的理解[3]。

与手术医生的配合：麻醉医生要密切配合外科医生观察术中输血输液情况及胃管内引流物的性状，严密观察患者的血压、脉搏、呼吸等情况，及时提醒手术医生术中出现的情况。

预防：由于创伤应激性溃疡大出血有很高的死亡率，故预防其发生应受到高度重视。应激性溃疡重在预防，对高危患者应作为预防的重点，并作胃肠监护。

1. 有学者认为下列情况列为 SU 的高危人群[4]。

（1）高龄（年龄≥65岁）。

（2）严重创伤（颅脑外伤、烧伤、胸腹部复杂、困难大手术等）。

（3）合并休克或持续低血压。

（4）严重全身感染。

（5）并发 MODS、机械通气＞3d。

（6）重度黄疸。

（7）合并凝血功能障碍。

（8）脏器移植术后。

（9）长期应用免疫抑制药与胃肠道外营养。

（10）1年内有溃疡病史。

2. 积极处理原发病，消除应激源，迅速有效的抗感染、抗休克，防治颅内高压，保护心、脑、肾等重要器官功能。

3. 胃肠道监护，插入胃管，可定期定时检测胃液 pH 或做 24h 胃内 pH 检测，还应定期检测大便隐血，以早期发现小量消化道出血，便于及时进行预防性治疗。

4. 对原有溃疡史者，在其围术期前应做胃镜检查，以明确有否合并消化性溃疡，为预防消化性溃疡及其并发症提供依据。

5. 药物预防

（1）抑酸药：①术前预防，对拟做重大手术的患者，估计术后有并发应激性溃疡可能者，可在围术前 1 周内应用口服抑酸药或抗酸药，以提高胃内 pH。常用的药物有：质子泵抑制药（PPI）奥美拉唑 20mg，每日 1 次；组胺受体拮抗药：法莫替丁 20mg，每日 2 次，雷尼替丁 150mg、每日 2 次，西咪替丁 400mg，每日 2 次。②对严重创伤、高危人群的预防：应在疾病发生后静脉滴注质子泵抑制药，使胃内 pH 迅速上升至 4 以上，如奥美拉唑（40mg，静脉注射，每日 2 次）。

（2）抗酸药：有氢氧化铝、铝碳酸镁，可口服或从胃管内注入，使胃内 pH ≥ 4，预防黏膜糜烂和溃疡的形成。

（3）黏膜保护药：有硫糖铝、前列腺素 E、麦滋林 S 颗粒等，用药时间不少于 2 周。

6. 支持疗法

（1）若病情许可，鼓励早期进食，以中和胃酸，增强胃黏膜屏障功能。

（2）若有营养不良、电解质和酸碱平衡紊乱时，应及时补充与调整。

五、围麻醉期突发应激性溃疡的典型案例分享

病例 1，女性患者，76 岁，绝经 27 年，近 20 天阴道有少许血性分泌物，伴下腹部不适来院就诊，诊断为左侧卵巢囊肿，于 2010 年 6 月 24 日入院。追问病史得知，自然分娩 4 次，子女健在。妇科检查：阴道萎缩，黏膜光滑，有出血点，宫颈萎缩变小、光滑，宫体后倾、稍小，活动良好，无压痛。左侧附件区能触及约鹅卵大囊性肿物，活动良好，境界清晰，囊壁较厚。于 2010 年 6 月 28 日在连续硬膜外麻醉下行卵巢囊肿剥除手术。术中经过顺利。术后第一天自觉胃区不适，继而呕吐咖啡样物 100ml，经消化内科医生会诊，诊断为应激性胃溃疡，给予：①凝血酶（Thrombin）100U 加牛奶 30ml，每天口服 3 次。②去甲肾上腺素（Noradren-aline）8mg 加冷盐水 30ml，每天口服 3 次。③西咪替丁（Cimetidine）400mg，每天口服 2 次等治疗。术后第 2 天排气，第 4 天进半流食，术后第 7 天腹部切口拆线，愈合良好。后痊愈出院。

病例 2[5]，男性，1 岁。因法洛四联症入院，完善术前相关检查后择期行法洛四联症一期矫正术。术后第 3 天排暗红色血便二次。体检：体温 39℃，脉搏 156 次 / 分，高度腹胀，全腹压痛，有移动性浊音，肠鸣消失。腹腔穿刺有浑浊液体。剖腹探查：见腹腔有气体及混有食物残渣的黄色渗出液，十二指肠附近有大量纤维素性沉着，球部前壁有 1cm×1.5cm 穿孔，缝合穿孔，行十二指肠引流术，术后 17 天拔管出院。2 个月后因粘连性肠梗阻再次行小肠折叠

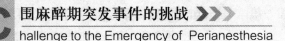
术而治愈。

（马　莉　余奇劲）

参考文献

[1] 熊伟，袁强，王继相，等. 18 例体外循环术后应激性溃疡原因分析及对策 [J]. 四川医学，2014，35（3）：338-340

[2] 范丹，蒋蓉，谢先丰，等. 围术期奥美拉唑预防高血压脑出血、重型颅脑损伤后急性应激性溃疡的疗效观察 [J]. 临床麻醉学杂志，2010，26（10）：863-865

[3] 毛桂英，祝国琼. 浅谈麻醉前访视沟通在临床麻醉中的重要性 [J]. 中国医药指南，2014，12（13）：397，398

[4] 阚成双，袁志，李鹏斌，等. 骨折与骨折术后并发应激性溃疡死亡 3 例临床分析暨文献复习 [J]. 中国现代手术学杂志，2011，15（2）：135-138

[5] 李基伟，翟波，王鹏高，等. 法洛氏四联症术后应激性溃疡的临床预防及治疗进展 [J]. 医药前沿，2012，2（5）：185

第 10 章　围麻醉期突发急性冠状动脉综合征

一、围麻醉期突发急性冠状动脉综合征的发生情况及危害

急性冠状动脉综合征（acute coronary syndrome，ACS）是指患者由于各种原因致使冠状动脉管腔狭窄或闭塞，导致突发的心肌射血明显减少，从而引起一系列的以急性心肌缺血为主要临床表现的症候群，是当今心血管疾病死亡的主要原因。通常因冠状动脉粥样硬化斑块破裂或表面糜烂，诱发血栓形成或血管痉挛，引起心肌供氧量突然减少所致的严重心肌缺血事件，急性冠状动脉综合征包括急性心肌梗死（AMI）及不稳定型心绞痛（UA），其中急性心肌梗死又分为 ST 段抬高的心肌梗死（STEMI）及非 ST 段抬高的心肌梗死（NSTEMI）[1]。近年来将不稳定型心绞痛和非 ST 段抬高的心肌梗死统称为非 ST 段抬高急性冠状动脉综合征（NSTE-ACS）。这三种病症的共同病理基础均为不稳定的粥样斑块，只是伴发了不同程度的继发性病理改变，如斑块内出血使斑块短时间内增大或斑块纤维帽破坏，血小板在局部激活聚集（白色血栓），继续发展形成红色血栓，并有血管痉挛等因素参与。一旦斑块出现继发性病变，患者往往即有胸痛，而当胸痛发作之初并不能确定其最终的结果，是仅仅停留于不稳定型心绞痛或进展至非 ST 段抬高的心肌梗死或 ST 段抬高的心肌梗死。因此急性冠状动脉综合征视心肌缺血程度、范围和侧支循环形成速度不同，临

床上出现不同表现。冠心病的危险因素包括年龄、性别、家族史、肥胖、高血压、糖尿病、血脂异常、不合理膳食、缺少体力活动、吸烟、过量饮酒、高纤维蛋白原血症、高同型半胱氨酸血症、高 C 反应蛋白血症等。其中，年龄、性别、家族史等为不可控制因素；高血压、糖尿病、高脂血症、吸烟等为可控制因素。其中年龄、冠心病家族史、高血压、糖尿病、高脂血症、吸烟和肥胖为主要的危险因素。这些危险因素都可以导致冠状动脉斑块的形成和冠状动脉狭窄，进而促成和促进急性冠状动脉综合征的发生。急性冠状动脉综合征的另一个重要危险因素就是性别差异。2007 年美国 AHA 关于女性冠心病的预防指南明确将年龄、高血压、非胰岛素依赖型糖尿病，血脂异常作为女性冠心病患者独立的危险因素。

急性冠状动脉综合征共同的特点是：临床进展迅速；病情凶险，需要紧急治疗；发病率和死亡率均明显高于其他疾病。多中心研究表明虽然 60% 以上急性冠状动脉综合征可疑患者收入院并实施进一步评估，但是只有 17%～20% 最终诊断为急性冠状动脉综合征。尽管采取非手术临床路径，仍有少量急性冠状动脉综合征患者（0.4%～10%）被误诊而错过最佳治疗时期，使其死亡概率增加一倍[2]。

围麻醉期急性冠状动脉综合征的诊断主要依靠临床症状，首选应能区分患者胸痛症状是否来源于心脏，其依据包括典型

的心绞痛症状、既往史（危险因素分析）、体格检查、心电图、心脏血清标志物。有些患者只有呼吸困难症状或心功能不全、低血压、新的二尖瓣反流等非典型体征。心肌生物标志物升高或心电图有动态缺血改变提示患者有急性冠状动脉综合征。影像学检查发现有室壁运动异常、缺血或冠状动脉病理学狭窄也有助于急性冠状动脉综合征的诊断。新型超声造影剂和负荷超声心动图的联合应用有望成为评估冠状动脉血流灌注的安全、准确、简便的诊断方法[3]。全身麻醉患者不能主诉不适，心肌生化标记物如肌酸激酶（CK）、肌酸激酶同工酶（CK-MB）、肌钙蛋白 T（cTnT）等 6～8h 缺少敏感性，在急性冠状动脉综合征的最早期，大部分患者的上述指标都为阴性。所以心电图成为确诊心肌缺血最方便也是最重要的检查手段，如果心电图出现动态变化：T 波高尖，R 波振幅增高，ST 段抬高或压低，倒置的 T 波变成正常直立（假性正常化），发作后 T 波恢复原先的倒置状态，新出现左束支分支阻滞或完全性左束支阻滞，均应考虑急性冠状动脉综合征的诊断，并据此做出紧急处理。

对急性冠状动脉综合征严格进行观察及危险分层，审慎并及时做出正确的临床判断及选择相应的治疗措施。这样做，一方面可使部分不稳定型心绞痛患者病情稳定逆转，更重要的是能及时发现心肌梗死，争取及早实施抢救治疗，从而大大降低死亡率。

二、围麻醉期突发急性冠状动脉综合征的原因分析

围麻醉期急性冠状动脉综合征主要原因如下。

1. **患者因素** ①原发疾病：冠心病是急性冠状动脉综合征最常见原因（占 90%），其他还可见于心肌炎、心包炎、瓣膜病、糖尿病、甲状腺功能亢进及高血压伴左心室肥厚者。②血流动力学异常：血压升高使心脏做功增加及心肌耗氧增多发生相对性心肌缺血。低血压或休克引起冠状动脉灌注不足诱发急性冠状动脉综合征。③心律失常：心动过速或严重心动过缓可发生急性冠状动脉综合征。④血气异常：低氧血症致心肌供氧不足，$PaCO_2 \leqslant 25mmHg$ 诱发冠状动脉痉挛，体内二氧化碳蓄积致心动过速和心肌耗氧增多，均可发生急性冠状动脉综合征。⑤神经反射：迷走神经亢奋时冠状动脉痉挛及心肌收缩无力，尤其是刺激迷走神经分布区域所引起的不良反应，如胆心反射和眼心反射。交感神经亢奋时心动过速，亦诱发急性冠状动脉综合征。⑥其他：严重贫血、低温、寒战、冠状动脉栓塞等。

2. **麻醉因素** 麻醉诱导不平稳，心脏氧供氧耗平衡紊乱，血压控制欠佳等所致的血流动力学紊乱。

3. **手术因素** 手术时间异常延长，失血过多，手术部位特殊等。

三、围麻醉期突发急性冠状动脉综合征的应对策略

1. **术前特殊准备** 术前准备的出发点不能单为手术操作和麻醉考虑，应本着整个围术期患者安全考虑，围绕手术和患者的个体特异性，制订创造良好的预后措施，并希望满足日益缩短的住院时间的要求。对心脏功能，常用的非创伤性检查包括胸片（心

脏大小、形态、肺血管等），心电图（包括24h Holter，了解心脏传导系统、心肌血供等），超声（心脏和大血管形态功能等），冠状动脉CTA和核素[4]。创伤性检查一般用于心脏外科手术前的准备和严重心脏疾病患者的心功能检查，如心导管检查、冠状动脉造影等，对此要充分掌握指征。

2. 急性冠状动脉综合征高危患者围手术期管理　预防神经系统活动增加，手术前解除焦虑，适当应用阿片类药物，术中吸入麻醉药和β受体拮抗药能够预防应激反应和儿茶酚胺释放；降低心率和心肌收缩性，可增加缺血心肌的氧供并减少氧需，β受体拮抗药可达到目的；维持冠状动脉灌注压；预处理心肌，防止心肌顿抑或梗死。

3. 急性冠状动脉综合征的处理　急性冠状动脉综合征严重威胁生命，围术期必须施行抗缺血急救处理，防止心肌梗死，一旦发生急性冠状动脉综合征，首先应排除其诱因，诸如缺氧、贫血、低血容量、心律失常、酸碱失衡及电解质紊乱和血流动力学异常等。处理措施主要包括：降低患者的应激状态，降低心肌的氧耗；充分镇静和镇痛；硝酸酯类药物的应用；控制心率；及时处理心律失常，改善心功能[5]。

4. 急性冠状动脉综合征的预防　术前要详细检查患者的全身情况，进行充分的术前准备；对合并心血管系统基础性病变应严格掌握手术适应证；少用或不用抑制心肌收缩力和诱发心电生理不稳定的药物；术中维持合适的麻醉深度和应激状态；手术操作须轻柔、迅捷；术中要密切监护生命体征，做好急救准备，并预防性使用硝酸酯类药物，以改善冠状动脉血液供应。

四、围麻醉期突发急性冠状动脉综合征的思考

术前麻醉医生对于已有明确病史患者，需充分做好术前准备，并与患者及其家属做及时有效沟通。麻醉医生在实行告知义务时应真实、准确和完整，强化患者及家属的风险意识，让其知情理解。对于有潜在危险因素患者，告知其可能性，并积极预防。术后随访，并与管床医生保持沟通。围术期动态监测患者生命体征，做到早发现早处理。

五、围麻醉期突发急性冠状动脉综合征的典型案例分享

患者，男性，63岁，因"急性胆囊炎"入院，择期行腹腔镜胆囊切除手术（LC）。既往有高血压病史五年，否认糖尿病、肝炎病史。心脏彩超示：高血压心脏改变。心电图示：偶发室性期前收缩，合并ST-T波改变。手术前查体：心率78次/分，血压133/82mmHg，呼吸14次/分。患者在气管插管全身麻醉下手术，术中常规监测血压、心率、血氧饱和度及呼气末二氧化碳分压，并监测肺通气量、动脉血气分析等，密切监护和调控生命体征的稳定。腹腔镜胆囊切除手术采用四孔法，CO_2气腹压力控制在13mmHg以下。手术开始15分钟后，患者出现典型急性冠状动脉综合征心电图表现，ST段压低伴T波倒置，合并完全性左束支传导阻滞，与术前心电图相比，动态变化明显。术中发现急性冠状动脉综合征后，立即停止手术；静脉泵注射硝酸甘油1～6μg/（kg•min）和多巴胺1～3μg/（kg•min），密切注意观察血压变化，随时调整用量；心

率＞ 90 次 / 分，血压正常或偏高时立即静脉注射艾司洛尔 20mg；及时处理心律失常，改善心功能；维持合适镇静、镇痛和麻醉深度；降低气腹压至 8mmHg。经上述处理 10min 后患者心电图缺血表现缓解，顺利完成腹腔镜胆囊切除手术。

（黄亚医）

参考文献

[1] Claire McCune, Peter McKavanagh, Ian B Menown. A review of current diagnosis, investigation, and management of acute coronary syndromes in elderly patients [J] . Cardiol Ther 2015, 4:95-116. DOI 10.1007/s40119-015-0047-x

[2] Dedic A, Genders TS, Nieman K, et al. Imaging strategies for acute chest pain in the emergency department [J] . Am J Roentgenol, 2013,200 （1）:W26-38 PMID:23255769.

[3] Ahmet Karabulut, Mahmut Cakmak. Treatment strategies in the left main coronary artery disease associated with acute coronary syndromes [J] . J Saudi Heart Assoc, 2015, 27 （4）:272-276. 2015. doi: 10.1016/j.jsha.2015.03.002.

[4] 屠伟峰，徐世元. 麻醉相关并发症处理学 [M] . 北京：中国医药科技出版社 , 2005: 57-58

[5] Meier P, Lansky AJ, Baumbach A. Almanac 2013: acute coronary syndromes. Wien Klin Wochenschr, 2014, 126:176-183.DOI 10.1007/s00508-014-0526-4.

第 11 章　围麻醉期突发高血压危象

一、围麻醉期突发高血压危象的发生情况及危害

围麻醉期高血压危象指围术期包括术前、术中、术后发生的高血压急症和高血压亚急症。高血压急症是指短期内血压严重升高（血压 > 180/120mmHg）并导致急性靶器官损害，如主动脉夹层、心力衰竭、视盘水肿及脑卒中等。高血压急症的诊断没有具体的血压标准，但多数有靶器官损害的患者其舒张压均在 120 ～ 130mmHg 以上。这类患者需要在严密监护下立即静脉应用降压药物，以避免出现进行性和长期的靶器官损害或呈不可逆性损害。高血压亚急症则指虽有严重的高血压但没有靶器官损害的依据。所以广义的围麻醉期高血压危象包括高血压急症和高血压亚急症[1]；狭义的高血压危象等同于高血压急症。Gudbrandsson 曾报道在 5000 万高血压患者中，高血压危象发病率低于 1%[2]。但高血压危象的预后是凶险的，在静脉内降压药物问世前，1 年存活率仅20%，5 年存活率仅 1%，但近年来由于静脉内降压药物的广泛应用及强化了血压控制和随访观察，高血压危象 10 年存活率达到了70% 以上[3]。高血压危象发生时，出现头痛、烦躁、眩晕、恶心、呕吐、心悸、气急及视物模糊等严重症状，以及伴有动脉痉挛（椎-基底动脉、颈内动脉、视网膜动脉、冠状动脉等）累及相应的靶器官缺血症状。

围麻醉期高血压表现为小动脉发生强烈痉挛，血压急剧上升，影响重要脏器血液供应而产生危急症状。可以出现严重危及生命的血压升高，需要作紧急处理，主要表现在心、脑、肾血管病急性阶段，例如脑出血、蛛网膜下隙出血、缺血性脑梗死、急性左心室心力衰竭、心绞痛、急性主动脉夹层和急、慢性肾衰竭等情况。

高血压危象对心血管系统的影响：高血压危象中心绞痛和心肌梗死的发生率为正常人的 5 倍，合并缺血性心脏病发生率及病死率更高，主要原因是：①高血压使患者冠状动脉血流储备能力（coronary flow reserve）降低，冠状动脉细小分支血管壁增厚，胶原纤维积聚；②高血压所致心肌肥厚易致心肌相对缺血；③高血压增加心肌需氧，易产生冠状动脉供血不足。高血压危象发生时围术期冠状动脉的储备能力已经下降，而心肌氧供高度依赖于冠状动脉的灌注压，又心肌氧需明显增加，容易发生心肌缺血，给患者带来更严重的后果。此外，围术期血压波动还可以导致主动脉破裂、主动脉夹层分离、动脉吻合口撕裂和急性左侧心力衰竭等严重并发症出现。

高血压危象对脑功能的影响：高血压危象增加腔隙性脑梗死的发生率，严重高血压尚可因为脑小动脉急剧痉挛和硬化使毛细血管壁缺血，通透性增加而致急性脑水肿。高血压时脑血流自身调节功能虽仍起作用，但调节机制中其上、下限均有改变。正常情况下，平均血压较低时可保持一定的脑血流量，但高血压患者则需要更

高的血压才能够维持相同的脑血流。因此，围术期血压波动更容易导致脑缺血、颅内出血和高血压脑病的发生。

高血压危象对肾功能的影响：高血压使肾小动脉痉挛、硬化、狭窄，肾血流减少，肾小球滤过率降低，肾小球纤维化和玻璃样变性致肾单位萎缩，重则肾功能障碍，而围术期高血压更会加重肾功能损害。高血压与肾脏病变互为因果，长期持续高血压可致肾功能障碍，而肾功能障碍也可造成高血压，形成恶性循环。

二、围麻醉期突发高血压危象的原因分析

围麻醉期高血压危象常见原因及诱因包括：合并原发性高血压患者术前准备不充分，血压控制不好匆忙手术；紧张、焦虑、恐惧等对手术与麻醉的情绪反应导致交感神经兴奋性增加，儿茶酚胺类介质释放增多，小动脉收缩，外周血管阻力增加，血压进一步升高；麻醉过浅；各种疼痛刺激；高碳酸血症、低氧血症等刺激均可致血压升高，心率增快；浅麻醉下喉镜窥视，以及气管插管是诱导期血压增高的最常见原因；苏醒期躁动；气管导管拔管以及气管内吸引；输液过量；某些药物（如肾上腺素浸润）和反射（如颅内高压）[4]；急性尿潴留；寒冷与低温；术后咳嗽或恶心、呕吐；止血带充气后患肢疼痛；术后伤口疼痛等。

三、围麻醉期突发高血压危象的应对策略

及时正确处理围麻醉期高血压危象十分重要，可在短时间内使病情缓解，预防进行性或不可逆性靶器官损害，降低死亡率。围麻醉期高血压危象治疗原则：针对围麻醉期高血压危象的诱因及相关因素做积极的预防性的有针对性的处理，需要时应用静脉药物降低血压。

（一）针对性的处理

术前处理包括应详细询问病史，了解血压的变化情况，服用降压药物的品种、剂量，以及效果，有无心绞痛及其他并发症病史，并做心电图、超声心动图及胸部X线等检查。特别对心电图显示心肌缺血、左心室肥厚的高危患者更应给予充分重视。对于择期手术患者的降压目标：中、青年患者应控制在正常血压水平，老年患者降压至140/90mmHg为宜。对合并高血压须急诊手术的患者，应在术前准备的同时适当地控制血压，可在严密监测下行控制性降压，调整血压至140/90mmHg左右。降压药物应服用至手术当天。

术中处理包括术前经治疗后达到降压目标的患者，术晨继续服用降压药，并充分镇静。术中密切观察血压变化，血压升高超过基础血压的25%～30%时应该给予处理。血压低于允许下限，可用小剂量血管活性药物处理。椎管内麻醉较全麻易引起血压波动，尤以蛛网膜下隙阻滞更为明显。下肢、会阴部短小手术采用蛛网膜下隙阻滞时，要注意血容量补充，避免血压过度下降。硬膜外麻醉时控制好麻醉平面，阻滞平面广也可引起血压严重下降。同时加强容量监测，合理补充液体和合理使用血管活性药。应注意术中尽量减少对腹膜及肠管的刺激，以免因迷走神经张力过高，引起血压波动过大。气管插管全身麻醉安全有效，同时氧供充分，血压波动缓和，

适用于大手术及缺血性心脏病患者。插管前用利多卡因咽喉部表面麻醉，可减少气管插管引起的心血管反应。选择神经阻滞需谨慎，首先阻滞须完全，并配以适当的镇静，避免因情绪紧张或镇痛不完善而血压急剧升高。尤其是甲状腺手术选择颈丛阻滞时，更易引发高血压。因此，重度高血压患者不宜选择颈丛阻滞。轻、中度高血压患者选择颈丛阻滞时，可同时用咪达唑仑静脉辅助麻醉。咪达唑仑用量宜控制在 0.025 ～ 0.05mg/（kg•h），同时密切观察呼吸，以免发生呼吸抑制。颅脑手术血压突然升高，可能使颅内压升高或增加动脉瘤破裂的危险性，全麻诱导后用 0.25% 布比卡因进行颅骨局部注射，可以消除头部针刺感引发的血压和心率反应，且无须增加全麻用药或血管扩张药[5]。

术后处理包括术后应针对不同诱因进行处理，注意充分镇痛，常用阿片类药物如吗啡、芬太尼，解热镇痛药及曲马朵等镇痛药，减少因疼痛引起的血压升高。吸氧可改善微循环氧供，减少心脏负荷。同时要注意补液速度及总量，对于因补液量过多致血压升高者，可给予利尿药治疗。术后要继续抗高血压药物治疗，尽早开始口服降压治疗。对于需要禁食、不能口服降血压药的患者可使用静脉降血压药物治疗。

（二）降压药选择与应用

1. 艾司洛尔（Esmolol）　是超短效高度选择性 β_1 肾上腺素能受体拮抗药，静脉注射后 60s 内起效，作用持续时间 10 ～ 20min，该药通过红细胞酯酶酯化而快速水解，其代谢不受肝、肾功能影响。500μg/kg 缓慢静脉推入，大于 1min；25 ～ 50μg/（kg•min）持续静脉滴注，最大剂量 300μg/（kg•min）。主要不良反应有恶心、面部潮红、一度房室

传导阻滞、注射部位疼痛等。

2. 地尔硫草（Diltiazem）　为非二氢吡啶类钙通道阻滞药，降压同时具有改善冠状动脉血流量和控制快速性室上性心律失常作用。配制成 50mg/500ml 浓度，以每小时 5 ～ 15mg 速率静脉滴注，根据血压变化调整速率。地尔硫草主要用于高血压危象或急性冠状动脉综合征。不良反应有头痛、面部潮红等。

3. 尼卡地平（Nicardipine）　是第二代二氢吡啶类钙通道阻滞药，它具有高度血管选择性和显著的脑血管及冠状血管扩张作用。尤其适用于伴有心脏和大脑缺血的高血压危象患者。静脉注射后起效时间 5 ～ 15min，作用持续时间 4 ～ 6h。起始剂量 5mg/h，每 5 分钟增加 2.5mg/h，最大剂量 15mg/h。两个多中心前瞻性随机对照研究证实，在严重的手术后高血压患者治疗中，尼卡地平与硝普钠降压作用相当。尼卡地平的主要不良反应有反射性心动过速、头痛、头晕、面色潮红、恶心及水肿等。

4. 硝酸甘油（Nitroglycerin）　主要作用是扩张静脉和减少心脏的前负荷和心排血量。起始剂量 5μg/min，最大剂量 100μg/min，起效时间 2 ～ 5 分钟，作用持续时间 5 ～ 10 分钟。主要不良反应有头痛、头晕和心动过速。

5. 硝普钠（Sodium Nitroprusside）　能够有效地扩张动脉和静脉，减轻心脏的前后负荷。硝普钠作用强效而迅速，在静脉用药后数秒钟之内发挥效应，作用持续 1 ～ 2 分钟，血浆半衰期 3 ～ 4 分钟，停止用药后，血压即刻上升，在 1 ～ 10 分钟内血压将恢复至用药前水平。起始剂量 0.5μg/（kg•min），最大剂量为 2μg/（kg•min）。硝普钠对光敏

感，故在用药期间应避光操作，以防止药物的降解。硝普钠能够剂量依赖性地减少脑血流。此外，临床和实验均证实其增加颅内压，故不宜应用于高血压脑病或脑血管意外。在冠状动脉疾病，硝普钠能够显著地减少后负荷，从而减少冠状动脉血流（冠状动脉窃血现象）。在一项大规模随机对照研究中，在急性心肌梗死后早期数小时内静脉输注硝普钠，在13周时治疗组较对照组病死率增加（24.2%和12.7%）。硝普钠在临床应用中最大局限性是致死性的氰化物或硫氰酸盐毒性反应。氰化物在肝脏中代谢生成硫氰酸盐，后者大部分经肾脏排泄，其毒性是氰化物1/100。氰化物中毒的主要临床表现有头痛、恶心、呕吐、面色潮红、精神症状（烦躁不安、胡言乱语、幻觉）、肌肉抽搐、昏迷及无法解释的心搏骤停等。氰化物中毒易发生于高剂量[> 2μg/(kg•min)]、长时间输注(> 24 ～ 48h)和肝肾功能不全的患者。鉴于硝普钠潜在严重毒性反应，故建议在其他静脉用抗高血压药物治疗无效时，才考虑应用硝普钠。

6. 拉贝洛尔（Labetalol） 兼有 α_1 和 β 肾上腺素能受体拮抗药。α/β 阻滞作用为1：7。其静脉注射后2 ～ 5分钟起效，达峰时间5 ～ 15分钟，作用持续时间2 ～ 4小时。其在肝脏中与葡糖苷酸结合后失活。首剂20mg静脉注射，必要时间隔10分钟后20 ～ 80mg静脉注射，然后2mg/min静脉滴注，24小时最大剂量 < 300mg。其主要不良反应有低血压、头晕、恶心及呕吐、感觉异常、头皮麻木感、支气管哮喘等。

7. 酚妥拉明（Phentolamine） 是一种 α 肾上腺素受体拮抗药。常用剂量为1 ～ 5mg，最大剂量为15mg。静脉注射后即刻起效，

作用持续15分钟，必要时连续静脉滴注。主要不良反应有面色潮红、心动过速、心绞痛、头晕、恶心与呕吐等。

8. 非诺多泮（Fenoldopan） 是一种选择性外周多巴胺受体1拮抗药，除能扩张外周血管外，还增加肾血流和促进利尿排钠，改善肾脏的肌酐清除率。适用于肾功能受损的高血压急症患者。非诺多泮在肝脏中代谢，但不需要细胞色素P450的参与。起效时间5分钟，达峰时间15分钟，作用持续时间30 ～ 60分钟，起始剂量0.1μg/（kg•min)，逐渐增加剂量，最大静脉输注剂量1.6μg/（kg•min)。与硝普钠相比较，其起效和作用时间持久，而且无毒性代谢产物。其主要不良作用为恶心、头痛、面色潮红等[6]。

小儿高血压危象的治疗原则是立即消除诱因，采取降压治疗将血压尽快降低到安全水平，预防进行性或不可逆性靶器官损害，但血压降到安全范围应放慢速率，防止血压下降过快或过度引起的局部或全身灌注不足。小儿高血压危象治疗无论应用何种降血压药，都应注意降压速率不宜过快，应逐渐降压，目的是要保证心、脑、肾等重要器官的供血。降血压同时需积极控制惊厥、降低颅内压，改善心肾功能，调节水电解质平衡。还需积极寻找病因，儿童期严重高血压多为继发性高血压，儿童高血压危象的常见病因为肾小球肾炎、肾炎型肾病等肾实质疾病和肾动脉狭窄等肾血管病。

四、围麻醉期突发高血压危象的思考

在手术前，患者情绪是影响血压的一个

主要因素，应该安抚患者情绪，使患者可以配合治疗，将血压控制在正常范围内。要求患者卸下心理包袱，也应该根据患者的身体状况给予一定量的镇静药稳定情绪。权衡立即手术的危险性与延期手术的危险性，如原发疾病为危及生命的紧急状态，则血压高低不应成为立即麻醉手术的障碍。反之，如手术并非紧急，而血压严重高于正常，出现高血压危象，则应先行控制血压，然后再决定是否手术。对于高血压患者，手术前首先应通过全面检查明确是原发性高血压，还是继发性高血压，特别要警惕是否为未诊断出的嗜铬细胞瘤。因为未诊断出嗜铬细胞瘤患者行简单的手术，术中也可因高血压危象的出现而致死。术前最好能纠正血容量不足、贫血、营养不良、电解质紊乱和酸碱失衡。

其次，在麻醉过程中必须要实现全面有效的血压管理。高血压患者的血压波动情况会影响手术效果甚至危及生命，在手术过程中保证病人的血压处于合理范围是手术中的关键[7]。高血压患者在手术过程中出现严重的血压波动现象，其主要原因在于治疗高血压的过程中存在不规范用药现象，降压药和麻醉药相互作用导致血压剧烈波动，甚至出现脑卒中或心力衰竭等并发症[8]。麻醉医师要熟悉和了解手术方法、步骤，这有助于麻醉的选择、麻醉深度的调控，以及麻醉的处理和麻醉方法，并配合手术要求，掌握合适的麻醉深度。要时刻关注患者的血压波动情况，防止麻醉过深或者过浅导致血压剧烈变化而影响手术。一旦出现异样，应立即找出血压波动的原因，采取措施，对症下药，进行紧急处理，控制血压至平稳状态。

关于术中易出现高血压危象的患者在术前应进行充分沟通，让家属明白术中可能

发生的危急状况，做好充分的心理准备，以免发生意外时无法承受突然的心理打击。整个围术期密切观察患者生命体征。如出现危急状况，需尽快抢救的同时，向上级汇报。

五、围麻醉期突发高血压危象典型案例分享

患者，男性，67 岁，82kg，因结石性胆囊炎拟在全身麻醉下行经腹腔镜胆囊切除术。患者既往无高血压病史，入手术室血压 130/85mmHg，心率 86/min，SpO_2 98%。全麻诱导顺利，置入 7.5 号气管导管，此时血压 120/70mmHg，心率 90/min，SpO_2 100%，术中血压平稳，手术共历时 1 小时。术毕患者咳嗽、吞咽反射恢复，不耐管，遂拔除气管导管，观察第 10 分钟时，出现意识消失，呼吸微弱，血压升高，最高达 198/126mmHg，心率 120 ～ 130/min，SpO_2 98%。用乌拉地尔降压无效，改为硝酸甘油 0.5mg 静脉注射，血压降至 167/100mmHg，SpO_2 75%，面罩辅助呼吸。行动脉血血气分析，血气示 $PaCO_2$ 97mmHg，考虑 CO_2 蓄积。重新置入气管导管，行过度通气，约 10min 后，血压降到 156/95mmHg，心率 84/min，$PaCO_2$ 52mmHg，SpO_2 98%。患者意识逐渐恢复，自主呼吸恢复，拔除气管导管，血压 129/86mmHg，心率 90/min，SpO_2 98%，安返病房，向家属及病房护士交代密切观察。

全身麻醉拔管后缺氧或 CO_2 蓄积是必须引起重视的一个问题，缺 O_2 或 CO_2 蓄积早期刺激主动脉体和颈动脉体的化学感受器，反射性兴奋延髓心血管中枢，引起收缩压升高、心率增快。此类患者多体型肥胖，术前可无高血压病史，可因术毕拔管指征掌

握不严，拔管较早而引发，也可能 CO_2 气腹腹腔镜手术 CO_2 未完全排出，或手术操作不当引起皮下气肿而引发。此外，高平面硬膜外腔阻滞、麻醉性镇痛药的使用、钠石灰失效等都是发生缺氧与 CO_2 蓄积的原因[9]。

（徐　洁　余奇劲　金　胜）

参考文献

[1] Chobanian AV, Bakris GL, Black HR, et al. Seventh report of the joint national committee on prevention, detection, evaluation, and treatment of high blood pressure [J]. Hypertension, 2003, 42（6）: 1206-1252

[2] Gudbrandsson T. Malignant hypertension. A clinical follow-up study with special reference to renal and cardiovascular function and immunogenetic factors [J]. Acta medica Scandinavica. Supplementum, 1981, 650: 1-62

[3] Aggarwal M, Khan IA. Hypertensive crisis: hypertensive emergencies and urgencies [J]. Cardiol Clin, 2006, 24（1）: 135-146

[4] 陈娟，管向东. 合并高血压病人围手术期处理 [J]. 中国实用外科杂志，2008，28（2）: 102-104.

[5] 张华. 高血压患者手术麻醉和预防血压波动措施问题的探讨 [J]. Guide of China Medicine，2011，9（36）: 472-473

[6] 唐家荣. 高血压危象的治疗原则 [J]. 内科急危重杂志，2010，16（3）: 120-123

[7] 袁佳. 高血压患者手术麻醉中的血压评估与安全管理 [J]. 中医药管理杂志，2014，7（11）: 1136-1137

[8] Wileken DE, Wileken B. The pathogenegia of cononary artery disease. Apossiable role for mehionine metaboliam [J]. Journal of Clinical Investigation, 1976, 57（4）: 1079-1082

[9] 喻田，余志豪. 围术期高血压的发生与处理 [J]. 中华麻醉学杂志，2002，22（6）: 382-384

第12章 围麻醉期全身麻醉突发过敏性休克

全身麻醉期间突发过敏性休克是一种非常严重的医疗意外情况，直接对患者的生命安全构成严重的威胁，同时也给麻醉医师的工作带来极大的挑战和压力。而且全麻期间患者过敏性休克的临床表现各异，由于患者处于全身麻醉状态，很多症状可以被麻醉作用所掩盖，因而即使发生过敏性休克也不易识别。

一、围麻醉期全身麻醉突发过敏性休克的发生情况及危害

（一）过敏性休克定义与发生情况

过敏性休克（Anaphylaxis）是1902年波特医生（Dr. Porter）首创之名词沿用至今。当时是叙述一种原来完全无害的物质，经注射入体内数次后，突然变得具有强烈反应，甚至休克死亡之物。如今过敏性休克比较公认的解释是特异性变应原作用于致敏个体而产生的IgE介导的严重的以急性周围循环灌注不足及呼吸功能障碍为主的全身性速发变态反应。

机体经呼吸系统、皮肤接触、消化系统摄入，以及注射等途径致变应原进入体内0.5小时内出现休克的，为急发型过敏性休克，占80%～90%；0.5～24小时发作的为缓发型过敏性休克，占10%～20%[1]。文献报道全麻期间过敏性休克的发生概率在0.005%～0.01%，女性为男性的2～2.5倍。

（二）全身麻醉期间过敏性休克带来的挑战

1. 对患者生命安危的挑战　变态反应为某种物质触发的威胁生命的全身反应，多为突发和偶发，难以预测，若不能得到及时诊断、迅速和正确地处理将对患者的生命安全构成威胁[2]。有报道指出即使及时有效的救治，严重变态反应的死亡率仍为3%～6%。

有报道1例"丙泊酚过敏性休克致呼吸心搏骤停"：患者，男性，29岁，体重75kg。因间断性胃部疼痛1个月来门诊就诊，消化内科开无痛胃镜检查。术前晨禁食水。入室建立静脉通道，监测无创血压、心率、SpO₂，给药前血压124/67mmHg，心率82次/分，SpO₂ 100%。取左侧卧位，经鼻导管给氧，准备完毕，经三通先给予枸橼酸芬太尼0.05mg，缓慢注射丙泊酚120mg，约半分钟，此时突然发现患者嘴唇发绀，监测仪显示无心率，SpO₂不能测出，测血压显示无法测出。调整氧饱和度探头，仍不能测出。遂立即面罩加压给氧，并心脏按压。经三通分次静脉注射肾上腺素2mg，地塞米松10mg。约3分钟后心搏恢复，心率显示约130次/分，SpO₂逐渐恢复至100%，测血压80/40mmHg，患者苏醒，并睁开眼睛，逐渐恢复神志，追问病史无过敏性既往史。输5%葡萄糖氯化钠溶液1000ml，观察约2.5小时后血压130/80mmHg，心率90次/分，在陪伴陪同下步行离开[3]。

2. 对医务人员的挑战 全麻期间用药种类多，变态反应的发生概率高，而且复合用药多，致敏原难寻找。麻醉状态下机体应激能力下降，前期症状往往和麻醉因素、术中出血、低心排血量难以鉴别，有时处理可能会被拖延，因而病情往往更严重。Hirshman 等报告 1 例有哮喘史者，在蛛网膜下隙阻滞（腰麻）期间静脉注射硫喷妥钠，发生了类变态反应，当时还正在滴注氨茶碱，表现为低血压、全身红斑和严重支气管痉挛，终至心搏停止，以后发现患者的白细胞释放了组胺，而血浆 IgE 浓度无改变，证实为类变态反应。这例超敏反应的表现可能因为腰麻（感觉平面为 T_{12}）抑制了周围交感神经系统而加重，腰麻可能影响了肾上腺释放内生肾上腺素，而正常肾上腺素应该增加细胞内 cAMP 的浓度，从而减少化学介质的释放；腰麻还可能减弱代偿性血管收缩，而使低血压的程度加重。值得注意的是静脉注射硫喷妥钠前即开始用氨茶碱，却未能防止硫喷妥钠引起的支气管痉挛。

3. 对临床管理工作的挑战 静脉麻醉药的联合应用是当今临床平衡麻醉中常用的方法。同时联合应用多种不同药理作用的麻醉药物，以达到提高疗效，减少不良反应的目的。麻醉期间联合使用多种药物比仅使用 1～2 种药物更为安全。但是，使用的药物种类越多，发生变态反应的概率就越高。这就对术中麻醉的管理提出了挑战。术中如何既能达到平衡麻醉又能防治变态反应的发生？

有报道 1 例"右侧额叶复发脑膜瘤切除术麻醉诱导发生过敏性休克"，患者入室血压 125/60mmHg，心率 75 次 / 分，SpO$_2$ 100%。于 8 时 50 分给予咪达唑仑、丙泊

酚、维达松、芬太尼麻醉诱导后 35 分钟时麻醉机突然提示气道高压 35cmH$_2$O，血压 95/60mmHg，心率 115 次 / 分，SpO$_2$ 98%。立即怀疑肌松药维达松过敏，停止使用该肌松药，手控呼吸，感觉呼吸道阻力较大。肺部听诊呼吸音较粗。即予静脉注射多索茶碱 100mg，甲泼尼龙 120mg。10 分钟后，气道压力下降至 25cmH$_2$O，血压 110/60mmHg，心率 97 次 / 分，SpO$_2$ 99%。继续泵注丙泊酚和瑞芬太尼维持麻醉。静脉给予多索茶碱 100mg 和地塞米松 20mg，等待医师做手术。至 10 时 10 分，手术前患者血压骤然降至 62/35mmHg，心率 160 次 / 分，SpO$_2$ 83%。同时从下肢至上胸部皮肤逐渐出现潮红，四肢皮肤冰冷，脉搏细数。分析病情，考虑发生过敏性休克，立即停止泵注丙泊酚和其他麻醉药，急行对症处理和相关脏器保护。直到 11 时 30 分，患者各项生命体征才最终恢复正常，但神志未恢复。观察到 15 时 30 分，患者仍嗜睡，带气管导管回 ICU 观察。

二、围麻醉期全身麻醉突发过敏性休克的原因分析

全身麻醉期间导致过敏性休克的常见变应原分析如下。

1. 巴比妥类 硫喷妥钠和甲乙炔巴妥引起的变态反应最大可能是超敏反应，两种药静脉注射后的两类反应发生率极少，约 1：30 000。硫喷妥钠超敏反应极少，约 1：22 000，大部分报道的病例都是有慢性特应性病史者，在报道的 45 例超敏反应中有 6 例致死，也有类变态反应。Lilly 及 Hoe（1980）报告 1 例有哮喘史（已有 4 年无症状）和青霉素过敏史，用过 6 次硫喷妥钠无异常，但

第7次注射后发生严重超敏反应。检验结果是：注射硫喷妥钠后1小时和4小时的血浆IgE抗体浓度突然下降，而补体C3和C4的血浆浓度无改变，证明是超敏反应。Etter等报道一例，以前用过3次硫喷妥钠无异常，但第4次应用后立即出现低血压、支气管痉挛和全身性红斑。随后用静脉注射小量硫喷妥钠攻击试验证实为超敏反应。即使口服巴比妥也不能保证安全，Davis报道1例服过异戊巴比妥的患者，注射硫喷妥钠后发生了超敏反应。多次应用硫喷妥钠的间歇期很重要，Fox等报道1例有季节性超敏反应，用过3次硫喷妥钠无异常，间隔4年用第4次仍无异常，但14天后第5次使用时引起超敏反应。

2. 依托咪酯　不引起组胺释放。Fazackertey报道一例依托咪酯引起荨麻疹和严重支气管痉挛，导致心搏骤停。Sold报道一例依托咪酯引起荨麻疹、心动过速和低血压。因很少报道与依托咪酯有关的变态反应，故认为适用于有特应性和有麻醉药类变态反应史的高危患者。

3. 苯二氮䓬类　静脉注射不引起组胺释放。很少报道有超敏反应，可能与其早期溶剂聚氧乙基蓖麻油溶液有关，后已改用Gglycoferolalcohol-Benzoic Acid。一般认为适用于超敏反应的高危人群。

4. 丙泊酚　早期临床制剂为聚氧乙基蓖麻油溶液，现在制剂为含有大豆油的水乳剂。两种制剂的丙泊酚均有报道由IgE介导的超敏反应。Laxenaire等在评估14例丙泊酚类变态反应中，报道丙泊酚第一次使用时即发生变态反应，尤其是既往有药物过敏史的患者，因此他们建议既往有肌松药过敏的患者应避免使用丙泊酚，认为是丙泊酚中的

苯环和异丙基团与所产生的IgE抗体作用引起，其他许多药也含有苯环和异丙基团[4]。

5. 氯胺酮　超敏反应仅有一例报道（Marthieu等），3岁男童，肌内注射氯胺酮后出现全身性斑疹，无低血压或支气管痉挛，此前曾用过5次氯胺酮无异常，尽管如此，但其被动转移试验阴性，提示为类变态反应而非超敏反应。

6. 麻醉性镇痛药　临床使用的类阿片类仅吗啡、哌替啶和可待因能释放组胺。麻醉性镇痛药引起超敏反应者极少。最早的一例报道是哌替啶。

（1）吗啡：可引起组胺释放，静脉注射可出现沿该静脉的红斑，全身反应为外周血管扩张和直立性低血压。吗啡静脉注射后血浆组胺浓度与全身血管阻力和平均动脉压下降之间有相关性，这种反应很像类变态反应，但无支气管痉挛，认为不属超敏反应。

（2）哌替啶：Levy及Rockoff报道1例2.5岁女童，无过敏史，仅用过一次可待因，静脉注射哌替啶25mg后1分钟面部出现荨麻疹、支气管痉挛、发绀和低血压，需心肺复苏。6周后经放射变应原吸收试验（RAST）显示其血浆中有对哌替啶特异的IgE抗体，证实为超敏反应。

（3）芬太尼：不引起组胺释放。极少引起超敏反应。Bennett报道了一例29岁患者静脉注射芬太尼后出现超敏反应，表现低血压、循环衰竭和呼吸困难。1个月后经皮内试验证实为超敏反应。硬膜外注入麻醉性镇痛药引起超敏反应者也极少，但Zucker报道一例35岁患者第二次剖腹产术中硬膜外注入芬太尼出现超敏反应，经芬太尼皮内试验证实。舒芬太尼和阿芬太尼也有类变态反应。舒芬太尼15μg/kg，按60μg/min用于冠

状动脉旁路移植术不引起组胺释放。

7. 肌松药 去极化肌松药琥珀胆碱和非去极化肌松药均可引起超敏反应和类变态反应；氯琥珀胆碱引起超敏反应的发生率最高，与局麻药同理，也可能由其保存剂引起。非去极化肌松药也易引起组胺释放，使免疫阈值下降，从而发生变态反应。临床中，最容易引起组胺释放的非去极化肌松药为阿曲库胺，其次是维溴库胺。

琥珀胆碱和许多非去极化肌松药均可引起超敏反应和类变态反应。但应注意，全麻诱导中气管内插管或急救气管内插管本身可引起支气管痉挛。在肌松药中琥珀胆碱超敏反应发生率最高（43%），其次是维库溴铵（37%），阿曲库铵最低（6.8%）。对一种肌松药有超敏反应的患者，80% 对其他一种或两种肌松药也有交叉反应，约 20% 患者对所有的肌松药有交叉反应，这些患者不可用任何肌松药。因为不论去极化或非去极化肌松药均为季铵化合物，而且已证实肌松药致敏的抗体可持续长达 30 年之久（Fisher，1992）。此外，10% ～ 50% 对肌松药过敏的患者对有相似结构的季铵基分子有交叉反应，如抗组胺药物、新斯的明和吗啡也有交叉反应，而且对含有相似季铵基结构的食物、化妆品和工业材料也有交叉反应。这些交叉反应可使患者在第一次使用肌松药即发生超敏反应。对肌松药有反应的患者 85% 为第一次使用肌松药。因此也有人用放射免疫法测定吗啡的抗体代替检测肌松药 IgE 抗体以确诊肌松药过敏，既有效又有特异性。皮内试验帮助很少，因为即使浓度很低（1μg/ml）也常引起疹块和潮红，但也有时用其阳性结果证实肌松药的变态反应。危及生命的肌松药超敏反应是 I 型超敏反应。

琥珀胆碱能释放组胺，但远较某些非去极化类肌松药如筒箭毒碱为弱。琥珀胆碱可使患者致敏，当第二次注射后，可能释放大量组胺。Ravindran 等报道 1 例有青霉素过敏史者，静脉注射琥珀胆碱后立即出现全身性红斑和上呼吸道水肿，注射后 5 小时血浆 IgE 抗体浓度增高，证明为超敏反应。此例 1 年前曾全麻一次，其中包括琥珀胆碱而无异常反应。Levy 等报道另一例患者，也有青霉素过敏和支气管哮喘史，在第一次用琥珀胆碱后出现呼吸道水肿而无心肺改变。其气道水肿直到术毕气管拔管后出现气道梗阻才发现，因是第 1 次使用琥珀胆碱即出现，考虑是类变态反应。此两例中青霉素与琥珀胆碱不像是存在交叉过敏，因这二药在化学结构、药理学和免疫学上无共同特征。大多数琥珀胆碱超敏反应的表现为支气管痉挛和低血压，伴或不伴全身红斑，但 Assem 报道一例其唯一的表现为支气管痉挛，而既往无支气管哮喘和药物过敏史，事后经白细胞组胺释放试验出现了组胺，证实琥珀胆碱是变态反应的原因，因是第一次使用该药，故推测为类变态反应。Youngman 报道一组 28 例患者对琥珀胆碱有致命变态反应，男女比率为 1：8，有些是第一次用药，大多数对其他肌松药有交叉过敏，全组患者 50% 仅表现循环衰竭。与局部麻醉药同理，琥珀胆碱超敏反应也可能由其保存剂引起，皮内试验时应注意假阳性。琥珀胆碱发生过敏性休克的危险仅在多次全麻后才增加，所以琥珀胆碱仍被广泛应用。

几乎所有非去极化肌松药都或多或少有组胺释放，尤其是首次较大剂量快速静脉注射时更易发生，其组胺释放与肌松药的化学结构有关，其中筒箭毒碱、氯二甲箭毒、阿曲库铵和米库氯铵较明显。可引起变态反应的有筒箭毒碱、氯二甲箭毒、加拉碘铵、潘库溴铵、阿曲库铵、维库溴铵、米库氯铵、多库氯铵。筒箭毒碱的变态反应通常在第一次应用时即出现，因而被认为是类变态反应。Farmer 等报道 1 例既往无过敏史的患者，气管插管前注射 3mg 筒箭毒碱，即引起了全身红斑、低血压和支气管痉挛。Mishima（1984）报道一例潘库溴铵过敏。Aldrete（1985）报道阿曲库铵有变态反应。Gallo 等（1988）报道一例应用 0.5mg/kg 的阿曲库铵后，出现了血压下降和循环系统阻力下降。

8. 全身麻醉辅助用药　全身麻醉期间因手术用药增多。若机体本身对某药物过敏或药物的交叉敏感性，则使得全身麻醉期间过敏性休克的发生率大大提高，比如红细胞保护药（抑肽酶）、水解酶抑制药（乌司他丁）等均可引起过敏性休克。

有报道一例"脑膜瘤切除术中抑肽酶引起严重变态反应"，患者入室血压 128/78mmHg，心率 78 次 / 分，SpO_2 100%。麻醉诱导插管后静滴抑肽酶 112 kU×4，约 10 分钟后，患者血压下降至 60/40mmHg，心率 140 次 / 分，SpO_2 85%。此时气管导管内有液体流出，检查患者时发现患者眼球结膜水肿，颈部及手指均出现红肿，当即考虑为抑肽酶引起的严重变态反应。即行抗过敏治疗及维持循环稳定。2 小时后，眼球及颈部红肿消退，血压平稳，SpO_2 升至 98%，患者苏醒，气管导管内无液体流出，拔出气管导管，改期手术。

麻醉期间常规备用的阿托品，很少与超敏反应有关，但仍有一例报道，38 岁女性患者在腰麻中静脉注射阿托品后过敏性休克，临床表现包括荨麻疹、面部水肿、心动过速和循环衰竭。后经皮内试验和被动转移试验均为阳性，说明有特异性 IgE 抗体，该患者对东莨菪碱无异常反应。

皮质激素用于超敏反应的治疗，然而泼尼松、甲泼尼龙琥珀酸钠本身也有报道产生超敏反应。虽然这些反应较少，但临床医师必须警惕防治那些用于治疗超敏反应的药物本身也会引起超敏反应。

呋塞米是磺胺化合物。与噻嗪类和磺胺抗菌药有关。Hansbrough 报道一例静脉注射呋塞米 20mg 出现荨麻疹、眶周水肿和低血压，最后通过皮内试验证实是超敏反应。大多数临床经验和广泛使用说明呋塞米是安全的，但有证据提示有一些人对含磺胺的化合物、呋塞米和噻嗪类的变态反应危险性增加。

鱼精蛋白也可引起超敏反应，临床表现为荨麻疹、潮红、支气管痉挛、低血压、循环衰竭甚至死亡，有报道一些糖尿病患者第一次使用鱼精蛋白即发生超敏反应，几小时后这些患者的鱼精蛋白皮内试验为阳性，且 IgE 抗体血浆浓度升高。他们长期用过精蛋白锌胰岛素治疗，估计刺激产生了 IgE 抗体。对鱼过敏的患者静脉注射鱼精蛋白也可产生超敏反应。做过输精管结扎的患者对鱼精蛋白过敏的危险性增加，因其精子不能射出，吸收后产生精子自身抗体，在输精管切断术 1 年后，73% 的人存在精子自身抗体。不育男子也可能有抗精子抗体，但敏感性和循环中的抗体之间的关系尚未证实。对于过去用过鱼精蛋白、精蛋白锌胰岛素和对鱼有过敏史而怀疑对鱼精蛋白敏感者，建议先静脉注射鱼精蛋白试验量 5 ～ 10mg。已知对鱼精蛋白过敏者可用己二甲铵（聚凝胺）中和肝素，是鱼精蛋白的安全替代品。鱼精蛋白变态反应的确切机制尚不完全了解，可能包括补体或肥大细胞激活，或抗体形成。精蛋白-肝素复合物可能也通过传统途径激活补体系统。精蛋白可能通过各种不同途径作用引起不良反应。致命反应相对少，是由 IgG 或 IgE 介导的。

抗生素在超敏反应中青霉素是最常见原因，也是了解最多的。无青霉素过敏史的患者超敏反应率为 1%～10%，以前有变态反应的人发生反应的机会增至 6%～40%。青霉素过敏史的患者，再发生超敏反应的机会要比没有过敏史者高 4～6 倍。青霉素超敏反应致死率为 1：50 000～1：100 000。或每年死亡 400～800 人。此外青霉素过敏的患者也对半合成青霉素头孢菌素有交叉敏感性，发生率为 3%～5%。青霉素本身不引起免疫反应，必先与组织的大分子结合形成半抗原蛋白复合物。青霉素中的 β- 内酰胺环打开，形成青霉噻唑酰基团，后者与蛋白结合。这种反应发生于苄青霉素和半合成青霉素。代谢可引起其他抗原性物质。青霉素胃肠道外给药较口服给药发生变态反应的概率要高。头孢菌素也有 β- 内酰胺环，比青霉素中的 β- 内酰胺环有些不同。另外头孢菌素与青霉素有交叉敏感性，也有初次头孢菌素变态反应。相信对临床有重要性的交叉反应少，但确切的发生率尚不知。对于新的含 β- 内酰胺的抗生素包括羟苄西林和单胺菌素如亚胺培南和氨曲南，有报道发现青霉素抗原决定基与亚胺培南间有很高的交叉反应率，多数有青霉素过敏史的患者用氨曲南可能较为安全。快速静脉注射万古霉素可引起致死性类变态反应，10 分钟内静脉注射 1g 万古霉素，血压可下降 25%～50%，伴

有红斑样疹，万古霉素也可引起剂量依赖性心肌收缩性抑制。如历时 30 分钟慢注，不见血压下降。也有报道静脉注射万古霉素有血压下降的患者有组胺释放，可能是快速静脉注射血压下降的机制。

非甾体消炎药如阿司匹林、布洛芬和酮咯酸等，常出现药物反应，临床表现类似超敏反应，支气管痉挛、荨麻疹、血管水肿和其他皮肤反应等，可出现过敏性休克。在成人哮喘中，上述药物引起哮喘发作者占 8%～20%，曾经对此类药物有反应的患者中占 60%～85%。超敏反应不像是 IgE 介导的，其机制尚不完全清楚。

9. 输血　输注血液制品所致的过敏性休克比较常见原因有三：①供血者的特异性 IgE 与受者正在接受治疗的药物（如青霉素）起反应。②选择性 IgA 缺乏者多次输注含 IgA 血制品后，可产生抗 IgA 的 IgG 类抗体。当再次注射含 IgA 的制品时，有可能发生 IgA- 抗 IgA 抗体免疫复合物，发生Ⅲ型变态反应引起的过敏性休克。③静脉滴注的丙种球蛋白（丙球）制剂中含有高分子量的丙球聚合物，可激活补体，产生 C3a、C4a、C5a 等过敏毒素；继而活化肥大的细胞，产生过敏性休克。谢景远等报道 1 例全麻下输血引起过敏性休克，患者，男性，43 岁，体重 70kg，因颞叶恶性肿瘤在气管插管全身麻醉下行颞叶切除术，术中输入浓缩红细胞 5min 后血压逐步下降，最低值至 40/30mmHg，心率 44 次 / 分，氧饱和度 95%，立即静注肾上腺素 30μg 后血压、心率开始缓慢回升，静脉注射甲强龙 80mg 后血压、心率大幅度回升，1 小时后手术结束，揭开无菌单，患者腹部皮肤斑丘疹直径缩小（0.5～2cm）。

10. 人工血浆代用品　人工血浆代用品多取材于植物或动物中的某种成分而制成，它们相对人体自身而言均属于外来物质，输入人体后都可能发生排斥反应。临床上发生过敏性休克比较常见的人工血浆代用品如下。

（1）羟乙基淀粉：羟乙基淀粉所引起的类变态反应可能系羟乙基淀粉在体内被代谢成不同大小的分子，其中高分子量的颗粒直接激活补体或缓激肽等而诱发类变态反应。

（2）明胶制剂：明胶类直接作用于肥大细胞和嗜碱性粒细胞释放化学介质等所致；快速输注更易导致组胺释放，发生变态反应。

有报道1例患者女性，49岁，体重65kg，因"额骨慢性骨髓炎伴窦道形成头皮感染"，拟行"病变头皮窦道切除，皮瓣转移植皮术"。既往史：喉炎，盆腔炎，胆囊炎多年，对阿尼利定、索米痛片、感冒冲剂过敏，否认手术史和麻醉史。常规麻醉诱导插管全麻，术中给予聚明胶肽500ml静脉滴注，20分钟后血压突然下降至60～70/30～42mmHg，立即关闭异氟醚，给予麻黄碱12mg，加快菲克雪浓输注，但发现气道压升高至35～40cmH$_2$O，血压不升，收缩压<60mmHg，改用手控呼吸，立即给予肾上腺素0.1mg静脉注射，发现气道压很高，全身出现斑片状丘疹，血压上升不明显，当即停止菲克雪浓输注，改用平衡液快速输注，再次追加肾上腺素0.1mg后血压回升到120/55mmHg，气道压降至18cmH$_2$O。

（3）右旋糖酐-40：输注右旋糖酐可发生右旋糖酐介导的变态反应[5]。

三、围麻醉期全身麻醉突发过敏性休克的应对策略

（一）全身麻醉期间过敏性休克的及时识别

1. 依靠什么

（1）既往病史：麻醉前，一定要询问病史，如有药物（或食物）过敏史的患者，麻醉用药一定要提高警惕。如果有些患者曾经有过敏性休克的病史，那么，在全身麻醉期间一定要尽量防止患者发生第二次过敏性休克。

如上述"8. 全身麻醉辅助用药"部分中提及的"抑肽酶引起严重变态反应"病例，抑肽酶是从牛肥大细胞中分离出的丝氨酸蛋白酶抑制剂，既可阻断内源性凝血途径，又可作用于外源性凝血途径，从而减少围术期失血。但因其是一种异种蛋白，可致变态反应。一般在接触后几分钟内发生，持续30～60分钟，即速发型超敏反应。患者既往可能对牛肉不能耐受，对白鸡蛋、河虾不能耐受，出现抑肽酶过敏的概率大大增加。

（2）临床表现。

①皮肤黏膜表现：皮肤黏膜的表现往往是全身麻醉期间过敏性休克最早和最常见的征兆，表现为皮肤潮红，继以广泛的皮疹和（或）血管性神经性水肿，甚至出现全身水肿。如上述报道的过敏病例，"依托咪酯"、"氯胺酮"、"抑肽酶"等都出现了荨麻疹、红斑、水肿等反应。

②呼吸道症状：由于气道喉头水肿、痉挛，加上气管卡他样分泌造成上呼吸道水肿梗阻，出现气道压力增高，气道阻力增大；若下呼吸道水肿，肺部分泌物较多，气体交换不够，氧供不足，血氧饱和度下降，甚至

会出现发绀；若上下呼吸道同时出现水肿，会造成病情迅速恶化，病情严重者会危及生命。上述报道"脑膜瘤切除术麻醉诱导发生过敏性休克"病例，气道压突然升高达到35cmH$_2$O。

③循环方面的表现：因毛细血管渗透、血管扩张至血液容积绝对或相对不足，回心血量减少；患者首先出现血压骤降至10.7/6.7kPa（80/50mmHg）以下，甚至测不到血压，心率升至120次/分以上；其次表现为脉搏细数、肢体发绀、发冷；有时甚至会出现心搏骤停。

④消化系统的表现：全身麻醉过程中，只有在开腹、开胸手术中才能发现。消化系统表现，比如：胃肠黏膜水肿，肠液分泌增多，肝脾充血等。

⑤眼及鼻腔：全身麻醉过程中，还会出现眼结膜、鼻黏膜充血。

（3）实验室检测。

麻醉中接触某种药物或物质后出现上述典型症状，即应考虑变态反应的发生。取血测定类胰蛋白酶和组胺水平升高，测定到特异性抗体，6周后完成所接受的药物或物质的皮肤试验如为阳性，即可确定为变态反应。

①组胺：变态反应时血清组胺浓度显著增高（＞9nmol/L），其阳性诊断率为75%。但其半衰期仅为30～60min，临床上难以常规检测。

②类胰蛋白酶：出现变态反应使α-肥大细胞溶解和β-肥大细胞激活后15分钟到1小时血中类胰蛋白酶即达到峰值，其半衰期为2小时。因此应在出现临床症状1小时内、2小时和24小时取血测定类胰蛋白酶水平，如果其血中浓度超过24μg/ml或基础

值的3倍即为阳性，其阳性诊断率为92%。应在我国尽快建立对类胰蛋白酶的测定，以帮助确定变态反应的发生。

③特异性IgE抗体：能够测到某种药物或物质的特异性IgE抗体，即可明确诊断对该药物或物质的变态反应。

④皮肤试验：变态反应时消耗大量的肥大细胞和嗜碱性粒细胞，应在变态反应发生后4～6周，机体恢复正常后完成可疑药物或物质的皮肤点刺或皮内注射试验，以确定具体的变应原。皮肤试验的假阳性率较高，有诱发全身严重变态反应的潜在风险，但在有严重变态反应病史的病例中，阳性结果对判断过敏原有较高价值。

⑤嗜碱性粒细胞活化试验：嗜碱性粒细胞活化试验（cellular allergen stimulation test，CAST）是近年开始应用的变态反应学检查方法，可检测出被变应原激活的嗜碱性粒细胞。由于IgE介导和非免疫介导的严重变态反应均可发生嗜碱性粒细胞的脱颗粒，表达于静止嗜碱性粒细胞上的标记分子CD63明显增加，可直接反映嗜碱性粒细胞的活化程度，是嗜碱性粒细胞活化的最佳观测指标。CAST试验利用以上原理，在嗜碱性粒细胞受到变应原刺激后，用流式细胞技术观测其标记分子CD63表达的增加，检测嗜碱性粒细胞的特异性活化，有效识别诱发严重变态反应的药物或物质。目前国内尚处于研究阶段。

2. 如何快速识别　全身麻醉期间，机体发生过敏性休克，若发现不及时，过敏症状进一步加重，机体免疫阈值下降，使得机体内原本不过敏的物质也变成了变应原，最终导致过敏性休克，甚至可引起心搏骤停。因此，及时诊断全身麻醉期间过敏性休克是非常重要的。

全身麻醉期间，很多过敏性休克的临床症状可能会被麻醉作用掩盖，不易及时识别。这就要求麻醉医师须具有敏锐的观察能力和思维判断能力。在麻醉前访视患者时，详细询问有无过敏史和手术麻醉史，有助于诊断过敏性休克。麻醉期间，首先，通过观察监护仪的监测结果，若有血压急剧下降至休克水平 10.7/6.7kPa（80/50mmHg）以下、心率增至 120 次/分以上、血氧饱和度下降至 90% 以下的情况发生，则需高度警惕。其次，再从呼吸道症状、皮肤黏膜的表现、消化系统方面的表现，以及眼结膜充血和鼻黏膜充血等方面做出过敏性休克的初步诊断。

若初步诊断为过敏休性克，则按过敏性休克的处理措施进行治疗性诊断：①停止一切可能引起过敏性休克的药物，即停止变应原；②保持呼吸道通畅；③抗过敏对症治疗。最后，可做相关的实验室生化检查进一步明确诊断，比如 LgE 的测定和动脉血气分析。全身麻醉期间，及时的、准确的诊断过敏性休克，对患者的及时治疗和理想恢复是极为有利的。

（二）全身麻醉期间过敏性休克的鉴别诊断

全身麻醉期间患者一旦发生异常现象，怀疑为过敏性休克时，当事麻醉医师务必认真与以下情形相区别，以免错误诊断而贻误患者的病情。

1. **失血性休克** 患者通常在迅速失血超过全身总血量 20% 时，即可出现休克，表现为血压下降至 80/50mmHg 以下，甚至测不到，心率快速增至 120 次/分以上，但血氧饱和度影响不大，无黏膜充血、皮疹等皮肤表现；补充血容量即可恢复。有报道一例患者，女性，33 岁，55kg，拟行再次胸椎前后入路病灶清除加内固定术。手术进行 2 小时

时行控制性降压，使平均动脉压（MAP）维持在 60～80mmHg，同时给予平衡盐、羟乙基淀粉、浓缩红细胞。手术进行 3 小时时，发生大出血，立即予以快速输血补液，同时给予平衡盐、琥珀酰明胶、浓缩红细胞，使平均动脉压维持在 60～70mmHg。间断给予冷沉淀 5U，葡萄糖酸钙 1g，手术历时 10 小时结束，术中失血量共计 5000ml，术中给予平衡盐液 4500ml，0.9% NaCl 溶液 1000ml，羟乙基淀粉 1000ml，琥珀酰明胶 3000ml，浓缩红细胞 23U，冷沉淀 5U，碳酸氢钠 250ml。术中尿量 1000ml。

2. **创伤性休克** 见于严重外伤；全身麻醉前，已经丢失大量液体，受损机体内可出现组胺、缓激肽等血管活性物质，引起微血管扩张和通透性增高，致有效循环血量进一步降低，再加上全身麻醉药对血管的扩张作用，使得回心血量大大减少，即出现休克。与失血性休克大体相同，补充血容量即可恢复。此外，严重创伤引起患者难以忍受的疼痛时，也可加重和促进患者休克的发生。

3. **感染性休克** 本症多见于腹部外科手术中，可继发于以释放内毒素的革兰阴性杆菌为主的感染，如急性腹膜炎、感染、绞窄性肠梗阻等。麻醉前，一般会有以下症状：①体温＞38℃或＜36℃；②心率＞90 次/分；③呼吸急促，次数超过 20 次/分或过度通气 $PaCO_2$ ＜ 4.3kPa；④白细胞计数增高。有报道一例"4 天患儿急症和剖腹探查术并发感染性休克"，体重 2.6kg，因"脏器穿孔并腹膜炎"拟行急诊剖腹探查术。入室呼吸急促，45 次/分，体温 37.6℃，心率 210 次/分，心律齐，血压 50/20mmHg，考虑患者有感染性休克。手术前静脉给予长托宁 0.05mg，地塞米松 2.5mg，并静脉泵给多巴胺 3～5μg/

（kg•min），5% 碳酸氢钠溶液 10ml。七氟醚吸入诱导气管插管，术中全凭七氟醚吸入维持，机械控制呼吸，并输血补液，手术顺利，麻醉平稳。术毕，患者呼吸恢复，心率 140 次 / 分，血压 60/30mmHg，考虑患者一般情况差，带气管导管回 PICU，术后诊断：先天性胃壁缺损并穿孔，弥漫性腹膜炎，感染性休克。

4. 喉痉挛 全身麻醉中，喉痉挛大多是因为麻醉过浅或喉部刺激过大而引起的，通常情况下，加深麻醉可以解除。

（三）全身麻醉期间过敏性休克的应急处理

全身麻醉期间过敏性休克处理应强调两点：一是迅速识别是否发生过敏性休克，同时判断可能的变应原并及时停用；二是要积极对症治疗，特别是抗休克治疗和维持呼吸道通畅。具体处理措施如下。

1. 停止可疑变应原的使用 迅速撤离可疑变应原，停止其继续进入体内或接触患者。

2. 体位的适当调节 取头和下肢均抬高 15 ～ 30° 体位，有助脑部和下肢的静脉回流，以增加压力差，还能防止颈动脉窦压力突然增高，反射性引起血压下降。

3. 过敏性休克的对症治疗 首选肾上腺素，小儿每次用 0.1% 肾上腺素 0.02 ～ 0.025ml/kg，成人用 0.5 ～ 1mg 肌内注射；既可以通过 β 受体效应迅速舒张支气管，又可以通过 α 受体效应使外周小血管收缩；其次选用肾上腺皮质激素，每次可用地塞米松 10 ～ 20mg 或氢化可的松 100 ～ 200mg 或甲泼尼松 100 ～ 300mg 静脉注射[7]。还有钙制剂：降低毛细血管通透性。

4. 保持呼吸道通畅，维持良好的氧供

给予舒张支气管药物，多索茶碱 100mg 或安茶碱 5mg/kg 静脉滴注；严重者可立即行气管切开术。

5. 循环系统的处理 快速输液，一般以 1000ml 的 5% 葡糖糖盐水为宜；使用血管活性物质，如间羟胺（阿拉明）、甲氧明、多巴胺等。

6. 脏器的保护 可用甘露醇、呋塞米等降低颅内压，避免脑水肿和急性肾衰竭，同时可用乌司他丁进行脏器保护。

7. 其他处理措施 还应注意心、肺、脑功能和水电解质、酸碱平衡等。

四、围麻醉期全身麻醉突发过敏性休克的思考

全身麻醉期间过敏性休克是一种非常严重的医疗意外情况，其有百害而无一益。因此，全身麻醉期间我们务必采取措施，尽量避免过敏性休克的发生。

1. 全身麻醉期间过敏性休克误诊的客观性和危害 虽然过敏性休克在麻醉中发生率并不高，但是一旦发生如不能及时的诊断并治疗后果是十分凶险的，死亡率高达 3% ～ 10%。麻醉过程中对过敏性休克的及时诊断存在困难。所以，在休克发生之前进行有效的预防就显得格外重要。

2. 如何提高预防能力 通过对高危人群变应原的筛查并术前给予 H_1 受体拮抗药及抗焦虑药物是有意义的，但并不能降低过敏性休克的发生率。在临床工作中主要还是应该从以下几个方面着手提高过敏性休克的预防能力。

（1）全身麻醉前，做好术前访视工作，若患者有药物（或食物）过敏史，则麻醉用

药一定要提高警惕,防止患者发生第二次过敏性休克。

(2)根据适应证用药,是预防药物过敏性休克的重要措施。避免麻醉期间滥用药物,应严格掌握用药原则。

(3)在麻醉期间宜提高警惕,加强监测,做好过敏性休克的预案。当患者突然出现生命体征的波动时,应迅速排除仪器设备问题,以免延误治疗时机。

3. 提高防治能力的措施　麻醉医师在麻醉过程中应高度警惕变态反应的发生,将过敏性休克等麻醉过程中的紧急事件的处理预案作为年轻医师的日常培训内容,有计划地做模拟训练将有助于提高抢救的成功率。麻醉科宜制定处理全身麻醉期间过敏性休克的临床路径,培训全体医护人员掌握如何识别和应对全身麻醉期间过敏性休克。

五、围麻醉期全身麻醉突发过敏性休克典型案例分享

病例1,患者,女性,38岁,65kg,因头痛、头晕2年,加重3d入院。患者两年前自觉头胀、头痛,自行用药,用药不详,后因好转未就诊。近些天来加重,用药后不缓解,来笔者所在医院就诊。经查CT见颅内占位性病变。拟于择期行全麻下颅内占位切除术。术前查体体温36.7℃,脉搏70次/分,呼吸15次/分,血压140/90mmHg。发育正常,心肺腹未见异常,血尿便常规正常。CT见左顶部占位性病变:脑膜瘤。患者入室监测血压130/80mmHg,心率71次/分,呼吸16次/分,意识状态良好,成功在右下肢建立液路,全麻慢诱哌替啶100mg,地西泮10mg,依托咪酯20mg,丙泊酚50mg,芬太

尼0.1mg,诱导插管后,循环抑制血压暂时下降,给予补液处理后平稳。手术进行,术中出血较多约800ml,血压下降,加速补液好转。手术出血量增加,血压下降且不平稳,给予全血400ml,红细胞2U,血浆400ml,补充血容量,并加压补液血压持续下降,最低降至50/40mmHg。应用血管活性药物,血压波动在70～90/40～70mmHg。手术结束,除去无菌单,见患者周身荨麻疹,右下肢尤为严重,荨麻疹连成片,此时方考虑过敏性休克,并非出血原因所致。立即肾上腺素0.2mg静脉注射,地塞米松10mg,苯海拉明20mg,抗过敏治疗,血压回升至110/70mmHg,荨麻疹消退,体征平稳,送ICU监测2小时拔管,患者无不适,转回病房。

病例2,患者,女性,4岁,16kg,术前诊断左侧斜疝,拟在氯胺酮全麻下左侧斜疝高位结扎术,术前心肺听诊无异常,无发热,以往无药物过敏史,无创伤手术史。于候诊室肌内注射氯胺酮85mg加东莨菪碱0.15mg,患者入睡后进入手术室。连接多功能监护仪,测入室后血压70/48mmHg,血压130次/分,SpO$_2$ 96%。开放外周静脉,静脉持续泵入氯胺酮5mg/(kg·h)。于入室后20分钟(给药后25分钟),正消毒铺巾,准备开始手术时,患者突然咳嗽,屏气,面色发绀,立即给予面罩加压给氧,听诊右侧呼吸音弱且有干鸣音,左侧听不到呼吸音,立即小壶给予地塞米松5mg,继续面罩辅助呼吸,约10分钟后,脱氧观察患者有呼吸困难征,继续面罩辅助呼吸,再次给予地塞米松5mg入小壶。在此过程中SpO$_2$在99%～100%,呼吸道分泌物增多,动脉血气分析结果为PaO$_2$ 223.6mmHg,PaCO$_2$ 115.3mmHg,pH 7.025。考虑患者CO$_2$蓄积,咪达唑仑1mg加维库

溴铵 1.5mg，静脉快速诱导下行气管插管。在喉镜直视下，见喉水肿，声门呈一狭窄。又经静脉给予地塞米松 5mg，氨茶碱 60mg 加入 10% 葡萄糖溶液注射液 100ml 静脉滴注。于气管插管后 1 小时，患者平稳，自主呼吸恢复，测血气 PaO_2 364.9mmHg，$PaCO_2$ 66.7mmHg。听诊左侧可闻及呼吸音，双侧有喘鸣音，遂拔除气管导管。手术改期进行，患者完全清醒后送回病房。整个过程无皮疹出现。术后随访患者家属，未发现患者有上呼吸道感染症状，但回忆入室前肌内注射氯胺酮时患者全身出汗较多。

病例 3，患者，男性，43 岁，体重 70kg，因颞叶恶性肿瘤在气管插管全身麻醉下行颞叶切除术，自诉无过敏史，术前血红蛋白 105.0g/L，血细胞比容 31%，其他术前检查无明显异常。入室血压 150/111mmHg，心率 75 次 / 分，脉搏氧饱和度 98%，麻醉诱导：长托宁 0.5mg，丙泊酚 50mg，依托咪酯 10mg，舒芬太尼 40μg，顺式苯磺酸阿曲库铵 20mg，麻醉诱导平稳，气管插管顺利，并行颈内静脉穿刺及足背动脉穿刺置管，术中丙泊酚、瑞芬太尼、顺式苯磺酸阿曲库铵全凭静脉麻醉，术中患者生命体征平稳。因患者肿瘤较大，手术复杂，手术时间长，术中失血明显，失血量约 800ml，给予晶体、胶体液维持循环稳定，血压一直维持在 110/75mmHg 左右，氧饱和度一直为 100%。9 小时后手术临近结束，血气示血红蛋白 78.1g/L，血细胞比容 28%，其余血气分析无明显异常。输血浆 200ml 后，患者无异常，随后输入浓缩红细胞 2U，5min 后血压逐步下降，减浅麻醉后，血压、心率仍然缓慢下降，间断给予甲氧明及多巴胺无效，高度怀疑输血过敏，此时已输红细胞 10min，约 30ml，

血压 75/55mmHg，心率 60 次 / 分，氧饱和度降至 97%，此时患者皮肤无明显异常。立即停止输血，换输液器输入复方氯化钠注射液，立即静注氢化可的松 50mg，5% 氯化钙注射液 10ml，间断给予多巴胺，血压仍进行性下降，血压最低值 40/30mmHg，心率 44 次 / 分，氧饱和度 95%，立即静注肾上腺素 30μg 后血压、心率开始缓慢回升，静脉注射甲强龙 80mg 后血压、心率大幅度回升，泵注多巴胺也开始起效，血压、心率逐步回升至正常，暂停泵注多巴胺后患者生命体征保持平稳。此时麻醉医生手伸入无菌单触诊发现患者腹部皮肤出现直径 2～3cm 的斑丘疹。1 小时后手术结束，揭开无菌单，患者腹部皮肤斑丘疹直径缩小（0.5～2cm）。患者清醒后生命体征平稳，拔管后安返 ICU。由于病情发现及时，处理得当，患者恢复良好，24 小时后随访已无异常，无并发症发生。

（林丽娜　余奇劲　罗向红　王贤裕）

参考文献

[1] 袁杰，尹极峰，杨戈雄. 速发型过敏性休克病理生理改变的研究进展 [J]. 武警医学院学报，2005，14（01）：127-128

[2] 曾因明，邓小明. 危重病医学 [M]. 2 版. 北京：人民卫生出版社，2005：256-258

[3] 刘灿辉. 异丙酚过敏 2 例[J]. 中国误诊学杂志，2002，2（7）：967

[4] 周软海，付诚章，钱燕宁，等. 异丙酚对气管平滑肌舒张作用的研究 [J]. 国外医学麻醉学与复苏分册，2004，25（4）：193

[5] 戴体俊. 麻醉药理学 [M]. 2 版. 北京：人民卫生出版社，2005：157-159

第13章 围麻醉期突发顽固性低血压

一、围麻醉期突发顽固性低血压的发生情况及危害

围麻醉期顽固性低血压是指血压降低幅度超过麻醉前20%或血压降低达80mmHg的患者经过输血、补液、升压药等对症治疗后无法使血压恢复正常的临床症状。最常见于休克、创伤、大手术中，是围术期的一种严重并发症，发生率在9%～44%，而死亡率更高达25%[1, 2]。

围麻醉期顽固性低血压由于血管内压力长时间过低，导致血液循环缓慢，远端毛细血管缺血，以致影响组织细胞氧气和营养的供应、二氧化碳及代谢废物的排泄。由于血压下降影响了大脑和心脏的血液供应，因此使机体功能大大下降。同时也增加了围术期并发症和死亡率。围术期顽固性低血压由于低血压时间较长，会出现：①脑栓塞与脑缺氧；②冠状动脉供血不足、心肌梗死、心力衰竭甚至心搏骤停；③肾功能不全，无尿、少尿；④血管栓塞，可见于各部位血管栓塞；⑤持续性低血压，休克；⑥嗜睡、苏醒延长等并发症，大大影响患者术后的恢复和生活质量。围术期一旦发生顽固性低血压，医护人员不仅要增加药物治疗成本，还要额外补充一定的检查项目，这将不可避免的直接加重患者的经济负担。

二、围麻醉期突发顽固性低血压的原因分析

1. 围麻醉期导致顽固性低血压的主要原因分类

（1）分布性低血压：由外周血管阻力降低所致，其机制包括自由基使内源性儿茶酚胺失活和肾上腺素能受体失敏，代谢产物蓄积，血管通透性增加，小动脉平滑肌细胞膜超极化和离子通道变化，细胞膜超极化，细胞因子（NO等）作用，氧自由基，超氧化物[3]等，主要表现在感染性休克、过敏性休克、神经源性休克，其他如肾上腺危象、黏液性昏迷、中毒性休克等原因发生的顽固性低血压。

（2）梗阻性低血压：由心血管管路中血流发生梗阻所致，特点为舒张期充盈异常或后负荷过高，此类顽固性低血压常见病因为心脏压塞、张力性气胸、肺栓塞、主动脉夹层等。

（3）血容量性低血压：例如术中大量出血。

（4）心源性低血压：例如患者伴有右侧心力衰竭，左侧心力衰竭及全心衰竭，严重心律失常导致的心力衰竭等。

2. 具体原因

（1）麻醉因素：各种麻醉药、辅助麻醉药的心肌抑制与血管扩张作用，过度通气所致的低 CO_2 血症，排尿过多所致的低血容

量和低血钾，缺氧所致的酸中毒，以及低体温等影响，均可造成不同程度的低血压。

（2）手术因素：术中失血过多未能及时补充、在副交感神经分布丰富区域进行手术操作引起副交感神经反射、手术操作压迫心脏和大血管以及直视心脏手术、尿道前列腺电切术发生 TURP 综合征（稀释性低钠血症）均可造成不同程度的低血压。心脏手术中发生的血管麻痹综合征，导致顽固性低血压，需临床关注。

（3）患者因素：术前即有明显低血容量而未予纠正、肾上腺皮质功能衰竭、严重低血糖、血浆儿茶酚胺急剧降低（嗜铬细胞瘤切除后）、心律失常或急性心肌梗死等都可伴有不同程度低血压。患者术前有心功能不全，如二尖瓣狭窄、主动脉关闭不全、新近发生的心肌梗死（6 个月之内的心肌梗死）、三度房室传导阻滞及病窦综合征、严重的心律失常（频发室性期前收缩、多源性室性期前收缩）。患者术前有严重的低血钾。患者术前长期接受皮质激素治疗。患者长期高血压患者，心血管系统对肾上腺受体敏感降低，血管收缩舒张功能处于"麻痹状态"，患者内分泌紊乱，发生甲状腺功能减退危象。

（4）其他因素：围术期使用的药物及液体可能会使部分体质特殊的患者产生变态反应。例如对豆制品易过敏的患者，可能对丙泊酚产生变态反应；聚明胶肽注射液，也会使部分患者产生变态反应，甚至出现严重变态反应现象（如恶心、呕吐、低血压、呼吸困难、休克等）顽固性低血压。

（5）综合因素：例如心脏手术中发生的严重的血管麻痹综合征，伴有高心排血量、低血管阻力的难治性休克，补充液体后症状无改善或改善的不明显，需要大量的血管活性药物治疗，但仍可能出现低血压。

三、围麻醉期突发顽固性低血压的应对策略

为了预防围麻醉期间发生顽固性低血压，可以按照以下原则进行处理。

（一）术前处理措施

1. 对液体欠缺患者，应根据欠缺情况予以充分补充，并使电解质及酸碱状态恢复正常。

2. 对于严重贫血患者，应将血红蛋白升至正常。

3. 对严重二尖瓣狭窄患者，切忌使用对心血管有明显抑制作用的麻醉剂和辅助麻醉剂。

4. 对已有心肌缺血的冠心病患者，应将血压维持在勿使 ST 段及 T 波呈现进一步缺血的水平。

5. 对心肌梗死患者，除非急症手术，要待 6 个月后再行择期手术。

6. 对心力衰竭患者应使心力衰竭控制后 2 周再手术。

7. 对三度房室传导阻滞及病窦综合征患者，应安置起搏器，以确保心率正常。

8. 对血钾低下致心律失常患者，应努力将血钾升至正常水平。

9. 对心房颤动患者，应将心室率维持于 80～120 次/分。

10. 对长期接受糖皮质激素治疗的患者，术前及术中应加大皮质激素用量，以免血压降低后难以回升。

11. 长期服用此类降压灵降压药的患者，耗竭交感神经传导介质去甲肾上腺素在交感神经节后末梢的储存，可能出现去甲肾上腺

素耗竭而致顽固性低血压，副交感活性增强，交感活性抑制。故术前需要停用此药2～6天。

12．内分泌紊乱的患者，如有甲状腺功能减退症状，术前应调节甲状腺功能，避免发生甲状腺功能减退危象导致的顽固性低血压。

（二）术中处理措施

1．围麻醉期一旦遇有严重低血压，应立即减浅麻醉，并注意SpO_2及$P_{ET}CO_2$的变化。此时如中心静脉压不高，应加速输液，输入血浆制剂更有利于血压回升。

2．对严重冠心病患者，如术中反复发生低血压，预示即将发生心肌梗死，应加强监测，并采取一切措施支持心泵功能。

3．对手术牵拉内脏所致的低血压，应暂停手术操作，并静脉注射升压药。

4．对肾上腺皮质功能不全性低血压，应及时给予大剂量糖皮质激素类药物，同时给予升压药。

5．术中一旦测不到血压，不管所致原因为何，均应立即行体外心脏按压，进行心脏复苏。

6．手术期间，尤其是全麻时，由于使用麻醉剂，使患者的某些过敏症状被掩盖，并易与麻醉及手术的并发症混淆，所以在使用可能发生过敏的药物时，应先缓慢输注，密切观察生命体征及皮肤黏膜，及时作出判断，一旦过敏，立即停药，同时给予盐酸肾上腺素注射液、糖皮质激素类药物，升压药物，扩容，抗组胺药维持血流动力学平稳，同时纠正电解质平衡。

7．酸碱、电解质紊乱导致的顽固性低血压时，积极纠正酸碱平衡，电解质紊乱，必要时及时给予连续性肾脏替代治疗（CRRT）。

8．对突发严重心律失常的患者，应根据患者心功能情况，积极运用抗心律失常的药物，必要时使用除颤仪，维持血流动力学平稳。

9．对于嗜铬细胞瘤的手术患者，肿瘤切除后发生的顽固性低血压，应在充分的液体复苏下，积极给予儿茶酚胺类的缩血管活性药物例如去氧肾上腺素、去甲肾上腺素，α肾上腺受体激动药等。

10．对于术中大出血的患者，根据失血程度和机体状况决定是否需要早期液体复苏，对于未控制的出血患者，用限制性液体复苏将患者血压维持在能够勉强保持组织灌注的较低水平即可允许性低血压，即所谓的延迟性复苏，出血量控制后，应该积极液体复苏，根据血气分析及凝血指标，及时给予血液制品，同时灵活运用血管活性药物，维持血流动力学的相对稳定，保护重要脏器的功能。

11．对于术中因血栓栓塞发生的顽固性低血压，应该及时监测呼气末二氧化碳分压，凝血功能，检查肺部体征，术中胸部X线片，确诊诊断后，及时溶栓治疗。

12．对于术中因气胸发生的顽固性低血压，应立即行闭式引流。

13．对于心脏手术中可能发生的严重的血管麻醉综合征，术前应放置Swan-ganz导管获取右心前、后负荷和肺动脉楔压进行监测，确诊后，补充液体，通过增强心肌收缩力的药物等儿茶酚胺类药物（首选去甲肾上腺素）联合垂体后叶素治疗低血压[4]。

14．对于脓毒性休克患者，在监测乳酸水平、平均动脉压及血管阻力指数等指标的情况下，积极给予以去甲肾上腺素为代表的儿茶酚胺类药物，适当使用血管升压素、垂体后叶素等血管活性药物，治疗后血流动力学仍不稳时给予糖皮质激素治疗，同时积极抗感染治疗[5]。

15. 在高龄患者行全髋置换术中突发骨水泥植入综合征，导致顽固性低血压，缺氧、心律失常、弥漫性肺微血管栓塞、休克，甚至心搏骤停，术中要提醒手术医生，防止大出血，假体植入前要预防性扩容，准备好血管活性药物，假体植入时动作要轻柔，防止腔内压力过高，发生肺栓塞。

对于术中可能突发顽固性低血压的情况，医护人员应该做到，术前麻醉随访时，麻醉医生应该在充分了解患者病情的前提下，充分和患者及其家属沟通，交代围术期麻醉风险，目前医院、科室拥有的强大医疗队伍，特别是擅长各类手术的麻醉专家，强调如果发生此种情况，医护人员会积极抢救，但不保证成功，让患者及其家属了解手术、麻醉风险，有充分的心理准备，征得患者及其家属的信任，必要时需到医务处备案。如果术中不幸发生了此情况，应该早期及时干预，对改善预后有明显效果，同时判断预后并及时向患者家属沟通，交代原因及治疗措施，并本着"以患者为中心，救死扶伤"的宗旨，征得患者家属的理解和支持，减少医疗纠纷。同时按照医疗抢救程序，详细完善抢救过程的记录。

四、围麻醉期突发顽固性低血压的思考

面对围麻醉期可能突发的顽固性低血压，我们应该认真思考，积极预防，做到以下几个方面。

1. 加强防范意识　做好术前访视工作，全面了解患者病情，既往史，过敏史。详细评估患者心肺功能及其他重要器官的储备功能。必要时请专科会诊，及时处理并发症，全面评估手术及麻醉风险。

2. 完善制度和强化素质　首先，医院及麻醉科内应该备有药物、设备齐全的急救箱，并定期检查，以防疏漏，同时要有相应的急救小组，一旦发生顽固性低血压，麻醉医生在积极抢救的过程中，应及时向其寻求帮助，加强团队合作；其次，提高医护人员的医德和专业技能，定期进行医德教育和专业技能考核，以提高医护人员整体的"战备状态"，使医护工作能够以患者生命为己任，不断加强和完善围术期的急救工作。

3. 做好准备工作　针对围术期可能发生顽固性低血压的原因，在充分了解患者病情的前提下，术前应该积极做好抢救准备，备齐急救用物及药品，随时备用。

4. 加强观察　在围麻醉期，加强生命体征及皮肤黏膜监测，早期发现并积极处理相关并发症，改善各重要脏器的血液灌注，手术期间，尤其是全麻时，患者处于无意识状态，发生突发情况时，一些重要的症状和体征，只能靠手术间的医护人员发现，所以应该加强术中监测，例如监测血流动力学，主要包括循环容量、动脉血压、组织灌注的监测，必要时进行肺动脉导管（PAC）、脉搏指示持续心排血量（PiCCO）的监测，有助于减少临床评估的不确定性。

5. 完善诊疗管理　及时掌握顽固性低血压的发生原因。在手术中，突发顽固性低血压时，我们在密切观察患者的同时，要及时掌握其发生原因，以及其他原因的发生机制，运用相关最新指南指导其治疗方法，做到有的放矢。例如对于严重感染、恶性肿瘤

放化疗后易发生的相对性肾上腺皮质功能不全的患者，应在积极复苏对症治疗效果不佳时，检查皮质醇及促肾上腺皮质激素水平，实验性地给予糖皮质激素治疗。对于长期服用降血压药的患者，麻醉诱导时，应采用低剂量、慢诱导策略。术中一旦发生顽固性低血压，应有一流的设备，齐全的药物，强大的医疗团队，完善的操作流程，提前向医务处备案，积极抢救，充分沟通，取得患者家属的信任和支持，在全力抢救患者的同时，学会自我保护。

五、围麻醉期突发顽固性低血压的典型案例分享

病例1，患者，男性，年龄74岁，身高170cm，体重65kg，ASA Ⅱ级，因前列腺癌拟行双侧睾丸切除术＋经尿道前列腺电切术[6]。

既往病史：既往有高血压病史，平素服用硝苯地平缓释片控制血压在140/80mmHg左右。术前肝肾功能正常，胸部摄片检查未见异常；血红蛋白119g/L，血细胞比容35%；心电图示窦性心律、肺型P波、左心室肥厚；肺功能提示：小气道病变，最大通气量（MVV）66L/min，为预计值77%，通气储备89%。

入手术室情况：入手术室后，建立外周静脉通路，常规监测。心率90次/分，血压130/80mmHg，呼吸16次/分，SpO_2 93%，面罩吸氧后SpO_2可达98%。

麻醉方法：采用脊椎－硬膜外联合麻醉。L_{3-4}间隙穿刺经蛛网膜下隙注入混合药物（0.75%盐酸罗哌卡因2ml与10%葡萄糖1ml）。硬膜外穿刺间隙L_{1-2}，头端置管

3cm，穿刺、置管顺利，阻滞平面至T_{10}水平。

手术过程：先于平卧位行双侧睾丸切除术，手术时间1h。改截石位行经尿道前列腺电切术（TURP），20min后患者开始出现血压进行性下降，血压88～66/58～45mmHg，心率75～90次/分，患者无特殊不适主诉，予以快速补液（复方乳酸钠1500ml、羟乙基淀粉1000ml、钠钾镁钙葡萄糖液500ml）并间断静脉注射升压药（麻黄碱合计30mg，去氧肾上腺素合计120μg）处理，治疗效果不明显，收缩压仍低于85mmHg。改多巴胺5～10/（kg·min）持续静脉泵注，并行右颈内静脉穿刺置管，中心静脉压为$3cmH_2O$，左桡动脉穿刺测有创血压，动脉血气分析：pH 7.46，BE 0.5，血细胞比容26%，血红蛋白89g/L，K^+ 3.9mmol/L，Na^+ 137mmol/L，其余指标均在正常值范围。排除了稀释性低钠血症，考虑低血容量性休克。检查手术野及手术切口，发现左侧腹股沟区手术切口下一巨大隆起性包块，考虑切口内活动性出血。即改全身麻醉，以芬太尼0.15mg、依托咪酯15mg、维库溴铵6mg完成麻醉诱导，气管插管后吸入七氟醚、间断静注阿曲库铵维持麻醉合适深度。探查左侧腹股沟区手术切口，发现精索内动脉结扎线脱落致活动性出血，重新结扎缝合出血动脉，累计出血量约2000ml。期间经右颈内静脉输注琥珀酰明胶500ml，复方乳酸钠1000ml，红细胞悬液6U，血浆200ml。收缩压逐渐回升并维持在110mmHg以上，心率70～80次/分，中心静脉压6～$8cmH_2O$，多巴胺逐渐减量至停用，血流动力学稳定。手术结束前10分钟再次行动脉血气分析：K^+3.5mmol/L，血细胞比容30%，血红蛋白

102g/L，BE -2。整个手术历时约 4h，术毕患者自主呼吸恢复，送重症监护病房行呼吸支持治疗。术后 2 天患者血流动力学平稳，神志清楚，肌力及各种反射恢复良好，拔除气管导管。患者恢复顺利，于术后 10 天出院。

病例 2，患者，男性，73 岁，身高 170cm，体重 50kg，因"头晕伴一过性意识丧失摔伤右髋部半日"入院，诊断为：右股骨颈骨折，短暂脑缺血发作，陈旧性脑梗死（右侧豆状核），拟行右全髋置换手术[7]。

既往病史：胃溃疡 30 余年，梅尼埃病史 30 余年，近期未发作。I 期煤工尘肺 3 年。主诉有青霉素过敏史（50 年前因使用出现休克，有急救复苏经历，具体不清），并有多种药物和食物过敏史（如韭菜等），具体不清。平素不敢服用西药而服用中药治疗。

查体：血压 130/70mmHg，心率 80 次 / 分，体温 36.8℃，呼吸 21 次 / 分。患者意识清楚，回答切题，口唇微绀，颈静脉充盈，呼吸均匀，听诊双肺呼吸音粗，心音有力，P2 ＞ A2，未闻及杂音。

实验室检查：血常规白细胞 7.91×10^9/ L，红细胞 4.47×10^{12}/L，血红蛋白 135g/L，血小板 203×10^9/L，肝脏、肾脏功能未见异常，血糖，以及钾、钠、氯等离子系列未见异常；凝血国际标准化比值（INR）1.0，纤维蛋白原（Fib）2.91g/L；心电图示窦性心律；ST 改变，胸部 X 线片示双肺纹理增粗，紊乱。

入手术室：患者未用术前药物，入室后常规监测血压 130/60mmHg、心率 90 次 / 分、SpO_2 96%。面罩吸氧，静脉注射芬太尼 0.05mg、地塞米松 10mg。

麻醉方法：先在神经刺激仪引导下注入 2% 利多卡因 10ml、1% 罗哌卡因 5ml、生理盐水 5ml 混合药液行右股神经阻滞。注药 15min 后针刺髋部至膝关节疼痛减轻，无麻醉并发症。在桡动脉穿刺置管建立有创监测后，以丙泊酚 60mg、芬太尼 0.2mg、罗库溴铵 30mg 全麻诱导，顺利插入气管导管，插管过程血流动力学平稳。泵注丙泊酚 2 ～ 3mg/（kg•h）与雷米芬太尼 0.05 ～ 0.08μg/（kg•min），间隔 1 小时追加罗库溴铵 10mg 全麻维持。手术采用小切口，自麻醉开始到扩髓完成用时 3 小时，渗血 900ml，补充晶体液 1500ml、胶体液 1000ml，尿量 300ml，血流动力学平稳。在植入骨水泥前预防性应用 5mg 麻黄碱适当提升血压至 140/70mmHg，骨水泥植入顺利，血压平稳。当打压股骨柄时突发血压下降至 30/20mmHg、SpO_2 测不到、心率由 100 次 / 分降至 80 次 / 分、$P_{ET}CO_2$ 由 35mmHg 降至 20mmHg。考虑"骨水泥反应及肺栓塞可能"，立即暂停手术并展开抢救。静推肾上腺素 1.0mg、地塞米松 20mg，血压逐渐回升高达 180 ～ 240/100 ～ 130mmHg。维持 5min 后血压再次骤降，肾上腺素 1.0mg 静脉注射后血压上升至 120/40mmHg、心率 140 次 / 分，1min 后再次下降至 30/20mmHg，给予多巴胺 20mg、血压上升至 60/40mmHg，再次静脉注射肾上腺素 1.0mg，血压上升至 140/70mmHg，但血压维持困难，1min 骤降，此后多次给予多巴胺、肾上腺素、去甲肾上腺素提升血压。并给予葡萄糖酸钙、氢化可的松、地塞米松、异丙嗪等抗过敏，肾上腺素、多巴酚丁胺、碳酸氢钠等强心、纠酸恢复循环功能等措施，但收效甚微。血压始终无法有效提升，而心率保持在 80 ～ 123 次 / 分，SpO_2 87% ～ 100%，$P_{ET}CO_2$ 20 ～ 37mmHg。在抢救维持 3 小时后心搏停搏，给予胸外按压继续抢救 2 小时最终无效死亡。

（杨　洁　林丽娜　余奇劲）

参考文献

［1］Fischer GW，Levin MA．Vasoplegia during cardiac surgery: current concepts and management ［J］．Semin Thoracic Surg，2010，22（2）：140-144

［2］Shanmugam G. Vasoplegic syndrome-the role of methyleneblue［J］. Eur J Cardiothorac Surg，2005, 28（5）：705-710

［3］王天龙，黄宇光，李天佐，等．危重症患者麻醉管理进阶参考［M］．北京：北京大学医学出版社，2012：553

［4］王洪涛，钱金娣，耿玥，等．心脏手术后血管麻痹综合征 1 例［J］．临床合理用药，2014，7（5）：143

［5］周南君，秦志均．难治性脓毒性休克治疗进展［M］．医学综述，2015，21（18）：3348-3350

［6］张志捷，郑翠娟，付广波．经尿道前列腺电切术中顽固性低血压一例［J］．临床麻醉学杂志，2015，31（3）：312

［7］李永刚．全髋置换术中顽固性低血压致死亡一例［J］．临床麻醉学杂志，2011，27（9）：936

第 14 章　围麻醉期休克患者突发术野广泛渗血

一、围麻醉期休克患者突发术野广泛渗血的发生情况及危害

1. 围麻醉期休克患者术野广泛渗血的定义和表现　围麻醉期休克患者术野广泛渗血是指各种原因所致的休克患者在围麻醉期由于凝血功能障碍而表现出的，术野渗血程度比一般同样手术出血量大和持续时间长，呈"冒汗"样出血，且常用止血方法及止血效果不佳。

2. 围麻醉期休克患者突发术野广泛渗血的发生情况和危害　研究表明，25%～35%的患者在到达急诊室之前就已经存在急性凝血功能障碍[1]。全球每年约有10%的死亡源于创伤，失血导致的死亡占创伤患者早期死亡率的30%～40%，而在创伤后24小时内死亡患者中失血因素所占比例超过50%。如果同时合并有凝血病，创伤出血发病率显著增高，其死亡率将增加4倍。外科手术异常出血的发生率为0.05%～4%，心肺手术中为12%。

轻微的凝血功能障碍可无明显的临床症状，广泛性持续渗血可引起大血肿、模糊手术视野、增加手术困难或危险性、导致大量血容量丢失、诱发弥散性血管内凝血和多器官功能衰竭，不能有效控制的持续性广泛渗血危及患者生命。

二、围麻醉期休克患者突发术野广泛渗血的原因分析

1. 患者因素

（1）血液病患者：①血管因素，大血管结构破坏和小血管脆性、渗透性和舒缩性增加；②血浆凝血因子缺乏，先天性疾病如血友病和获得性疾病如弥散性血管内凝血；③血小板异常，血小板数量、形态和功能异常；④纤溶亢进。

（2）肝功能异常患者：肝脏是人体重要的蛋白质合成场所，合成参与凝血的凝血因子、抗凝蛋白和纤溶系统的蛋白质。而且还清除和代谢循环中活化的凝血因子和纤溶酶及其活化物。肝脏疾病患者表现为血小板减少、纤维蛋白原水平降低、多种凝血因子缺乏、凝血活化和纤溶活性增强等。除了在急性肝衰竭或慢性肝脏疾病的晚期会发生凝血功能的严重紊乱，在休克等肝功能负荷急剧增加的情况下，凝血功能失代偿也会加重，严重出血影响手术进行和术后恢复，甚至危及患者生命。

（3）服用抗凝血药的患者：由于治疗或预防的需要，老年人和慢性病患者需要长期服用多种抗凝血药，或者一些本身没有抗凝血作用但可通过抑制骨髓和影响抗凝血药物代谢而影响机体的凝血功能。

2. **手术因素** 体外循环、肝素化、鱼精蛋白对抗、肝移植术、局部血管病变。

3. **麻醉因素** 麻醉可使动脉压和静脉压升高或降低，深麻醉时血管扩张可导致渗血增加。

4. **稀释性凝血病** 休克患者由于存在有效循环血量不足而需要扩容治疗，而大量输液、输注红细胞悬液和代血浆可导致血液稀释和凝血功能障碍[2-9]。①晶体溶液可加重组织水肿和影响微循环血流，高渗溶液虽然可以稳定循环和减轻组织水肿，但同时又会抑制血小板功能；②生理盐水的大量输注可导致稀释性酸中毒，从而影响凝血酶生成以及纤维蛋白聚集；③明胶可抑制纤维蛋白聚集，羟乙基淀粉通过包被血小板而阻断纤维蛋白原受体，引起纤维蛋白聚集障碍而使出血倾向加重。

5. **消耗性凝血病**

（1）外源性促凝物质：①羊水栓塞；②毒蛇咬伤；③胎盘早期剥离和宫内死胎滞留；④恶性肿瘤；⑤输入自体腹水；⑥脂肪栓塞；⑦过量输入维生素 K 依赖性凝血因子浓缩物等。

（2）血管内促凝物质：①输血配型错误引起的急性溶血；②体外循环；③肝移植；④淡水溺水等。

（3）血管损伤：①细菌脓毒症、脓毒性休克；②休克导致的持续组织低灌注与严重程度组织损伤被认为引起凝血功能紊乱的重要驱动因素[10-12]；③创伤、烧伤、颅脑损伤和大型外科手术，损伤组织释放的组织因子能够引起局部凝血系统活化，血小板、凝血因子大量消耗可诱发弥散性血管内凝血[13]；④中暑；⑤心搏骤停；⑥高原缺氧等。

（4）其他原因：①葡萄胎；②变态反应；

③低温；④恶性高热。

6. **低体温** 低体温是凝血功能障碍最常见和最容易被忽视的原因，大量低温液体复苏、低温环境暴露、休克能量代谢减缓等原因导致热量丢失和产热不足。即使凝血因子和血小板的水平正常，机体核心温度低于 $33 \sim 34℃$ 时，会减少凝血酶的产生、血小板血栓和纤维蛋白凝块的形成，并且促进血栓溶解，从而造成凝血功能障碍[14-16]，表现为凝血酶产生减少、血小板减少、血小板功能障碍、纤溶亢进和血块容易崩解。

7. **酸中毒** 组织灌注不足机体无氧酵解增强，机体无氧代谢产生大量酸性物质，大量晶体溶液的输注也可导致含氯性酸中毒。酸中毒通过抑制凝血因子活性和抑制凝血酶产生导致凝血功能障碍，而且这种抑制作用在低体温时更明显。低体温、酸中毒和凝血紊乱被称为"死亡三角"[17-19]，低温可加重酸中毒，酸中毒易导致凝血紊乱，三者相互促进形成恶性循环。

三、围麻醉期休克患者突发术野广泛渗血的应对策略

1. **识别** ①围麻醉期手术医生是术野的直接观察者，麻醉医生保持与手术医生的良好沟通有助于评估凝血功能；②为了早期对活动性出血或凝血功能障碍导致的术野渗血做出及时判断，应该保持对创面出血范围、速度和血块形成情况的密切观察；③术野出现通过电凝止血仍不能控制广泛性渗血，或原无出血部位出现出血倾向，则提示凝血功能异常；④休克患者急性凝血功能障碍的诊断：凝血酶原时间（PT）＞18s、活化部分凝血酶原时间（APTT）＞60s、凝血酶时间

（TT）＞15s[20]。

2. 监测　血浆常规凝血功能试验包括 PT、APTT、TT、纤维蛋白原、血小板计数、D-二聚体、纤维蛋白降解产物（FDP）等，检查通常需要 30～60min，不能及时反映活动性出血患者的凝血功能状态。而且，这些指标只能反映凝血初始阶段的功能，不能提供血小板功能、血栓强度以及纤溶活性等信息。床边即时血栓弹力图（thromboelastography，TEG）是一种评估凝血过程中全血黏弹性特征的检测方法，在判断凝血功能和指导输血治疗等方面具有一定的优势[21]。

首选血栓弹力图检测；其次是实验室检测 APTT、PT、INR（国际标准化比值）、Fib、TT、PLT 等。间隔 4 小时、输血后或者血液替换量达到总血容量的 1/3 时复查。

APTT、PT 为正常值的 1.5 倍，Fib ＜1g/L 时，警惕凝血功能障碍，应行弥散性血管内凝血相关检查；对于怀疑有凝血功能障碍的患者，应行凝血因子活性和含量测定、血小板计数和功能检测、血管病变相关因子检测等；监测体温和动脉血气，了解低温和酸中毒的情况。

3. 处理

（1）外科综合治疗措施：①术前积极抗休克治疗，维持有效组织氧供及血流动力学稳定，避免术中大出血；②可经血管造影等方式准确找到大血管损伤性出血部位；③局部或静脉应用止血药（凝血酶、维生素 K、酚磺乙胺等）；④温热盐水大纱布垫压迫止血；⑤局部使用止血纱布、吸收性明胶海绵、外用冻干人纤维蛋白黏合剂等，外加十纱布压迫止血；⑥大纱布垫填塞。

（2）输注红细胞：补充有效循环血量，提高氧运输能力，改善组织供氧。2010 年欧洲严重创伤出血处理指南推荐将血红蛋白维持在 70～90g/L[21]。对合并创伤性脑损伤（traumatic brain injury，TBI）的患者，为了改善患者大脑的氧供建议维持在 100g/L 左右[21-22]。

（3）输注血小板：参与止血、形成血小板血栓和血栓回缩。输注每单位浓缩血小板可提高血小板计数（7.5～10.0）×10⁹/L。欧洲指南推荐输注和维持血小板的目标是 ≥50×10⁹/L，对于发生弥散性血管内凝血或纤溶亢进而导致纤维蛋白降解产物增加的患者建议维持在 75×10⁹/L。

（4）输注新鲜冷冻血浆（FFP）：补充凝血因子。欧洲指南推荐对于创伤大出血患者应早期应用新鲜冷冻血浆治疗，初始剂量为 10～15ml/kg；PT 或 APTT 大于正常值的 1.5 倍时，应输入新鲜冷冻血浆（10～15ml/kg）纠正凝血紊乱；红细胞输入量小于 6U 时不需补充新鲜冷冻血浆；大于 6U 时补充新鲜冷冻血浆 2U，以后每 5 个单位红细胞补充 2U 新鲜冷冻血浆。

（5）补充纤维蛋白原：纤维蛋白是凝血过程中的关键环节，单独输入新鲜冷冻血浆不足以提供所需纤维蛋白原时应同时输注冷沉淀。欧洲指南推荐，活动性出血患者如纤维蛋白原低于 1.5～2.0g/L 或 TEG 显示功能性纤维蛋白原缺乏，应输注浓缩纤维蛋白原 3～4g 或冷沉淀 50mg/kg，并根据实验室检测或 TEG 结果指导再次用量。

（6）防治"死亡三角"：在低温和酸中毒的状态下，电凝、结扎和药物等常用止血方法往往效果不佳，休克复苏过程中应采取保暖措施尽快恢复患者体温，尽量输注常温液体，必要时采取加热毯和保温毯等措施。

根据动脉血气监测结果纠正酸中毒和电解质紊乱，防止"死亡三角"的恶性循环。

四、围麻醉期休克患者突发术野广泛渗血的思考

1. 术前凝血功能评估　实验室凝血功能检查不能代替详细的病史回顾和认真的体格检查。①术前仔细询问病史和认真进行体格检查，了解患者有无自发性出血和皮肤青紫瘀斑史、贫血史、鼻出血史、月经周期和每次出血量等内容；②查看四肢和躯干有无皮肤出血点或瘀斑和肝脾大；③外伤、手术或拔牙后出血史可以准确反映患者的凝血功能状况；④严重的先天性血液病患者往往从小即有出血史；⑤部分先天性血液病和获得性血液病患者可能没有既往出血史，需要通过详细询问病史并做相应的检查方能确诊；⑥部分患者甚至在手术后出现慢性出血时才被查出凝血功能异常。

2. 术前医患沟通　慢性疾病可导致凝血功能异常，这类患者术前可能没有出血倾向，但手术创伤及围麻醉期应激和用药等因素很可能导致患者出血量超出其代偿潜力，甚至造成慢性病的恶化，所以应认真评估手术和麻醉的风险，并和患者及家属进行充分沟通，积极采取有效措施降低风险或暂缓手术。

五、围麻醉期休克患者突发术野广泛渗血的典型案例分享

1. 老年食管癌患者围麻醉期突发术野广泛渗血、休克，成功抢救 1 例　患者，女性，60 岁，患食管中段癌入院，1986 年因胃溃疡行胃大部切除胃空肠吻合术。经查：白细胞 3.73×10^9/L，血红蛋白 90.8g/L，血小板 223×10^9/L，PT 11.5 秒，PTT 28.3 秒，FIB 9.2 秒，乙肝五项指标全阴性，肝肾功能正常。经补液、输血、输白蛋白支持及术前准备，行全食管切除，结肠代食管颈部吻合。术中先剖腹游离结肠，创面渗血少；开胸后因分离广泛胸膜腔粘连，创面渗血较多，可见血凝块；当游离食管时，突然胸、腹腔分离粘连创面广泛渗血，止血困难，一度出现休克。经创面压迫止血、快速输血，升压等综合处理，完成手术，术中补液 11 000ml，输血浆 200ml 及库血 4800ml，失血量约 6000ml。术后查 PT 32.2 秒，PTT 71.0 秒，3P 阴性。经抗炎、激素治疗，继续输血，同时用酚磺乙胺、氨甲苯酸、巴曲酶、新鲜血浆 1500ml、冷沉淀 8U、纤维蛋白原、钙剂及新鲜全血 600ml 止血治疗，术后第 2 天出血停止。复查 PT 13.5 秒，PTT 29.0 秒，FIB 7.9 秒。

2. 胎盘置入产妇围麻醉期术野广泛渗血、休克，抢救失败 1 例　患者女性，26 岁，孕 27^{-1} 周。因停经 6 月余，无痛性阴道少量流血 3 天入院。23 岁结婚，婚后 3 年中 5 次妊娠均于孕 3^+ 月自然流产而行清宫术。此次妊娠于孕 3^+ 月再次出现阴道少量流血，自行在私人诊所服中药保胎后出血停止。孕期中未行产检。入院查体：体温 36.5℃，脉搏 84 次 / 分，呼吸 12 次 / 分，血压 14/9kPa。一般情况好，心肺正常。宫高 21cm，腹围 82cm，骶右前位，胎心 148 次 / 分。血常规血红蛋白 113g/L，白细胞 10.4×10^9/L，红细胞 3.45×10^{12}/L，中性粒细胞 88%，淋巴细胞 12%。BT 2 分钟，CT 3 分钟。B 超示：中央型前置胎盘，单臀先露，胎心率及羊水均正常。临床诊

断：中央型前置胎盘，珍贵儿。考虑患者阴道流血少，胎儿尚不成熟，同时应患者本人及其家属的强烈要求，在密切监护下行期待疗法，给予宫缩抑制药及止血药等治疗。入院第2天突然出现阴道大量流血，量约1000ml，在抗休克同时紧急行剖宫产，术中发现胎盘附着于子宫体前壁，子宫下段前壁及整个宫颈内口，切口及胎盘打洞处出血不止，宫体注射麦角新碱0.2mg及催产素10U后立即手取胎盘，剥离时发现子宫下段前壁及宫颈内口胎盘植入。出血广泛迅猛，缝扎止血及结扎双侧子宫动脉上行支效果不佳，行子宫全切术，广泛渗血，清稀不凝，患者迅速呈现深度昏迷，快速弥散性血管内凝血实验室检查示凝血功能障碍，虽经输血等积极抢救，于手术后6小时死亡。病理检查：部分性胎盘植入，部分穿透肌层达浆膜。

（陈建平　肖兴鹏）

参考文献

［1］Kozar RA, Peng Z, Zhang R, et al. Plasma restoration of endothelial glycocalyx in a rodent model of hemorrhagic shock［J］. Anesth Analg, 2011，112:1289-1295

［2］Spahn DR, Rossaint R. Coagulopathy and blood component transfusion in trauma［J］. Br J Anaesth, 2005, 95（2）:130-139

［3］Engels PT, Rezende-Neto JB, Al Mahroos M, et al. The natural history of trauma-related coagulopathy: implications for treatment［J］. J Trauma，2011，71（5 Suppl 1）:S448-S455

［4］Holcomb JB, Minei KM, Scerbo ML,et al. Admission rapid thrombelastography can replace conventional coagulation tests in the emergency department: experience with 1974 consecutive trauma patients［J］. Ann Surg，2012，256:476-486

［5］Frith D, Brohi K. The acute coagulopathy of trauma shock: clinical relevance［J］. Surgeon, 2010, 8:159-163

［6］Midwinter MJ, Woolley T. Resuscitation and coagulation in the severely injured trauma patients［J］. Phil Trans R Soc B, 2011, 366:192-203

［7］Johansson PI, Ostrowski SR. Acute coagulopathy of trauma: balancing progressive catecholamine induced endothelial activation and damage by fluid phase anticoagulation［J］. Med Hypotheses, 2010, 75:564-567

［8］Johansson PI, Sørensen AM, Perner A, et al. Disseminated intravascular coagulation or acute coagulopathy of trauma shock early after trauma? An observational study［J］. Crit Care, 2011, 15:R272.

［9］Spahn DR, Rossaint R. Coagulopathy and blood component transfusion in trauma J［J］. Br J Anaesth, 2005,95（2）:130-139

［10］Wafaisade A, Wutzler S, Lefering R, et al. Drivers of acute coagulopathy after severe trauma: a multivariate analysis of 1987 patients［J］. Emerg Med J, 2010, 27:934-939

［11］White NJ, Martin EJ, Brophy DF, et al. Coagulopathy and traumatic shock: characterizing hemostatic function during the critical period prior to fluid resuscitation［J］. Resuscitation, 2010, 81:111-116

［12］Davis JW, Parks SN, Kaups KL, et al. Admission base deficit predicts transfusion requirements and risk of complications［J］. J Trauma, 1996, 41:769-774

［13］Stains by D, MacLennan S, Hamilton PJ. Management of massive blood loss: a template guideline［J］. Br J Anaesth, 2000, 85（3）:487-491

［14］Frith D, Brohi K. The acute coagulopathy of trauma shock: clinical relevance［J］. Surgeon, 2010, 8:159-163

［15］Ganter MT, Pittet JF. New insights into acute coagulopathy in trauma patients［J］. Best Pract Res Clin Anaesthesiol, 2010, 24:15-25

［16］Garris on JR, Ri chardson JD, Hilakos AS, et al. Predicting the need to pack early for severe in tra-abdominal hemorrhage［J］. J Trauma, 1996, 40（6）:923-927

［17］Spivey M, Parr MJ. Therapeutic approaches in trauma-induced coagulopathy coagulopathy［J］. Minerva Anestesiol, 2005, 71（6）:281-289

［18］Lu YQ, Cai XJ, Gu LH, et al. Experimental study of controlled fluid resuscitation in the treatment of severe and uncontrolled hemorrhagic shock［J］. J Trauma, 2007, 63:798-804

［19］Durusu M, Eryilmaz M, Ozturk G, et al. Comparison of permissive hypotensive resuscitation, low-volume fluid resuscitation, and aggressive fluid resuscitation therapy approaches in an experimental uncontrolled hemorrhagic shock model［J］. Ulus Travma Acil Cerrahi Derg, 2010, 16:191-197

［20］刘大为，邱海波. 重症医学［M］. 北京：人民卫生出版社，2010：288-290

［21］Johansson PI. Coagulation monitoring of the bleeding traumatized patient［J］. J Curr Opin Anaesthesiol, 2012, 25（2）:234-241

［22］Rossaint R，Bouillon B，Cerny V，et al. Management of bleeding following major trauma: an updated European guideline［J］. J CritCare, 2010, 14（2）:R52

第 15 章　围麻醉期突发胆心反射和眼心反射

一、围麻醉期突发胆心反射和眼心反射的发生情况及危害

1. 定义　胆心反射是指胆道手术时由于牵扯胆囊或探查胆道时所引起的心率减慢、血压下降，严重者可因反射性冠状动脉痉挛导致心肌缺血、心律失常，甚至心搏骤停等现象。已处于休克或低血压状态下的患者更易发生胆心反射，应采取积极措施（局部神经注射、静脉辅助用药如哌替啶、阿托品）加以防范。

眼心反射是由于强烈牵拉眼肌（尤其是眼内直肌），或扭转、压迫眼球所引起，常见于眼肌手术、眼球摘除术和视网膜剥离修复手术过程中，也可见于眼球局部麻醉过程中。这是三叉神经 - 迷走神经反射，表现为心动过缓、期前收缩、二联律、交界性心律和房室传导阻滞，甚至引起心搏骤停。发生眼心反射时应立即停止刺激，必要时静脉给予阿托品或使用局麻药浸润眼外肌。

2. 发生情况　胆道疾病是临床上常见、人群发病率极高的疾病。外科手术是迄今为止治疗胆道疾病的最有效方法。临床上施行胆囊切除或探查胆道手术时，经常会发生因牵拉胆囊产生胆心反射，致患者术中心率减慢、血压下降，尤其在患者合并心脏疾病时更易发生，术中因胆心反射而导致心搏骤停并不鲜见[1]。胆心反射是临床胆道手术中威胁患者生命安全的主要因素。

自从 1908 年英国眼科医师 Aschner 及 Dagnin 同时发现了眼心反射（oculocardiac reflex，OCR）的现象以来，随着临床和基础研究的快速发展，百年来眼科与麻醉医师不断对其概念从临床上进行重新认识与补充。1979 - 2009 年关于眼心反射的报道共有 182 篇，其中有 21 篇是关于斜视手术引起的，有 7 例引起心搏骤停，1 例引起心动过缓、呼吸停止[2]。国外关于眼心反射引起的心搏骤停报道诸多，其中以斜视矫正术多见[3]。

3. 临床表现　胆道和眼受到刺激后以辐射状神经反射的方式传导到以下各个效应器：心脏、呼吸道、汗腺、唾液腺、胰腺、血管、胃肠道、膀胱等[2]。目前的临床报道多为其中的 1 ～ 2 种，缺少较全面的观察与研究，致使某些临床观察得不到充分的解释。心脏受交感神经和迷走神经的双重支配，迷走神经纤维的分布以窦房结、房室结为主，同时也分布于心肌。迷走神经兴奋则可以引起窦房结抑制，使传导系统功能发生障碍，表现为心动过缓、心律失常，以致心脏停搏。心肌收缩乏力导致血压下降、心前区憋闷不适，以及末梢循环障碍表现如：面色苍白、口唇甲床青紫、全身湿冷等。呼吸系统为呼吸频率减慢、幅度增大、吸气延长。斜视手术时可产生眼 - 呕吐反射，是触发术后恶心呕吐的主要因素，研究表明术后较高的恶心呕吐发生率与术中迷走神经反射率成正比，所以应努力降低迷走神经反射。

二、围麻醉期突发胆心反射和眼心反射的原因分析

胆心反射的发生是建立在完整的反射弧的基础上（胆囊、胆道部位的迷走神经分布密集），即胆囊壁内内脏神经感觉纤维受到刺激，经左侧迷走神经内传入纤维将兴奋传至延髓内副交感低级中枢（迷走神经背核），发放冲动再经过左侧迷走神经内副交感纤维到达心脏。眼心反射于 1908 年由 Aschner 和 Deagnini 首先报道，眼心反射的反射弧是由三叉神经的眼支经半月神经节传到第四脑三叉神经的感觉主核，联合核上皮质部的神经纤维，将刺激冲动直接传到迷走神经核，再沿迷走神经传出止于心肌组织，起到抑制心肌的作用。术中牵拉眼外肌可出现心率减慢、房室传导阻滞、交界心率、二联律，甚至一过性心搏停止等情况。

围麻醉期一旦发生上述迷走反射，情况紧急，务必明确发生的高危因素，并有效防范。目前一般认为围麻醉期发生迷走反射的高危因素如下。

1. 术前准备方面　情绪紧张、体质差、月经期、贫血、心血管疾病，以及对过量药物敏感、全身麻醉过浅、缺氧、高碳酸血症、术中同时应用去甲肾上腺素或拟胆碱药物、局部过冷或过热的刺激等均可诱发。①高龄：60 岁以上患者发生迷走反射明显高于 60 岁以下患者。②眼心反射多发生于儿童，其迷走神经活动占优势，年龄越小发病率越高。③胆道感染患者可能存在中毒性心肌代谢失调，术前应尽可能控制感染，以改善心肌代谢，提高机体应激能力。④部分危重患者存在电解质与酸碱平衡紊乱，低钾引起的心肌代谢失衡也会导致迷走反射的发生，因此术前尽可能纠正电解质及酸碱平衡紊乱。⑤阻塞性黄疸患者多呈现迷走神经张力增高，受手术刺激而出现强烈的迷走神经反射。⑥术前存在心电图明显异常的患者施行胆道手术时，体温、血压、血容量的波动及自主神经活动兴奋，均可增加自体的应激。⑦同时胆心反射在胆心综合征患者胆道手术中发生率明显高于无胆心综合征的胆道手术患者。⑧有研究证实，褐色和淡褐色虹膜的人比蓝色和灰色者更容易发生眼心反射。

2. 麻醉选择方面　硬膜外麻醉胆心反射发生率为 38.5%，而全身麻醉仅为 21.8%，这是由于硬膜外阻滞平面虽已达 T_4，但交感神经被阻滞的同时，迷走神经相对兴奋。另外，有学者认为胆心反射的机制除了迷走神经反射外，可能还与内皮细胞功能紊乱异常有关。而硬膜外麻醉后患者内皮素升高，一氧化氮下降，心钠素下降也会导致胆心反射的发生率增高[4]。

3. 术中处理方面　①临床中发现小切口胆道手术胆心反射发生率较高，明显高于大切口手术。②手术操作牵拉、刺激、压迫胆囊。③对牵拉不同眼外肌眼心反射阳性率作一比较，得知内直肌、下斜肌阳性率较高。这可能是内直肌张力较高的缘故，而下斜肌的位置靠眼球较后，暴露困难，牵引力较强，阳性率最高。

三、围麻醉期突发胆心反射和眼心反射的应对策略

围麻醉期发生胆心、眼心反射时，果断采取应急措施，遵循一定的原则有效处置，这样有利于患者的转归。

临床上施行胆道手术、眼部手术时，经

常会遇到胆心、眼心反射。通过暂停手术、阿托品静脉注射等治疗，症状常能缓解，但也不乏迷走神经反射强烈，虽经抢救而无效、危及生命安全的报道。因此，重视和加强迷走反射的预防和处理尤为重要。

1. 对于体液丢失过多、水和电解质紊乱的患者，术前注意补液，纠正水、电解质紊乱和酸碱平衡失调，尤其注意纠正低钾血症。

2. 重视术前准备，适时手术。胆系急诊患者术前均伴不同程度的胆系感染，胆道内压高，血内胆红素、胆酸含量高，可刺激迷走神经、抑制心肌细胞能量代谢，降低心肌活动功能；高胆盐作用于心脏传导系统，产生各种心律失常。胆病诱发的胰酶血症及产生的心肌抑制因子可进一步加剧心脏的损害。因此胆系急诊患者经抗炎、解痉治疗后改择期手术最好，如不能则应在及时抗炎、机体水电平衡的状态下急诊手术。

3. 术前给予镇静及抗胆碱药物，有利于提高心率，减轻牵拉引发反射。

4. 手术麻醉尽量选择气管插管全身麻醉，因为局部麻醉、硬膜外麻醉下内脏感觉传入神经阻滞不完全，易受手术刺激诱发迷走反射。

5. 注意心脏原发疾病的诊断及治疗，术前检查有 ST 段压低、T 波振幅减少、U 波增大等改变，要考虑到隐匿性心脏病的可能，必要时请心血管专科医生会诊，及时针对心脏原发疾病治疗，待症状改善后行手术更为安全。对窦性心率而心率在 40～50 次 /分的眩晕、晕厥者，二度Ⅱ型房室传导阻滞或完全性房室传导阻滞、双束支传导阻滞及不能解释的晕厥者，术前要安装临时性起搏器，以防迷走反射发生时引起心搏骤停。

6. 老年人患胆道疾病者，尤其是合并心脏疾病、水电解质紊乱，术中要密切注意心电监测和观察。

7. 术中操作尽量轻柔，避免挤压、刺激，注意心率及血压的变化。当心率减慢、血压下降时，暂停手术，静脉注射胆碱能 M 受体拮抗药提升心率，静脉注射麻黄碱提升血压，待心率和血压平稳后再行手术操作。必要时可在 Calot 三角区和肝十二指肠韧带用利多卡因局部注射或使用局麻药浸润眼外肌。

8. 此外有临床研究颈部迷走神经阻滞可有效预防眼心反射[5]。

9. 术中一旦出现心搏骤停，应立即行胸外按压、膈下心脏按压，短时间内完成心肺复苏。

总之，在围麻醉期重视心率、血压、血氧饱和度及重要脏器功能的监测，能为及时处理胆心、眼心反射，降低病死率起到重要作用。

四、围麻醉期突发胆心反射和眼心反射的思考

胆心反射和眼心反射一般发生突然，所以在最易发生的各项操作中，应充分警惕发生的可能，准备好抢救药品和物品，如阿托品、肾上腺素、各种心肺复苏用品。术者各项操作均应稳、准、轻、快，尽量避免较大、较重地刺激[6]。一旦发生胆心反射和眼心反射，应立即停止手术，加强观察，严重的进行抢救。所以，术中严密监护以及与术者的默契配合是保证患者安全、防止胆心反射和眼心反射导致不良后果的重要措施。此外术前做好患者的思想工作，减轻其心理负担，并完善术前常规检查，尤其是心电图检查。术中要有心电图和血氧饱和度的监测，手术室内应备

有急救药品。在对高龄、有高血压病史并伴有心电图异常者，术前尽可能将血压控制在正常水平。对精神过度紧张者，适当给予镇静药。

术前预防性应用抗胆碱能神经节后纤维的药物如阿托品已成共识，当然，也有学者认为应用阿托品的患者一旦发生心律失常，比未用药者更为严重和延长。目前，关于其用药方式尚有争论，多数外国学者认为静脉用药的预防效果好于肌内注射，但国内有学者发现并非如此，术前肌内注射阿托品也取得了明显的抑制的效果。

胆心反射和眼心反射在手术中是不可完全避免的，所产生的各种临床表现仅以胆心反射和眼心反射解释或称谓值得商榷，根据其发生的神经反射弧基础，称为迷走神经反射似乎更为合理。通过复习相关的文献，我们应对胆心反射和眼心反射有一新的、较全面的认识，以尽早采取有效的预防措施。此外胆心反射和眼心反射的基础研究有待于进一步深入。

五、围麻醉期突发胆心反射和眼心反射的典型案例分享

病例 1，患者，女性，58 岁，体重 55kg，初步诊断：心肺复苏术后，胆囊结石，急性化脓性胆囊炎[7]。患者既往高血压病史 10 年，口服"尼群地平、丹参片"，血压维持在 140/80mmHg。2 年前体检 B 超发现胆囊结石，7 天前无诱因出现阵发性右上腹痛伴恶心、呕吐，体温 38.5℃，经抗炎治疗后无好转，当地医院行 B 超检查，当探头触压上腹部时出现"心室颤动"，静脉注射肾上腺素、利多卡因等药物，心外按压，电除颤 2 次意识恢复，诉心室颤动转为

短阵室性心动过速，给予胺碘酮；并转入我院心内科治疗。次日心内科医师查体按压右上腹时再次出现"室性心动过速"，进而心搏骤停、昏迷、小便失禁，再次给予心外按压，电除颤 1 次，之后清醒，给予胺碘酮、螺内酯等治疗。听诊区可闻及二尖瓣Ⅲ级收缩期吹风样杂音，心电图示：窦性心律、房性期前收缩，心脏超声示：二尖瓣轻度关闭不全，左心室肥厚（LV 50mm，LA 30mm，LVEF 66.10%）。白细胞 18.2×10⁹/L，中性粒细胞 94.7%。会诊意见：存在胆心综合征，需在全麻下行剖腹胆囊切除术，考虑胆囊炎为急性期，建议冠状动脉 CTA 检查，结果证实冠状动脉未发现明显狭窄病变；为控制胆囊炎症和降低术中胆心反射发生率，在 B 超引导下行经皮肝胆囊穿刺置管引流术，引流 3d 后患者情况明显好转后手术治疗。

入室后患者神志清楚，体温 37.6℃，心率 82 次 / 分，呼吸 21 次 / 分，血压 140/90mmHg。麻醉诱导：静脉注射咪达唑仑 0.3mg/kg、维库溴铵 0.1mg/kg、芬太尼 4μg/kg，血压最高达 210/90mmHg，给予依托咪酯 0.3mg/kg、丙泊酚 4mg/kg、利多卡因 2mg/kg、尼卡地平 30μg/kg，血压降至 160/80mmHg，气管内插管，术中血压平稳。经右颈内静脉穿刺监测中心静脉压并进行补液，右桡动脉穿刺监测有创血压，麻醉维持：静脉持续泵入丙泊酚 4 ～ 5mg/（kg·h）、瑞芬太尼 0.1 ～ 0.15μg/（kg·min）、持续吸入七氟醚 3% ～ 5%；术中追加维库溴铵 2mg 维持肌松（总量 8mg）1 次、静脉持续泵入硝酸甘油 0.3 ～ 0.5μg/（kg·min）、静脉补钾（门冬氨酸钾镁注射液）20ml 后血钾 4.23mmol/L、血镁未见异常。手术全程血压 120/70 ～ 160/80mmHg、心率 80 ～ 90 次

/分，牵拉胆囊前，胆囊三角区采用1%利多卡因8ml局部浸润阻滞，牵拉胆囊时血压下降20mmHg，心率无明显变化，中心静脉压6～8mmHg，术中输液总量1000ml，尿量1200ml，全程监测BIS值在40～60和体温36～36.7℃，麻醉时间90分钟，手术时间60分钟。手术结束后呼吸恢复，深麻醉下拔除气管导管，静脉注射氟马西尼0.5mg拮抗咪达唑仑。PICA镇痛（芬太尼0.5mg+地佐辛15mg），患者完全清醒无痛，麻醉苏醒期血压升高，静脉注射尼卡地平30μg/kg后血压降至160/80mmHg。后频发房性心律失常、心房颤动，睡眠后减少，3天后转为偶发房性期前收缩，术后7天行腹部B超检查和触压上腹部时患者无任何不适症状，术后10天痊愈出院，1年随访未见异常。

病例2，患者，男性，22岁，保安员。因眼球外斜10余年，以共同性外斜视收住院[8]。眼部检查：视力右0.5矫正1.0，左1.2。双眼球活动正常，交替性外斜视250。全身检查：脉搏74次/分，呼吸16次/分，体温36.4℃，血压102/68mmHg，营养中等，发育正常，心脏各瓣膜未闻及病理性杂音。在表麻并局麻下行右眼内直肌缩短＋外直肌后徙术，手术前30分钟肌内注射苯巴比妥100mg，酚磺乙胺500mg。右眼常规消毒，铺巾露出右眼，开睑器开睑，6及12点钟方位近角膜缘作结膜缝线，牵引眼球，剪开颞侧球结膜后患者主诉心慌、胸闷，继而出现气促、出冷汗、烦躁，立即松开眼球牵引缝线。停止手术。巡回护士给予面罩吸氧，麻醉医师进行心电监护，监护仪显示心率52次/分，约2分钟患者突然心搏呼吸骤停，立即行胸外心脏按压及人工呼吸，静脉

注射阿托品0.5mg，经过半分钟的抢救，患者恢复自主呼吸，神志逐渐清楚，心电监护仪显示心率74次/分，呼吸18次/分，末梢血氧饱和度恢复100%。心电图检查提示：窦性心率，窦性心动过缓。在手术室内观察40分钟，病情稳定，缝合球结膜，平车送回病房继续观察。并给予静脉滴注能量合剂，住院4天出院，出院后追踪，无后遗症。

（王　宇　王贤裕）

参考文献

[1] 王跃全，张培建，王红鲜.胆道手术诱发胆心反射的发病机制及预防[J].实用临床医药杂志，2005，9（1）：90-92

[2] 赵娟，顾恩华.眼心反射的再认识[J].中华实验眼科杂志，2011，29（7）：669-672

[3] 徐帆，曾思明.眼球筋膜囊下麻醉在斜视手术中眼心反射观察[J].临床眼科杂志，2013，21（3）：270-271

[4] 柴小青，陈昆洲，李娟，等.硬膜外阻滞下行胆囊切除术患者内皮素、一氧化氮、心钠素水平与胆心反射的关系[J].中华麻醉学杂志，2002，22（8）：495-496

[5] 王淑珍，顾恩华，张抗抗，等.颈部迷走神经阻滞预防眼心反射的临床研究[J].中华眼科杂志，2010，46（11）：1016-1020

[6] 黄光胜，邓光瑞.胆系手术麻醉中并发胆心-反射的临床分析[J].吉林医学，2010，31（12）：1668

[7] 刘悦，王志明，韩婷婷，等.胆心反射导致心跳骤停患者行胆囊切除术一例[J].临床麻醉学杂志，2015，31（9）：933

[8] 蔡笃儒.斜视矫正术致心跳呼吸停止一例[J].眼外伤职业眼病杂志，2005，27（1）：48

第 16 章　围麻醉期突发心搏骤停

一、围麻醉期突发心搏骤停的发生情况及危害

心搏骤停（cardiac arrest，CA）是指心脏因一过性急性原因突然丧失有效的排血功能而致循环和呼吸停顿的临床死亡状态，是围麻醉期最严重的突发事件，抢救成功率低、死亡率高、直接威胁到患者的生命安全。由于受患者本身并发症、手术，以及其他因素影响，与麻醉相关的心搏骤停（anesthesia-related cardiac arrest，ACA）目前尚无统一的定义。与 1980 － 1990 年相比，1999 － 2009 年的成人与麻醉相关的心搏骤停发生率由 1.3 ～ 6.0/10 000 降至 0.4 ～ 1.1/10 000，但死亡率仍高达 70%。儿童的发生率较成人略高（1.4 ～ 2.9/10 000）[1-4]。

随着社会的老龄化，高龄患者的手术量和麻醉量正逐年增加，同时伴随外科技术的发展和小儿重症监护治疗水平提高，新生儿、婴幼儿患者的手术量和麻醉量也在增加。由于高龄患者和新生儿、婴幼儿患者生理、病理的特殊性，围麻醉期心搏骤停发生率和死亡率明显高于其他年龄段的患者[5,6]。

从围麻醉期心搏骤停的分类和发生率上看，与麻醉相关的心搏骤停发生率较低、抢救成功率高，预后也比其他原因引起的心搏骤停好。由于麻醉医师知识和经验的关系，忽略了患者术前的一些特殊疾病状况（预激综合征、Q-T 延长综合征、低蛋白血症、休克等）、术前准备的欠缺（高血压、冠心病等），对可能出现的各种意外缺乏必要的预见性，进而导致麻醉选择不当（休克患者选用腰麻或硬膜外麻醉等）、术中对一些特殊疾病的处理不及时或处理不当，客观上促成了围麻醉期心搏骤停的发生。由这一因素引起的麻醉中心搏骤停的发生是最常见的，也是麻醉科医师被卷入医患纠纷的常见原因。尤其一些围麻醉期发生心搏骤停最终导致死亡的婴幼儿病例，更是造成极坏的社会影响。

二、围麻醉期突发心搏骤停的原因分析

围麻醉期心搏骤停发生的原因极为复杂，如缺氧、酸中毒（pH < 7.1）、低血压、不良神经反射、电解质紊乱、药物因素、心脏直接受刺激等，且受多种因素影响。不同原因引起的心搏骤停的最终途径不外乎使心肌收缩力减弱、冠状动脉灌注不足、血流动力学紊乱和心律失常等四个环节。有作者报道了美国 1989 － 1999 年 72 959 例患者手术后 24 小时内的死亡情况，共 144 例死亡（死亡率为 1.97/1000），引起心搏骤停的原因：用药因素（medication related events）40%，中心静脉通路并发症（complications associated with central venous access）20%，气道管理问题（problems in airway management）20%，不明原因或迷走反射（unknown or possible vagal reflex）13%，1 例为围麻醉期心肌梗死。

围麻醉期心搏骤停原因主要如下。

1. 患者术前即存在心血管疾病或严重创伤　日本研究发现，术前合并有心血管并发症者占围术期心搏骤停的65%。

2. 手术因素　①由于手术失血引起的低血容量，输注库血引起的高血钾是最常见的原因。②手术牵拉引起的迷走神经反射，如胆心反射、眼心反射等。

3. 麻醉相关的心搏骤停　由于进行回顾性研究很难得到足够的证据来证实，而且经常是多种因素并存，麻醉可能只是其中原因之一。澳大利亚事故监测研究表明，在4000例事故报道中，有129例心搏骤停与麻醉有关。具体的原因可能有5个方面。①麻醉技术相关：麻醉选择不当，麻醉管理失误，麻醉机故障等。在11例患者为单一原因，32例同时存在其他原因在129例心搏骤停患者中占25%。②药物因素（占25%）：药物选择不当或错误用药。③与手术过程有关（22%）。④与术前用药和手术本身疾病有关（64%）。⑤其他不确定因素（11%）。在过去的几十年里，与麻醉相关的心搏骤停的主要原因为术中的气道管理问题，由于喉痉挛所致的气道梗阻是最常见原因。近年来由于血氧饱和度、呼气末二氧化碳及吸入麻醉气体浓度监测等气道监测和相关抢救措施的提高，由气道管理引起的与麻醉相关的心搏骤停有所下降[7]。

4. 儿童麻醉相关性心搏骤停（pediatric anesthesia-related cardiac arrest，ARCA）　最初发现氟烷相关的心血管抑制作用是最常见的儿童围麻醉期心搏骤停原因，而且经常发生在ASA1-2级的1岁以下婴儿。当心血管抑制作用弱的药物七氟烷使用以后，药物相关的心搏骤停从37%（1994－1997）降至18%（1998－2004）。在氟烷使用减少的同时，婴幼儿的气道管理措施也有了很大的提高。随着喉罩的使用日益广泛，可以在术中维持儿童的自主通气，也是儿童围麻醉期心搏骤停减少的主要原因。

三、围麻醉期突发心搏骤停的应对策略[8,9]

1. 特点分析　对术中发生心搏骤停的诊断要强调"快和准"。原有心电图和有创直接动脉测压者，在其发生的瞬间即可报警和确诊，否则只能靠传统的心搏骤停的诊断方法，尤其对未实施全身麻醉的患者：①原来清醒的患者神志突然丧失，呼之不应；②摸不到大动脉（颈动脉和股动脉）搏动，测不到血压，听不到心音；③自主呼吸在挣扎1～2次后随即停止；④瞳孔散大，对光反射消失。而全身麻醉下使用肌松药作用及眼科手术使用缩瞳药或扩瞳药，以上①、③、④已经失去意义。全身麻醉患者只能靠②＋心电图＋血压诊断，心电图突然消失或呈心室颤动，呼气末二氧化碳波形突然消失，血压及SpO_2波形消失，患者缺氧发绀。心搏骤停一旦发生应沉着冷静，切忌慌乱去反复测血压，听心音，勿忙更换血压计或听诊器、做心电图检查，浪费时间，丧失复苏时机。

2. 应对措施

（1）胸外心脏按压（ECC）。

①胸外心脏按压的部位与方法：胸外心脏按压正确的按压部位是将一侧手掌放在患者的胸骨下1/2处，另一手掌重叠以上，手指绞锁或上仰以避免同胸壁接触造成肋骨骨折，双上肢同患者胸廓垂直，肘关节呈伸直

位。2015 年美国心脏协会心肺复苏及心血管急救指南将成人心肺复苏中胸外心脏按压频率定为 100～120 次 / 分，下压胸骨使其下降 5～6cm。

②胸外心脏按压与人工呼吸的配合：手术中，麻醉医师和手术医师及护理人员多人参与抢救，因此无须单人心肺复苏。双人心肺复苏时，心脏按压：人工呼吸 =5：1，近年研究发现，连续 15 次心脏按压产生的冠状动脉灌注压高于连续 5 次心脏按压。

（2）药物复苏：及早建立静脉通路是心肺复苏的必要措施，除静脉套管针外，在情况允许下宜做颈内或锁骨下静脉穿刺至中心静脉，便于监测中心静脉压和掌握输液量。在心肺复苏中气管内给药不失为可供选择的给药途径，有些药物如肾上腺素、阿托品和利多卡因也可经此注入支气管系统内。5% $NaHCO_3$ 为高渗和碱性液体，对气管黏膜有损伤，禁忌气管内注入。肾上腺素常用剂量成人 1mg 皮下注射，必要时 3～5 分钟的重复给药，近年来有人提出大剂量肾上腺素（0.1mg/kg）进行心肺复苏，在常规剂量使用后效果不佳时，也可使用。

（3）心脏电除颤：大量心搏骤停患者的研究表明，60%～70% 心搏骤停患者先有心室颤动而后转为心室停搏（ventricular asystole，AS），及早施行心肺复苏就在于防止心室颤动恶化成心室停搏，增加除颤成功的机会，利于保存心、脑功能和显著提高生存率，故而早除颤对心搏骤停患者的存活起十分重要的作用。

（4）心肺复苏的监测：为判断心肺复苏是否有效，触摸大动脉，观察肤色、瞳孔大小和对光反射。血压、脉搏及心电图，听诊心音等仍是最基本的监测项目。但大动脉的

搏动仅说明心脏按压的压力波已传导到主动脉的分支，并非有效心排血量的定量标志，其他也很难精确地说明心肺复苏的效果和心肺功能恢复程度，故有条件应争取选用以下监测项目：①直接动脉监测；②呼气末 CO_2 监测（$P_{ET}CO_2$）；③ SpO_2。

3. **心脏复跳后的后续处理**　从心搏骤停开始经过各种心肺复苏措施，直至恢复了自主循环，实际上机体经历了一个全身脏器组织缺血 / 再灌注的过程。所以，在心跳恢复后就必须尽力巩固既得的成果，又要积极防治主要脏器（心、肺、肝、肾、肠等）的再灌注损伤。为脑复苏创造条件，后续复苏可到 ICU 病房进行。

四、围麻醉期突发心搏骤停的思考

加强各种制度的完善，避免人为因素造成的围麻醉期心搏骤停，尤其是与麻醉相关的心搏骤停。麻醉医师术前应对患者认真进行访视和系统评估，对麻醉前已存在的血容量不足、出血、电解质及酸碱失衡、内分泌紊乱等危及呼吸循环功能的患者，应尽可能做好抗休克、改善内环境稳态等术前准备；麻醉期间时刻注意安全用药，如 ASA3-4 级患者建议采用点滴给药。在进行中心静脉穿刺等操作时，需依照标准的操作流程或采用超声引导提高穿刺成功率。麻醉前要准备好各种抢救药物和除颤器。

五、围麻醉期突发心搏骤停的典型案例分享[10]

患者，男性，17 岁，会阴及左臀部

刀刺伤，在硬膜外麻醉下行清创缝合术。$T_{12} \sim L_1$ 硬膜外穿刺置管顺利，分次给予 2% 利多卡因共 14ml，麻醉平面 $T_4 \sim L_3$，辅助杜氟合剂 2ml 后患者安静。手术进行 35 分钟时患者疼痛难忍，给予氯胺酮 100mg、地西泮 10mg 静脉滴注，5 分钟内 SpO_2 逐渐降至 58%，全身发绀，继而呼吸心搏停止。立即胸外心脏按压，心搏迅速恢复，气管插管控制呼吸后 SpO_2 恢复为 99%。40 分钟后自主呼吸恢复，此后生命体征平稳，手术结束后患者清醒拔除气管导管。本例患者心搏骤停的原因为硬膜外麻醉平面较高，部分辅助呼吸肌麻痹导致潮气量减少，辅助使用氯胺酮及地西泮，导致呼吸中枢抑制，加剧缺氧而致呼吸心搏骤停。

（许爱军　肖兴鹏）

参考文献

[1] Biboulet P, Aubas P, Dubourdieu J, et al. Fatal and non fatal cardiac arrests related to anesthesia [J]. Can J Anaesth, 2001, 48（4）:326-332

[2] Ellis SJ, Newland MC, Simonson JA, et al. Anesthesia-related cardiac arrest. Anesthesiology [J]. 2014, 120（4）:829-838

[3] Zgleszewski SE, Graham DA, Hickey PR, et al. Anesthesiologist- and system-related risk factors for risk-adjusted pediatric anesthesia-related cardiac arrest [J]. Anesth Analg, 2015, 122（2）:482-489

[4] Nunnally ME, O'Connor MF, Kordylewski H, et al. The incidence and risk factors for perioperative cardiac arrest observed in the national anesthesia clinical outcomes registry. Anesth Analg, 2015, 120（2）:364-370

[5] Runciman WB, Morris RW, Watterson LM, et al. Crisis management during anaesthesia: cardiac arrest [J]. Qual Saf Healthcare, 2005, 14(3):114

[6] Morray JP, Geiduschek JM, Ramamoorthy C, et al. Anesthesia-related cardiac arrest in children: initial findings of the pediatric perioperative cardiac arrest（POCA）registry [J]. Anesthesiology, 2000, 93（1）:6-14

[7] Bhananker SM, Ramamoorthy C, Geiduschek JM, et al. Anesthesia-related cardiac arrest in children: update from the Pediatric Perioperative Cardiac Arrest Registry [J]. Anesth Analg, 2007, 105（2）:344-350

[8] Heitmiller E, Martinez E, Pronovost PJ. Identifying and learning from mistakes [J]. Anesthesiology, 2007, 106（4）:654-656

[9] 庄心良, 曾因明, 陈伯銮. 现代麻醉学[M]. 3 版. 北京：人民卫生出版社，2003：2306

[10] 李晓飞，王立刚，邸艳敏. 氯胺酮辅助麻醉后发生呼吸心跳骤停 [J]. 临床误诊误治, 2005，18（7）：524

第 17 章　围麻醉期突发心律失常

一、围麻醉期突发心律失常的发生情况及危害

心律失常（arrhythmia）是指心律起源部位和心律频率、节律及冲动传导等任何一项或多项异常。心律失常可见于各种器质性心脏病，其中以冠心病为多见[1]。外科手术患者合并冠心病、心肌病和风心病者日益增多，围麻醉期可出现各种心律失常。第一例记录的麻醉期间死亡病例，是由于患者对氯仿的"敏感作用"引起心室颤动导致死亡。就心律失常发生的电生理机制而言，围麻醉期心律失常的本质也就是心脏冲动的形成及其传导异常或两者并存。现代麻醉除了将心电图作为常规监测项目以外，还与血流动力学指标乃至动态多普勒超声、影像学检查结果相结合，使得对心律失常的处理更具针对性。如果围麻醉期发生了心律失常，常常会延长住院时间，增加住院费用，且增加死亡率。如发生心房颤动等并发症后，则需要进行长时间的抗凝血治疗。严重心律失常如室性心动过速、心室颤动可能会引发患者猝死，造成不可避免的医疗纠纷和恶劣的社会影响。

心律失常的临床表现主要取决于其性质、类型、心功能及对血流动力学影响的程度，如轻度的窦性心动过缓或过速、窦性心律不齐、偶发的房性期前收缩、一度房室传导阻滞对血流动力学影响甚小，除可以显示心电图变化外，患者无明显的临床表现。较严重的心律失常，如病态窦房结综合征、快速心房颤动、阵发性室上性心动过速、持续性室性心动过速等，可引起心悸、胸闷、头晕、低血压、出汗，严重者可出晕厥、阿斯综合征，甚至猝死[2,3]。

由于心律失常的类型等不同，临床表现各异，主要表现为以下几组症状。

1. **冠状动脉供血不足的表现**　冠状动脉正常的人，各种心律失常虽然可引起冠状动脉血流降低，但较少引起心肌缺血。然而，对有冠心病的患者，各种心律失常都可能诱发或加重心肌缺血，主要表现为心绞痛、气短、周围血管衰竭、急性心力衰竭、肺水肿、急性心肌梗死等。心电图表现为 S-T 段压低超过 0.5mm 或 T 波低平。

2. **脑动脉供血不足的表现**　不同的心律失常对脑血流量的影响也不同，频发性房性与室性期前收缩，脑血流量分别下降 8% 与 12%。室上性心动过速，下降可达 14% ～ 23%，当心室率极快时甚至达 40%。室性心动过速时可达 40% ～ 75%。

脑血管正常者，上述血流动力学的障碍不致造成严重后果。倘若脑血管发生病变时，则足以导致脑供血不足，其表现为头晕、乏力、视物模糊、暂时性全盲，甚至于失语、瘫痪、昏迷等一过性或永久性的脑损害。

3. **心功能不全的表现**　主要为咳嗽、咳痰、呼吸困难、倦怠、乏力等。

二、围麻醉期突发心律失常的原因分析

围麻醉期发现的心律失常，其原因主要有三个方面：一是麻醉手术前已存在的心律失常；二是在麻醉手术期间出现的心律失常；三是麻醉（术后）后出现的心律失常。后两方面主要与麻醉用药、麻醉管理、手术刺激、术后管理以及患者疾病情况有关[4-6]。

1. 术前心律失常

（1）老年人术前易见冠心病、风湿性心脏病、高血压性心脏病、肺心病、心肌炎后遗症、心肌梗死后遗症以及各种感染等。

（2）术前合并代谢性疾病，如甲状腺功能亢进等，易发心动过速或心房颤动等。

（3）严重营养不良和电解质紊乱、酸中毒，心肌活动极易受细胞外液中 K^+、Na^+、Ca^{2+}、Mg^{2+} 等影响。血浆钾离子浓度增加可诱发室性期前收缩、室性心动过速甚至心室颤动；血钙升高使心肌收缩力增加；血钠降低使心动过缓，严重时可致心脏停搏；低血镁可突发心脏纤维性颤动。

（4）术前比较常见的心律失常：窦性心动过速、窦性心动过缓、窦性心律不齐、室性期前收缩、房性期前收缩、心房颤动、心房扑动、不同程度心室内传导阻滞，以及预激综合征等。如果出现室性心动过速、心室颤动或心脏停搏，提示病情危重或濒临死亡。

2. 术中的心律失常

（1）手术应激、创伤、出血、缺氧、疼痛刺激等，导致体内交感神经兴奋和内分泌、代谢等一系列变化，是术中心律失常的常见原因。手术操作引起的内脏牵拉反射亦可诱发心律失常，如胆心反射、眼心反射、腹腔、胸腔与脑膜牵拉反射等。

（2）麻醉相关的心律失常。

①麻醉用药：麻醉药物对心率、心律及心排血量的影响，除了药物本身的作用外，还与麻醉药用量和麻醉的深度、有无高碳酸血症，以及药物之间的相互作用有关。a. 吸入麻醉药：恩氟烷对循环的抑制作用比较明显，与用药浓度成正相关，在缺氧和二氧化碳蓄积时容易出现心律失常。异氟烷对心功能的抑制比氟烷和恩氟烷显著轻，表现心率稍快、心律稳定。有报道异氟烷、七氟烷和地氟烷可以延长 Q-T 间期。b. 静脉麻醉药：硫喷妥钠可使血压下降而引起反射性心动过速。氯胺酮引起心率增快的原因，一般认为是交感神经过度兴奋和副交感神经抑制所致。γ-羟丁酸钠则可使副交感神经系统的活动亢进，导致心率减慢。依托咪酯对心脏的影响轻微，对心脏的自律性和传导性均无影响。地西泮和咪达唑仑可使心率增快。丙泊酚在引起血压下降的同时可出现心率增快。c. 肌松药：婴幼儿静注琥珀胆碱后可引起严重的心动过缓，成年人虽也可发生，但较为少见。泮库溴铵有较明显的心血管效应，可特异性阻滞心脏窦房结 M 胆碱受体引起心动过速。阿曲库铵对心血管系统影响很小。d. 其他：吗啡可抑制交感神经，产生心动过缓，但是吗啡不增加心肌的应激性，因此很少引起心律失常。芬太尼由于对迷走神经心脏抑制中枢的刺激，可减慢心率。氟哌利多引起的心率增快，一般认为是由于血管扩张、血压下降所致的反射性改变。

②浅麻醉下气管内插管可刺激咽喉及气管感受器而诱发交感神经活动增强，导致心律失常，以室性期前收缩为多见，偶可引起室性心动过速和心室颤动。

③低温麻醉时，体温低于 30℃时窦房

结起搏点受抑制，可出现房性逸搏、期前收缩、结性心律、完全性房室分离，严重者可诱发心房颤动或心脏停搏。

④麻醉相关操作如中心静脉置管等，可导致房性或室性心律失常。

3．术后心律失常　心脏及开胸非心脏手术后容易发生各种心律失常。有报道冠状动脉搭桥术后 35% 患者发生心房颤动。一项回顾性研究发现，2588 例开胸非心脏手术患者 12.3% 术后发生心房颤动。水、电解质平衡紊乱和酸碱平衡失调，以及营养不良、药物毒性等，也可导致严重心律失常。

三、围麻醉期突发心律失常的应对策略[1,7]

1．围麻醉期突发心律失常的处理原则

（1）连续、动态心电图监测：正确诊断各种心律失常，尽可能找出心律失常的发生原因或诱因。

（2）纠正心律失常的诱发因素：可起到预防和治疗作用。特别要注意麻醉深度、二氧化碳蓄积、手术刺激、电解质紊乱、低体温，以及疼痛、机械性刺激、缺氧、电解质酸碱失衡、血流动力学不稳定等因素。

（3）性质严重的心律失常必须立即处理：如多源性室性期前收缩、室性期前收缩出现在 T 波上升支或波峰（R-on-T）、室性心动过速、三度房室传导阻滞及室率缓慢的二度房室传导阻滞等。心室颤动属最严重的心律失常，必须立即处理。

（4）心律失常的性质虽非严重，但伴明显血流动力学改变者，也必须立即处理。若血流动力学尚稳定，则可加强监测，查明原因或诱因后再处理。

（5）在积极终止心律失常发作和力求根治的同时，尽力预防心律失常的复发。

（6）在积极进行心律失常药物治疗的同时要注意因此而引起治疗相关不良反应。

2．围麻醉期突发心律失常药物治疗

（1）快速性心律失常。

①窦性心动过速：治疗重点在于寻找并消除病因，如麻醉减浅需要加深麻醉，失血引起的需要及时补充血容量。当有心力衰竭时，可选用洋地黄类药物。对血流动力学稳定、心肌无损害者则可应用适量 β 受体拮抗药。

②阵发性室上性心动过速（PSVT）：临床上阵发性室上性心动过速的发作多数为折返性，其中以房室结内折返性心动过速（AVRT）为多见，约占阵发性室上性心动过速的 60%。异搏定则对快、慢途径的传导均有抑制，因而对控制此类心动过速的发作很有用。成人每次可用维拉帕米 5 ～ 10mg 稀释后缓慢静脉注射，小儿用 1 ～ 2mg。但是当患者伴有心力衰竭时，宜以洋地黄类药物为首选。当这些药物疗效不佳而患者禁忌电击复律时，可选用普萘洛尔，常用量为每次 1 ～ 2.5mg，稀释后缓慢静脉注射，一般首次给予 1mg。此外，普罗帕酮、胺碘酮对室上性心动过速亦有效。

③心房颤动和心房扑动：心房颤动是麻醉期间比较多见的心律失常。治疗目的是控制心室率或转复心律。研究发现围麻醉期使用 β 受体拮抗药可以有效降低心房颤动的发生率。洋地黄类药物可达到控制室率、改善循环、纠正或预防心力衰竭的疗效。同时应注意是否有缺氧、二氧化碳蓄积、贫血、低钾血症或低镁血症等情况，应予纠正。在排除上述各种病理因素的基础上，可加用普萘

洛尔或胺碘酮。电复律在麻醉期间一般并非急需，如确有必要，急诊电复律亦可进行。但对于洋地黄化的患者，应在停药24小时的情况下才能应用电复律。

④室性心动过速：对室性心动过速应紧急治疗。一旦发生，应积极进行治疗，仔细判断病因，并做好电击除颤的准备。

利多卡因是首选药物，一般首次用量为1～2mg/kg稀释后缓慢静脉注射，隔5分钟可重复1次，20分钟内总量不宜超过5mg/kg。当室性心动过速消失后，应以1～4mg/（kg•h）的速度静脉滴注，以巩固疗效。对有心力衰竭、肝功能严重障碍或休克等患者，用量宜酌减。

上述药物治疗无效或明显血流动力学障碍病情紧急时，应该给予直流电击复律。血流动力学稳定的患者，50J就足以复律成功，若复律失败，将电能量增加到100～150J，仍不成功则用300J。复律前患者清醒时，用地西泮使患者镇静是有益的。

值得强调的是必须纠正诱发因素，如缺氧、低血压、酸中毒、心力衰竭等。有时诱发因素纠正，室性心动过速即可自行转复为窦律。室性心动过速转复后预防治疗亦很重要，可选用Ⅰ、Ⅲ类抗心律失常药物。

多形性室性心动过速（又称扭转型室性心动过速）是一种罕见的恶性室性心动过速，被认为是室性心动过速发展成心室颤动的前奏状态，其治疗方法除上述以外，可采用：a. 提高基本心率使复极离散度减少，予以异丙肾上腺素静脉滴注（0.2mg溶于5%～10%葡萄糖100ml，使室率达100次/分以上）。若为完全性房室传导阻滞患者除给异丙肾上腺素外，需安装起搏器。此外，可经食管行心房起搏，频率＞100次/分。b. 有明确低血钾者可静脉补钾，若患者并存阿—斯综合征，由于酸中毒的存在常影响血钾水平的测定。c. 静脉注射硫酸镁。镁虽缩短Q-T间期但可使复极趋向一致。剂量为2.5g稀释40ml后缓慢静脉注射（约10分钟）。对高血压、心室激惹不宜用异丙肾上腺素者尤为适用。d. 先天性Q-T间期延长综合征伴反复尖端扭转室性心动过速发作者，为预防其发作可施左侧交感神经切除及β受体拮抗治疗。e. 禁用ⅠA、ⅠC，以及Ⅲ类抗心律失常药，可试用ⅠB类抗心律失常药及Ⅱ类β-受体拮抗药。

（2）缓慢性心律失常：缓慢性心律失常的发生机制可由于冲动起源异常，如自发性或心动过速中止后窦性停搏所致；或因冲动传导异常。当室率突然减慢至30次/分左右，就可能导致严重的结果。当室率＜50次/分，或室率＞50次/分但已有血流动力学干扰时，应立即进行处理。

药物治疗主要用阿托品0.5～1mg静脉注射，或异丙肾上腺素1mg加入葡萄糖溶液250ml内静脉滴注。紧急时可用异丙肾上腺素0.5～1μg静脉注射。对病窦患者，则无论阿托品或异丙肾上腺素都不能有效地提高其窦性心律。因此，对三度房室传导阻滞及病窦患者，最好的治疗办法是心脏起搏。

四、围麻醉期突发心律失常的思考

围麻醉期需加强心电监测，对于出现的心律失常应尽快做出正确判断。轻度心律失常一般对血流动力学影响不大，可以暂不处理，停止刺激，停用可能诱发心律失常的药物即可恢复。严重心律失常可导致严重血流动力学紊乱，甚至立即出现循环衰竭，须立即进行处理。消除诱因和病因是关键。除治疗原发病外，及时纠正电解质紊乱、休克、加深麻醉等。

整体心率。

（许爱军　肖兴鹏）

五、围麻醉期突发心律失常的典型案例分享

患者，男性，54 岁，90kg，181cm，BMI 27.7，行大腿黑色素瘤局部切除术，以及术中淋巴结活检。无变态反应史。术前检查显示：窦性心动过缓（54 次 / 分）。心、肺检查结果均正常。实验室检查（血常规、电解质、尿素氮、肌酐和乳酸脱氢酶）和心电图（ECG）未发现异常。麻醉诱导给予芬太尼 200μg、丙泊酚 200mg、顺式阿曲库铵 14mg。插入 7 号气管导管，麻醉维持给予地氟醚 5.8% + 50% 氧气维持。术中给予抗生素头孢唑啉 1g。麻醉诱导后，在切皮之前，窦性心率下降到 40 次 / 分，并发展成等频发性房室脱节。血压由 120/50mmHg 下降到 80/30mmHg。于是为其置入食管心脏起搏器，起搏心率从 60 次 / 分开始，当起搏心率提高到 90 次 / 分，患者出现了二度 Ⅰ 型（文氏现象）房室传导阻滞。手术结束后，患者自诉胸前有"敲击"感，尤其在夜间。动态心电图监测显示显著窦性心动过缓伴室性逸搏。术后超声心动图显示中度主动脉瓣关闭不全，建议其安装永久性心脏起搏器以增加

参考文献

[1] 庄心良,曾因明,陈伯銮.现代麻醉学[M].3 版.北京：人民卫生出版社，2003：2306-2310

[2] Atlee JL Ⅲ, Dennis DM. Cardiac dysrhythmias. In: Gravenstein N, Kirby RR. Complications in anesthesiology [M]. 2nd ed. Philadelphia: Lippincott-Raven, 1996:281-315.

[3] Yildirim H, Adanir T, Atay A, et al. The effects of sevoflurane, isoflurane and desflurane on QT interval of the ECG [J]. Eur J Anaesthesiol, 2004, 21 （7）:566-571.

[4] Maisel WH, Rawn JD, Stevenson WG. Atrial fibrillation after cardiac surgery [J]. Ann Intern Med, 2001, 135 （12）:1061-1073.

[5] Vaporciyan AA, Correa AM, Rice DC, et al. Risk factors associated with atrial fibrillation after noncardiac thoracic surgery: Analysis of 2588 patients [J]. J Thorac Cardiovasc Surg, 2004, 127 （3）:779-786.

[6] Chugh SS, Blackshear JL, Shen WK, et al. Epidemiology and natural history of atrial fibrillation: Clinical implications [J]. J Am Coll Cardiol, 2001, 37 （2）:371-378.

[7] Crystal E, Connolly SJ, Sleik K, et al. Interventions on prevention of postoperative atrial fibrillation in patients undergoing heart surgery: A meta-analysis [J]. Circulation, 2002, 106 （1）:75-80.

第18章　围麻醉期突发急性心力衰竭

一、围麻醉期突发急性心力衰竭事件的发生情况及危害

心血管系统疾病业已成为危害人类生命的首要病因。近年来，随着诊断技术的进步和治疗手段的改善，心血管系统疾病的发病率和死亡率（包括急性心肌梗死），均呈现显著下降的趋势。因此，麻醉医生可能会接触到越来越多伴有心血管功能失调及（或）心力衰竭，同时又将接受心脏手术或非心脏手术的患者，这在老年人中尤为明显。

心力衰竭（heart failure，HF）是各种心脏结构或功能性疾病导致心室充盈和（或）射血功能受损，心排血量不能满足机体组织代谢需要，以体循环和（或）肺循环淤血，组织血液灌注不足为主要临床表现的一组综合征。围麻醉期急性心力衰竭（peri-anesthesia acute heart failure，PAHF）是指手术患者从接受麻醉诱导起直至麻醉苏醒其间发生的急性心力衰竭。其影响较为深远，既可作为风险因子，用来评估心脏手术或非心脏手术后发生恶性心血管事件的可能性，又可能是围术期其他病症如缺血、低氧、液体过量等的并发症。急性心力衰竭临床上分为急性左侧心力衰竭（最为常见）和急性右侧心力衰竭（较为少见）。急性左侧心力衰竭指急性发作或加重的左心功能异常所致的心肌收缩力明显降低、心脏负荷加重，造成急性心排血量骤降、肺循环压力突然升高、周围循环阻力增加，引起肺循环充血而出现急性肺淤

血、肺水肿并可伴组织器官灌注不足和心源性休克的临床综合征。急性右侧心力衰竭是指某些原因使右心室心肌收缩力急剧下降或右心室的前后负荷突然加重，从而引起右心排血量急剧减低的临床综合征。急性心力衰竭可以突然起病或在原有慢性心力衰竭基础上急性加重，大多表现为收缩性心力衰竭，也可表现为舒张性心力衰竭，发病前患者多数合并有器质性心血管疾病。围术期若发生急性心力衰竭失代偿（decompensated heart failure），一般提示预后不良[1]。

（一）急性左侧心力衰竭

1. 基础心血管疾病的病史　大多数患者有各种心脏病的病史，存在可引起急性心力衰竭的基础。在老年人常见于冠心病、高血压和老年性退行性心瓣膜病，而在年轻人中多由风湿性心瓣膜病、扩张型心肌病、急性重症心肌炎等所致。

2. 一般表现　原来心功能正常的患者出现原因不明的疲乏或运动耐力明显减低，以及心率增加 15～20 次 / 分，可能为左心功能降低的最早征兆。继续发展可出现劳力性呼吸困难、夜间阵发性呼吸困难等；体检可发现左心室增大、舒张早期或中期奔马律、P_2 亢进、两肺底部有湿啰音，提示已有左心功能障碍。

3. 急性肺水肿　突发的严重呼吸困难、端坐呼吸、喘息不止、烦躁不安并有恐惧感，呼吸频率可达 30～50 次 / 分；频繁咳嗽并咳出大量粉红色泡沫样血痰；听诊心率快，

心尖部常可闻及奔马律；两肺满布湿啰音和哮鸣音。

4. 心源性休克　主要表现为：①持续低血压，收缩压降至 90mmHg 以下，或原有高血压的患者收缩压降低≥30% 以上，且持续 30 分钟以上。②组织低灌注状态，可有：皮肤湿冷、苍白和发绀，出现紫色条纹；心动过速＞110 次 / 分；尿量显著减少（＜20ml/h），甚至无尿；意识障碍，常有烦躁不安、激动焦虑、恐惧和濒死感；若收缩压低于 70mmHg，可出现中枢抑制症状如神志恍惚、表情淡漠、反应迟钝，逐渐发展至意识模糊甚至昏迷。③血流动力学障碍：PCWP 动力学障碍，神志恍惚。④低氧血症和代谢性酸中毒。

（二）急性右侧心力衰竭

1. 右心室梗死伴急性右侧心力衰竭　症状典型者可出现低血压、颈静脉显著充盈和肺部呼吸音清晰三联症。

2. 急性大块肺栓塞伴急性右侧心力衰竭　典型表现为突发呼吸困难、剧烈胸痛、有濒死感，还有咳嗽、咳血痰、明显发绀、皮肤湿冷、休克和晕厥，伴颈静脉怒张、肝大、肺梗死区呼吸音减弱、肺动脉瓣区杂音。

3. 右侧心瓣膜病伴急性右侧心力衰竭　主要为右侧心力衰竭的临床表现，有颈静脉充盈、下肢水肿、肝脏淤血等。

二、围麻醉期突发急性心力衰竭事件的原因分析

急性围术期心力衰竭可源于几种完全不同的临床综合征，如慢性心力衰竭、肺水肿、急性心肌梗死引起的心源性休克等。可触发急性心力衰竭（AHF）的因素很多，包括慢性心力衰竭治疗药物的突然停药、高血压、不充足的液体管理、贫血、心律失常、高凝状态及心肌梗死。其中急性心肌梗死为最严重的急性心力衰竭的触发因素，临床表现从无症状性的心肌酶的升高到心源性休克的形成。7% 的急性心肌梗死患者最终会发生心源性休克，其死亡率可高达 70%～80%。其他相对少见但同样严重的触发因素包括心律失常、急性或慢性心脏瓣膜功能不全，大面积的肺梗死及心脏压塞[2,3]。

（一）急性左侧心力衰竭

1. 慢性心力衰竭急性加重　慢性心力衰竭患者术前突然停药，或术中因麻醉药物或手术操作的不当，或术中监测或管理的不完善等，均可导致患者血流动力学的剧烈波动，诱导慢性心力衰竭的急性加重。

2. 急性心肌损伤　①急性冠状动脉综合征如急性心肌梗死或不稳定型心绞痛、急性心肌梗死伴机械性并发症、右心室梗死；②急性重症心肌炎；③围术期心肌病；④药物所致的心肌损伤与坏死，如抗肿瘤药物和毒物等。

3. 急性血流动力学障碍　①急性瓣膜大量反流和（或）原有瓣膜反流加重，如感染性心内膜炎所致的二尖瓣和（或）主动脉瓣穿孔、二尖瓣腱索和（或）乳头肌断裂、瓣膜撕裂（如外伤性主动脉瓣撕裂），以及人工瓣膜的急性损害等；②高血压危象；③重度主动脉瓣或二尖瓣狭窄；④主动脉夹层；⑤心脏压塞。

（二）急性右侧心力衰竭

可见于右心室梗死、急性大面积肺栓塞和右侧心瓣膜病。

三、围麻醉期突发急性心力衰竭事件的应对策略

围麻醉期急性心力衰竭极为凶险，死亡率较高，应尽早诊断并及时处理[4]。

1. 评估患者的风险，做出危险分层 根据可能发生急性心力衰竭的风险，术前可做出危险分层。

（1）高危：不稳定型心绞痛、急性心肌梗死（7天以内）、新近发生心肌梗死（7天～1个月）、失代偿性心力衰竭、严重或高危心律失常、严重心瓣膜病，以及高血压Ⅲ级（＞180/110mmHg）。

（2）中危：缺血性心脏病史、心力衰竭或心力衰竭失代偿史、脑血管病（短暂性脑缺血发作、脑卒中）、糖尿病以及肾功能不全。

（3）低危：年龄＞70岁、心电图异常（左心室肥厚、完全性左束支传导阻滞、肺特异性 ST-T 改变）、非窦性心率，以及未控制的高血压。

高危者应推迟或取消手术。中、低危者术前应做充分的预防治疗。多个低危因素并存时，手术风险也相应增加。

2. 评估手术类型的风险 不同类型的手术对心脏的危险不同。对于风险较高的手术，术前要做充分的预防治疗。

（1）心脏危险＞5%的手术：主动脉和其他主要血管的手术、外周血管手术。

（2）心脏危险1%～5%的手术：腹腔内手术、胸腔内手术、头颈部手术、颈动脉内膜切除术、整形手术、前列腺手术。

（3）心脏危险＜1%的手术：内镜手术、皮肤浅层手术、白内障手术、乳腺手术、门诊手术。

3. 积极的预防方法

（1）控制基础疾病，如治疗高血压、改善心肌缺血、控制血糖、保护肾功能，以及治疗已有的慢性心力衰竭等。

（2）药物应用：围术期β受体拮抗药的应用可减少心肌缺血和心肌梗死危险，并降低冠心病病死率。

（3）血管紧张素转化酶抑制药、血管紧张素Ⅱ受体拮抗药、他汀类和阿司匹林也有报道可减少围术期的心肌缺血、心肌梗死和心力衰竭的发生率，但血管紧张素转化酶抑制药有诱发低血压倾向，应注意监测和纠正[5]。

4. 围术期的治疗

（1）治疗目标。

①控制基础病因和纠正诱因：控制高血压；有效控制感染；积极治疗各种心律失常；改善心肌缺血；糖尿病伴血糖升高者应有效控制血糖水平；对血红蛋白低于60g/L的严重贫血者，可输注浓缩红细胞悬液或全血。

②缓解各种严重症状：采用不同方式吸氧改善低氧血症和呼吸困难；支气管解痉药治疗呼吸道痉挛；吗啡治疗胸痛和焦虑；利尿药改善肺水肿等。

③保持血流动力学稳定。

④纠正水、电解质紊乱和维持酸碱平衡。

⑤保护重要脏器如肺、肾、肝和大脑，防止功能损害。

（2）急性左侧心力衰竭的处理[6,7]。

①体位：静息时明显呼吸困难者应半卧位或端坐位，双腿下垂以减少回心血量，降低心脏前负荷。

②吸氧：适用于低氧血症和呼吸困难明显的患者。应尽早采用，使患者 $SaO_2 \geqslant 95\%$（伴慢性阻塞性肺疾病者 $SaO_2 > 90\%$）。

③随时做好救治的准备工作：开放至少两根静脉通道，并保持通畅。必要时可采用深静脉穿刺置管，以随时满足用药的需要。

④出入量管理：肺淤血、体循环淤血及水肿明显者应严格限制饮水量和静脉输液速度，对无明显低血容量因素（大出血、严重脱水、大汗淋漓等）者，每天摄入液体量一般宜在1500ml以内。

⑤药物治疗。

a. 吗啡：伴CO_2潴留者不宜应用，以免产生呼吸抑制而加重CO_2潴留；也不宜应用大剂量，可促使内源性组胺释放，使外周血管扩张导致血压下降。应密切观察疗效和呼吸抑制等不良反应。

b. 支气管解痉药：如氨茶碱，此类药物不宜用于冠心病如急性心肌梗死或不稳定型心绞痛所致的急性心力衰竭患者，不可用于伴心动过速或心律失常的患者。

c. 利尿药：适用于急性心力衰竭伴肺循环和（或）体循环明显淤血，以及容量负荷过重的患者。首选呋塞米，不同类型利尿药小剂量联合应用，其疗效优于单一利尿药的大剂量，且不良反应也更少。

d. 血管扩张药：此类药物可应用于急性心力衰竭早期阶段。收缩压水平是评估此类药是否适宜的重要指标。收缩压＞110mmHg的急性心力衰竭患者通常可以安全使用；收缩压在90～110mmHg的患者应谨慎使用；而收缩压＜90mmHg的患者则禁忌使用。主要包括硝酸酯类药物、硝普钠、重组人脑钠肽等。

e. 正性肌力药物：此类药物适用于低心排血量综合征，可缓解组织低灌注所致的症状，保证重要脏器的血供。包括洋地黄类、多巴胺、多巴酚丁胺、磷酸二酯酶抑制药等。

⑥特殊装置的应用：有发生心源性休克和低血压倾向的心力衰竭患者，术前可安置主动脉内球囊反搏（IABP）或双腔起搏器；术中发生的急性心力衰竭如主动脉内球囊反搏不能奏效，可安装人工心脏泵。这在有条件的医院可尝试性地开展。

（3）急性右侧心力衰竭的处理。

①右心室梗死伴急性右侧心力衰竭。

a. 扩容：若发生心源性休克，可在中心静脉压监测的基础上大量补液，24小时的输液量在3500～5000ml。对于充分扩容而血压仍低者，可给予多巴酚丁胺或多巴胺。如在补液过程中出现左侧心力衰竭，应立即停止补液。

b. 禁用利尿药、吗啡和硝酸甘油等血管扩张药，以避免进一步降低右心室充盈压。

c. 若右心室梗死同时合并广泛左心室梗死，则不宜盲目扩容，防止造成急性肺水肿。

②急性大面积肺栓塞所致急性右侧心力衰竭：常用尿激酶或人重组组织型纤溶酶原激活剂（rt-PA）溶栓治疗。经内科治疗无效的危重患者（如休克），若经肺动脉造影证实为肺总动脉或其较大分支内栓塞，可做介入治疗，必要时可在体外循环下紧急切开肺动脉摘除栓子。

③右侧心瓣膜病所致急性右侧心力衰竭：主要应用利尿药，以减轻水肿。此外，治疗基础心脏病如肺动脉高压、肺动脉狭窄，以及合并肺动脉瓣或三尖瓣关闭不全、感染性心内膜炎等。

四、围麻醉期突发急性心力衰竭事件的思考

围麻醉期突发急性心力衰竭是围麻醉期死亡率高的一种突发事件，因此如何预

防此类事件的发生极大地考验着麻醉医生和手术团队。首先，麻醉前要求麻醉医生、手术医生甚至心内科医生对患者的身体状况有充分的风险预估，尽量找出已经出现的或可能出现心力衰竭的病因，并在麻醉前做出对症处理，适当地降低麻醉及手术风险。在麻醉前与患者及家属进行详细的沟通，告知患者麻醉、手术和其他治疗的每一项风险。其次，麻醉前做好充足的药物、器械及人员准备。包括利尿药、血管扩张药、抗凝血药、正性肌力药、抗心律失常药、β受体拮抗药、电击设备和充足的人员，必要时请心内科医生指导用药。术前应停用利尿药，避免未知的血容量丢失。再次，麻醉时，由于没有最佳的麻醉方案，根据手术需要尽量选用局部或区域阻滞，并且请高年资的麻醉医生指导麻醉操作及用药，尽量避免麻醉期间不良刺激和对麻醉药物掌握不好导致的循环剧烈波动。麻醉期间应尽量减少抑制心肌，避免心动过速、舒张期低血压和收缩期高血压。围麻醉期应监测中心静脉压、有创动脉压、尿量等，有条件的可监测肺动脉嵌顿压或经食管多普勒超声检查。最后，在手术结束时，若是全麻患者，要保证患者平稳苏醒，适量地镇痛，避免疼痛苏醒后疼痛刺激导致的循环和呼吸波动引发心力衰竭，必要时可在麻醉苏醒恢复室观察至患者完全苏醒。送出手术室前及时通知重症监护中心或病房监护室做好接收患者的准备工作，同时麻醉医生和巡回护士陪同患者回到病房并床头交接班，并嘱咐患者家属术后注意事项。

五、围麻醉期突发急性心力衰竭事件的典型案例分享

患者，男性，63岁，拟在腰麻下经尿道前列腺电切术（transurethral resection of the prostate，TURP）。既往有糖尿病、高血压、高脂血症及慢性心力衰竭，口服呋塞米、美托洛尔、依那普利及地高辛进行控制。术前，患者中度活动后即感呼吸困难，端坐呼吸（两枕头高），轻度踝部水肿。体检：血压144/85mmHg，心率64次/分，呼吸频率18次/分。无颈静脉怒张或奔马律，但双肺可闻及轻度湿啰音。心电图提示非特异性ST-T段改变。最近的经胸彩超提示心脏射血分数为30%，轻度心室充盈受损。请心内科医师会诊，建议增加利尿药用量，并将该患者列为围术期心血管事件中度风险可能。几天后患者在腰麻下完成手术，术中输入了3L的乳酸钠-林格液。此外，静脉给予20mg呋塞米后，10L的甘氨酸溶液冲洗。在术后苏醒室，患者自感呼吸困难，烦躁不安，即使在持续吸氧的情况下（每分钟4L），其动脉血氧饱和度（SpO_2）只达94%，心率100次/分，血压170/100mmHg。两肺野中部可闻及明显湿啰音。胸片提示血管性及间质性肺水肿。增加吸氧流量、舌下含服硝酸甘油、静脉追加20mg呋塞米后，患者尿量大量产生。待病情平稳后入ICU进一步观察。整个病程中无显著心电图改变，急性心肌梗死血浆标记物检查亦呈阴性。24小时后患者生命体征稳定，转出ICU。

（曹　菲　肖兴鹏）

参考文献

[1] Rosamond W, Flegal K, Friday G, et al. Heart disease and stroke statistics-2007 update: a report from the American Heart Association Statistics Committee and Stroke Statistics Subcommittee [J] . Circulation, 2007, 115（5）: 169-171

[2] Froehlich JB，Eagle KA. Anaesthesia and the cardiac patient: the patient versus the procedure [J] . Heart, 2002, 87（1）: 91-96

[3] Kertai MD, Klein J, van Urk H, et al. Cardiac complications after elective major vascular surgery [J] . Acta Anaesthesiol Scand, 2003, 47（6）: 643-654

[4] 中华医学会心血管病学分会心衰专业组 . 2010 年急性心力衰竭诊断和治疗指南 . 2010

[5] Goldberg RJ, Samad NA, Yarzebski J, et al. Temporal trends in cardiogenic shock complicating acute myocardial infarction [J] . N Engl J Med, 1999, 340（15）: 1162-1168

[6] Toller WG，Metzler H. Acute perioperative heart failure [J] . Curr Opin Anaesthesiol, 2005, 18（2）: 129-135

[7] 陆再英 , 钟南山 . 内科学［M］. 7 版 . 北京 : 人民卫生出版社，2008

第 19 章　围麻醉期突发心肌缺血与急性心肌梗死

一、围麻醉期突发心肌缺血与急性心肌梗死的发生情况及危害

近年来冠心病（coronary artery disease, CAD）在我国的发病率呈显著上升的趋势，手术患者中伴有冠心病的患者数量也相应增多。由于麻醉、手术创伤和其他因素的影响，冠心病患者在围麻醉期可发生冠状动脉的供血和心脏需血失衡，导致冠状动脉血流量不能满足心肌代谢的需要，从而引起心肌急剧的缺血缺氧（围麻醉期心肌缺血，peri–anesthesia myocardial ischaemia），甚至心肌的坏死（围术期急性心肌梗死，peri-anesthesia myocardial infarction，PMI）。由于此类患者手术风险显著大于一般患者，因此，及时、有效地诊断和治疗围麻醉急性心肌缺血或心肌梗死可明显改善患者的预后。

一般而言，心肌缺血主要发生在术后，与心肌梗死（MI）和心血管其他并发症密切相关。相反，术中心肌缺血相对少见，且很少与心肌梗死的发生相关。因此，就麻醉本身而言，无论是全身麻醉还是区域麻醉，只要未出现并发症，都不是高危心脏病患者行非心脏手术的危险因素。相反，没有并发症的麻醉反而能提高心肌缺血发生的阈值。围麻醉期中的手术操作及术后应激，是心肌缺血、梗死及心源性死亡的主要促发因素。

在发生围麻醉期急性心肌梗死之前，几乎所有患者术后都存在持续的（> 100 分钟）ST 段压低型心肌缺血，而 ST 段抬高型心肌梗死在术后相对少见。多数围麻醉期急性心肌梗死发生在术后最初 24 ～ 48 小时，且绝大部分围麻醉期急性心肌梗死缺乏明显的临床症状，心电图一般都表现为无 Q 波型心肌梗死。非外科患者心肌梗死与围麻醉期急性心肌梗死的主要区别在于发生心梗的地点、诊断出心肌梗死的时间和状况。大多数非外科患者心梗发生在院外，当患者就诊时已出现进展期心肌梗死的症状和体征，或已发生心肌梗死，而围麻醉期急性心肌梗死都发生在医院内，可以前瞻性地预测在术后短期内（1 ～ 5 天）围麻醉期急性心肌梗死发生的可能性。因此，对于围麻醉期急性心肌梗死而言，患者通常处于严密监护之下。因为心电图监测具有独一无二的优势，连续的心电图监测应始于麻醉开始之前，并持续到麻醉后数小时或者数天[1]。现今使用的 12 导联心电图连续监测辅以肌钙蛋白测定等方法，使围麻醉期心肌缺血和心肌梗死之间具有更好的相关性。

对于冠心病患者，特别是伴有高血压或既往有心肌梗死者，以及术中曾发生血压急剧波动者，术后应持续监测心电图，每日做一次全导联心电图，并与术前心电图相比较。若术后突然出现低血压、呼吸困难、发绀、心动过速、心律失常或充血性心力衰竭征象时，均应考虑到急性心肌梗死的可能，应立即进行心电图和有关血清酶学检查，以便及早诊断和及时处理。

围麻醉期心肌缺血与急性心肌梗死的

危害如下。

1. 心肌完全依赖有氧代谢，其细胞内氧和 ATP 贮存很少，一旦发生缺血，心肌迅速从有氧代谢转化为无氧代谢，从而产生大量的乳酸，使心肌细胞内 pH 降低，继而离子泵运转失调，大量 Ca^{2+} 进入细胞内，破坏细胞膜结构，导致细胞解体等不可逆的改变。

2. 心肌缺血几秒钟即可引起收缩力减弱，缺血 1～5 分钟恢复再灌注，其收缩功能需数小时甚至 24 小时才能恢复正常。若缺血 > 20 分钟恢复再灌注，心肌就不可能完全恢复并在其缺血中心部位发生坏死，通常从心内膜向心外膜波及。

3. 心肌缺血对机体的不利影响在于干扰心脏泵注功能，首先是舒张功能的改变，对心室顺应性的影响，取决于心肌氧供与氧耗情况。若冠状动脉血流量减少 80%，可引起心脏收缩无力。冠状动脉血流量减少 95%，则出现心室动力障碍。

4. 心肌缺血严重时，可发生血流动力学异常，导致心律失常、肺水肿、心肌梗死、休克甚至心搏骤停。

二、围麻醉期突发心肌缺血与急性心肌梗死的原因分析[2,3]

1. 心肌氧供下降

（1）冠状动脉血流下降。

①冠状动脉狭窄：冠状动脉粥样硬化（冠状动脉血流下降最主要的因素，也是术前心肌缺血的重要原因）及冠状动脉痉挛等。

②主动脉舒张压降低：当失血过多、麻醉过深等因素导致血压过低时，主动脉舒张压降低可引起心肌灌流不足、缺血，伴有主动脉瓣关闭不全的患者尤为明显。

③低血压、主动脉瓣关闭不全。

④心率增快：麻醉过浅、血容量不足，导致心肌灌流量减少，从而引起心肌缺血。

⑤血液携氧能力降低：血红蛋白含量减少，如失血、贫血；氧合血红蛋白解离曲线异常，如碱中毒；血氧饱和度下降。

（2）肺换气和（或）肺通气功能下降。

2. 心肌氧需增加

（1）心率增快，见于麻醉过浅、发热、疼痛等，可显著增加心肌氧需，降低心肌氧供，从而诱发心肌缺血。

（2）室壁张力增加：①前负荷增加，导致心室容积和半径增加，室壁张力相应增加，心肌收缩就要消耗更多能量及氧，见于围麻醉期输血、输液过多等；②后负荷增加常见于高血压，心脏为了有效泵出血液，需要额外消耗更多的能量和氧气。

（3）心肌收缩性增强，见于应用正性肌力药物、交感 - 肾上腺系兴奋。

三、围麻醉期突发心肌缺血与急性心肌梗死的应对策略[4-6]

缺血性心脏病（包括心肌梗死）的治疗是一个综合的过程，其治疗的优先目标是尽可能地延长患者的生命。

1. 充分术前准备　包括戒烟，低脂肪、低胆固醇饮食控制体重，定期的有氧运动，有效控制高血压、糖尿病、肥胖及高脂血症。还应纠正贫血、低血压、低血容量、酸碱与电解质失衡、控制心率并给予恰当的术前药物，为控制心绞痛发作，术前用 β 受体拮抗药治疗者不必停药。

2. 麻醉方式选择　体表小手术者应选用局麻；四肢、下腹部手术可选用区域阻滞麻醉或椎管内麻醉；创伤重且时间长宜选用气管内全身麻醉。麻醉手术中需充分供氧、维持循环稳定、避免心率和血压剧烈变化。

3. 麻醉诱导　诱导时尽量消除心血管应激所引起的心率和血压的剧烈波动，芬太尼、咪达唑仑、丙泊酚、苯磺阿曲库铵需合理配伍运用。心功能欠佳者可改用依托咪酯 $0.2 \sim 0.3$ mg/kg。

4. 加强麻醉管理　术中维持适宜的麻醉深度，及时补充血容量，维持血流动力学稳定。加强呼吸管理，确保呼吸道通畅；防止高碳酸血症和低二氧化碳血症；维持血气在正常范围之内。

5. 药物治疗

（1）β受体拮抗药：治疗心绞痛的主要药物，常用普萘洛尔、美托洛尔、艾司洛尔、拉贝洛尔等，此类药物可治疗心绞痛、减慢心率、降低心肌耗氧并增加冠状动脉血流。若剂量过大，可能抑制心肌收缩力。其禁忌证为有严重的心动过缓、病窦综合征、严重的反应性气道疾病、房室传导阻滞及未控制的充血性心力衰竭。最常见的不良反应是疲劳和失眠。

（2）钙通道阻滞药：常用维拉帕米，此类药物作用独特，可减慢心率，扩张冠状动脉而防治心肌缺血，还可用于治疗高血压。但禁用于严重充血性心力衰竭的患者，共同的不良反应为低血压、外周水肿及疼痛等。

（3）血管紧张素转化酶抑制药：常用卡托普利，卡托普利可扩张冠状动脉，增加血流，又可降低血压。血管紧张素转化酶抑制药推荐用于所有冠状动脉疾病的患者，尤其是那些伴有高血压、左心室功能障碍或糖尿病的患者。血管紧张素转化酶抑制药的禁忌证包括对药物不耐受或过敏、高钾血症、双

侧肾动脉狭窄及肾衰竭患者。

（4）硝酸甘油：硝酸甘油对全身大动脉和静脉均有扩张作用，增加侧支循环，降低左心室舒张末压和室壁张力，减少心肌氧耗，且有利于冠状动脉血流从心外膜流向心内膜，从而改善全层心肌供血。需注意当收缩压 < 90mmHg、心率 < 60 次 / 分或大于 100 次 / 分，以及低血容量者禁用。

6. 神经阻滞　硬膜外镇痛泵、星状神经节阻滞等均可扩张冠状动脉、减慢心率、减少心肌耗氧、缓解心绞痛。

7. 介入或外科治疗　冠状动脉溶栓或经皮冠状动脉腔内成形术。

8. 急性心肌梗死的管理　麻醉医生应尽早发现心肌梗死，正规治疗包括即刻再通（包括血管再通及血管重建术），应用阿司匹林和β受体拮抗药，禁用钙通道阻滞药，左心室功能差的患者禁用血管紧张素转化酶抑制药。对进行性心肌梗死的患者，主动脉球囊反搏（IABP）可增加冠状动脉血流，同时降低心脏负荷。

四、围麻醉期突发心肌缺血与急性心肌梗死的思考

围麻醉期突发心肌缺血与急性心肌梗死是围麻醉期死亡的主要原因，对麻醉医生是一个很大的考验。首先，术前的发现、检查、治疗和风险评估有助于尽量减少围麻醉期并发症的发生和死亡率，因此麻醉前麻醉医生需要充分了解患者的身体状况和病史，对围麻醉期的风险有充分的认识，积极地与患者的主治医生和家属进行全面的沟通，完善麻醉前的必要检查，必要时请相关科室会诊，减少术前的危险因素，并使家属清楚地

知道围麻醉期可能存在的风险。其次，麻醉前可酌情给予β受体拮抗药、硝酸酯类药物、钙通道阻滞药等，停用二氢吡啶类（特别是短效的硝苯地平）药物，改用其他药品代替。同时做好急诊冠状动脉成形术的准备。再次，麻醉时根据手术需要尽量选用局部或区域阻滞，并且请高年资的麻醉医生指导麻醉操作及用药，尽量避免麻醉期间不良刺激和对麻醉药物掌握不好导致的循环剧烈波动。麻醉期间应尽量减少心肌缺血的发生（心动过速、舒张压过低和收缩压过高都可能促进心肌缺血的发生）。围麻醉期除常规监测外，对于接受大手术的中、高危患者应考虑监测中心静脉压、有创动脉压、尿量等，有条件的可进行经食管超声心动监护。术中定期血常规检查，准确补充失血量，维持足够的血红蛋白含量。最后，在手术结束时，若是全麻患者，要保证患者平稳苏醒，可考虑在深麻醉下拔除气管导管或使用短效的β受体拮抗药。术后完善的镇痛可避免疼痛苏醒后疼痛刺激导致的循环和呼吸波动引发的急性心肌缺血，必要时可在麻醉苏醒恢复室观察至患者完全苏醒。送出手术室前及时通知重症监护中心或病房监护室做好接收患者的准备工作，同时麻醉医生和巡回护士陪同患者回到病房并床头交接班，并嘱咐患者家属术后注意事项。

五、围麻醉期突发心肌缺血与急性心肌梗死的典型案例分享

患者，男性，72岁，体重70kg，以"反复左上腹痛10年，加重2个月"为主诉入院，诊断为"胃溃疡"，拟于全身麻醉下行"胃大部切除术"。患者既往高血压20余年，口服阿司匹林、地奥心血康、尼群地平控制（具体剂量不详）。术前血压控制良好，一般在140/70mmHg。曾被诊断为冠心病、陈旧性下壁心肌梗死（具体诊疗内容不详）。入院后患者一般情况良好，营养中等，主动体位，查体合作。心电图示：窦性心律、ST-T改变。超声心电图示：左心室射血分数50%。患者入手术室后突然大汗淋漓，面罩给氧，快速输入胶体液500ml，测血压65/45mmHg，SpO$_2$ 95%，Ⅱ导联心电图示窦性心律，心率52次/分。静脉给麻黄碱10mg，血压回升至130mmHg左右，患者自觉症状缓解。考虑到患者有高血压、冠心病、陈旧性心肌梗死病史，遂即请心内科会诊。心电图示V$_7$、V$_8$、AVL、Ⅰ导联ST段严重压低，提示侧壁、后壁心肌梗死，立即给予1mg吗啡、100mg多巴胺加入500ml生理盐水，硝酸甘油5mg加入500ml 0.9%氯化钠注射液静脉滴注。数分钟后患者突发呼吸困难，意识丧失，呼吸骤停，立即面罩加压给氧，胸外心脏按压。2分钟后患者意识恢复，测血压110/65mmHg，SpO$_2$ 97%，迅速送往ICU，诊断为急性侧壁、后壁心肌梗死、陈旧性下壁心肌梗死。心电监护提示窦性停搏、交界性逸搏。冠状动脉造影：左主干散在斑块；前降支全程弥漫斑块；回旋支弥漫斑块；右冠状动脉全程弥漫斑块。结论：三支病变累及冠状动脉左主干、回旋支、右主干。急行冠状动脉支架置入术。术后患者恢复良好。

（曹　菲　肖兴鹏）

参考文献

[1] 陆再英，钟南山. 内科学［M］. 7版. 北京：人民卫生出版社，2008

［2］Mangano DT, Browner WS, Hollenberg M, et al. Association of perioperative myocardial ischemia with cardiac morbidity and mortality in men undergoing noncardiac surgery. The Study of Perioperative Ischemia Research Group［J］. N Engl J Med，1990,323:1781-1788

［3］Landesberg G, Mosseri M, Zahger D, et al. Myocardial infarction after vascular surgery: the role of prolonged stress-induced, ST depression-type ischemia［J］. J Am Coll Cardiol，2001, 37:1839-1845

［4］Badner NH, Knill RL, Brown JE, et al. Myocardial infarction after noncardiac surgery［J］. Anesthesiology，1998, 88: 572-578

［5］Lobato EB, Gravenstein N, Kirby RR. Complication in anesthesology［M］. Philadelphia: Lippincott Williams & Wilkins, 2008.

［6］Hines RL, Marschall KE. Stoelting's Anesthesia and Co-Existing Disease［M］. 5th ed. New York:Churchill Livingstone, 2008

第 20 章　围麻醉期突发急性水中毒

一、围麻醉期突发急性水中毒的发生情况及危害

水中毒是 Weir 和他的同事在 1992 年首先报道，因水摄入过多导致意识障碍和抽搐[1]。水中毒是指水摄入量超出人体排水量的能力，以致水在体内潴留，引起血液渗透压下降和循环血量增多的病理现象，又称水过、水潴留性低钠或稀释性低钠血症，高容量性低钠血症（病生）。其特点是血钠下降，血清钠浓度 < 130mmol/L，血浆渗透压 < 280mmol/L，但钠总量正常或增多。

急性水中毒又称过度水化综合征或 TURP（transurethral resection of the prostate）综合征，是指宫腔镜 / 膀胱镜手术或者电切术中膨宫液或者是膀胱冲洗液经手术创面大量快速吸收所引起的，以稀释性低钠血症及血容量过多为主要特征的临床综合征。低钠血症持续时间不超过 48 小时，属急性水中毒。

急性水中毒大多数常见于 TURP 之后，也报道尿道膀胱肿瘤切除术后，诊断性膀胱镜检，经皮肾镜取石术，关节镜和各种使用灌注妇科内镜手术发生急性水中毒[2,3,4,5]。过去 20 年的几项研究显示轻度至中度 TURP 综合征发生率在 0.5% ～ 8%[6, 7]，死亡率是 0.2% ～ 0.8%[8]。最近的更大型研究已经证实发病率降至 0.78% ～ 1.4%[9, 10]。严重的 TURP 综合征极少见，然而它的死亡率不同于中度 TURP 综合征，已经报道高达 25%[11]。TURP 综合征可能在早在电切开始 15 分钟至术后 24 小时发生[12,13]。这种长时间反应需要不同的团队能干预患者的术中、术后，观察急性水中毒的早期症状和体征，以确保早期正确的诊断和给予适当的处理。

1. 围麻醉期突发急性水中毒的临床表现

（1）初期表现为血压高（收缩压、舒张压均升高），中心静脉压升高及心动过缓，后期血压下降。

（2）清醒患者出现烦躁不安，意识障碍，恶心呕吐，头痛，视物模糊，呼吸急促等脑水肿症状。

（3）肺水肿时出现胸闷、呼吸困难、气促、咳嗽和咳泡沫痰等症状，肺部可闻湿啰音。

（4）肾水肿则可引起少尿或无尿。

（5）血钠降低，血钠是一项重要的诊断指标。当血钠下降至 120mmol/L 时，表现为烦躁和神志恍惚。低于 110mmol/L 时可发生抽搐和知觉丧失，休克，甚至心搏骤停而死亡。

（6）血糖升高，当膨宫液选用 5% 葡萄糖时，由于短时间内大量葡萄糖进入体内，超出胰腺的代谢能力，可引起一过性血糖升高。

2. 围麻醉期突发急性水中毒的危害　麻醉中一旦发生急性水中毒，从患者方面考虑会对患者的身体各个脏器，以及内环境系统造成严重的危害，延长住院天数及住院费用，甚至威胁到患者的生命安全；另一方面，患

者家属无法认同这种非疾病本身而对患者造成的一切后果及费用问题，容易导致医疗纠纷。对医方来说，大大增加了手术麻醉风险和心理压力，也无形中增加了医患之间的矛盾，容易导致医患关系紧张。

（1）严重损害患者生理功能，甚至危及生命：水中毒对人体损害很大，特别是对大脑细胞的损害较重，因为脑组织固定在坚硬的颅骨内，一旦脑细胞水肿，颅内压力会增高，因此出现一系列的神经刺激症状，如头痛、呕吐、嗜睡、呼吸及心搏减慢，严重者还会产生昏迷、抽搐甚至危害生命。

（2）增加患者就医经济负担：麻醉中一旦发生急性水中毒，医护人员必须马上对患者进行救治，减轻对患者大脑的功能损害，以及保护各个器官脏器的功能及内环境的平衡，严重患者将要进入ICU进行后期肺部通气治疗以及肾脏透析治疗，这势必要增加药物治疗成本和住院天数，这将不可避免地直接加重患者的经济负担。这对于经济条件好的家庭来说或许算不上什么大问题，但对于生活条件较差的家庭来说，很可能造成巨大困难，甚至影响治疗。

（3）造成患者及其家属意外的巨大打击：膀胱镜、关节镜和各种使用灌注妇科内镜手术患者疾病本身病情ASA分级都在Ⅰ～Ⅲ级，患者及患者家属大多将此次手术看作特殊治疗的一种，导致对麻醉手术风险的承受能力大大低于一般患者家属。患者发生急性水中毒多为手术并发症，患者和家属由于对突如其来的事变缺乏心理准备，普遍存在精神紧张和显著抵抗的情绪变化反应而造成对医务人员的态度也失衡。

（4）导致医务人员精神应激：在麻醉期间，面对麻醉和手术的应激和创伤，使得原病情严重而复杂的情况变得更加错综复杂，一旦术中发生急性水中毒，患者出现救治不及时或者病情急剧变化疗效不满意时，往往会被患者、患者家属甚至非本专业的同行误视为医疗差错或事故。患者及其家属往往迁怒于医方，认为是医方医术水平低下或者是犯有医疗过错所造成，则事件很可能被视为医疗事故。对麻醉医生和手术医生的压力非常巨大。

（5）消耗有限的医疗资源：手术期间若发生急性水中毒，导致患者康复延迟、住院天数延长和医疗费用增加等，严重时甚至影响患者出院后的生活质量。过长的住院天数，过高的医疗费用，不仅会更加消耗有限的医院人力和物力资源，而且对国家财力也会造成沉重的负担。

二、围麻醉期突发急性水中毒的原因分析

TURP综合征是多因素的，开始灌注液体的吸收导致心血管、中枢神经系统和代谢的改变。临床表现根据严重程度不同呈多样性，受灌注液的类型、患者、手术的因素影响。最早期的症状是脸和颈部上短暂的刺痛和烧灼感伴随嗜睡和恐惧；患者可能变得烦躁和诉头痛。最有价值的症状是心动过缓和动脉低血压，这些征象可能被麻醉医师在围术期监测发现。报道10%的患者是不典型的症状，围术期的恶心，呕吐，不舒服稍多[14]。也有报道在术后最近的一段时期灌溉液体流经前列腺囊穿孔吸收可能发生中度腹胀，恶心、呕吐、视觉障碍、抽搐、癫痫局限性发作或全身性发作和中度的意识模糊，麻痹和昏迷导致心理变态[15]。中枢神经系统障碍的原

因是低钠血症、高甘氨酸血症和（或）高氨血症。低钠血症可能发生在任何类型的灌溉液使用，但高甘氨酸血症和高血氨症发生于使用甘氨酸的灌注液。有几个文献报道视觉障碍是 TURP 综合征的并发症，但是这只出现在使用甘氨酸灌注液合并严重低钠血症时[16]。

TURP 综合征的病理生理学是复杂的，经常未能遵循一个固定的模式。这导致病理生理学的理解和识别高危患者不同的可能的症状和体征，起着至关重要的作用。

1. 液体超负荷　几乎每个 TURP 都有小剂量灌注液通过前列腺静脉窦吸收，每小时有 1L 的灌注液吸收入循环。相当于血浆钠浓度急性下降 5 ~ 8mmol/L，预示着吸收相关综合征的风险增加[17]。高血压和低血压在 TURP 综合征都可能发生。高达每分钟 200ml 的快速的容量扩张导致高血压和反射性心动过速。另外左心室功能不全的患者，会因为急性循环超负荷导致肺水肿。如果出血过多，在长时间的低血压之后可能出现短暂高血压，这有很多理论。低钠血症加上高血压可能导致网络水流量通过渗透和静水压力梯度出血管和进入肺间质，触发肺水肿、低血容积性休克。内毒素释放如血液循环，相关的代谢性酸中毒也可能导致低血压[18]。

2. 低钠血症　低钠血症的症状与血浆钠浓度下降的严重程度和速度两者有关。只有迅速大量吸收产生极低钠浓度导致典型的重度 TURP 综合征，血浆钠浓度下降 < 120mmol/L，定义为重度 TURP 综合征。钠浓度的下降导致脑部细胞内和细胞外渗透压梯度加大，结果液体从血管内渗出导致脑水肿，颅内压增高，神经症状[19]。严重的

快速进化的低钠血症可出现癫痫发作、昏迷、永久的脑损伤、呼吸停止、脑疝，并最终死亡。

3. 低渗透梯度　中枢神经系统恶化的主要病理生理的决定性的因素不是低钠血症本身，而是急性低渗透梯度。这可以预期，由于血脑屏障的钠几乎不渗透，但是水自由渗透。大脑对低渗透梯度的反应是细胞内钠、钾、氯的下降。细胞内钠、钾、氯的下降有助于减少细胞内渗透梯度和预防肿胀。脑水肿是一个严重的问题，水吸收导致术后几小时脑疝的进展是主要死亡原因之一。

三、围麻醉期突发急性水中毒的影响因素

1. 手术因素　高压灌注、手术时间、创面大面积血窦开放和灌注液的种类。

（1）高压灌注：研究结果表明，妇科宫腔镜 80mmHg 以下灌流介质吸收的影响，膨宫压力时灌流介质吸收不明显。当膨宫压力增至 100mmHg 时，10 分钟内灌流介质的吸收量达 150ml；膨宫压力 110mmHg 时，10 分钟内灌流介质的吸收量可达 600 ~ 800ml。其中 1 例灌流介质吸收量 800ml 的患者发生了中度肺水肿。由此可见，膨宫压力增加可加速灌流介质吸收，膨宫压力是影响灌流液吸收最重要的可变因素。因此，膨宫压力设定应低于使灌流液大量经输卵管通过所需的压力或低于人体平均动脉压，适宜的膨宫压力为 80 ~ 100mmHg[20]。

（2）手术时间：手术时间是影响灌流介质吸收的重要因素之一。可以设想在灌注压力、灌流介质及手术切割范围相同的条件下，延长手术时间，必然增加灌流液经血管吸收量。几乎每个 TURP 都有小剂量灌注液通

过前列腺静脉窦吸收，每小时有 1L 的灌注液吸收入循环。相当于血浆钠浓度急性下降 5～8mmol/L，预示着吸收相关综合征的风险增加。

（3）创面大面积血窦开放：与手术类型及手术医生的技巧相关。

（4）灌注液的种类：宫腔镜手术中常用的灌流介质为液体介质，根据其所含电解质与否分为电解质介质和非电解质介质，以其所含成分又有高黏度和低黏度介质之分。常用的电解质介质包括生理盐水、乳酸钠林格液、5% 葡萄糖盐水等，非电解质介质包括 5% 葡萄糖、5% 甘露醇、1.5% 甘氨酸和 3% 山梨醇等；高黏度介质以 Hyskon 液（由 32% 右旋糖酐 -70 和 10% 葡萄糖混合而成）为代表，低黏度介质则以 5% 葡萄糖多用。电解质介质其中的电解质离子可维持血浆的渗透压水平，在一定限度内即使过量液体吸收，也可能不出现低钠血症；而非电解质介质由于缺乏电解质成分，在血管内很快被机体代谢，不能维持血浆的总体渗透压水平，液体在体内微循环积聚的早期即可诱发肺水肿和低钠血症。

2. 患者因素　自身存在心功能不全和肾脏功能不全，电解质紊乱。

3. 麻醉因素　椎管内麻醉平面过高或血压过低导致心功能和肾功能不全，液体输入过多，全麻可能掩盖 TURP 综合征的早期临床表现，特别是烦躁不安、恶心呕吐、头痛、视物模糊等症状，被医生忽略。

四、围麻醉期突发急性水中毒的应对策略

如果术中发现急性水中毒，立即电凝出血点，尽快切实有效地终止手术，尽快放

空腔内灌注液。保证供氧、增加患者的潮气量，快速改善缺氧症状，以减轻对大脑的损害。轻度症状的患者出现恶心呕吐，予静脉注射抗惊厥药，可能还需要插管和机械通气。血流动力学参数稳定而躁动患者应密切地监测直到症状消失。必要支持疗法，包括止吐药的使用。心动过缓和低血压可予阿托品、肾上腺素和钙剂处理。另外，血浆容量扩张是很有必要的。因为当灌注液停止时可能出现低血压和低心排血量。严重的低钠血症（血浆钠＜ 120mmol/L）予高渗盐水 3%（约 1000ml/12h）处理。防治脑水肿，扩大血浆量，降低细胞肿胀，并增加尿排泄而不增加总溶质排泄。要严密监测血钠及其他电解质的水平，防止补钠过多、过快造成高渗状态，给患者带来更严重的后果。利尿药首选呋塞米，利尿同时注意补钾。血糖升高者可静脉用胰岛素逐步纠正。

TURP 的治疗原则包括利尿，纠正低钠血症，处理急性左侧心力衰竭、肺水肿和脑水肿。具体方案：①如果术中一旦发现急性水中毒，立即电凝出血点，尽快切实有效地终止手术，尽快放空腔内灌注液。②大流量吸氧，呼气末正压给氧；③静脉注射呋塞米 1mg/kg[21]，地塞米松 5mg；④及时纠正电解质紊乱如低钠与低钾血症，同时纠正低氯、低钙及酸中毒等改变；⑤严格控制液体入量，监测中心静脉压；⑥动态进行血气分析，指导抢救（PEEP），吸痰，保持呼吸道通畅，减轻肺水肿；⑦利尿的同时注意补钾；⑧监测有创血压，维持血压平稳；⑨血糖升高者可静脉胰岛素纠正；⑩监测体温，防止严重低体温发生。经上述处理后，临床症状一般在 12～24 小时消失。延误治疗 16 小时，可出现抽搐、呼吸停止、永久性大脑损害，

甚至死亡。

五、围麻醉期突发急性水中毒的思考

1. 围麻醉期突发急性水中毒的预防

（1）手术台上患者的体位：降低膀胱内的静水压力和前列腺静脉压力可以减少灌溉液进入循环的吸收量。仰卧位增加了 TURP 综合征的风险，所以患者在手术台上的体位很重要，特别是高危患者。

（2）手术时间：手术时间尽量控制在 1 小时内。虽然已证明大量吸收液吸收发生在的手术开始 15 分钟内。仍建议手术时间限制到小于 60 分钟。Mebust 及其同事回顾性分析选 3885 例行 TURP 的患者，手术时间超过 90 分钟，在术中出血发生率显著升高（7.3%）。TURP 综合征发病率 2%。另一组时间少于 90 分钟，其中术中出血发生率只有 0.9%，TURP 综合征发病率 0.7%[22]。

（3）灌注液袋子高度、低压力灌注：建议的最佳高度应为患者以上的 60cm。有研究证明冲洗高度每增加 10cm 液体吸收增加两倍。降低灌注压力（建议不高于 60cmH$_2$O）。

（4）及时检查血钠，如手术时间超过 30 分钟，膨宫液出入量差近达 1L，或患者出现血容量增加，细胞内水肿的异常症状体征时，应警惕水中毒，及时检查生化指标。血糖升高，也是一个有利于快速判断急性水中毒的指标。

（5）对手术有困难、有水中毒高危因素的病例，应选择蛛网膜下隙阻滞联合硬膜外阻滞或硬膜外阻滞，尽量让患者保持清醒的状态；术中注意观察患者的神志及生命体征，

监测肺部体征，这有利于及早发现肺水肿、脑水肿。

（6）术中输液以输 0.9% 氯化钠注射液为宜。如果灌注液是含糖液体，则术中忌输含糖液体。有报道，预防性应用高渗盐水（5% 氯化钠溶液 3ml/kg）和呋塞米能有效预防 TURP 综合征。

（7）要意识到术后可发生水中毒，做好手术后监护工作。

2. 围麻醉期突发急性水中毒的诊断识别

（1）有电切手术史。

（2）相关临床症状如心率缓慢、脉压增大、血压下降、双肺闻及湿啰音等，可伴有精神症状如神志恍惚、表情淡漠、嗜睡、神经反射消失甚至昏迷等。

（3）实验室检查，血钠不同程度降低：轻度，血钠 130 ～ 135mmol/L，患者疲倦，反应迟钝，不思饮食；中度，血钠 120 ～ 129mmol/L，患者上述症状加重，并出现恶心、呕吐、血压下降；重度，血钠低于 120mmol/L，出现精神恍惚、表情淡漠、肌力下降、反射消失，最后昏迷休克。

3. 围麻醉期突发急性水中毒的术中监测　包括患者神志、血压、心率气道阻力、尿量、血氧饱和度、血浆渗透压、血电解质、血气分析等。

（1）清醒患者出现烦躁不安，意识障碍，恶心呕吐，头痛，视物模糊，呼吸急促等脑水肿症状。

（2）血压高（收缩压、舒张压均升高），中心静脉压升高及心动过缓，后期血压下降。

（3）气道阻力在肺水肿时明显升高（生理情况 1 ～ 3cmH$_2$O）。

（4）尿量增加、尿比重降低（液体超负荷早期首先表现症状）。

（5）血氧饱和度进行性下降。

（6）血浆渗透压下降（正常 280 ～ 320mmol/L）。

（7）血电解质：血钠进行性下降是诊断依据；血钾不同程度降低；以 5% 葡萄糖为灌流介质的宫腔镜手术，表现为血糖明显升高。国内研究认为，血糖升高是快速判断的指征，但要排除麻醉手术应激后高血糖的干扰。此时，短时间大剂量使用胰岛素也不会有较好的降血糖效果，其原因是否与胰岛素受体饱和或快速耐受有关尚待证实。

（8）酸中毒、低氧血症的血气改变。

六、围麻醉期突发急性水中毒的典型案例分享

案例 1，患者，女性，36 岁，因月经量减少 1 年，加重 2 月入院，诊断为宫腔粘连（周边型）。经充分术前准备后，在全麻下行宫腔镜、腹腔镜联合下宫腔粘连分离术。宫腔镜下示：宫腔较正常缩小 1/4，宫底、右侧壁为纤维结缔组织覆盖，质坚韧，仅在左侧见局灶性内膜。术中以 5% 葡萄糖溶液为灌注液，量约 4700ml，手术用时 50 分钟，术后宫腔形状较术前增大 1/4 ～ 1/3。术中出血 50ml，补液 1000ml，尿量 700ml。术后 12 小时，患者突然出现恶心、呕吐、表情淡漠及四肢抽搐。检查示：体温 36.5℃，脉搏 80 次 / 分，呼吸 20 次 / 分，血压 90/56mmHg，嗜睡状，双侧瞳孔直径 0.3cm，光反射灵敏，颈软，四肢肌力、肌张力正常，左侧病理征（+），右侧病理征（±）。K^+ 3.9mmol/L，Na^+ 118mmol/L，Cl^- 91mmol/L，Ca^{2+} 1.83mmol/L，诊断水中毒。立即给予静脉补充氯化钠、葡

萄糖酸钙。13 小时后复查血 Na^+ 133mmol/L，Cl^- 104mmol/L，但患者烦躁不安，体温升高达 39.7℃，双侧瞳孔不等大，左侧 0.3cm 右侧 0.4cm，四肢肌力、肌张力正常，双侧病理征（－），因病情危重，转入中心 ICU，查血渗透压为 33mOsm/L，尿渗透压为 585mOsm/L，头部 MRI 检查示正常。给予 5% 葡萄糖溶液静脉滴注，胃管内注入温开水纠正高渗状态，小剂量地西泮镇静处理。术后第 3 天患者神志清醒，生命体征平稳，复查血 K^+ 3.5mmol/L，Na^+ 13mmol/L，Cl^- 109mmol/L，血渗透压 326mOms/L，尿渗透压 560mOms/L。术后第 8 天，患者康复出院。

案例 2，患者，男性，80 岁，体重 82kg，主因良性前列腺增生，在椎管内麻醉下行经尿道前列腺电切术。既往体健，高血压病史 30 余年，否认冠心病、糖尿病史。胸片心肺未见异常，心电图示：不完全左束支传导阻滞（IRBBB）。患者入室后，常规监测无创血压 143/84mmHg，心率 90 次 / 分，脉搏血氧饱和度（SpO_2）99%、心电图显示心律整齐。行腰硬联合阻滞麻醉，穿刺点 L_{3-4} 间隙，腰麻用重比重布比卡因 15mg，硬膜外向头置管 4cm，穿刺顺利。手术开始，麻醉效果满意，平面固定于 T_8-S。由于前列腺较大，创面出血较多。在手术开始约 2 小时时，患者诉头痛、恶心、憋气、胸闷。心电监测示：频发室性期前收缩。停止手术，SpO_2 开始下降，面罩吸氧维持在 90% ～ 94%，行桡动脉穿刺测压，血压 181/90mmHg、心率 100 ～ 105 次 / 分，急查血气：pH 7.23，PCO_2 43mmHg、PO_2 62mmHg、BE -9.3、Na^+ 98mmol/L、K^+ 5.6mmol/L、Ca^{2+} 0.81mmol/L。患者神情淡漠，

并出现一过性昏迷，恶心，呕吐，双肺呼吸音粗，下肺可闻及湿啰音。给予 NaHCO₃ 100ml，并静脉注射呋塞米 20mg，盐酸恩丹西酮 8mg。10 分钟后突然出现意识丧失，呼吸停止，血压 210/110mmHg，立即气管插管控制呼吸。怀疑脑血管意外，急行 CT 检查。CT 示：右侧基底节区出血并破溃入脑室，中线左侧移位。转 ICU 继续治疗，后无明显好转，自动出院。

（彭　坚　陈　真）

参考文献

［1］Weir JF, Larson EE, Rowntree LG. Studies in diabetes in-sipidus water balance［J］. Arch Intern Med, 1922, 29:306

［2］Hahn RG. Transurethral resection syndrome after transure-thral resection of bladder tumours［J］. Can J Anaesth, 1995, 42:69-72

［3］Siddiqui MA, Berns JS, Baime MJ. Glycine irrigant absorption syndrome following cystoscopy［J］. Clin Nephrol, 1996, 45:365-366

［4］Gehring H, Nahm W, Zimmermann K, et al. Irrigating fluid absorption during percutaneus nephrolithotripsy［J］. Acta An-aesthesiol Scand, 1999, 43:316-321

［5］Ichai C, Ciais JF, Roussel LJ, et al. Intrava-scularabsorption of glycine irrigating solution during shoulder arthroscopy: A case report and follow-up study［J］. Anesthesiology, 1996, 85:1481-1485

［6］Neal DE. The National Prostatectomy Audit［J］. Br J Urol, 1997, 79（suppl 2）:69-75

［7］Ghanem AN, Ward JP. Osmotic and metabolic sequelae of volumetric overload in relation to the TUR syndrome［J］. Br J Urol, 1990, 66:71-78

［8］Estey EP, Mador DR, McPhee MS. A review of 1486 trans-urethral resections of the prostate in a teaching hospital［J］. Can J Surg, 1993, 36:37-40

［9］Zepnick H, Steinbach F, Schuster F. Value of transurethral resection of the prostate（TURP） for treatment of symptomatic benign prostatic obstruction（BPO）: An analysis of efficiency and complications in 1015 cases［J］.（Ger）Aktuelle Urol, 2008, 39:369-372

［10］Reich O, Gratzke C, Bachmann A, et al. Morbidity, mortality and early outcome of transurethral resection of the prostate: A prospective multicenter evaluation of 10 654 patients［J］.J Urol, 2008, 180:246-249

［11］Hahn RG. Irrigating fluids in endoscopic surgery［J］. Br J Urol, 1997, 79:669-680

［12］Hurlbert BJ, Wingard DW. Water intoxication after 15 minutes of transurethral resection of the prostate［J］. Anesthesiology, 1979, 50:355-356

［13］Swaminathan R, Tormey WP. Fluid absorption during transurethral prostatectomy［letter］. Br J Urol, 1981, 282:317

［14］Hahn RG. Fluid absorption in endoscopic surgery［J］. Br J Anaesth, 2006, 96:8-20

［15］Olsson J, Nilsson A, Hahn RG. Symptoms of the transurethral resection syndrome using glycine as the irrigant［J］. J Urol, 1995, 154:123-128

［16］Jensen V. The TURP syndrome［J］.Can J Anaesth, 1991, 38:90-96

［17］Olsson J, Nilsson A, Hahn RG. Symptoms of the transurethral resection syndrome using glycine as the irrigant［J］. J Urol, 1995, 154:123-128

［18］Hahn RG. Acid-base status following glycine absorption in transurethral surgery［J］. Eur J Anaesthesiol, 1992,9:1-5

［19］Reynolds RM, Padfield PL, Seckl JR. Disorders of sodium balance［J］. BMJ, 2006, 332:702-705

［20］陈蔚. 宫腔镜手术 TURP 综合征的影响因素、临床表现及防治［J］. 中国显微外科杂志, 2009, 9（12）:1097-1099

［21］黄晓武，夏恩兰. 解读宫腔镜手术并发症－TURP 综合征［J］. 国际妇产科学杂志, 2014,

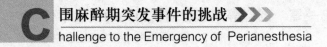
41（5）：566-569

[22] Mebust WK, Holtgrewe HL, Cocket AT,et al. Trans urethral prostatectomy: Immediate and postoperative complications. A cooperative study of 13 participating institutions evaluating 3885 patients [J] . J Urol, 1989, 141:243-247

第 21 章　围麻醉期突发骨水泥反应综合征

一、围麻醉期突发骨水泥反应综合征的发生情况及危害

目前我国已经进入老龄化社会，这是不争的事实。同时伴随医学的快速发展和科技的飞速进步，原来一些无法治疗的老年患者骨关节病变，现在能够得到很好的医治，尤其是行人工关节置换术，能取得理想的治疗效果。然而，在这过程中也呈现一些新的棘手的医学问题（比如：骨水泥反应综合征），而对老年患者手术期间的安危造成极大的影响。所谓骨水泥反应综合征，是指围术期应用骨水泥植入人体内以后所产生的以低血压、心律失常、弥漫性肺微血管栓塞、休克，甚至心搏骤停、死亡为临床表现的一种综合征。

1. 老龄患者人工关节置换术与骨水泥反应综合征

（1）社会老龄化的到来，人体随着年龄的增加，身体的各个器官和系统功能逐渐下降，而这其中以骨质疏松和骨关节病最为突出[1]。前者表现为骨质脆性增加，在受到外力作用下极易发生骨折；后者则主要表现为慢性关节疼痛，关节功能障碍和丧失。这些病变均严重影响老年人晚年身体健康和生活质量。随着经济水平的提高，接受人工关节置换的高龄患者越来越多，对绝大多数老年患者都能取得良好效果，故这种手术治疗方式已在临床广泛推广[2]。因此，人工关节置换术在老龄化社会中的客观需求性将会显得愈来愈突出。

（2）老年患者人工关节置换术时骨水泥反应综合征的发生情况：由于高龄患者多数存在骨质疏松，在人工关节置换手术中经常需要用到骨水泥（bone cement）。目前常用的生物骨水泥分为生物相容性较差的 PMMA 骨水泥和生物相容性较好的磷酸钙骨水泥。随着骨水泥的广泛应用，骨水泥对心血管的影响，以及由此产生的"骨水泥反应综合征"在手术期间时有发生[3,4]。Woo 等综合文献报道后发现，骨水泥综合征导致心搏骤停的发生率为 0.6% ～ 10%，病死率为 0.02% ～ 0.5%[5]。目前，无论手术医师，还是麻醉医师，均对老年患者人工关节置换术时骨水泥反应综合征的发生高度警惕。

2. 骨水泥反应综合征的表现及危害

（1）低血压、休克：最常见，在早期临床观察中，骨水泥植入后患者发生低血压概率为 1/3，平均动脉压下降幅度为 15 ～ 40mmHg。临床研究发现，以低血压为主的循环抑制的发生率在 26% ～ 95%。部分患者可自行恢复、部分患者需使用升压药物干涉才能恢复，少数患者可出现顽固性低血压，直至休克肺水肿和低氧血症，甚至死亡。在年龄 > 65 岁的患者中发生率逐渐升高，尤其是术前合并低血容量和心脏疾病的患者。

（2）心律失常：骨水泥植入后患者可出现心动过缓、心动过速、室性心律失常，甚至恶性心律失常，其中以心动过缓发生率最

119

高。临床上可遇到患者植入骨水泥后心率从80～90次/分降到35～50次/分，甚至停搏。

（3）弥漫性肺微血管栓塞和下肢深静脉血栓形成[6]：有报道一组全髋关节置换术后下肢深静脉血栓形成情况，其中使用骨水泥者发生率高达33.33%（34/102），而非骨水泥组仅为6.33%（5/79）。1979年Alexander等在227例髋关节形成术的患者中发现，骨水泥与假体植入后患者表现出肺微栓塞的症状。患者动脉血氧分压降低，低氧血症可持续得到术后，同时伴有血清酯酶升高和三酰甘油降低，可能与骨水泥、骨髓脂肪入血有关。1998年Tsujito等报道两例（71岁和76岁）双侧髋关节置换患者术中骨水泥植入发生肺栓塞情况，患者很快循环衰竭，分别于3.5小时和1小时死亡。术后病理检查证实患者整个肺微动脉均有脂肪微粒存在。肺栓塞的发生除了骨水泥单体入血外，可能还与骨水泥加压和假体植入期间髓腔内压过高致脂肪颗粒入血有关。Dahl等发现，骨水泥植入后，其单体大量入血（30s可达3599ng/ml）激活凝血系统，具有使肺毛细血管床凝血酶产生的可能性。另有人发现，使用骨水泥后血浆凝血酶复合物（TAT）增加了2.5倍、组织纤维蛋白酶原激活因子活性增加了7倍。严重者有引起弥散性血管内凝血。Heisel等则发现，尽量清洁骨髓腔或不用骨水泥则血中栓塞样物质明显减少。Fairman在羊动物实验中发现，甲基异丁酸酯可引起肺动脉高压、肺微血管通透性增加、肺淋巴流量增加。Fabbri等发现，骨水泥引起肺栓塞后，部分患者表现为动脉血氧分压降低（下降幅度为11%～38%）和呼气末二氧化碳降低，部分患者表现为单纯呼气末降低。

（4）心搏骤停或死亡：骨水泥植入后心搏骤停的情况有散在报道，而国外报道的死亡率为0.6%～1%，有的高达11.5%（6/52）。Andersen报道了4例因骨水泥引起的心搏骤停，其产生可能与骨水泥聚合产热，引起热血损害致静脉气栓有关。

（5）神经系统方面的损害[7,8]：骨水泥引起的神经系统方面的损害通常与急性缺氧和低灌注血量有关。严重的低氧血症及低灌注使患者脑组织出现代谢功能障碍，进而导致弥漫性脑组织损害及一系列神经异常的临床综合征。不同部位的脑组织对缺氧的耐受性不同。前沟带回属于大脑皮质的原皮质和旧皮质部分，具有重要的情感调节和高等认知作用，被认为是执行功能神经的基础。有资料报道，急性反复缺氧可造成患者脑神经细胞的严重损害，患者会在行为、记忆、认知、个性、情感等方面发生异常表达。

（6）肾功能的损害：肾功能方面的损害同样与低氧血症和低灌注血量有着密切的关系。老年人通常肾功能会有所下降，骨水泥反应综合征产生的低氧血症和低血压会造成肾血管阻力增加，肾血流量减少和肾灌注不足等[9]。故极易造成老年患者发生肾衰竭。

二、围麻醉期突发骨水泥反应综合征的原因分析

1. 骨水泥单体的毒性作用　骨水泥液态单体（LMMA）可渗入人血，高浓度的骨水泥液态单体不仅具有心肌抑制的毒性作用，还可破坏部分细胞，释放蛋白水解酶，发生细胞和组织的溶解。另外，骨水泥液态单体还可作用于血管平滑肌的钙通道，导致血管扩张，血流淤滞和血压下降。但有研究

表明，骨水泥液态单体引起的全身反应毒性很低，对心肌抑制不明显，致死剂量很大。只有当骨水泥液态单体的吸收超过正常允许剂量的35倍时，才出现肺功能的下降。由于老龄患者的心肺功能及各个系统的调节功能、免疫功能都有所下降，或出现某一种功能失调，或因个体差异而对骨水泥液态单体的敏感程度不同，在骨水泥液态单体被吸收入血后，可以引发严重威胁患者生命安全的毒性反应。

2．凝血系统激活作用[10,11]　以往很多学者认为在使用骨水泥时骨水泥液态单体吸收入血，引起组织凝血酶释放，血小板和纤维蛋白聚集，从而引发各种血栓等一系列并发症。然而Cenni等的实验证实，骨水泥也可通过增加血小板的活性使其更容易形成血栓。且进一步研究表明，活性增强后的血小板，与炎性反应具有协同作用。从而可得知，具有高凝血倾向的老龄患者，在使用骨水泥时，血小板的激活更易引起患者发生各种血栓，从而直接威胁患者生命安全。

3．髓腔内高压引起的肺栓塞　通过对大量的死亡病例研究发现。骨水泥反应综合征造成患者死亡的直接原因是肺栓塞，其中栓子大多是骨髓腔中的微小栓子，如脂肪颗粒、骨颗粒、骨髓成分和髓腔内碎片等。在人工关节置换术中，尤其是膝关节置换和全髋置换术，在进行扩髓、锉髓及植入假体时，股骨或髋臼的骨间隙压力升高，当高于静脉压力时，可破坏髓内静脉，导致空气、脂肪、骨髓成分和骨髓内碎片等物质挤入骨的静脉，进入血液循环，形成肺栓塞。

4．组胺释放引起的外周血管广泛扩张　Tryba等通过测定骨水泥置入前后血清组胺浓度发现，所有植入骨水泥的患者血清组

胺浓度的增加量均大于0.5～1ng/ml，同时伴有收缩压下降。而植入骨水泥之前使用H_1、H_2受体拮抗药可有效防治心血管功能的变化。Tryba等认为，术前合并心血管疾病和低血容量的老年人即使是中等量的组胺释放都将引起严重的、有时甚至是致命的心血管并发症，致命的心血管并发症的发生可能有多项因素（如低血容量、心功能不全、心律失常和组胺释放等）联合作用有关。

三、围麻醉期突发骨水泥反应综合征的应对策略

1．充分的术前准备　老龄患者多合并有心血管疾病、糖尿病及肺损害，心肺功能储备不足，不能耐受剧烈的血流动力学紊乱。因此加强术前评估和术前准备是提高心肺功能的应激能力的重要环节。术前应适当提高患者血容量。

2．手术医师的规范操作　严格遵守骨水泥灌注技术的程序。可用1∶400 000的肾上腺素冲洗。彻底清理骨髓腔，在灌注时注意降低髓腔压力，从而减少肺栓塞发生概率。

3．预防性的药物使用　术前加用组胺受体拮抗药，在植入骨水泥前静注糖皮质激素，或使用相应的升压药物预防性处理。

4．放置下腔静脉过滤器　下腔静脉过滤器是预防肺栓塞的主要方法，在植入骨水泥前选择健侧股静脉或右锁骨下静脉入路，透视辅助下置于肾下极与左右髂静脉分叉之间，可有效地过滤植入骨水泥时髓腔内高压导致入血的脂肪栓子。

5．加强监测　使用经食管超声心动图直视通过心房的栓子。还有人强调在高龄患

者中常规使用漂浮导管，以尽早发现肺循环动力的变化。其他常规检测如心电图、氧饱和度、呼气末二氧化碳、血压、中心静脉压等是必不可少的。

一旦发生骨水泥反应综合征，首先要保障患者供氧，再判断是否有肺栓塞的情况。早期肺栓塞的诊断和治疗更有利于提高患者的救治率。出现低血压等情况时应及时补充血容量，同时使用血管活性药物。必要时可使用去氧肾上腺素 1 ~ 2mg 或肾上腺素 0.1 ~ 0.2mg 静脉注射。如果发生心搏呼吸骤停应及时行心肺复苏救治。

四、围麻醉期突发骨水泥反应综合征的思考

1. **老龄患者人工关节置换术时骨水泥反应综合征的围麻醉期紧急处理** 在老年患者人工关节置换术中，一旦发生骨水泥反应综合征，首先要保障患者的氧合；然后再判断有无肺栓塞。临床诊断肺栓塞的"金标准"是螺旋 CT 肺动脉造影，但手术期间，如果不顾患者病情危重、过分强调完善各项影像学检查将可能失去救治的最佳时机，且过多搬动可能造成深静脉血栓脱落，造成不可挽回的严重后果。因此，早期的肺栓塞诊断和治疗更有利于提高老龄患者的救治率。

（1）老年患者人工关节置换术手术期间肺栓塞的初步诊断依据。

①对于椎管内麻醉的患者，如有呼吸困难、胸痛、晕厥、咯血等，应立即行紧急气管插管，查明原因而对症处理。

②对全身麻醉患者，若无明显原因出现气道高压、血压下降、心率增快、血氧饱和度降低、呼吸末 CO_2 降低，在排除其他可能情况下，应怀疑肺栓塞并做进一步检查与处置。

（2）老年患者人工关节置换术手术期间肺栓塞的进一步检查内容的提示作用。

①血气分析示低氧血症、低碳酸血症、肺泡与动脉血氧分压差增大。

②床边心电图示 $S_I Q_{III} T_{III}$，超声心动图显示右房右室扩大和肺动脉高压。

③D- 二聚体的含量大于 500μg/L。

④胸部 X 线片肺野透亮度增加。

若符合上述条件，可做出肺栓塞的早期诊断，而快速进行肺栓塞治疗。先进行肺动脉高压的处理，再行溶栓、抗凝，以及对症处理等。待患者生命体征恢复稳定后，再行送入 ICU，行呼吸机治疗，直至患者好转。

2. **老龄患者人工关节置换术时骨水泥反应综合征应急临床路径的思考** 目前医疗管理部门或医学会已经出台了众多的针对临床突发高危事件的临床路径，但有关老龄患者人工关节置换术时骨水泥反应综合征的应急临床路径，笔者尚未见报道。在老龄患者人工关节置换术时骨水泥反应综合征的应急临床路径中，我们认为如下的要点务必包含。

（1）一旦发生骨水泥综合征，麻醉医生应立即组织紧急抢救；所有医护人员必须坚守岗位，以抢救患者生命安全为首要，保证各项抢救工作的顺利进行。

（2）立即请示上级医生或汇报科主任，上级医生或科主任必须亲临第一线，进行人员调配和指挥现场。

（3）如需要其他科室人员协助抢救，必须第一时间通知医务科，由医务科调配相关人员协助抢救。

（4）负责医生要密切观察并随时记录，必要时有材料上交医务科。

（5）及时地与患者家属进行沟通，讲述情况，并签署紧急抢救同意书，以减少术后医疗纠纷。

3．其他问题的思考　老龄患者人工关节置换术中骨水泥反应综合征的发生，严重危害患者生命安全，我们必须要以正确的临床思维，建定相应的防治策略，尽最大努力将其危害避免。然而在现实的临床实践中我们务必认真思考以下的问题：①麻醉医生与手术医生是否对这一问题有共同的认识和思想准备？②如何在老龄患者人工关节置换术期间快速做出骨水泥反应综合征的正确诊断而紧急处理？③参与该类手术的麻醉医生与手术医生是否应该有个准入制度？④老龄患者人工关节置换术时骨水泥的质量和使用技术是否能够制定严格而统一的国家标准？⑤由于老龄患者人工关节置换术期间骨水泥反应综合征的发生，造成不良后果而导致的医疗纠纷，如何化解与处置且能够保障医患双方的合法权益？

五、围麻醉期突发骨水泥反应综合征典型案例分享

患者，男性，63 岁，体重 68kg，ASA Ⅲ级，因右股骨颈骨折入院，5 天后在全身麻醉下行右股骨头置换术。患者有前列腺炎、前列腺肥大 8 年，尿频、尿急、尿不尽。患者有高血压、冠心病史 12 年，血压最高 165/110mmHg，未系统治疗。听诊双肺呼吸音清，X 线检查未见明显异常。术前 30 分钟肌内注射地西泮 5mg，东莨菪碱 0.3mg，入手术室后常规监测：心电图无明显异常，血压 141/93mmHg，脉搏 89 次 / 分，SpO_2 96%。麻醉诱导用药：咪达唑仑 3mg、芬太尼 0.2mg、依托咪酯 14mg、

维库溴铵 7mg 静脉注射，气管插管机控呼吸，潮气量 560ml，呼吸频率 12 次 / 分，血压 135/92mmHg，心率 83 次 / 分。静脉持续泵注丙泊酚（TCI 靶浓度为 3.5μg/ml），异氟醚吸入维持 1% ～ 1.5% 调节，静吸复合维持麻醉。恒速输注瑞芬太尼 0.12μg/（kg•min），间断注射维库溴铵维持肌松。血压维持在 130/90mmHg，心率 85 次 / 分左右。术中以晶胶比 1∶1 输注，晶体液选择乳酸林格液，胶体液选择贺斯。手术开始 60 分钟，生命体征平稳。骨水泥打入髓腔 5 分钟后心动过速，心率由 90 次 / 分增至 140 次 / 分，血压由 132/79mmHg 下降至 89/52mmHg，SpO_2 86%，ST 段明显下移，室性心律失常，频发室性期前收缩。继之心率减慢，停止手术，静脉给予多巴胺 3mg 单次注射，血压回升到 102/63mmHg，心率在 120 次 / 分左右，此时 ST 段和刚才相比有所抬高，仍频发室性期前收缩。随后又静脉给多巴胺 2mg，血压上升到 140/90mmHg，心率 120 次 / 分左右，室性期前收缩少到 5 次 / 分钟。针对心率快，静脉给予艾司洛尔 20mg，给药后血压下降至 105/65mmHg，心率 90 次 / 分左右，ST 段又明显下移，室性期前收缩增加到 7 ～ 8 次 / 分。单次静注多巴胺 3mg，艾司洛尔 50mg 加入 50ml 生理盐水中泵注，血压维持在 130/80mmHg，心率 90 次 / 分左右，ST 段逐渐回到基线，偶发室性期前收缩 1 ～ 2 次 / 分。手术结束，患者恢复自主呼吸，拔除气管导管，血压 130/80mmHg，心率 95 次 / 分，血氧饱和度 98%，心电图仍然表现为 ST 段轻度下移，偶发室性期前收缩。术后 6 小时随访心电图 ST 段已经回到基线，偶发室性期前收缩，1 ～ 2 次 / 分。术后 24 小时随访，生命体

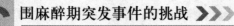
征平稳。

（汤艳辉 余奇劲 徐 洁 金 胜）

参考文献

［1］刘俊杰，赵俊．现代麻醉学［M］．2 版．北京：
人民卫生出版社，1997：827

［2］许树柴，袁凯，陈伯健，等．老年髋部骨折围
手术期医疗风险的分析与对策[J]．医学与哲学：
临床决策论坛版，2009，30（8）：24-26

［3］俞芳，李康华．全髋关节表面置换进展及若干
问题的思考[J]．医学与哲学：临床决策论坛版，
2009，30（8）：47-48

［4］Corten K, Bourne RB, Charron KD, et al.
Comparison of toal hip arthoplast performed with
and without cement: a randomized trial a concise
follow up, at teenty years, of previous reports［J］.
Journal of Boneand Joint Surgery-American, 2011,
93（14）：1335-1338

［5］Woo R, Minster GJ, Fizgerald RH, et al. The
Frank Stinchfield Award. Pulmonary fat embolism
in revision hip arthroplasty［J］. Clin Orthop
Relat Res, 1995, 319: 41-53

［6］郭政．老年麻醉学与疼痛治疗学［M］．济南：
山东科学技术出版社，2002：27-77

［7］王维治．神经病学［M］．北京：人民卫生出版
社，2001：122-125

［8］马勇，张西洲，哈振德．急性重复缺氧对人智
力与记忆功能的影响［J］．中国行为医学科学，
1999，4（8）：47-49

［9］Hayawa M, Fujioka Y, Morimoto Y, er al.
Pathological evaluation of venous emboli during
total hip anthroplasty［J］. Ansesthesia, 2001,
56:571-575

［10］李宏宇，安洪，梁斌，等．骨水泥阻塞髓腔后
对远侧关节的影响［J］．中华实验外科杂志，
2006，23：876

［11］皮国富，徐宏辉，刘宏建，等．经皮椎体成形
术中骨水泥对老年骨质疏松症患者凝血功能
的影响［J］．中华实验外科杂志，2008，25：
912-913

第 22 章　围麻醉期突发仰卧位低血压综合征

一、围麻醉期突发仰卧位低血压综合征的发生情况及危害

1. 围麻醉期突发仰卧位低血压综合征的定义　仰卧位低血压综合征（supine hypotensive syndrome，SHS）是指妊娠晚期子宫显著增大，仰卧时沉重的子宫压向脊柱，压迫下腔静脉，使盆腔和下腔静脉血流回流受阻，回心血量骤减，导致心排血量迅速减少，致心脏、组织供养不足而产生的一系列表现。主要表现有：血压迅速下降，收缩压降至 80mmHg 以下或血压下降幅度＞30mmHg，同时伴有脉搏快而弱、呼吸不畅、头晕、胸闷、恶心、出汗等。围麻醉期仰卧位低血压综合征是指从决定接受手术麻醉到麻醉结束后 1～2 天内出现的仰卧位低血压综合征。

2. 围麻醉期突发仰卧位低血压综合征的发生情况　约 90% 的产妇孕晚期仰卧位时会不同程度地压迫下腔静脉，约 50% 会出现明显的仰卧位低血压综合征症状。剖宫产时仰卧位低血压综合征的发生率为 30%，腰硬联合麻醉时低血压的发生超过 40%[1]。国外研究报道，产科手术中，椎管内麻醉后仰卧位低血压综合征的发生率可高达 50%～80%[2-3]。孕产妇发生仰卧位低血压综合征的几种情况如下：①剖宫产术中，在麻醉后至新生儿娩出前的 10～20 分钟最常发生仰卧位低血压综合征，椎管内麻醉多见（硬膜外阻滞麻醉、蛛网膜下隙阻滞麻醉、

腰麻 - 硬膜外联合阻滞麻醉），而全麻中发生较少。与硬膜外阻滞麻醉相比，蛛网膜下隙阻滞麻醉中出现仰卧位低血压综合征的时间要早且概率高。由于盆腔乙状结肠占据左侧，在妊娠晚期子宫均会发生不同程度右旋，而位于脊柱的右侧的下腔静脉具有血管壁薄且管腔大的特点，很容易受到子宫的压迫。非麻醉状态下的孕妇可通过增加体循环阻力和加速心率来代偿脉搏量，或者通过静脉旁路、脊柱旁静脉、奇静脉系统代偿，而麻醉会减弱这些代偿机制。研究表明，及时监测及处理产妇低血压尤为重要，短时间低血压不会增加母体及胎儿的死亡率[4]。②超声检查时仰卧位是常规体位，有时为了进行左侧腹部探查还会向右侧推子宫，这会加重下腔静脉受压从而诱发仰卧位低血压综合征。妊娠晚期孕妇仰卧位时间过久（休息或睡眠时）也会发生仰卧位低血压综合征。③在多胎妊娠、羊水过多、巨大儿等情况下，增大子宫会增加腹腔压力，从而压迫下腔静脉使血液回流受阻，心肺功能不佳和子痫前期的患者更易发生仰卧位低血压综合征。

3. 围麻醉期突发仰卧位低血压综合征的表现　妊娠晚期孕妇仰卧位数分钟后出现的低血压休克相关症状：头晕、胸闷、恶心、呕吐、全身冷汗、脉搏加快，收缩压下降 30mmHg 或下降至 80mmHg 以下；低血压会引起急性胎儿宫内窘迫：胎心率加快、胎动增强，继而胎心率慢、胎动减弱。麻醉后的仰卧位低血压综合征症状可以通过改变

体位和娩出胎儿而迅速改善或完全消失，这可与椎管内麻醉后其他原因导致的血压下降相鉴别。

4. 围麻醉期突发仰卧位低血压综合征的危害　仰卧位低血压综合征可导致胎儿及新生儿窒息，危及产妇及新生儿的生命安全。如何早期预测并及时防治围麻醉期仰卧位低血压综合征的发生，是所有麻醉医师和产科医师共同面临的一个问题。

（1）对胎儿或新生儿的危害：麻醉期出现仰卧位低血压综合征时，孕妇回心血量减少，胎盘血流灌注减少，胎儿由于缺血、缺氧而发生胎儿窘迫和新生儿窒息。在缺氧状态下，为了保证重要生命器官的血流供应会扩张心脑血管而收缩其他血管。肠系膜血管的收缩会导致胃肠道缺氧、肠蠕动增加和肛门括约肌松弛，最终导致胎粪污染羊水。胎儿有氧代谢受到抑制的情况下，无氧糖酵解会增强，长时间严重缺氧会导致酸性代谢产物堆积，引起内环境紊乱和酸碱平衡失调。

（2）对产妇的危害：①胎盘早剥。仰卧位低血压综合征时，子宫静脉内压力增高导致蜕膜静脉床淤血或破裂，蜕膜层血肿又可导致胎盘部分或全部与子宫壁的剥离，麻醉后至新生儿出生前是发生仰卧位低血压综合征和胎盘早剥的高发期。②急性左侧心力衰竭：由于对麻醉后孕产妇仰卧位低血压综合征的诊断错误，没有及时采取措施解除子宫对下腔静脉的压迫，而误认为是药物性低血压和椎管内阻滞血管扩张导致的回心血量不足，应用升压药物和大量快速输液，导致循环血容量增加和外周血管收缩，急剧增加的回心血量加重了心脏前的后负荷，导致了急性肺水肿和左心衰竭的发生。

二、围麻醉期突发仰卧位低血压综合征的原因分析

1. 患者因素　①血容量增加：孕6周开始血容量增加，孕32～34周达到高峰。②血液的稀释：表现为血红蛋白浓度、血细胞比容及血液黏稠度减低，以及红细胞沉降率加速。原因：增加的血容量为血浆容量及血细胞之和，血浆容量首先增加且较多，而红细胞增加在后且较少。③组织间液增加：血液稀释、血浆白蛋白浓度下降和毛细血管内静脉压增高导致组织间液生成增多，孕期血浆雌激素、醛固酮和去氧皮质酮浓度增加导致钠水潴留。④心排血量增多：自孕10周开始心搏出量增加和心率增快，至孕28周达最高峰。⑤头盆不称：接近预产期时，正常胎位胎儿的衔接入盆会减轻对下腔静脉压迫，而异常胎位（臀位、横位、双胎和巨大胎位）妨碍胎头入盆。

2. 手术因素　①择期剖宫产患者还没有出现阵发性子宫收缩，子宫血流量充足且体积及重量相对较大，对下肢及盆腔的血液回流影响也较大，故易发生仰卧位低血压综合征；②急诊剖宫产的孕妇多有规律性子宫收缩，阵发性子宫收缩可减少子宫血流量，相对增加循环血量；收缩子宫体而沿产轴上举，可减轻对下腔静脉的压迫；进入产程的产妇交感神经紧张亢进，呼吸加深加快且血管张力增高，胸腔内静脉负压利于静脉回流。

3. 麻醉因素

（1）血管扩张：椎管内麻醉后，局麻药阻断交感神经节前纤维使阻滞平面以内的血管扩张，导致回心血量减少和血容量相对不足。

（2）肌力减弱：局麻药和肌松药可使腹部肌肉和盆腔肌肉肌力减弱，从而减弱了子宫周围肌肉、韧带对子宫的支撑作用，加重妊娠子宫对下腔静脉的压迫。

（3）局麻药液扩散和高位神经阻滞：妊娠晚期，硬膜外腔静脉怒张和腹腔内压增高均可以使硬膜外腔的压力增高，且妊娠期本身对局麻药的敏感性增加[5]，常规剂量局麻药可导致高位阻滞，使阻滞平面内的血管发生扩展而减少回心血量，T_6 以上平面还可阻滞心脏交感神经，表现为心肌交感张力减低，收缩力下降和心率减慢，更易发生仰卧位低血压综合征。

三、围麻醉期突发仰卧位低血压综合征的应对策略

1. 识别　①仰卧位低血压综合征多见于妊娠晚期孕妇，常于超声检查、长时间仰卧位或剖宫产手术时发生；②表现为血压下降（收缩压降至 80mmHg 以下或血压下降幅度 > 30mmHg），伴有脉搏快而弱、呼吸不畅、头晕、胸闷、恶心和出汗等；③改变体位和娩出胎儿后上述症状迅速改善或完全消失，即可诊断为仰卧位低血压综合征。

2. 监测

（1）仰卧位应激试验：分别测量产妇左侧卧位和仰卧位的血压和心率，如果连续两次测量产妇仰卧位的心率比侧卧位时的基础值增加快于 10 次 / 分，或者连续两次测量产妇仰卧位的收缩压比侧卧位时的基础值降低大于 15mmHg，或者产妇出现头晕、胸闷、恶心、呕吐、全身出冷汗、脉搏加快等症状，满足其中一项即可诊断。仰卧位应激试验预测腰麻后仰卧位低血压综合征的敏感

度为 69%、特异度为 92%[6]。

（2）Hanss 等[7] 研究证明心率变异性可以反映自主神经平衡，将基础的低频高频比（LF/HF）分为两组，结果高 LF/HF 组腰麻后仰卧位低血压综合征发生率明显要大于低 LF/HF 组。

（3）高龄产妇（≥ 35 岁），肥胖（BMI > 29 ~ 35），巨大儿（体重 > 4000g）均是影响腰麻后仰卧位低血压综合征的危险因素。

（4）Young-Tae Jeon[8] 等研究发现，麻醉前体位变化引起平均动脉压改变在 11mmHg 以上时低血压的发生率为 41%。

3. 处理　在麻醉前、麻醉后或手术中密切观察孕妇有无仰卧位低血压综合征的前期表现：心悸、气促、胸闷等。左侧卧位时腹内压力明显低于仰卧位[9]，麻醉操作完成后取平卧位，左侧倾斜手术床或垫高右臀 15° ~ 30°，将子宫推至腹腔左侧有利于羊水流至左侧，可降低麻醉后仰卧位低血压综合征的发生率[10-12]。

围麻醉期产妇一旦出现仰卧位低血压综合征症状，立即采取应对措施并呼叫帮助：①保持呼吸道通畅，面罩高流量吸氧；②保持左侧卧位或把子宫推向左侧，个别孕产妇子宫会发生左旋，如果上述措施效果不佳时，应考虑反向调整手术床；③及时清除呕吐物防止误吸；④根据血压下降和心率增快的程度选择合适的血管活性药物，维持血流动力学的稳定；⑤尽量缩短手术时间，做好抢救新生儿的准备。

四、围麻醉期突发仰卧位低血压综合征的思考

1. 术前充分的医患沟通　古希腊希波

克拉底曾说过："世界上有两种东西能治病，一是药物，二是语言，比了解疾病更为重要的是了解患者。"可见良好的沟通是保证医患关系和谐的重要前提，同时也是提高医疗服务质量的基础。"生物 - 心理 - 社会"的医学模式也要求医生必须具备良好的医患沟通能力。医患沟通作为麻醉医生非技术性的内容之一，在维护良好的医患关系、减少医患矛盾、降低医疗纠纷发生率等方面起着举足轻重的作用。麻醉医生是一个具有高风险的职业，麻醉的相关操作均为有创性，麻醉药物的不当使用将会导致致命的后果，素来有"麻醉医生是患者手术时的生命保护神"的说法，充分体现了麻醉科医生工作的重要性。面对当今复杂的医疗环境，麻醉科医生更应注重提高医患沟通技巧，从而减少医患矛盾、医疗纠纷发生。①术前除关注孕妇的一般情况外，还要询问孕期体位喜好及改变体位后是否有不适感；②讲解手术方式、麻醉方法和术中配合等相关事宜，减缓心理压力防止过度紧张，有效的护理干预可以缩短仰卧位低血压综合征的时间[13]；③对于高危仰卧位低血压综合征产妇（子宫肌瘤合并妊娠、巨大儿、前置胎盘、头盆不称、臀位横位），手术前备好急救物品。

2. 常规吸氧和预防性输液　麻醉后常规吸氧以提高母体和胎儿的氧分压，发生仰卧位低血压综合征后尽量缩短手术时间，并且做好新生儿抢救的准备。

（1）输液部位：妊娠晚期子宫压迫下腔静脉，下肢静脉血液回流缓慢，血管内压力高于上肢，而且椎管内麻醉后会引起下肢血管扩张，而上肢静脉不受压迫，也不受麻醉阻滞的影响，上肢输液回流顺畅有利于加快输液和救治，一旦发生仰卧位低血压综合征

能及时补充有效循环血量，所以输液部位应选择上肢静脉。

（2）液体种类：适当的输液可以对仰卧位低血压综合征的发生起到减轻和预防作用[14]，胶体液和高渗晶体液效果优于等渗晶体液[15-18]。约75%的晶体液会转移至组织间隙，扩容效果只能维持15分钟；而胶体液在血管内存留时间长，通过提高血管内胶体渗透压可有效改善心排血量和组织灌注不足。

3. 麻醉方法　在椎管内麻醉后及手术中，保持清醒的产妇有利于发现仰卧位低血压综合征。相比全麻，剖宫产手术更多采取椎管内麻醉。椎管内麻醉包括连续硬膜外腔阻滞麻醉、蛛网膜下隙阻滞麻醉和腰麻 - 硬膜外联合阻滞麻醉。妊娠末期硬膜外腔狭窄，采取椎管内麻醉方式应减少局麻药用量。连续硬膜外阻滞：先给试验量然后分次给药，监测阻滞平面防止广泛硬膜外阻滞。蛛网膜下隙阻滞具有起效快、镇痛效果好、肌松完善的优点，但易发生仰卧位低血压综合征。

五、围麻醉期突发仰卧位低血压综合征的典型案例分享

1. 严重仰卧位低血压综合征1例[19]　患者，女性，28岁，体重90kg，既往健康，本次术前能仰卧无不适感。孕期体重增加2kg。入院检查：全身水肿（+++），尿蛋白（+），腹围118cm，宫高42cm，略大于孕周，心电图示：ST段T波异常（下侧壁），异常心电图。术前诊断为：孕 38^{+5} w G_4P_1，ROA待产。入手术室：血压：125/70mmHg，心率105次/分，取 L_{1-2} 间隙行硬膜外穿刺，穿刺顺利，回抽无脑脊液、缓慢推入2%利

多卡因5ml，头向置管4cm，置患者于平卧位，5分钟后患者无异常，再次从硬膜外导管推入2%利多卡因10ml，6分钟后患者感头晕、恶心，测血压：75/35 mmHg，心率114次/分，快速输液，立即静脉注射麻黄碱20mg，效果不佳，接着患者出现躁动，诉全身不适，呼吸困难，立即面罩加压给氧，再次静推麻黄碱20mg，但患者仍烦躁不安，呼吸困难加重，口唇发绀。测血压：56/25mmHg，心率118次/分，听诊双肺呼吸音清，无干湿啰音。急将手术台左倾并推移子宫，但随即血压已测不出，心率128次/分，患者仍烦躁，发绀进一步加重，意识逐渐消失，立即快速静脉滴注多巴胺60mg，静脉注射地塞米松10mg，血压很快回升至120/60mmHg，神志迅速恢复，此过程共约12分钟。此时测麻醉平面在 T_8 以下。保持推移子宫，手术顺利结束，母子平安。

2. 仰卧位低血压综合征致胎盘早剥1例[20] 患者，26岁，因停经40^{+3}周，G_1P_0，LSA，臀位（混合臀位），上午10时入院。入院查体：体温37℃，脉搏80次/分，呼吸19次/分，血压110/70mmHg。产科检查：宫高33cm，腹围100cm，臀先露，胎心率136次/分。入院当日下午2点30分，无宫缩，未破膜，胎心144次/分，NST反应型评10分，胎儿估重约3600g，考虑到混合臀位、胎儿估重较大为手术指征，行剖宫产术。患者下午3时30分入手术室，神志清，精神好，血压115/70mmHg，心率80次/分，连续硬膜外穿刺置管均顺利，改平卧位，胎心率140次/分，下午3时45分注射试验量局麻药2%利多卡因加1：20万U肾上腺素混合液3ml，注射完毕10秒，患者烦躁不安，恶心、心慌，血压持续下降，下午3时51

分30秒血压最低达 60/30mmHg，心率慢至42次/分，针刺麻醉平面未出现，排除麻醉意外与过敏可能性，考虑仰卧位低血压综合征。将手术床调至左侧倾斜30°，双手将子宫向左上推移，面罩吸氧，麻黄碱30mg静脉注射，未见好转，加用麻黄碱60mg，此时胎心率70～80次/分，术者立即在局麻下开始手术，下午3时58分30秒切皮，下午4时1分20秒开腹，切开子宫时可见血性羊水，下午4时5分20秒以臀位足先露娩出一体重3800g男婴，1分钟Apgar评分评5分，经抢救后10分钟评9分，转儿科治疗。胎儿娩出后，血性羊水涌出，色红，量约1600ml，子宫肌注催产素20U，迅速娩出胎盘，查胎盘可见1/3早剥面，但无血块压迹，提示胎盘早剥时间极短（10分钟内）。胎儿娩出后经补液，患者血压回升至120/70 mmHg，术中估计出血量约1200ml，补液2000ml。术后诊断：①宫内妊娠40^{+3}周，G_1P_0，LSA分娩；②臀位足先露；③胎盘早剥；④产后出血；⑤仰卧位低血压综合征。术后经补液，补血，抗感染等对症治疗。血压维持在110～120/60～70 mmHg，第6天拆线，第7天母子平安出院。

（陈建平　肖兴鹏）

参考文献

[1] 庄心良，曾因明，陈伯銮. 现代麻醉学[M]. 北京：人民卫生出版社，2006: 1314

[2] Mercier FJ, Bonnet MP, DE LA Dorie A, et al. Spinal anesthesia for caesarean section: Fluid loading, vasopressors and hypotension [J]. Ann Fr Anesthe Reanim, 2007, 26（7-8）: 688-693

[3] Ngan KeeWD, Khaw Ks, Tan PE, et al.

Placental transfer and fetal metabolic effects of phenylephrine and ephedrine during spinal anesthesia for cesarean delivery [J] . nesthe-siology, 2009, 111（4）: 506-512

[4] De-Giorgio F，Grassi VM，Vetrugno G，et al.Supine hypotensive syndrome as the probable cause of both maternal and fetal death [J]. J Forensic Sci, 2012, 57（6）: 1646-1649

[5] Warwick D, Ngan Kee. Prevention of maternal hypotension after regional anaesthesia for caesarean section [J] . Current Opinion in Anaesthesiology, 2010, 23（3）: 304-309

[6] Dahlgren G，Granath F，Wessel H，et al. Prediction of hypotension during spinal anesthesia for Cesarean section and its relation to the effect of crystalloid or colloid preload [J]. Int J Obstet Anesth, 2007, 16（2）: 128-134

[7] Hanss R，Bein B，Franeksen H，et al. Heart rate variability 'guided prophylactic treatment of severe hypotension after subarachnoid block for elective cesarean delivery [J] . Anesthesiology, 2006，104（4）: 635-643

[8] Young-Tae Jeon，Positional blood pressure change and the risk of hypotension during spinal anesthesia for cesarean delivery: an observational study•society for obstetric anesthesia and perinatology [J] . Anesth Analg, 2010, 111（3）: 712-715

[9] Chun R，Baghirzada L，Tiruta C，et al. Measurement of intra-abdominal pressure in term pregnancy: a pilot study [J] . Int J Obstet Anesth，2012，21（2）: 135-139

[10] 杰恩斯别克•沙恒拜 . 探讨体位干预对产科麻醉后仰卧位低血压综合征的影响 [J] . 世界最新医学信息文摘，2015，44（15）: 57-57

[11] 陈娟华，周兴根，蔡卫荣，等 . 腰 - 硬联合麻醉剖宫产术中仰卧位低血压综合征的预防[J]. 现代医药卫生，2014，30（9）:1341-1342

[12] Kundra P，Khanna S，Habeebullah S，et al.Manual displacement of the uterus during Caesarean section [J]. Anaesthesia, 2007, 62: 460-465

[13] 刘允侠 . 腰硬联合麻醉剖宫产术后仰卧位低血压的护理分析 [J] . 世界最新医学信息文摘，2015，64（15）: 252-254

[14] 姚尚龙，吴新民，赵晶，等 . 产科麻醉临床指南 [M] . 北京：人民卫生出版社，2008

[15] Siddik-Sayyid SM，Nasr VG，Taha SK，et al. A randomized trial comparing colloid preload to coload during spinal anesthesia for elective cesarean delivery [J] . Anesth Analg, 2009，109（4）: 1219-1224

[16] Hasan AB，Mondal MK，Badruddoza NM，et al. Comparison of three fluid regimens for preloading in elective caesarean section under spinal anaesthesia [J]. Mymensingh Med J, 2012, 21（3）: 533-540

[17] 郭锐，叶军明 . 高渗氯化钠羟乙基淀粉 40 注射液的研究进展[J]. 广东医学, 2009, 30（12）: 1925-1927

[18] 魏润琦，关健强，余高锋，等 . 不同液体小容量复苏对内毒素休克大鼠肺损伤的影响 [J]. 中山大学学报：医学科学版，2010，31（2）: 238-241

[19] 肖一，李云明，罗新龙，等 . 严重仰卧位低血压综合征 1 例 [J] . 武警医学院学报，2005，14（4）: 309-309

[20] 郝丽兵，武永丽，安篆仙，等 . 仰卧位低血压综合征致胎盘早剥 1 例 [J] . 中国实用妇科与产科杂志，2003，19（9）: 569

第 23 章　围麻醉期突发羊水栓塞

一、围麻醉期突发羊水栓塞的发生情况及危害

围麻醉期突发羊水栓塞（amniotic fluid embolism，AFE）是指羊水物质进入母体血循环引起肺栓塞、过敏、休克、凝血障碍、出血等一系列严重症状的综合征。羊水栓塞病例有 70% 以上发生于分娩过程及分娩后48 小时内，也有罕见于人工流产、堕胎、羊膜穿刺等病例。其临床首发症状报道不一，早期临床表现通常为低血压、低氧血症及弥散性血管内凝血。通常情况下，出血为最常见的临床表现[1]。

羊水栓塞在全球的发病率为 2～8/ 100 000，但死亡率很高，在发达国家占孕妇总死亡人数的 5%～15%，是孕产妇死亡的首要因素[2]。羊水栓塞发病的高危因素有：①高龄产妇（年龄＞ 35 岁）。②胎盘异常。③剖宫产或阴道产钳分娩。④前置胎盘。⑤子痫前期。⑥羊水过多。⑦宫颈撕裂。⑧子宫破裂[3]。

羊水栓塞临床诊断广泛使用 Benson 标准：产妇到分娩后 48 小时内有如下一个或多个表现。①产妇出现急性低血压或心搏骤停。②产妇急性缺氧，表现为呼吸困难、发绀或呼吸停止。③产妇凝血机制障碍，实验室数据表明血管内纤维蛋白溶解，或无法解释的严重出血。④产妇出现昏迷或子痫发作。⑤上述症状缺乏其他有意义的解释[4,5]。

典型羊水栓塞临床经过可分为3个阶段：急性肺动脉高压和心、肺功能衰竭期（休克期）、凝血功能障碍期（出血期）、急性肾衰竭期，最终导致多脏器功能衰竭，主要是在短时间内可发生脑、肝等重要脏器的衰竭。但由于患者的个体差异，患者的症状可以按顺序出现，也可不按顺序或同时出现。极不典型的羊水栓塞病例可仅表现为难产，或分娩后突然出现难以解释的宫腔出血和休克。部分患者常误诊为麻醉意外、子痫、心脏病、过敏性休克、产后出血等[6]。

羊水栓塞是一种发病率低，病死率高，为产科不可预料且极其凶险的并发症。产妇一旦发生羊水栓塞，轻则行子宫切除，重则有偏瘫、植物人甚至死亡。产儿则可能窒息、脑瘫甚至死亡[7,8]。同时，如不能及时和患者家属充分沟通，可能会升级为医闹，造成极其不良的社会影响。因此，作为医务工作者应该提高警惕，临产前后孕产妇高度怀疑为羊水栓塞时，应立即进行抢救。

二、围麻醉期突发羊水栓塞的原因分析

围麻醉期突发羊水栓塞发病机制不清，传统观点认为羊水通过存在破口进入母体血循环造成肺栓塞，进而引起一系列的临床症状。羊水进入母体的具体途径有：①在产程中，宫颈扩张使宫颈内静脉有可能撕裂，或在手术扩张宫颈，剥离胎膜时，安置内监护器引起宫颈内静脉损伤，静脉壁的破裂、开

放是羊水进入母体的一个重要途径；②胎盘附着处或其附近有丰富的静脉窦，如胎盘附着处或其附近胎膜破裂，羊水则有可能通过此裂隙进入母体子宫静脉；③胎膜周围血管，如胎膜已破裂，胎膜下蜕膜血窦开放，强烈的宫缩也有可能将羊水挤入血窦而进入母体循环；④剖宫产子宫切口目前也成为羊水进入母体的重要途径之一[9]。

但目前认为羊水成分进入母体后导致内源性介质释放，是引起一系列临床症状的主要原因。胎儿成分作为一种抗原，强烈激发机体的反应，如抗原抗体反应，释放免疫物质及前列腺素、白三烯、组胺、缓激肽、细胞因子等，产生过敏性休克样反应。同时羊水中大量促凝物质主要是凝血活酶及纤溶激活酶，引起强烈的凝血反应，血小板和凝血因子大量消耗及纤溶亢进，出现消耗性凝血障碍和严重出血[10,11]。

三、围麻醉期突发羊水栓塞的应对策略

围麻醉期突发羊水栓塞患者救治成功率的高低与发病时间有关，所以当患者于分娩过程或剖宫产手术过程中怀疑羊水栓塞诊断时应有应急准备与措施，边救治边确诊，注意多学科合作。羊水栓塞的急救原则包括：保持气道通畅、维持氧供、积极抢救循环衰竭、纠正凝血功能障碍。

具体措施如下。

1. 加强监测，维持血流动力学稳定 一旦高度怀疑羊水栓塞，立即肺动脉插管行肺动脉漂浮导管血流动力学监测，有助于早期诊断，又避免盲目输液导致血流动力学的紊乱。

2. 高浓度供氧，纠正缺氧 有呼吸困

难时立即呼气末正压给氧以改善肺泡毛细血管缺氧。意识丧失时立即气管插管，有利于防止肺水肿的发生，从而减轻心脏的负担。

3. 积极纠正循环衰竭，保证重要脏器血运 积极补充足够液体，血管活性药多巴胺、去甲肾上腺素维持血压，多巴酚丁胺、米力农维持心脏收缩力。理想状态是维持收缩压＞90mmHg，动脉氧分压＞60mmHg，尿量＞0.5ml/（kg·h）。

4. 防治弥散性血管内凝血 成分输血是纠正弥散性血管内凝血的首选。弥散性血管内凝血通常伴有大量出血，优先输浓缩红细胞可以维持氧气输送到组织细胞，纠正组织缺氧。纤维蛋白原、血小板悬液、新鲜冰冻血浆、冷沉淀及重组活化因子Ⅶa等以补充凝血因子，对减少出血量有一定作用。冷沉淀不仅可以补充多种凝血因子，还能补充纤维蛋白原及纤连素，可以清除母体血液中的羊水成分。另外可行血液净化及血浆置换清除血液中的有害成分。

5. 产科处理 羊水栓塞发生在胎儿娩出前，无论何种分娩方式，均应迅速结束分娩，做好新生儿窒息的复苏准备。子宫处理：①子宫切除术。病情危重下进行，十分危险。应积极改善全身情况，减少手术创伤及出血，缝合严密，止血彻底，创面放凝血酶，子宫全切术时防残端出血，腹腔引流。②条件允许，保留子宫。产后使用含凝血酶无菌纱条填塞宫腔，子宫动脉或髂内动脉结扎。③子宫缝扎术对剖宫产术中出血较合适。④介入治疗，经皮双侧髂内动脉栓塞术（危重者），双侧子宫动脉栓塞术（一般情况好者）。

6. 纠正肺动脉高压 供氧只能解决肺泡氧分压，必须尽早解除肺动脉高压，才能

根本改善缺氧。可用前列环素、氨茶碱、盐酸罂粟碱、阿托品、酚妥拉明来解除肺血管和支气管的痉挛。近有报道吸入一氧化氮成功缓解羊水栓塞诱发的肺动脉高压。

7. 抗过敏　应及早使用大剂量的肾上腺皮质激素类药物抗过敏治疗,如地塞米松、氢化可的松等。

8. 防治多器官功能障碍综合征　羊水栓塞易发生休克,而且其引起的休克比较复杂,与过敏性、肺源性、心源性,以及弥散性血管内凝血等多种因素有关,故处理时必须综合考虑。休克发生后心肌缺氧、能量合成障碍,加上酸中毒的影响,可致心肌收缩无力,心搏出量减少,甚至发生心力衰竭,因此治疗过程中应严格监测脉搏及注意两肺底有无湿啰音,有条件者应做中心静脉压监测。如脉率达 140 次 / 分以上,或两肺底部发现有湿啰音,或中心静脉压升高达 $12cmH_2O$ 以上者可给予快速洋地黄制剂,一般常用毛花苷 C 0.4mg 加入 25% 葡萄糖液 20ml 中,缓慢静脉注射,4～6 小时后,尚可酌情再给 0.2mg 毛花苷 C,以防治心力衰竭。血容量补充足够,可使血压恢复正常,改善肾脏皮质的血流量,并预防感染等。

9. 其他措施　体外循环、血液透析、体外膜肺氧合、主动脉内球囊反搏、一氧化氮治疗、辅助人工心脏的应用、重组活化因子Ⅶa 的应用,治疗顽固性低氧血症还可吸入前列环素以改善羊水栓塞患者的预后。

四、围麻醉期突发羊水栓塞的思考

社会对医学的认知程度严重不足,羊水栓塞这个罕见的产科并发症不为患者及家属了解。因此,政府应该社区群众医学知识的普及,社区卫生服务站应该做好社区内宣传工作,让孕产妇了解基本医学常识,同时应设置培训机构和孕妇学校,让每位准爸爸和准妈妈学习妊娠及分娩知识,明白分娩风险。在孕产妇入院时做好宣教工作,强调相关风险。

一旦发生羊水栓塞,麻醉医师应该配合产科医师做好抢救工作。如产妇出现心搏呼吸骤停,应立即行心肺复苏,初级生命支持;行气管插管,便于气管管理;行中心静脉穿刺和动脉穿刺,便于大量输液和输血和有创中心静脉压和动脉压监测及血气分析。

一般羊水栓塞患者病情较为严重,耗费大量的人力、物力和财力,所以羊水栓塞早期预防工作至关重要。具体措施包括[12]:①对阴道分娩过程不做过多干扰,严格使用缩宫素,对胎膜早破或人工破膜后应用缩宫素者要警惕羊水栓塞的发生。②妇产科医生对孕妇做阴道宫颈检查时,动作要轻柔,避免造成产道损伤。③人工破膜应该在宫缩间歇期进行。④严禁暴力按压孕妇腹腔迫使胎儿娩出。⑤严格掌握剖宫产指征,破膜后尽量吸净羊水以防进入子宫血窦。⑥宫缩过强或强直收缩时,应用子宫平滑肌松弛药硫酸镁抑制宫缩。

一旦出现产妇或婴儿不良情况发生纠纷时,应该依法办事,医患双方分清权责,把医疗事件归置于就事论事的框架内,依法给医患双方一个公正的评价。患者和医务人员要充分了解处置医患冲突事件的相关法律、报告制度和相关处理程序,明确责任和过失的处理方法,冲突的赔偿和处罚措施。

五、围麻醉期突发羊水栓塞典型案例分享[13-14]

病例 1，产妇，25 岁，孕 1 产，孕 38 周，臀位，脐带绕颈 2 周。术前检查结果正常。术中切开子宫顺利取出婴儿，在胎盘娩出后约 5 分钟，产妇突感视物模糊、胸闷、憋气、烦躁，血压 70/45mmHg，心率 30 次 / 分，子宫收缩差，子宫浆肌层出现片状淤血，阴道出现大量不凝血。辅助检查：①床旁行胸部 X 线片拍摄，显示双肺弥散性点状浸润影，沿肺门周围分布。②化验检查：3P 试验阳性，血小板 < $100×10^9$/L，并呈进行性下降，血浆纤维蛋白 < 1.5g/L，凝血酶原时间、部分凝血活酶时间和凝血酶时间均大于正常值，考虑为羊水栓塞。诊断羊水栓塞后立即进行抢救：①开通其他静脉通道，并进行凝血功能检查。②供氧，立即行全麻气管插管正压给氧，氧流量 5 ～ 10L/min。③缓解肺动脉高压，根据病情使用：a. 罂粟碱 60mg 加入 10% 葡萄糖注射液 20ml，缓慢静脉注射。b. 阿托品 1mg 加入 10% 葡萄糖注射液 10ml，皮下注射。c. 氨茶碱 250mg 加入 10% 葡萄糖注射液 20ml，缓慢静脉注射。d. 抗过敏，应用甲泼尼龙 180mg，加入 5% 葡萄糖液静脉滴注。e. 弥散性血管内凝血防治，迅速输血并大量补充凝血因子、血浆、纤维蛋白原和白蛋白等。f. 产科处理：在积极采取上述救治措施的同时，由于其子宫表面出现大片瘀斑，针眼渗血，行子宫动脉结扎无效，最终进行子宫全切术。术后 10 天，患者出院。

病例 2，产妇，26 岁，孕 2 产 0，孕 38 周临产，因破膜后规律宫缩时，产妇出现咳嗽、憋喘、青紫、昏迷，血压立刻下降并测不出，立即送手术室行紧急剖宫产术。在手术室立即行全麻气管插管正压给氧，氧流量 5 ～ 10L/min，开通其他静脉通道，并进行凝血功能检查。切开子宫取出婴儿。婴儿取出时无反应，1 分钟 Apgar 评分为 1 分，立即进行心肺复苏，因重度窒息放弃抢救死亡。产妇考虑为羊水栓塞，立即抗过敏，应用甲泼尼龙 180mg，加入 5% 葡萄糖液静脉滴注，迅速输血并大量补充凝血因子、血浆、纤维蛋白原和白蛋白等。在积极采取上述救治措施的同时，行子宫动脉结扎术。术后出血得到控制，出血总量为 1000ml。由于麻醉前产妇血压过低，术后产妇出现了右侧下肢偏瘫。

（刘　峰）

参考文献

[1] Agustin CA, Roberto R. Amniotic fluid embolism: an evidence-based review [J]. Am J Obstet Gynecol, 2009, 201（5）:445.1-445.e13

[2] Xiuting M, Aihua F, Xiaoyan L, et al. Amniotic fluid embolism（AFE）in China: Are maternal mortality and morbidity preventable [J]. Intractable and rare diseases research, 2014, 3（3）:97-99

[3] Michael AB, John Z, Glenn S, et al. Aortic compression and cross clamping in a case of placenta percreta and amniotic fluid embolism: a case report [J]. AM J Perinatology reports, 2011, 1（1）:33-36

[4] Francesco PB, Paola F, Simona Z, et al. Amniotic fluid embolism pathophysiology suggests the new diagnostic armamentarium: β-tryptase and complement fractions C3-C4 are the indispensable working tools [J]. Int J Mol Sci. 2015, 16:6557-6570

[5] Vasilios EP, Christos D, Vassiliki T, et al. A step-by-step diagnosis of exclusion in a twin pregnancy

with acute respiratory failure due to non-fatal amniotic fluid embolism: a case report［J］. Journal of Medical Case Reports, 2008, 2:177

［6］Werner HR, Stefan H, Inga S. Amniotic fluid embolism: an interdisciplinary challenge［J］. Dtsch Arztebl Int, 2014, 111（8）: 126-132

［7］Offer E, Roberto R, Edi V, et al. Changes in amniotic fluid concentration of thrombinantithrombin Ⅲ complexes in patients with preterm labor: evidence of an increased thrombin generation［J］. J Matern Fetal Neonatal Med, 2009, 22（11）: 971-982

［8］Benson MD. Current concepts of immunology and diagnosis in amniotic fluid embolism［J］. Clinical and developmental immunology, 2012, 1155(10): 1-7

［9］Hideaki I, Bunji T, Harutaka Y, et al. Chest computed tomography of a patient revealing severe hypoxia due to amniotic fluid embolism: a case report［J］. Journal of Medical Case Reports, 2010, 4:55

［10］Roberto R, Nicholas K, Edi V, et al. Maternal death following cardiopulmonary collapse after delivery: amniotic fluid embolism or septic shock due to Intrauterine Infection［J］. Am J Reprod Immunol, 2010, 64（2）: 113-125

［11］谢幸，苟文丽.妇产科学［M］.北京：人民卫生出版社，2013：215-218

［12］谢笛，宋治.从羊水栓塞事件看影响医疗正常运行的非医疗技术因素［J］.医学与哲学，2015，36（517）：89-91

［13］邵景萍.2例羊水栓塞抢救成功的临床分析[J].医学理论与实践，2015，28（9）：1224-1225

［14］丁秀萍，时春艳，冯兆亿，等.五例羊水栓塞病例报告及文献复习［J］.中国妇产科临床杂志，2015，16（1）：47-50

第24章 围麻醉期突发心脏起搏器故障

一、围麻醉期突发心脏起搏器故障的发生情况及危害

心脏起搏器是通过发放一定形式的电脉冲，刺激心脏，使之激动和收缩，即模拟正常心脏的冲动形式和传导，以治疗由于某些心律失常所致的心脏功能障碍。围麻醉期心脏起搏器可有效防治患者围术期所引发的各种恶性心律失常或心搏骤停，大大提高心脏病患者围术期的生存率；心脏起搏器主要分为临时心脏起搏器和永久性心脏起搏器。

围麻醉期心脏起搏器植入的适应证[1-2]：①伴有临床症状的任何水平的完全或高度房室传导阻滞（二度Ⅱ型及以上）；②病窦综合征或房室传导阻滞，伴有症状的心室率经常低于 50 次 / 分，或间歇发生心室率低于 40 次 / 分；③阿 - 斯综合征发作，各种原因（急性心肌梗死、急性心肌炎、洋地黄或抗心律失常药等引起的中毒、电解质紊乱等）引起的房室传导阻滞、窦房结功能衰竭；④双束支传导阻滞所致伴临床症状的各种心律失常；⑤各种伴临床症状心脏病患者行创伤或应激较大的复杂手术，预防性植入临时心脏起搏器。

围麻醉期心脏起搏器故障突发情况分类与责任推测：①入手术室麻醉前，已植入的心脏起搏器患者突发心脏起搏器故障，虽与麻醉医师无直接关系，但只要患者在于手术室内有危及生命的突发事件，我们都有义务进行抢救；②实施麻醉后至手术开始前，由

于外科医师还未直接参与手术，麻醉医师可能会承担主要责任；③手术过程中，由于电刀、电凝或手术直接刺激等，造成起搏器发生故障，共同参与，责任共同承担；④麻醉离开手术室后，由于麻醉医师已进行交接班，应由接班部门与主管医师共同承担。另外，围麻醉期突发心脏起搏器故障对患者的危害主要由患者自身心脏疾病决定，若患者本身患有严重心率失常，一旦失去起搏器的调控，则患者随时可能发生恶性心律失常或心搏骤停，即使抢救得当，也可能会造成全身多器官脏器的损伤。

二、围麻醉期突发心脏起搏器故障的原因分析

对于合并严重心脏疾病或需要预防性植入心脏起搏器的患者行非心脏手术治疗，心脏起搏器的应用能有效防治患者围麻醉期发生各种恶性心律失常、心搏骤停。然而，围术期由于各种原因（其中包括起搏器本身、患者身体的变化、麻醉因素、手术影响等），极易导致患者围麻醉期间发生心脏起搏器故障，使之不能正常的工作运行，这极大地威胁了患者围麻醉期的安全性；因而，针对心脏起搏器故障，我们麻醉医生需要有一定的认识、分析处理能力以尽可能确保围麻醉期患者的生命安全。

1. 人工心脏起搏系统由脉冲发生器和电极导线组成 通常将脉冲发生器称为起搏

器，脉冲发生器主要由电源（现大多为锂 - 碘电池）和电子线路组成；电极导线是绝缘导电金属线，可将电脉冲传递至心脏，并将心脏的腔内心电图传输到起搏器的感知线路。

人工心脏起搏器分为临时起搏器和永久性心脏起搏器；且根据其起搏功能的不同可分为五类。①心房按需型（AAI）：电极置于心房。起搏器按规定的周长或频率发放脉冲起搏心房，并下传激动心室，以保持心房和心室的顺序收缩。②心室按需型（VVI）：电极置于心室。起搏器按规定的周长或频率发放脉冲起搏心室，如果有自身的心搏，起搏器能感知自身心搏的 QRS 波，起抑制反应，并重整脉冲发放周期，避免心律竞争。这型起搏器只能保证心室起搏节律，不能与心房收缩同步。③双腔起搏器（DDD）：心房和心室都放置电极。如果自身心率慢于起搏器的低限频率，导致心室传导功能有障碍，则起搏器感知 P 波触发心室起搏。如果心房的自身频率过缓，但房室传导功能是好的，则起搏器起搏心房，并下传心室。这种双腔起搏器的逻辑，总能保持心房和心室得到同步、顺序、协调的收缩。④频率自适应起搏器：本型起搏器的起搏频率能根据机体对心排血量（即对需氧量）的要求而自动调节适应，起搏频率加快，则心排血量相应增加，满足机体生理需要。⑤起搏器的程序控制功能：指埋藏于体内的起搏器，可以在体外用程序控制器改变其工作方式及工作参数。

认识和了解心脏起搏器的组成和心脏起搏器起搏类型是我们分析心脏起搏器故障最基本的元素之一。

2. 心脏起搏的基本功能障碍　主要表现为起搏功能障碍和感知功能障碍。

（1）围麻醉期心脏起搏器起搏功能障碍：

①电极与心内膜界面障碍，如电极脱位、传出阻滞、心肌穿孔；②导线折断或导线损伤；③导线与脉冲器连接松动或接触不良；④脉冲发生器故障，如电池电量不足或耗竭、脉冲器线路故障；⑤起搏程控调节错误；⑥患者自身疾病恶化，如心肌梗死、电解质紊乱等。

（2）围麻醉期心脏起搏器感知功能障碍：①感知不足，可能故障为：R/P 波振幅或斜率降低，可能起搏器植入后发生心肌梗死、束支传导阻滞、心室颤动、药物影响等；心电信号在传入脉冲发生器过程中信号减弱，可能与手术体位变动，导致电极脱位、导线破损、线路打折接触不良等；程控调节感知阈值过高；电量不足。②感知过度，围麻醉期主要与手术电刀、电凝等强大电流的干扰影响。

三、围麻醉期突发心脏起搏器故障的应对策略

围麻醉期心脏起搏器故障对患者的危害，主要取决于患者自身心脏疾病的严重程度和起搏器故障的程度。若自身心律已严重失常，一旦发生起搏器故障，可能直接威胁到患者生命安全；因此，围麻醉期间如何迅速识别、诊断、快速处理起搏器故障是至关重要的。

对于植入心脏起搏器的患者行非心脏手术，围麻醉期心脏起搏器故障关注要点：①术前务必了解心脏起搏器的类型、电极导线的走向、程控设置（心率低限频率和高限频率）等。②围麻醉期密切观察心电监护心电图，心率是否在程控设置内？是否为起搏心率？③若心率不在程控设置范围内，且无起搏心率，则高度怀疑心脏起搏器故障。全

麻患者则需密切观察并识别监护仪心电图，有无异常或心律失常等，清醒患者应立即问诊患者有无心慌、胸闷、头晕、恶心呕吐等不适症状；同时行心脏听诊有无异常，连续多次监测患者血压，末梢脉搏血氧饱和度等。④是否发生心脏起搏器植入并发症，如电极脱位（发生率最高，尤其特殊体位变动）、感染、心肌穿孔、起搏综合征、气胸、肌肉跳动等[3]。⑤虽然目前大部分起搏器抗干扰能力很强，但围麻醉期电刀、电凝大量应用仍可诱发心脏起搏器故障，从而诱发患者心律失常；特别是单极电刀，应尽量避免使用；必须使用电烙术时，务必坚持电烙能量尽可能低、时间尽可能短、电烙次数尽可能少。

围麻醉期常见心脏起搏器故障原因与处理措施：①电极脱位或电极微脱位。电极脱位，无起搏心率，轻轻后撤无阻力感，胸部 X 线片有助于明确诊断；电极微脱位，导线起搏阈值明显升高；电极脱位需要请心内科专业医师重新调整导线位置。②起搏器失灵。植入永久性起搏器的患者，围麻醉期实际起搏频率低于实际程控频率或磁频明显下降，可能为电池耗竭。若起搏频率高于高限频率则考虑为起搏器奔放，需更换脉冲发生器。③起搏阈值显著升高，可能考虑导线部分打折；若无限升高，则可能出现导线折断，需要更换导线。④起搏器阈值显著降低，可能考虑导线绝缘破坏或发生系统短路，X线有助于诊断破损处的位置[4]。⑤线路故障或导线接触不良。应作为患者围麻醉期的常规检查，若患者心率高于低限频率时，可通过程控调节低限频率使其高于自身心率，此时为起搏心率则起搏器正常，若无起搏心率则起搏器故障；需打开起搏器囊袋，检查脉冲发生器与起搏器之间连接是否正常，导

线是否穿越螺丝固定点，重新连接，若起搏器正常工作提示为接触不良；若仍无起搏，需测定导线阻抗，导线阻抗显著升高，大于2000Ω，则为导线断裂。如果导线阻抗正常，起搏阈值正常，表明导线完好，需要更换脉冲发生器。⑥起搏器感知功能障碍，围麻醉期主要为感知过度，主要受电刀、电凝、电烙以及肌电等干扰，需要密切观察心电图心率的变化。

四、围麻醉期突发心脏起搏器故障的思考

围麻醉期已植心脏起搏器患者行非心脏手术，一旦突发起搏器故障，直接威胁患者生命安全，因此，如何预防和避免突发心脏起搏器故障所带来的一系列负面影响，显得尤为重要。故对于已植入心脏起搏器的患者行非心脏手术麻醉，术前访视务必详细了解患者的身体状况，及心脏起搏器的类型（临时、永久性及植入途径等），并需对患者家属（尤其授权委托人）告知相应风险；术中密切观察病情变化，对患者的任何操作、体位移动务必谨慎小心，手术医师使用的一切用物、耗材或电刀电凝都必须考虑其中，以防影响起搏器工作。

然而，麻醉医师谨慎预防只能减少心脏起搏器故障的发生率，始终不能绝对避免心脏起搏器故障的发生。围麻醉期一旦发生起搏器故障，引起不可逆的恶性心律失常，造成患者灾难性的后果后，我们该如何化解矛盾、保护自己，值得我们深思。个人建议：①院方应针对已植入心脏起搏器行非心脏手术的患者制定相关程序，并上报医务科备案；②术前麻醉医生访视患者，并向患者家属（授

权委托人）充分交代起搏器故障所带来的风险及签署书面告知说明；③一旦围麻醉期发生心脏起搏器故障，第一时间告知患者家属（授权委托人），使其享受相应的知情权和一定的心理准备，并告知我们目前的处理措施。麻醉医生的处理措施：①邀请心内科专家急会诊；②立即汇报上级医师及科主任，共同处理、分担责任；③呼叫周围人员准备急救；④沉着冷静分析起搏器故障原因，检查导线有无接触不良、打折等常见原因；⑤一旦发生不可逆的、灾难性的后果，立即上报医务科，以保证所有当事人的人身安全；⑥最后，通过院方或合法、合理的法律程序来解决家属与医务人员之间的矛盾。

五、围麻醉期突发心脏起搏器故障的典型案例分享

患者，男性，68 岁，80kg，糖尿病 20 年，高血压 15 年一直药物控制，具体情况不清；近两年来，自感腰部不适，伴间歇性跛行，偶有心慌、胸闷，休息可缓解；两月前不慎摔伤腰部，后自感腰部发胀、疼痛，在家卧床休息以及药物涂抹，未行特殊诊治。现患者自感腰痛、间歇性跛行加重，为求进一步诊治，来我院；门诊以"腰椎间盘突出，腰椎管狭窄症"收治入院。

起病以来，精神、食欲、睡眠尚可，偶有喘息，大小便未见明显异常，体力体重无明显变化。有青霉素、头孢过敏史，具体不详；查体：血压 160/95mmHg，心率 65 次 / 分，呼吸 20 次 / 分，体温 36.4℃，发育正常，营养中等，检查合作，神态清楚，浅表淋巴结无肿大，双侧瞳孔等大等圆对光反射灵敏；双肺呼吸音稍粗，无明显干湿啰音。心

电图提示：窦性心动过缓，48 次 / 分，完全性右束支传导阻滞伴不完全性左束支传导阻滞，心肌复极异常 T 低平。阿托品试验阳性；胸部 X 线片提示：双肺纹理增多，多处小结节钙化，其余无明显异常；头部 CT 示：多发腔隙性脑梗，脑白质变性；腹部 MRI 示：腰椎间盘突出，椎管内占位病变，腰椎管狭窄。心脏冠状动脉 CTA 提示：冠状动脉粥样硬化改变，右冠状动脉中段至远段多发斑块，片状阴影、管腔不能评估；左前降支中段多发斑块，管腔中重度狭窄，血流通畅；左回旋支近段至中段多发斑块，管腔轻度狭窄，血流通畅。在告知家属手术风险后，家属愿意承担风险并坚决同意手术治疗。术前分别邀请心内科、麻醉科医师同时会诊，经商定拟行次日安装临时心脏起搏器后再行手术治疗。

患者于手术当日早晨 8：00 由心内科医生经锁骨下静脉安装临时心脏起搏器后，9：30 入手术室。提前备悬浮红细胞 400ml，开放静脉通道，给氧、监护心电图，起搏心率 60 次 / 分，顺利行全身麻醉诱导，插入气管导管，机控呼吸；续行右股静脉穿刺，维持生命体征稳定。插入导尿管后，由外科医生、麻醉医师、手术室护理人员共同将患者变换俯卧位，操作谨慎小心，生命体征无明显异常。5 分钟后手术医师消毒铺巾后，准备手术。突然，监护仪报警，提示心率 45 次 / 分，无起搏心率，立即怀疑起搏器故障。检查起搏器，线路无打折；检查脉冲发生器，工作正常，程控设置低限频率 60 次 / 分，高限频率 90 次 / 分；怀疑电极脱位，将患者再次变换为平卧位观察，依然无起搏心率。当事麻醉医师立即向周围麻醉医师求援，维持生命体征稳定以防突发意外，同时上报科主

任，并请心内科安装起搏器医师急会诊，再告知家属详情及风险所在。心内科医生会诊后，初步怀疑变化体位时电极脱位，需重新放置心脏起搏器。于是，采取控制呼吸、维持生命体征平稳的情况下，由麻醉医生陪同，重新装置心脏起搏器。之后返回手术室，顺利完成手术。

（杨云朝　余奇劲　余　峰）

参考文献

［1］葛均波，徐永健．内科学［M］．8版．北京：人民卫生出版社，2014：216

［2］Robertson JO, Cuculich PS, Saint LL，et al. Predictors and risk of pacemaker implantation after the Cox-maze Ⅳ procedure［J］. Ann Thorac Surg，2013, 95（6）: 2015-2020

［3］Suksarnjit P, Prasidthrathsint K. Pacemaker stimulus amplitude alteration without loss of capture: an unusual ECG finding in cardiac tamponade from pacemaker lead perforation［J］. Heart Lung Circ，2014, 23（1）: 10-11

［4］Baranchuk A, Ribas S, Divakaramenon S,et al. Real time intracardiac electrograms for the diagnosis of pacemaker malfunction［J］. medicina（B Aires）, 2008, 68（1）: 62-64

第25章　围麻醉期突发大出血和失血性休克

一、围麻醉期突发大出血和失血性休克的发生情况及危害

急性大出血一般指短时间内出血量达到或超过800ml或总血量的20%，大量失血引起休克称为失血性休克（hemorrhagic shock），失血后是否发生休克不仅取决于失血的量，还取决于失血的速度。休克往往是在快速、大量（超过总血量的30%～35%）失血而又得不到及时补充的情况下发生的。常见于外伤引起的心血管系统损伤、内脏破裂（肝、脾等）、消化性溃疡出血、食管曲张静脉破裂、产后大出血等。

主要临床表现早期（代偿期）为面色苍白、四肢湿冷、心动过速、脉压小、血压正常或下降、少尿等。病情进一步发展，进入休克抑制期：神志淡漠，意识模糊或昏迷，出冷汗，指端及口唇发绀，血压进行性下降，脉搏细速。严重时血压测不出，尿少甚至无尿。若皮肤黏膜出现瘀斑或消化道出血，提示已经发展至弥散性血管内凝血阶段。若出现进行性呼吸困难、发绀且一般吸氧不能改善呼吸状态，则可能并发急性呼吸窘迫综合征。

围麻醉期出现急性大出血和失血性休克时对患者的生命安危产生巨大的影响。休克时，组织灌注减少，细胞发生无氧代谢，乳酸增高和代谢性酸中毒。休克的发展有时相性，代偿期和失代偿期之间并无明确的标准。一般来说，只要发现早，治疗及时，休克即较易逆转，否则将导致重要脏器功能衰竭，或因之造成死亡。尤其是肾衰竭和脑功能受损，为患者及其家庭带来巨大痛苦和经济负担，也给社会带来极大的负担。

同时围麻醉期出现急性大出血和失血性休克对医务人员尤其是麻醉医生及手术室护理人员有着巨大的挑战。急性大出血和失血性休克的患者，临床表现为失血量大，病情危重，复杂多变，多数患者受伤情况不明确，又没有足够的时间做全面检查，因此需要麻醉医生、手术医生及护理人员能迅速做出及时有效的反应及配合才能保证患者的生命安全。

二、围麻醉期突发大出血和失血性休克的原因分析

1. 患者术前有明确的严重的外出血或内出血，围麻醉期出血量短期内持续增加，导致迅速出现的休克；患者有可能导致出血的基础病变，如食管胃底静脉曲张、急性胃黏膜病变等在围麻醉期血管破裂导致大出血；患者有严重的血管病变，在围麻醉期病变血管破裂出现急性大出血和失血性休克。另外，高龄，长期服用抗凝血或溶栓药物，有高血压、糖尿病、脑梗病史，有血液系统疾病或家族遗传性血液系统疾病等都可能在围麻醉期出现急性大出血和失血性休克。

2. 麻醉方式及麻醉用药选择不当也可导致突发急性大出血和出血性休克。如在患

者有明显出血征象或已经考虑存在休克症状时选择椎管内麻醉，椎管内麻醉可对交感神经节纤维进行阻断，从而降低平均动脉压及全身血管阻抗，在这种情况下可能产生严重的低血压，甚至影响呼吸造成严重后果；或者全麻时选择如氯胺酮、氟哌利多等对心肌及循环影响较大的药物导致患者原有病变的血管破裂，出现急性大出血和失血性休克，或加重患者的原有的休克症状。

3. 手术过程中操作不当，损伤了手术区域周围的血管导致急性大出血和失血性休克。如腹腔镜胆囊切除术时损伤了胆囊周边的肝部血管，出现急性大出血失血性休克。术前手术范围估算不当，导致手术时间延长，范围扩大，隐性失血增加。

4. 其他不可预测的原因，如出凝血障碍、术中药物过敏导致凝血障碍等。

三、围麻醉期突发大出血和失血性休克的应对策略[1-3]

围麻醉期诊断急性大出血和失血性休克，实验检测在急性失血后的短时间内，体液移动还不可能很明显，难以通过血液检测指标反映出来，若失血的过程稍长，体液移动逐步增多，就会使血液呈现浓缩，表现为血红蛋白增高，血细胞比容上升，尿素氮与肌酐的比例增大，如果失血的过程较长，失血量较大，特别是自由水丢失逐步增多，还会发生血清钠增高。因此其早期快速的诊断主要是通过充分估计患者术前及术中出血量，同时密切观察患者血压、心率、脉搏及血氧饱和度的变化，当出血量大且心率较平时增快20%，血氧饱和度逐步下降时，伴患者出现意识障碍或呼吸不畅时应警惕突发急

性大出血和失血性休克的可能。

围麻醉期一旦出现急性大出血和失血性休克应立即处理。

1. 保证气道通畅，控制出血 气道通畅是通气和给氧的基本条件，应予以切实保证。对有严重休克和循环衰竭的患者，还应进行气管插管机械通气。原发疾病的有效治疗是失血性休克抢救成功的基础。积极采取内科治疗、介入、外科手术等方法及时止血。

2. 补充血容量，液体复苏 这是纠正休克和组织低灌注和缺氧的关键。应在连续休克监测的基础上实施。常用的液体包括：①晶体溶液，常用的有 0.9% 氯化钠注射液、乳酸钠林格液、醋酸林格液、高渗盐溶液等。②胶体溶液，常用的有中分子羟乙基淀粉和明胶，必要时进行成分输血等。

3. 输血与防治凝血功能障碍 失血性休克的患者在使用晶体液及胶体液的同时应根据出血量、出凝血功能状况等考虑补充红细胞悬液、新鲜冰冻血浆、冷沉淀、浓缩血小板、凝血酶原复合物、纤维蛋白原等以纠正循环功能障碍，改善凝血功能。

4. 血管活性药物及正性肌力药物 对于严重休克尚未进行液体治疗前或虽经积极液体治疗但循环仍不稳定的患者可给予血管活性药物及正性肌力药物。提高血压是应用血管活性药物的首要目标，如多巴胺、多巴酚丁胺、去甲肾上腺素、去氧肾上腺素等。

（1）血管收缩药：多巴胺有兴奋 α、β 和多巴胺受体的作用，是休克时最常用的血管活性药物，休克时主要取其强心和扩张内脏血管的作用，宜采用小剂量，小于 10μg/(kg·min)。

多巴酚丁胺对心肌的正性肌力作用较多巴胺强，且增加全身氧输送，降低动脉血

乳酸水平。常用 2.5～10μg/（kg•min）。

去甲肾上腺素以兴奋 α 受体为主、轻度兴奋 β 受体。能兴奋心肌，收缩血管，增加冠状动脉血流量。

（2）休克早期病情主要与毛细血管前微血管收缩有关，后期则与微静脉和小静脉痉挛有关。因此应采用血管扩张剂配合扩容治疗。为兼顾重要脏器的灌注量，常将血管收缩药和扩张药联合应用，例如：去甲肾上腺素和硝酸甘油或硝普钠。

5. 纠正代谢性酸中毒　由于组织灌注不足失血性休克患者会出现代谢性酸中毒，在组织灌注恢复过程中这一状况会得到逐步纠正。过度血液碱化不利于组织氧供，故碳酸氢钠只用于紧急情况或 pH < 7.20 时。

6. 纠正低温状态　大量的出血及液体输注均可导致体温下降，当体温过低可影响血小板功能，降低凝血因子的活性，影响纤维蛋白的形成，甚至导致心搏骤停。可采用加盖毛毯、输血加温器、加温毯、提高室温等方法纠正低温状态。

7. 重要脏器的保护　失血性休克可导致多脏器功能障碍（MODS），在积极治疗原发疾病、纠正休克的同时要注意重要脏器的保护，尽量避免多脏器功能衰竭的发生。

四、围麻醉期突发大出血和失血性休克的思考

围麻醉突发急性大出血和失血性休克的预防需要麻醉医生做好充足的准备和迅速的反应。首先对术前已有创伤性出血或估计有出血倾向的患者对其血压、脉搏及意识状态进行评估，与患者家属进行详细的沟通，使其充分认识到急性大出血和失血性休克的

危害，并备血。一旦发生急性大出血和失血性休克首先要吸氧，保持呼吸道通畅。立即在原有静脉通道畅通的基础上再建立一条通畅的静脉通道，必要时行深静脉穿刺置管，采集血标本，补液，补血，补充血容量。条件允许时可立即监测中心静脉压（CVP）、肺毛细血管楔压（PCWP）、心排血量、心脏指数、血气等。若手术时选用的椎管内麻醉，则立即停止椎管内给药，拔除椎管内置管，穿刺点加压包扎，换全身麻醉以维持手术继续进行。要求手术医生及时地排除出血因素并迅速止血。在抢救的过程中安排专人与患者家属沟通，告知其危险程度及处理情况，让患者家属充分认识可能出现的风险。总之，围麻醉期急性大出血和失血性休克严重影响患者的生命健康，麻醉医师应全面把握病情，进行及时有效的处理，抢救患者的生命，取得良好的临床疗效。

五、围麻醉期突发大出血和失血性休克的典型案例分享

患者，男性，33 岁，体重约 70kg，身高约 175cm。因斗殴致身体多处刀刺伤 2 小时，其中左胸部刀刺伤后，刺刀尚未拔出，被人急送入医院。入院时神志淡漠，血压 80/45mmhg，心率 125 次 / 分，呼吸 25 次 / 分。急性病容，面色苍白、四肢湿冷。初步诊断：全身多发伤，失血性休克；心肺刺伤，心包积液，胸腔积液；左下肢刀刺伤。半小时后因血压测不出，紧急入手术室拟行剖胸探查术。麻醉科已行紧急气管插管及中心静脉穿刺置管。入室后立即连接麻醉机机械通气，顺式阿曲库铵 10mg 推注，监测血压 60/45mmhg，心率 130 次 / 分，SpO$_2$

90%。边手术边直接动脉穿刺测压，并快速准备血液回收机。此时血气示：pH 7.15，PCO_2 40mmHg，PO_2 210mmHg，HCO_3^- 13.6mmol/L，BE － 15.6mmol/L，K^+ 3.2mmol/L，乳酸 2.7mmol/L。血红蛋白78g/L，血细胞比容23%。多巴胺、多巴酚丁胺、去甲肾上腺素、KCl 1g 加门冬氨酸钾镁 10ml 持续泵注，碳酸氢钠纠酸。同时，中心静脉压23mmHg，考虑有心脏压塞，输血、输液速度减慢，此时已打开胸腔。

开胸后发现右心室破裂约 0.5cm，心包切开后立即快速输血输液，心脏修补后，心脏很空，再次快速输血输液。不久发生心室颤动，立即心脏 20J 两次电除颤。输血、输液及升压药应用，心肌收缩力良好，但血压仅能维持 70 ～ 80mmHg，血红蛋白监测有持续下降趋势，因此考虑有其他部位的活动性出血存在。再次检查下肢伤口，发现左下肢张力很高，伤口处原来包扎的敷料已全部被血浸透，腿部下手术床上也有存血，左下肢足背动脉搏动弱。立即剖开行动脉探查术，发现左腿股动脉破裂，加闭后行修补术。修补后经输液、输血及升压药的应用，血压逐渐维持到 90 ～ 100mmHg，心率降至 100 次 / 分。

手术历时 3.5 小时，出血约 8000ml，输 12U 红细胞、10U 新鲜冷冻血浆、10U 冷沉淀。自体血液回收后再回输 2000ml。输注平衡液 3000ml，"万汶" 2500ml。尿量约 100ml。容量及循环稳定后，应用呋塞米 20mg。

手术结束时，手术野仍然有较多渗血，且无凝血块。监测弥散性血管内凝血指标已到达：PT、APTT 较术前延长 2 倍，血小板为 $60×10^9$/L，纤维蛋白原为 0，D- 二聚体阳性。立即输入凝血酶原复合物 4U、纤维蛋白原 6g，浓缩血小板短时间血库不能提供。渗血逐渐减少，应用多巴胺和多巴酚丁胺 6μg/（kg•min），硝酸甘油 5μg/（kg•min），去甲肾上腺素逐渐减少后撤出。出手术室时血压 110/60mmHg，心率 100 次 / 分，中心静脉压 9mmHg，血红蛋白升至 88g/L，血细胞比容 26.1%，血气及电解质正常，血乳酸 3.5mmol/L。带气管导管回 ICU 进一步治疗。术后随访，24 小时拔气管导管，两周后痊愈出院。

（肖兴鹏　冷福建）

参考文献

［1］林洪娇 . 15 例失血性休克患者的麻醉处理［J］. 中外医学研究，2012，33（10）：118-119

［2］张慧霞，王迎雪 . 失血性休克患者的麻醉处理与容量治疗［J］. 中国实用医药，2014，10（9）：155-156

［3］罗耀文 . 失血性休克 50 例麻醉处理观察［J］. 吉林医学，2015，36（4）：2053

第26章　围麻醉期突发急性血气胸

一、围麻醉期突发急性血气胸的发生情况及危害

1. 围麻醉期突发急性血气胸的定义　急性血气胸是指胸部外伤后所造成的胸膜腔积血、积气,是胸部损伤的常见并发症,起病急,发展迅速,易发生失血性休克,引起呼吸循环衰竭,严重威胁患者的生命。围术期血气胸是指术中突然发生的胸膜腔积血、积气,多系医源性因素造成。围术期发生血气胸后若未能及时发现和处理,可引起一侧或两侧肺受压萎陷,肺泡无法进行通气,使肺通气/血液灌流严重失衡,患者出现极端呼吸困难,且因大量未氧合的血液掺杂于动脉血内,出现显著发绀和低氧血症,以及急性呼吸衰竭的临床表现。由于患侧胸腔内的高压,足以把纵隔推向健侧、心脏移位和腔静脉回心血流的受阻,引起心排血量显著下降、严重低血压或休克。若不及时处理急性血气胸,患者可在短时间内因呼吸循环衰竭而致死。临床表现依气体进入胸腔的速度和积存气量的多寡、出血量的多少,以及肺组织受压的程度,表现出不同的临床症状和体征。轻度的可无症状,若超过1/5肺组织丧失通气功能,即可出现呼吸急促和困难、发绀、心动过速等。血压开始可无明显的变化,随着病情进展如纵隔移位、缺氧加重、出血量的增多则出现低血压,甚至休克。在全身麻醉下首先发现的体征可能是心动过速和低血压而不易与麻醉过深或低血容量相区别,

但由于受压肺的顺应性下降,进行人工呼吸时会感到气道阻力的增加,需提高气道压方能保持通气。同时可能出现有皮下气肿。对比性两侧胸部叩诊,患侧可呈反响过强。两侧性张力性气胸不仅通气显著减弱,呈喘鸣和两侧胸部叩诊均反响过强。动脉血气分析呈 PaO_2 显著下降和 $PaCO_2$ 的升高,胸部 X 线检查则可明确诊断。

2. 围麻醉期突发急性血气胸的发生情况　血气胸是多发性创伤患者的常见并发症,在钝挫伤患者中血气胸发生率约20%,在穿透性损伤患者中发生率高达40%[1]。胸部创伤患者血气胸的发生率高达60%～70%,血气胸造成血容量减少和肺受压萎陷,严重者可引起患者的呼吸困难,甚至威胁患者的生命[2]。围术期急性血气胸发生率虽然较低(目前国内 0.1～0.2/ 万),却严重威胁患者生命安全,且在麻醉期间不易发现。所以对此病例一经诊断,应立即处理,解除病因,保持呼吸通畅,维持血流动力学的稳定,防止器官功能受到损害。

3. 围麻醉期突发急性血气胸的表现

(1) 胸痛:发生急性血气胸后常伴有较为剧烈的胸痛,但在麻醉状态下胸痛难以察觉,主要表现为不明原因的心率增快,给予镇痛、镇静药物亦不能解除。

(2) 休克:严重血气胸患者由于急性失血,使有效循环血容量锐减。当急性失血超过全身血量的20%时,可导致低血容量休克。围麻醉期患者处于麻醉状态,其主要表

现为突发性心率增快，血压降低，脉搏细弱，SpO_2 急剧降低，血红蛋白、红细胞降低，严重威胁着患者的生命安全。

（3）呼吸困难：血气胸发生时患者有不同程度的呼吸困难，其严重程度与发作的过程、肺被压缩的程度和原有的肺功能状态有关。围麻醉期主要表现为 SpO_2 降低，气道压力增高，呼吸运动减弱，听诊呼吸音减弱或消失。

（4）创伤性高血糖反应：糖代谢紊乱是创伤后代谢反应的重要变化，常表现为血糖升高和乳酸血症，围麻醉期血气胸发生后血糖浓度升高。

（5）全身炎性反应综合征：炎性反应是宿主对损伤或感染的一种生理反应，严重创伤后机体可出现全身炎性反应，表现为发热（体温大于 38℃）、心率增快（大于 90 次 / 分）、白细胞升高（白细胞计数大于 12×10^9/L）、毛细血管通透性增加、负氮平衡、血浆中皮质类固醇浓度增加、肝脏急性期蛋白和细胞因子合成增加。围麻醉期严重血气胸可引起全身炎性反应。

（6）围术期血气胸有时会伴有一些特殊的表现，使得难以发现、确诊为血气胸。如：术中气胸表现为腹部膨胀[3]。

（7）医源性损伤造成的血气胸可导致呼吸、循环障碍，严重者可危及患者生命。

4．围麻醉期突发急性血气胸的危害

围麻醉期急性血气胸破坏患者呼吸循环血流动力学稳态，导致患者缺血缺氧，严重者导致患者休克，还可诱发患者肺部感染、血气胸甚至引起腹部感染[4]、全身炎性反应，引起呼吸循环衰竭，损伤全身器官危及患者生命安全。如何早期预测并及时防治围麻醉期急性血气胸的发生，是所有麻醉医师和外

科医师共同面临的一个问题。

二、围麻醉期突发急性血气胸的原因分析

1．患者因素

（1）患者自身患有肺部、气管支气管疾病，如肺气肿、支气管扩张、肺大疱、慢性阻塞性肺疾病等，以及先天性疾病，如：先天性支气管闭锁[5]，肺泡、气管破裂导致气体或血液进入胸膜腔。

（2）患者患有心血管疾病，如高血压、动脉炎、动脉瘤等，以及出血性血管疾病，在围麻醉期由于血压的波动或手术创伤造成肺部、胸部血管破裂出血，渗入胸膜腔造成血气胸。

2．手术因素

（1）在进行有创性中心静脉监测（颈内静脉或锁骨上、下静脉穿刺）时，由于穿刺点靠近胸膜、肺部，穿刺操作往往会刺破胸膜诱发血气胸。

（2）手术操作引起的损伤，在行气管造口术、甲状腺切除术及颈部肿瘤等手术时，在手术操作时往往会对脏层或壁层胸膜及血管造成损伤而引起急性血气胸。

（3）导致气道压力升高的手术，如在进行腹腔镜手术时，为便于操作需要建立气腹，大量 CO_2 注入腹腔，引起腹腔压力增高，导致气道压升高，容易引起肺大疱及支气管扩张的患者气道破裂引起血气胸，或过量 CO_2 吸收入胸膜腔[6]，成为诱发气胸的危险因素。

3．麻醉因素

（1）气道压力过高，麻醉期间再给患者施以大压力辅助或控制呼吸时可造成肺大

疱、支气管扩张等患者肺泡破裂诱发血气胸。

（2）麻醉在施用喉镜或气管插管时损伤咽喉壁，以及行臂丛神经阻滞，肋间神经、椎旁神经阻滞，胸交感神经阻滞[7]时损伤胸膜、肺组织及血管而引起气体或血液进入胸膜腔导致急性血气胸。

三、围麻醉期突发急性血气胸的应对策略

1．识别　①急性血气胸常见于胸部有创伤或有肺部、心血管疾病的患者；②在麻醉穿刺和相关手术操作时，有刺破胸膜和血管的危险；③急性血气胸发作时患者常伴有胸痛、呼吸困难、低血压、心率增快，听诊呼吸音降低，严重者出现休克，呼吸循环功能衰竭；④高度怀疑血气胸时X线检查以确诊，胸片显示胸膜腔有积液或积气，X线表现不明显者，CT辅助及胸腔穿刺可进一步确诊。

2．监测

（1）注意观察患者的呼吸情况，呼吸频率、呼吸动度，口唇、四肢末端皮肤颜色，以及患者的胸廓起伏及肋间隙情况。

（2）听诊患者肺部呼吸音强弱以及两侧呼吸音的对称情况。

（3）监测患者脉搏、血压、心率、心电图、SpO_2，以及麻醉期呼吸道压力。

3．处理　小量的血气胸可无明显症状。其中轻微者如单纯性小量闭合性气胸肺萎陷在20%～25%者，可观察待其自行吸收。大量出血或高压积气的严重血气胸是胸部受伤死亡的主要原因之一，必须紧急处理。急性血气胸与其他类型严重的胸部伤一样，在诊断和治疗上必须同时进行。及时给予有效

的治疗，这样可使患者转危为安，否则可因未及时抢救而死亡。对发生血气胸的患者，要早期判断以下10个问题：①有无血容量不足；②有无呼吸功能不全；③有无张力性气胸；④有无心脏压塞；⑤有无多发肋骨骨折（反常呼吸）；⑥有无严重血胸、气胸或血气胸；⑦有无纵隔损伤；⑧有无膈肌破裂；⑨有无主动脉或其主要分支的破裂；⑩有无心脏损伤。伤员若有上述10项之一者，可随时发生生命危险。为抢救生命有时必须在做X线检查以前做出诊断和治疗。围手术期急性血气胸主要处理措施如下。

（1）急性血气胸早期行闭式引流：急性血气胸早期行闭式引流的优点在于：①很快解除血气胸对肺及纵隔的压迫，改善呼吸、循环功能。②能预防或减少脓胸及凝固性血胸的发生率。③通过引流观察血量多少可确定有无活动性出血和是否需要急诊开胸探查手术。临床上绝大多数患者在伤后立即发生血气胸，除大血管出血外，多数在数小时最长12小时便停止胸腔内出血，一般2～5小时血液中纤维蛋白析出，胸血失去凝固性。但也有部分胸部外伤患者入院时，无血气胸或数天后又出现中等量（500～1000ml）或大量（1000ml以上）血气胸。这种迟发性血气胸的发生率约占10%。迟发时间短者5小时，长者15小时。1/3发生在伤后24小时，尤其多发生于初次检查后的6小时内。因此对每个胸部损伤的伤员均需密切观察，或出院时嘱其有变化随时来诊。

（2）抗休克：血气胸休克患者早期最突出的矛盾为血容量不足，也是造成全身性生理紊乱的主要原因。纠正低血容量、维持循环稳定必须与呼吸衰竭同时处理。快速有效地恢复循环、保证组织供氧、防止低血压所

致的脑缺氧、心搏骤停和肾功能损害是创伤后休克早期复苏的基本目标。

①液体复苏：血气胸患者往往伴有低血容量，而麻醉药物又可加重"功能性"的容量不足。液体复苏的首要条件是建立静脉通道，此外在条件允许时尽可能建立中心静脉通道。患者扎有止血带时不可立即松开，须待监测和补液已开始后才视情况松开。

创伤患者的液体治疗应按以下三个步骤进行。首先需要解决的是恢复患者的循环容量，对以往健康的创伤患者多数死于低血容量休克；其次是恢复患者的血液携氧能力，即输注红细胞；最后是维持患者的凝血功能，可输注血小板、新鲜冰冻血浆或其他血液成分。

在液体复苏过程中，需注意以下几点：a. 常常低估了血液丢失的实际容量；b. 外科手术操作时，组织液丧失量每小时 4 ～ 8ml/kg；c. 若用晶体液复苏，用量应是丢失血容量的 2 ～ 3 倍；d. 多数麻醉药可使血管内腔增加，即扩大了"功能"性容量；e. 血红蛋白应维持在 80g/L 以上；f. 大量用晶体液复苏可引起稀释性血小板减少，血小板计数应维持在 70×10^9/L 以上；g. 多数创伤患者在到达医院时处于低温状态，若大量使用未经加温的液体复苏，则对预后可能造成不良影响。

血容量缺失时，以胶体来补充只需较小剂量即可达到快速复苏的效果，且能增加心排血量。而晶体液往往只能恢复血压却不增加心排血量。高渗盐水可以快速恢复患者血压，但作用持续时间较短，可以与胶体液一起使用，高渗盐水可能比较适合脑外伤患者。

②输血：在严重创伤抢救中，大量输血是十分常见的，对其所带来的各种严重并发症应予重视。失血 5000ml 以上将导致血小板和凝血因子丧失，出现凝血功能障碍时，应补充冰冻血浆、血小板等血液成分。大量输血治疗还可引起电解质和酸碱失衡，故应常规作血气和生化测定。在大量输血和抢救期间，血钾的变化很大，须加强监测。由于应激反应时儿茶酚胺的大量释放，在入院时常伴有低血钾，但大量输血时可产生严重高血钾，只有当输血速度超过 100ml/min 时，才有可能产生低钙血症及枸橼酸中毒。腹腔内出血的患者在紧急情况下可采用自身血回输，维持血流动力学稳定，并使脉搏恢复至正常范围，中心静脉压达 0.8 ～ 1.2kPa。每小时尿量达 1ml/kg 时，说明输液已充分，达到了恢复正常血容量的目标。当出血止住后，氧耗恢复到高于正常水平被认为是最好的复苏终点指标。充分的氧供，氧耗增加以偿还"氧债"有利于提高危重患者的生存率。

③血管活性药物：对低血容量休克使用血管收缩药物以代替补充血容量是绝对禁忌的。当血压很低或测不到，而又不能及时大量快速补充液体时，为了暂时升高血压，维持心、脑血流灌注，以防心搏骤停，可以少量使用血管活性药物。其中最常用的药物是多巴胺，它可增强心肌收缩力，提高心排血量及使周围血管阻力增加，血压上升。一般剂量为每分钟 5 ～ 10μg/kg。

（3）麻醉处理：麻醉前力争分秒，创造条件，改善状态，是确保麻醉与手术安全的最重要环节。基于急性血气胸的一系列病理生理的剧烈变化，病势急猛、严重，生命多处于濒死状态，甚至分秒延误都可能发生猝死，不少病例被迫只能边手术处理，边迅速正确处理各种复杂的难题。例如大量失血失液、缺氧、剧痛、呼吸道阻闭、感染、呕吐与反流误吸、酸中毒、心脏压塞、休克、创伤性湿肺、反常呼吸、大咯血、肾衰竭、恶性心律失常、腹腔内出血等，几乎是同时或相继连贯式地发生。休克率可高达 48.7%，张力性血气胸 15.3%，因此在麻醉前极其有限的时间窗内，最大限度地恢复和维持有效的肺泡呼吸交换量，改善血气，纠正酸中毒，其中以尽快矫正创伤所导致的解剖缺陷（闭式引流，胸壁固定）、保持呼吸道通畅（口咽通气管、气管和插管）、充足供氧（鼻导管或面罩给氧，人工呼吸）、抗生素投给、静脉通路补充血容量、解除剧痛、严密的监测为主要措施。

麻醉方式的选择与处理原则：麻醉均需在气管插管麻醉下完成手术，有张力性气胸者在全身麻醉诱导前必须施行胸腔闭式引流，否则正压通气使张力性气胸加重，纵隔移位，甚至猝死。对有心脏压塞者，应先在局麻下行心包穿刺减压引流。麻醉处理原则是浅麻醉辅以肌松药，可以附加局麻或肋间神经阻滞，控制呼吸，改善呼吸功能。麻醉过程中严防呕吐误吸，确保呼吸道与消化道隔绝并维持到完全清醒以策安全，力求消除和减轻纵隔摆动，避免肺内物质扩散，保持 PaO_2 和 $PaCO_2$ 在基本正常水平，容量平衡，保持体热，同时要注意到麻醉药作用时间延长和麻醉药耐受力极差的特点，以量少和浅麻醉为宜。

（4）预防感染：血气胸发生后容易引起患者肺部及胸膜的感染甚至腹部感染，所以发生血气胸后适当及时预防性使用抗生素可减轻患者的感染。

（5）对于急性重性血气胸及进行性血气胸，当一般治疗难以缓解症状，可行开胸手术治疗。随着微创技术的发展，电视胸腔镜手术治疗血气胸也得以发展，且具有创伤小、恢复快、并发症少等优点[8,9]。

四、围麻醉期突发急性血气胸的思考

1. 术前充分的医患沟通　医患沟通是现代医院医护人员必须具备一种基本技能，尤其在现在的"生物 - 心理 - 社会"医学模式环境下也要求医生必须具备良好的医患沟通能力。在医疗活动中，医务人员如果把即将进行的医疗行为的效果、可能发生的并发症、医疗措施的局限性、疾病转归和可能出现的危险性等，在实施医疗行为以前与患者或者家属进行沟通，让他们在了解正确的医疗信息后，才做出关系到治疗成效和回避风险的医疗决定。医患沟通有助于患者及其家属进行心理准备，以后出现不令人满意的结果时，能够理解和正确对待。麻醉的高风险性要求每一位麻醉医生具备更加良好的医患沟通能力，麻醉前向患者或家属充分讲解可能出现的并发症、医疗措施的局限及可能出现的风险等，创造和谐的医疗环境。

2. 与手术医师配合　手术室工作人员是一个团队，手术顺利流畅地完成需要手术医生、护士、麻醉医生的相互配合、相互合作，他们有一个共同的目标："以患者为中心，一切为了患者"。麻醉医生与手术医生的良好配合对于保障患者的生命安全、减少并发症等至关重要，使患者在围术期舒适、安全。①术前与手术医生探讨病情、可能出现的并发症及其风险等，告知麻醉方式的选择及风险；②术中密切监测生命体征，出现变化及时向手术医生说明情况，特殊情况可告诫手术医生暂停手术，仔细检查；③术后告知手术医生麻醉后的并发症及其护理注意事项。

3. 做好防范　凡事预则立，不预则废，任何事情做好预防，防患于未然才是最明智的选择。做好防备措施，预防疾病的发生无疑是最佳的治疗手段。围术期预防血气胸的发生是麻醉医生的一项重要责任，也是维护患者利益的根本手段。如何有效预防急性血气胸的发生，可以从以下几个方面考虑：①术前充分掌握患者病情，考虑是否存在血气胸危险因素。②麻醉、手术时严格操作、小心谨慎，避免损伤血管、气管，勿刺破胸膜等。③术中密切监测，控制气道压力，注意观察呼吸运动情况，听诊呼吸音。④术后向患者及家属交代注意事项：勿做剧烈运动，保持大便通畅，注意卫生等。

4. 合理化解医疗纠纷　在医患双方医疗信息不对称的情况及错综复杂医患关系环境下，医疗纠纷频发已是有目共睹的社会现实。医疗纠纷发生后，无论患者及其家属还是医疗单位及当事的医务人员都会受到伤害。合理化解医疗纠纷及预防其发生是构建和谐医疗环境的重要组成部分。有时候并发症难以避免，当急性血气胸发生及出现医疗纠纷时，医患双方要互相理解，换位思考，理智地对待，要通过正确的途径和方法去解决，避免矛盾激化。医患双方通过合法渠道，以平和及理智的心态充分协商是解决医患纠纷的正确办法。医患双方一定要冷静，相互谅解，勿要针锋相对，加剧医患关系的不和谐。

五、围麻醉期突发急性血气胸的典型案例分享

1. 电视胸腔镜治疗胸穿致大量血胸1

例[10]　患者，女性，68岁，因多饮、乏力、发现血糖升高16年，反复下肢水肿2年，复发加重1周收入我院内科，诊断为：非胰岛素依赖型糖尿病；高血压病3级，极高危；慢性心功能不全，心功能3级，冠心病。入院后CT提示右侧胸腔中量积液，在B超定位下胸腔穿刺3次，抽出淡黄色胸液580ml、320ml、200ml。第3次胸穿后患者感胸闷，气促加重，复查CT，提示右侧大量胸腔积液，胸穿抽出不凝血性液，血红蛋白仅53g/L，立即胸腔闭式引流共引出1100ml血性胸水后胸管被血凝块堵塞。全院讨论后，胸外科经全麻在电视胸腔镜下止血，行胸腔血凝块廓清术。患者全麻后，先取左侧斜卧位45°，在右腋前线第4肋间做一约2cm长的皮肤切口，置入吸引器吸出约1200ml血性胸液，再取左侧卧位，在右腋中线第7肋间做一约2cm长的皮肤切口，放入胸腔镜探查。术中见胸腔内大量积血及血凝块，右胸内壁胸腔穿刺处肿胀、渗血，胸腔镜引导下吸尽积血并彻底清除血凝块，胸壁渗血处予以电凝止血，冲洗胸腔，观察无出血，清点纱布、器械无误后，关胸。右第7肋间戳孔处置32F胸管，术中共吸出1900ml血性胸腔积液及200ml血凝块，手术顺利，术后恢复较好，术后第2天拔出胸管后转回内科。

2. 全麻腹腔镜术中引起气胸1例[11]　患者，女性，50岁，60kg。因诊断胆囊结石，拟在全身麻醉腹腔镜下实施胆囊切除术。查体全身情况一般，无其他并发症，心电图检查大致正常。患者入室后采取快速诱导全麻气管内插管（即咪唑多卞咪 10mg、地塞米松 10mg、芬太尼 0.2mg、丙泊酚 120mg、罗库溴铵 40mg），术中以全凭静脉复合麻

醉维持。手术开始前测血压 116/68mmHg、心率 59 次 / 分、SpO$_2$ 100%、P$_{ET}$CO$_2$ 为 37mmHg、气道压 13cmH2O，手术开始后约 20 分钟，患者出现非麻醉因素所致的血压升高（165/89mmHg）、心率增快（105 次 / 分），SpO$_2$ 逐渐下降至 86%，P$_{ET}$CO$_2$ 持续升高至 53mmHg、气道压 40cmH$_2$O。患者胸部、颈部存在轻度皮下气肿，触诊有较明显捻发感，听诊右肺呼吸音消失，初步诊断膈肌损伤，二氧化碳气体经破损处进入右胸腔，从而造成患者张力性气胸。停止手术、排出腹腔气体，立即行右侧胸腔闭式引流术，患者上述异常症状逐渐改善，血流动力学处于正常且稳定。事后该患者改为开腹手术切除胆囊及膈肌损伤修补术，术后患者无并发症发生。

3. 颈内静脉穿刺致大量血气胸 1 例 [12]

患者，女性，28 岁，以"活动后胸闷气短 2 年余"入院。入院诊断：风心病，二尖瓣关闭不全，心功能二级。准备在全麻、体外循环下行二尖瓣置换术。术前为监测中心静脉压用 ARROW7Fr 2.4mm 三腔中心静脉导管行右侧颈内静脉中路穿刺，置入导管后发现误入动脉血管（因血液压力较高）退出导管并压迫止血。准备再次穿刺时发现患者躁动，认为是麻醉转浅所致并予以处理，随后发现患者血压持续下降，最低 38/35mmHg，心率达 160 次 / 分，立即抢救，血压波动于 45 ～ 90/35 ～ 80mmHg，再次穿刺成功。开始手术，行血液肝素化，在体外循环下行二尖瓣置换术。手术顺利，心脏自动复跳。止血时发现右侧部分胸膜凸入心包腔并呈暗紫色，怀疑胸腔积血，进行探查，发现右侧胸腔内有大量积血及血凝块共计 1000ml 以上，清理后发现右侧锁骨下动脉处胸膜有一

约 0.2cm 缺损正在出血，血色鲜红，怀疑为颈内静脉穿刺时误伤锁骨下动脉所致，以丝线缝合，同时补充血容量。待心脏功能稳定后逐渐停体外循环，用鱼精蛋白对抗肝素。扩肺时见右肺上叶不张，探查见其上有一约 0.2cm 破损，怀疑亦为穿刺误伤，未予处理，行右侧胸腔、心包腔联合闭式引流。送监护室，呼吸机辅助呼吸，术后第 1 天自主呼吸恢复后停用呼吸机，第 4 天拍胸片示：无液气胸，15 天痊愈出院。

（解立杰 黄锦绣 胡 霁 余奇劲）

参考文献

[1] Ojaghi HS, Adimi I, Shams VS, et al. Ultrasonographic diagnosis of suspected hemopneumothorax in trauma patients [J]. Trauma Mon, 2014, 19（4）: e17498

[2] 施锋烽，孟迪，杨运海，等. 创伤性血气胸的微创诊疗策略及对比研究 [J]. 中华急诊医学杂志，2015，24（1）: 96-98

[3] Yang SS, Kardash K, Sirois C. Intraoperative pneumothorax presenting as abdominal distention [J]. Annals of Thoracic Surgery, 2016, 101（1）: 336-338

[4] Chen T, Tseng Y, Tseng C. Spontaneous hemopneumothorax simulating acute abdominal affections [J]. Pediatric Pulmonology, 2014, 49（1）: E1-E4

[5] Tanaka K, Suzuki H, Nakajima T, et al. Recurrent pneumothorax associated with bronchial atresia: report of a case [J]. Surgery Today, 2015, 45（10）: 1326-1329

[6] Yang M. Carbon dioxide pneumothorax occurring during laparoscopyassisted gastrectomy due to a congenital diaphragmatic defect -a case report [J]. Korean Journal of Anesthesiology, 2016, 69（1）:

88-92

[7] Sakai T, Sano A, Matsukura A, et al. Hemopneumothorax after thoracic sympathetic nerve block; report of a case [J]. Kyobu geka. The Japanese journal of thoracic surgery, 2014, 67 (7):599-601

[8] 郑林，郭迎胜，袁进. 电视胸腔镜在外伤性血气胸治疗中的临床应用分析 [J]. 中国实用医药，2013，8（23）：53-54

[9] 李建东. 电视胸腔镜与传统开胸手术治疗外伤性血气胸的疗效比较 [J]. 中西医结合心血管病电子杂志，2015，3（4）：53-54

[10] 杨杰，金健. 电视胸腔镜治疗胸穿致大量血胸 1 例 [J]. 西南国防医药，2011，21（12）：1296

[11] 刘玉，闫萍. 全麻腹腔镜术中引起气胸一例[J]. 医疗装备，2015，28（5）：64

[12] 王警卫，王军，杜文涛. 颈内静脉穿刺致大量血气胸 1 例 [J]. 武警医学院学报，2005，14（2）：95

第 27 章　围麻醉期意外困难气道

一、围麻醉期意外困难气道的发生情况及危害

良好的气道管理是保证围术期麻醉安全的一项重要措施，是每个合格麻醉医生都必须掌握的基本临床技能之一。自 1880 年 McEven 首次在人体成功实行气管插管以来，困难气道不时地困扰着医务工作者。

ASA 曾建议制订困难气道（difficult airway）的定义：在经过常规训练的麻醉医师管理下患者面罩通气和（或）气管插管困难，根据有无面罩通气困难将困难气道分为急症气道和非急症气道。面罩通气困难是指在面罩给予纯氧和正压通气的过程中出现通气不足，致使麻醉前 $SpO_2 > 90\%$ 的患者无法维持 $SpO_2 > 90\%$ 以上；喉镜暴露困难是指在常规喉镜暴露下无法看到声门的任何一部分；困难气管插管（difficult tracheal intubation）是指常规喉镜下插管时间大于10 分钟或尝试 3 次以上插管失败。围麻醉期，最常见的是麻醉诱导后发生通气困难或喉镜暴露下发生困难插管。发生困难气道时，无法实施有效人工通气，患者在短时间内就可因缺氧而导致心搏骤停、大脑损害甚至死亡。危重患者中，困难气道的危害性更不容忽视，常常出现以下一个或更多的问题：面罩密封不严、过度漏气、进气或出气阻力增大。面罩通气不足常出现：胸腔呼吸运动消失或减弱、发绀、胃部进气或扩张、氧饱和度下降、呼气末二氧化碳波形消失或降低，以及与低氧血症或高碳酸血症相关的血流动力学参数的变化（例如：高血压、心动过速、心律失常等）。

据统计，在我国困难气道的发生率为 $1\% \sim 5\%$，在某些特殊人群中如口腔颌面和整形外科手术患者中发生率高达 15%[1]。迄今为止，对困难气道的认识和管理仍是麻醉医生关心的问题和临床麻醉学的重要研究内容。自 1993 年起，美国、加拿大、法国和意大利纷纷制定了气道管理的实践指南以减少气道相关并发症。结合我国国情，中华医学会麻醉学分会组织专家组于 2007 年起草和制定了《困难气道管理专家意见》，以期为临床麻醉中的困难气道处理提出指导性意见，使困难气道的处理更规范、便捷、准确，最大限度地降低气道相关并发症发生的风险。

对于所有手术患者，麻醉前必须进行气道评估，这有助于选择合适的麻醉诱导方法和气管插管技术。麻醉前评估可以发现 90%以上的气管插管困难，称为可认知困难气道，这会提示麻醉医生在使患者意识消失和呼吸暂停之前做好各种必要的准备。然而根据现有的预测气道困难的多种方法，即使最严格、周密的预测也不能完全检测出每一例困难气道，称为非认知困难气道，即意外困难气道。如何处理好意外的困难气道关乎患者的生命安全，在临床处理的任何时候我们都要牢记"通气第一"的原则。

虽然气管插管术已有 200 多年的历史，也设计出了各种气管插管装置，但困难气

153

道仍然是对麻醉医生的一个挑战，它甚至会导致灾难性事件的发生。意外困难气道可以增加气管插管并发症的发生。当患者饱胃和伴有困难气道时误吸风险增加，但误吸一样可以发生在已常规禁食的困难气道患者；困难气道时，喉镜暴露期间的心血管反应包括高血压、心动过速、心律失常也会增加；气管插管过程中喉痉挛、支气管痉挛及颅内压升高的发生率和严重程度在困难气道中也随之上升。尤其是在无法实施有效的面罩人工通气时，患者在短时间内即可因缺氧而心搏骤停，甚至死亡，对患者产生无法挽回的后果。

据报道，麻醉相关死亡病例中，70%是因气道问题所致，主要为呼吸道梗阻、困难插管和插管误入食管。对于无法识别的困难气道，它的发生将对负责该病例的麻醉医生造成极大的精神刺激和应激，由于缺乏必要的准备，其产生严重后果的概率将大大增加。

最后，困难气道潜在并发症的发生也会给患者带来巨大痛苦。这些并发症常常包括：咽喉水肿、出血、气管和食管穿孔、气胸和误吸。与困难气道相关的并发症的临床体征和症状常常包括：咽喉痛、面部和颈部的疼痛和水肿、胸痛、皮下气肿、吞咽困难、声音嘶哑等。也由于未能提早预测，缺乏与患者及家属的必要沟通，一旦发生严重后果，将会引起医疗纠纷、扩大社会矛盾，同时也增加了不必要的医疗支出。

二、围麻醉期意外困难气道的原因分析

困难气道由面罩通气困难和气管插管困难两类组成，在临床工作中需要对困难气道的高危因素有清醒的认识，从而有效防范。

1. 面罩通气困难　面罩通气困难的发生多见于肥胖、肿瘤、感染和炎症患者。小儿表现出的问题较成人少，在无牙齿的老年患者中保持面罩的密闭更加困难。它的发生也与麻醉医生正确扣面罩技术的掌握有关。

2. 气管插管困难　自口腔（或鼻腔）至气管之间可划为3条解剖轴线，彼此相交成角：口轴线即从口腔（或鼻腔）至咽后壁的连线；咽轴线即从咽后壁至喉头的连线；喉轴线即从喉头至气管上段的连线。气管插管时，为达到显露声门的目的需使这三条轴线重叠。凡是影响这三轴成一条直线和操作空间的任何因素都可能成为困难气道的因素。一般分为患者自身方面和医源性两方面。

（1）患者因素：其在临床实际操作的过程中占主导地位。①解剖因素：无论是先天性还是后天性的，如果影响口、咽、喉这三轴线成一条直线的因素如上颌前突、小口、巨舌、鼻中隔偏曲、气管不居中等因素都可能成为困难气道的原因。②全身或局部因素：如肥胖、糖尿病、甲状腺肿、口咽部肿瘤、骨骼肌肉疾病，如肢端肥大症、颞颌关节僵直等。③创伤和炎症因素：头面部创伤引起的口腔内血肿、口腔内炎症等都可能造成操作空间变小或喉头水肿，颈椎损伤则造成颈部活动度变小，面部大面积烧伤后形成的瘢痕挛缩使得张口受限。④其他因素：孕妇、饱食患者在进行插管过程中可能会出现恶心、呕吐，一些血流动力学不稳和呼吸功能失代偿的患者不能平卧。

（2）医源性因素：主要是有关施麻醉的医生的临床操作技能和心理素质，以及所在医疗机构是否有先进的插管器械等因素。

三、围麻醉期意外困难气道的应对策略

围麻醉期困难气道是每一个临床麻醉医生都会遇到的难题。在麻醉诱导前的早期识别是防止意外困难气道发生，做好各种必要准备，避免严重后果的重要手段。同时在发生意外困难气道后，应遵循一定的处理原则，采用熟练的气道管理技能，使患者转危为安。

1. 麻醉前气道评估可分为面罩通气困难评估和气管插管困难评估[2～5]

（1）面罩通气困难评估：与面罩通气困难有关的因素有年龄＞55岁，体重指数（BMI）＞26，打鼾史，络腮胡子，牙齿缺损。同时满足以上2项就有70%以上的敏感性和特异性。此外还有颌面部异常、下颌后缩或前突、阻塞性呼吸睡眠暂停等。

（2）气管插管困难评估

①病史：详细询问患者的病史，大多数患者能提供有价值的信息如以前有无全身麻醉史、有无困难气道史等。某些疾病、手术、放疗可提示困难气道的发生，如风湿性关节炎、强直性脊柱炎、鼾症、妊娠、肢端肥大症、糖尿病、唐氏综合征、颞颌关节手术、颈部融合术、气管手术、口腔咽喉部放疗及手术。

②一般体格检查：检查有无口腔、颌面、颈部病变；检查有无门齿前突或松动、鼻腔通畅情况；检查两侧颞颌关节情况；某些特征可能导致气管插管困难如病态肥胖、小口、下颌退缩、舌体肥大、头颈僵硬。

③Mallampati分级：患者坐在麻醉医生面前，用力张口伸舌至最大限度（不发音），医生根据所能看到的咽部结构给患者分级。Ⅰ级：可见软腭、咽腭弓、腭垂；Ⅱ级：可见软腭、咽腭弓，腭垂部分被舌根遮盖；Ⅲ级：仅见软腭；Ⅳ级：未见软腭。分级越高，插管越困难。Ⅲ～Ⅳ级属困难插管。

④切牙间距：切牙间距是指最大张口度时上下前牙间的距离。正常值≥3cm（2横指），＜3cm则有插管困难的可能。

⑤甲颏间距：甲颏间距是指患者头部后仰至最大限度时，甲状软骨切迹至下颌骨颏突间的距离。甲颏间距≥6.5cm时，插管无困难；在6～6.5cm，插管有困难，但可在喉镜暴露下插管；＜6cm（成年人3指），则无法用喉镜进行插管。

⑥颈部屈伸度：颈部屈伸度是指患者做最大限度屈颈到伸颈的活动范围。正常值大于90°，从中立位到最大后仰位可达35°～80°，插管有困难。

⑦下颌前伸度：下颌前伸度是下颌骨活动性的指标，可以用上唇咬合实验评估。患者用下切牙咬上嘴唇，超过上唇线为1级；下切牙低于上唇线为2级；不能咬住上唇为3级。3级可能存在插管困难。

⑧Cormack-Lehane喉镜显露分级：根据直接喉镜暴露下喉头结构的可见度进行分级。Ⅰ级，声门完全暴露；Ⅱ级，仅见声门的后半部；Ⅲ级，仅见会厌；Ⅳ级，未见会厌。其中Ⅲ～Ⅳ级往往有气管插管困难。

⑨Wilson危险评分：Wilson等把体重、颈部活动度、下颌活动度、下颌退缩和上颌前突作为5个危险因子来评估气道，每个因子都有0、1、2三种评分，总分为0～10分。≥2分会出现困难气道。

综上所述，单一应用任一种评估方法，因为没有考虑到引起困难气道的其他因素，都不能很好地对困难气道进行正确的评估，目前倾向于联合应用多种评估方法，以提高

识别困难气道的敏感性和准确性。除此之外也需要对是否存在喉罩置入困难、环甲膜切开和气管切开困难进行评估。

2. 困难气道的处理原则[3]

(1) 对于经过麻醉前评估，存在困难气道的患者，其处理原则分为以下三种情形。

①若直接喉镜暴露困难，但能进行面罩通气且患者对缺氧有一定耐受力，可以谨慎选择在全身麻醉诱导后插管。

②若直接喉镜暴露困难，且面罩通气仍可能出现困难或患者对缺氧耐受力差，需进行清醒插管。

③若患者为饱胃，存在反流误吸的危险，仍需清醒插管。

(2) 对于经过麻醉前评估，未发现存在困难气道的患者，在麻醉诱导后出现意外困难气道后的处理，可分为两种情形。

①如无面罩通气困难，患者能够维持满意的通气和氧合，能够有充分的时间考虑其他建立气道的方法。比如使用各种可视喉镜、管芯探条或喉罩等辅助插管。也可以等患者清醒、肌松恢复后采用清醒插管。

②在同时兼有面罩通气困难时，患者处于紧急的缺氧状态，应立即寻求帮助，使用口咽或鼻咽通气道使舌体离开咽后壁以利于正压通气，或者可使用食管气管联合导管、喉罩通气建立人工通气。若患者存在严重误吸危险，为了挽救生命，紧急情况下可以实施环甲膜穿刺（行气管喷射通气）或气管切开等外科方法。

3. 困难气道中人工气道建立

(1) 非气管插管人工通气[4~6]

①面罩通气：无论气道条件如何都应该100%纯氧面罩通气，有困难时立即向上级医生求助。面罩通气时，手指应放在骨骼上而不是软组织上，依靠拇指和示指向下加压及其他3个手指上提下颌骨来完成面罩通气，通过下颌骨前移，上颈部伸展，抬高下颏，可以使舌和软组织离开咽后壁，打开上呼吸道，由助手或麻醉机提供正压通气。当调整面罩、颈部和下颌后，仍不能获得满意的气道时，可以使用口咽通气道使舌离开咽后壁。口咽通气道应从口腔右侧，弯曲面朝向腭部反向放入，然后在近咽后壁时旋转180°到达功能位置。

②食管气管联合导管通气：食管气管联合导管是一种在紧急状态下使用的通气工具。术者一只手撑开患者口腔，另一手持导管，弯曲度与咽部的自然曲线一致。轻轻向前推进直至导管上的标志线与牙齿平齐。分别向大气囊和远端小气囊充气。若联合导管位于食管内，接食管导管腔通气；若联合导管位于气管内，接气管导管腔通气。

③喉罩通气：喉罩作为介于面罩和气管插管之间的一种通气道，被认为是过去20年中通气装置中最重要的进展。可以保留自主呼吸，也可行正压通气，也可以用于处理困难气道。可在常规或紧急情况下使用。与气管导管相比，插入喉罩对麻醉深度相对要求不高，对患者体位要求也不高，甚至处于俯卧位也能放置喉罩。置入喉罩的难易程度与 Mallampati 分级和 Cormack-Lehane 评分无关，喉头位置是其影响因素。前位的喉部可能更有利于喉罩插管。选择合适的喉罩，患者取后仰头位，左手控制患者头部，右手将喉罩顺上腭正中一直插至咽喉部，遇较大阻力感即止，气囊注气，胸部听诊两侧呼吸音清晰，则表明喉罩通气功能好。若使用插管型喉罩，此时可将气管导管插入通气导管。

(2) 气管插管人工通气[7]

①清醒气管插管：现阶段清醒气管插管仍是处理困难气道最有效的手段，其取得成功的关键在于完善的表面麻醉、合适的镇静水平和熟练的操作。主要内容包括：a. 耐心细致地向患者解释插管的必要性和整个过程；b. 气道充分干燥（如格隆溴铵 0.2～0.4mg 静脉注射）；c. 鼻腔的扩张（合理使用黏膜血管收缩药如去氧肾上腺素 0.25%～1% 滴鼻）；d. 鼻咽、口咽和喉咽部表面麻醉［如采用 1% 丁卡因按口（鼻）咽腔、舌根、会厌、梨状窝、声门、喉及气管内顺序进行完善的表面麻醉］；e. 镇静药物（如小剂量开始的芬太尼 25～500μg，小剂量开始的咪达唑仑）；f. 熟练掌握插管技术，动作熟练轻柔［如经鼻盲探时多采用头部后仰、肩部垫高的体位，并根据管口外呼吸音的强弱进行适当的头位调整（后仰→平卧→前屈），颈部外打诊有助于判断导管位置］。

②纤维支气管镜引导插管：在目前解决插管困难的技术中，纤维支气管镜被认为是最有用的辅助器械。成功置入纤维支气管镜需要几分钟，因此当患者面对严重低氧时应当应用其他方法以快速建立气道，而且如果使用纤维支气管镜，必须在开始时选用，因为出血、分泌物和水肿会使得它置入困难。

③光棒：光棒是一根可以弯曲的导管，前端装有灯泡。使用光棒插管时，可以在患者颈前部见到明亮光点下移，为盲探下插管提供了一个可视指标，因而能有效地提高困难插管的成功率。

④逆行引导插管：这种方法对于那些患有严重颌面创伤、颞颌关节强直和上呼吸道肿块的困难气道十分有用。在表面麻醉下穿刺环甲膜，插入引导钢丝，逆行经声门引出至口腔（或鼻腔），然后套入气管导管，沿导引丝将气管导管插过声门进入气管。

（3）外科建立人工气道

①环甲膜切开：在无法插管、无法通气的情况下，将导致进行性氧饱和度下降，经典的气管切开术来不及施行，这时可以通过环甲膜切开，插入较小的气管导管或气管套管。12 岁以下的小儿术后声门下狭窄的发生率显著增高，因此环甲膜切开术被列为禁忌。

②气管切开：在紧急情况下，其他方法无法解决通气问题时，为挽救患者生命，可以实施气管切开术，目前多主张施行微创的气管切开术，即不切开气管软骨环，仅在上下软骨环之间做横向扩张以置入气管导管，这种方法损伤小，可以避免发生术后气管狭窄。

ASA 困难气道临床指南总结：困难气道仍然是造成麻醉相关并发症和死亡中最重要的因素之一。每次插管前应进行仔细的气道检查。如果患者很有可能发生插管和（或）面罩通气困难，那么应保证患者清醒时气道是通畅的。如果患者已经被麻醉和（或）处于麻痹状态，才发现了插管困难，应避免进行多次尝试强制插管，原因是喉头水肿和出血会进行性加重，导致患者面罩通气无法进行。在尝试了几次插管后，最好使患者恢复清醒，进行半选择型气管插管，或者用面罩通气。如果患者无法用面罩进行通气，应该使用喉罩。如果还是不成功，应立即使用联合管、硬支气管镜或经气管喷射通气。如果还不能实现足够的气体交换，应立即进行手术开放气道[8]。

四、围麻醉期意外困难气道的思考

困难气道发生率为 1%～5%。在麻醉

相关死亡的病例中，70% 的死亡病例是呼吸道问题所致，本着"麻醉原则——安全第一"的思想，领导及麻醉医生个人要重视意外困难气道的发生。第一，预防是最重要的，麻醉医生应该仔细询问气道相关病史，建议去除可纠正的面罩通气危险因素，例如刮掉胡须，去除假牙等，全面而准确地评估气道，必要时可做影像学检查、喉镜及纤支镜检查。第二，在领导的重视下，科室应该配备困难气道急救车，车内应该有意外困难气道流程中所涉及的气道设备，例如喉镜、气管导管、口咽通气道、喉罩、颈前环甲膜切开工具等，麻醉医生应该熟练掌握这些设备的使用。第三，麻醉医生应该熟知 2015 年《成人未预料的气道插管处理指南》中的处理策略及流程，以备在意外困难气道发生时，根据患者气道的具体情况，依照流程，最大程度地保证患者的生命安全。第四，麻醉医生平时应该积极地进行规范化培训，强化气道管理模拟操作训练，使用熟悉的设备处理气道和娴熟的技术，加强巩固技能，增加意外困难气道的危机处理意识，做到任何麻醉前都要制定未预料的困难气道的备用计划。第五，应遵循麻醉诱导常规，麻醉诱导前，应进行充分的"预吸氧"，保证患者的氧功能储备，保证患者氧合维持。诱导过程中，给肌松药之前，应常规行通气实验，尽量避免发生紧急困难气道。气道操作时应注意动作轻柔，尽量减少损伤。

尽管目前有很多气道检查指导患者是否存在困难气道，但是仍不能完全排查出困难气道，如果患者不幸发生了未预料的困难气道，麻醉医生应该做到尽快化解危机，避免发生紧急困难气道，保证患者的生命安全。第一，麻醉医生应该沉着冷静，迅速判断困

难气道的类型，做出正确的决策；第二，依据《成人未预料的气道插管处理指南》的流程及患者的情况，立即制定出抢救计划和准备应对措施，努力在最短时间内解决通气问题，保证氧合，防止缺氧。第三，要重视团队力量，发现问题后，及时呼救，插管失败后，更换思路和方法或者更换人员和手法；反复三次以上未能插管成功时，要学会放弃，向气道处理方面的资深麻醉医生请求帮助。

在临床工作中，困难气道的发生仍然很高，ASA 对终审索赔的分析显示，20 世纪 90 年代的医疗纠纷中，非特异性呼吸系统不良事件的发生率仍有 14%[9]。如何避免这么高的医疗纠纷呢？除了麻醉医生做好本职工作，严格依照医疗程序及指南抢救外，麻醉医生应该做到在麻醉前随访过程中，和患者及其家属充分的沟通，交代相关风险的义务：根据目前的医疗水平，无论什么预测和评估方法，都不能确保诱导以后不发生困难气道，一旦发生了这样的情况，在医生的全力抢救下，患者仍有可能发生低氧血症，呼吸衰竭，最后有可能发生心肺脑意外，甚至危及生命，取得患者家属的理解和信任，签署知情同意书，并在三方核对上注明可能发生未预料的困难气道。同时，在事情发生时，及时向家属交代病情及全力抢救的人力、先进的设备、规范化的处理计划，取得患者及家属的谅解，避免医疗纠纷，保护自己的合法权利。

五、围麻醉期意外困难气道典型案例分享

病例 1，中年女性，47 岁，158cm，80kg，行乳腺癌根治术。术前访视：无其他

疾病，各项检查基本正常，气道评估无一困难征象。

一般生命体征平稳，麻醉诱导：舒芬太尼 35μg，阿托品 0.5mg，利多卡因 80mg，丙泊酚 120mg，罗库溴铵 50mg，面罩通气无困难。麦氏喉镜窥喉，20 秒找不到会厌，退出，面罩通气。换 McGoy 喉镜，能看见一点会厌顶端，紧贴咽后壁。鱼钩状气管导管盲插，通气后判断为食管插管，拔出导管，继续面罩通气，血氧饱和度维持在 90% 以上，吸入七氟烷，呼唤帮助，换用可视喉镜行困难插管，可视喉镜窥喉，能见会厌，紧贴咽后壁，无法挑起暴露声门，环状软骨加压也无法显露，导管顺着会厌下试插，通气后判断仍为食管插管，再次拔出，面罩通气，此时血氧饱和度尚可，维持在 90% 以上。再次七氟烷吸入，丙泊酚 50mg 静脉注射，可视喉镜下再次试插，无法暴露声门，导管置入过程中损伤扁桃体隐窝，出血，吸引，插管误入食管，拔出后，立刻继续面罩通气，维持氧合。然后在纤维支气管镜下，见入咽喉部视野因血性分泌物一片模糊，吸引后也不清晰。退出后面罩通气，此时通气压力较前增大，但尚无困难。考虑到多次插管可能导致喉头水肿，故停止再次插管，等待患者清醒。诱导后 1 小时患者完全清醒，自主呼吸无困难。向患者及家属讲明情况，需清醒保留自主呼吸下行纤维支气管镜插管，患者表示愿意配合，并签署知情同意书。给予阿托品 0.5mg 静脉注射，舒芬太尼 10μg 静脉注射。口咽腔注射 2% 利多卡因，并嘱患者尽量咳嗽吐尽咽喉部分泌物。环甲膜穿刺注入 2% 利多卡因 20mg，患者呛咳。纤维支气管镜置入口咽腔窥视，视野清晰，嘱患者发音，声门显示清楚，无水肿，纤支镜顺利

进入声门，气管环、隆突清晰可见，7.0 号钢丝加强型导管顺纤支镜置入，遇到阻力无法进入气道，左右旋转导管，无法进入，退出气管导管，患者耐受良好，无明显呛咳，呼吸无困难，纤支镜工作通道吹入氧气，适度后退。气管导管再次擦拭润滑油，助手托起下颌，嘱患者吸气，顺势置入气管导管，顺利置入，并通过纤支镜检查无误，退出纤支镜，气管套囊注气封闭气道。患者呼吸气流明显，接麻醉机，呼吸末 CO_2 连续正常波形出现。随即给予诱导药物。术中生命体征平稳，术后顺利拔管，患者安返病房。

病例 2，患者，女性，45 岁，57kg，因"反复活动性气促 19 年，加重 8 年"，诊断为"鼻咽闭锁"入院。既往有口服农药后洗胃史。体格检查未见异常，术前气道评估可。拟在全身麻醉下行"鼻咽成形术"。患者入手术室后血压为 128/92mmHg（1mmHg ＝ 0.133kPa），心率为 90 次 / 分，呼吸频率为 18 次 / 分，脉搏血氧饱和度（SpO_2）为 95%。常规预充氧后依次予盐酸戊乙奎醚注射液（商品名为长托宁）0.6mg、咪达唑仑 2mg、舒芬太尼 10μg、丙泊酚 100mg、氯化琥珀胆碱注射液（商品名为司可林）100mg，行麻醉诱导，诱导后感觉面罩通气阻力大，胸廓起伏不理想。随即经口腔置入口咽通气道，通气阻力仍较大，立即插入 6.5 号加强型气管导管，住院医师插管失败后更换主治医师操作，但因只能暴露会厌，插管失败。立刻更换可视喉镜（诱导后 2 分钟），会厌可以暴露，但声门显露欠佳，试插 6.0 号管置入声门困难，更换小号管仍不能顺利通过声门，此时患者面色青紫，SpO_2 由 100% 迅速降至 19%，麻醉科医师立即呼救，迅速行环甲膜穿刺，接呼吸机，1 分钟

内 SpO_2 逐步恢复至 95%，口唇皮肤恢复红润。2 分钟后手术医师沿环甲膜穿刺部位扩大行气管切开，置入异型气管导管，止血，行鼻咽成形术。术中见鼻咽部闭锁，可见直径约 0.5cm 的小孔，咽部和喉部瘢痕样狭窄。术中生命体征平稳，术毕 20 分钟患者苏醒，送麻醉后恢复室观察 1 小时后安返病房。术后纤维喉镜检查：喉前庭狭窄，可见一直径约 5mm 的小孔。术后患者生命体征平稳，8 天后顺利封堵气管导管，10 天后顺利拔除气管导管，14 天后顺利出院。

（杨　洁　余奇劲　冷福建）

参考文献

［1］姜虹. 困难气道识别与处理［J］. 中国实用口腔杂志，2009，2（6）：323-328

［2］胡胜红，李元海. 困难气道的评估与临床相关性研究进展［J］. 安徽医药，2009，13（3）：239-241

［3］赵为民，李秀慧. 11 例困难气道处理报告［J］. 中国伤残医学，2010，18（2）：67-68

［4］朱也森. 对困难气道的新认识［J］. 中国实用口腔杂志，2009，2（6）：321-323

［5］单热爱，陈新荣，孙来保. 上唇咬合试验用于颈椎手术患者困难气管插管预测的研究［J］. 广东医学，2007，28（4）：578-579

［6］Gupta S, Dulara SC. Comparison of two methods for predicting difficult intubation in obstetric patients［J］. Middle East J Anesthesiol, 2003, 17（2）：275-285

［7］米勒（Miller RD）. 米勒麻醉学［M］. 曾因明，邓小明，译. 北京：北京大学医学出版社，2006：1637-1670

［8］常业恬，于布为. 麻醉科临床进修手册［M］. 长沙：湖南科学技术出版社，2004

［9］Cheney FW, Posner KL, Lee LA, et al. Trends in anesthesiarelated death and brain damage: a closed claims analysis［J］. Anesthesiology, 2006, 105（6）：1081-1086

第 28 章　围麻醉期突发喉痉挛

一、围麻醉期突发喉痉挛的发生情况及危害

喉痉挛（laryngospasm）系由支配声带或喉腔的运动肌肉发生反射性痉挛收缩，从而引起声带内收，导致声门部分或完全关闭，或会厌软骨松弛、塌陷而遮盖住声门（小儿常见），而导致患者突发出现不同程度的呼吸困难甚至完全性的呼吸道梗阻。围麻醉期急性喉痉挛易发生于麻醉诱导期和苏醒期，尤其多见于小儿，是上呼吸道梗阻的最常见原因，也是麻醉期间的一种严重并发症。Olsson 等收集了 136 929 例患者，喉痉挛发生率为 8.7‰。喉痉挛在高风险手术（如耳鼻咽喉科手术）中的发生率在 1/1000 ～ 20/100，许多因素增加其发生率，这些风险因素包括手术操作、麻醉操作、患者相关因素。

1. 年龄　低龄是喉痉挛最重要的风险因素。有文献表明（$n = 136$ 名成人，929 名小儿），0 － 9 岁小儿的喉痉挛发生率是 1.7%，成人与较大儿仅为 0.9%。学龄前儿童具有最高的发生率（> 2%）[1]。最近的数据表明，喉痉挛的总体发生率在下降，但在低龄患者中的发病率依然显著：50% ～ 68% 发生于 5 岁以下小儿[2]。术中气道损伤事件发生率随着年龄每增加 1 岁降低 8%[3]，一项最新的大样本人群研究证实了其反比关系，该研究表明喉痉挛的发生率随着年龄每增加 1 岁降低 11%[3]。

2. 上呼吸道感染　伴随上呼吸道感染的患儿可增加 2 ～ 5 倍的喉痉挛发生率[4,5]。麻醉科医师在管理儿科手术中要放大对婴儿组患者的关注，尤其是呼吸道合胞病毒感染的患儿[6]。小儿在上呼吸道感染后气道（气管和支气管）反应性增加，且持续时间超过病毒感染时间。当感染 1 ～ 2 周后，呼吸道黏膜上皮已愈合，由病毒引起的气道敏感性增强却将持续 6 ～ 8 周以上[7,8]。择期手术中，当出现体温 > 38℃、呼吸道有黏性或脓性分泌物时手术应延期。

3. 吸烟暴露　在耳鼻咽喉科手术中，暴露在吸烟环境中的患儿可增加 0.9% ～ 9.4% 的喉痉挛发生率[9]。

4. 手术操作相关因素　喉痉挛发生率在咽喉部操作与手术过程中最高[2]，在小儿扁桃体摘除术中发生喉痉挛的概率超过 20%，最高达 26.5%[8]。急诊手术操作发生率大于择期手术[5]。

5. 麻醉操作相关因素　麻醉深度不够是喉痉挛最主要的原因。任何对于喉上神经的刺激可引起喉痉挛，包括麻醉期间口腔分泌物、血痰、插入口咽通气道、吸痰以及喉镜检查都可触发喉头反射[2,5,10]。还有一些低风险因素包括静脉诱导，面罩通气和吸入麻醉药的维持[5]。麻醉诱导期与苏醒期是喉痉挛相关的关键时期。一些作者认为后者更为关键，可能是由于诱导期一些操作实践的改进、喉罩和丙泊酚及其他新的吸入药的应用[8]，减少了诱导期喉痉挛的发生率。

围麻醉期急性喉痉挛发生后，肺泡内负

压直接降低肺间质的静水压，从而影响肺泡毛细血管的通透性，干扰心血管的正常生理功能，如增加右心充盈、降低左心充盈、增加左心室后负荷、降低左心室射血而使肺毛细血管静水压增大，从而使肺毛细血管通透性增高，液体进入肺间质。危及生命的并发症包括严重缺氧，心动过缓，负压性肺水肿，心搏停止。喉痉挛仍然是呼吸因素起源造成围术期心脏停搏的首要原因[9]。

二、围麻醉期突发喉痉挛的原因分析

1. 喉痉挛的病理生理学　上呼吸道具有多种功能（吞咽、呼吸、发音），但保护气道避免外物的侵袭仍是最重要的，此功能牵涉多个上呼吸道功能。其中喉关闭反射（封喉反射）包括声带收缩、屏气、吞咽和咳嗽[10]。上呼吸道反射相关神经通路包括一个传入通路，一个共同的中央中枢和一个传出通路[11]。

（1）传入通路：不同反射的受体定位包括咽部黏膜－舌咽反射，声门上喉－封喉反射，喉头气管－咳嗽反射，上呼吸道任何部位（除外鼻子）－呼吸暂停。许多受体参与封喉反射，这些受体对于感冒、压力、喉运动和化学性病因等因素敏感[12,18]。其中化学性感受器对低氧、高钾液体及强酸强碱液体敏感。传入通路包括鼻咽部的三叉神经，口咽部及舌下的舌咽神经，喉上和喉返神经，以及支配喉与气管的各迷走神经的分支。封喉反射的传入通路是喉上神经。

（2）共同的中央中枢：反射的传入通路汇集于脑干的孤束核，孤束核不仅是传入通路的中枢而且是上呼吸道反射起源的必要中间神经元。上呼吸道反射的调节与编程中枢

位于延髓神经元网络，对该中心的功能知之甚少[13]。更高级的中枢似乎调节上呼吸道反射，例如咳嗽可被自由意识抑制。

（3）传出通路：主要的效应器是呼吸肌（膈肌和肋间肌）。封喉反射负责声带收缩涉及的喉内肌肉有横向的环杓软骨、甲杓软骨及环甲软骨的肌肉。上呼吸道黏膜刺激可产生心血管反射（动脉压的变化及心动过缓）和支气管紧张反射，这就表明不仅骨骼肌而且平滑肌也参与了上呼吸道反射[14]。

2. 喉痉挛的原因　目前一般认为发生围麻醉期急性喉痉挛的常见原因及诱发因素如下。

（1）患者自身因素：患有支气管哮喘或慢性呼吸道炎症患者，其呼吸道黏膜对各种不良刺激更为敏感，临床上任何外部刺激均可诱发喉痉挛。过敏体质及气道高反应性的患者发生喉痉挛的概率要高于一般患者。

（2）咽喉部刺激：咽喉遭遇刺激所引起的反射性喉痉挛最为常见。如：①咽腔异物或肿物刺激喉部。②呛咳、恶心、呃逆、吞咽等诱发喉痉挛。③气道内血液、分泌物或呕吐、反流的胃内容物等刺激诱发所致。④浅麻醉下气道内操作：麻醉过浅是麻醉中发生喉痉挛的重要原因。浅麻醉状态下喉头应激性增高，此时无论直接刺激咽喉或在自身远处敏感部位刺激等均可诱发喉痉挛。浅麻醉下吸痰、放置口咽或鼻咽通气道、气管插管或拔管对咽喉部产生的刺激。

（3）吸入刺激性挥发性麻醉药（如乙醚）或口腔、鼻咽腔内电刀或激光切割治疗等。

（4）使用了具有兴奋迷走神经、增加呼吸道分泌物、促使组胺释放的麻醉药如硫喷妥钠、盐酸氯胺酮、羟丁酸钠、阿曲库铵等。

（5）麻醉机呼吸回路故障等引起缺氧、二氧化碳蓄积。

（6）变态反应，如：输血、输液反应等。

（7）手术操作刺激：非气管插管浅全身麻醉下行眼部、头颈部、剥离骨膜、扩肛、牵拉内脏等。

（8）浅麻醉下搬动患者：尤其喉头高敏的小儿肌注氯胺酮后。

（9）中枢神经系统疾病：如延髓麻痹、狂犬病、破伤风、癫痫大发作等。

（10）甲状腺手术。

（11）低钙血症（神经肌肉兴奋性增高）。

三、围麻醉期突发喉痉挛的应对策略

1. 围麻醉期突发喉痉挛的诊断　喉痉挛的诊断常依靠麻醉科医师的临床诊断。定义为完全或部分气道梗阻联合腹部和胸壁呼吸幅度代偿性增加对抗闭合的声门[3,5,15]。

（1）部分性喉痉挛："三凹征"明显，胸骨上窝、锁骨上窝、肋间隙出现明显凹陷，胸壁反常呼吸运动和腹式呼吸可看到、吸气性哮鸣音可能听及。

（2）完全性喉痉挛：无呼吸运动；无呼吸音；连接呼吸机上的呼吸囊不动，吸气性哮鸣音不能听及；平的呼气末 CO_2 分压；持续的梗阻不解除可能导致 SpO_2 下降、发绀及心动过缓。

2. 围麻醉期突发喉痉挛的预防　辨识喉痉挛的风险因素和制定合理的麻醉管理方案可有效地减低喉痉挛的发生率和其严重程度。

（1）术前准备：病史了解最重要。传统认为上呼吸道感染的患儿，4～6周后进行择期手术，然而＜3岁的小儿每年发生上呼吸道感染5～10次，因此全麻管理的安全窗口期将很短。von Ungern 等认为手术当天或2周内有感冒症状的患儿可增加喉痉挛发生的风险[16]，该结论被最新的临床研究（ n = 9297）所证实[17]。上感症状出现2～3周后手术认为安全，对于耳鼻咽喉科手术预期引起上呼吸道感染复发的患者亦适用。术前给予抗胆碱药可能减少分泌物的产生但没有证据表明对于喉痉挛发生率有影响[18]。

（2）麻醉计划

①气道管理：手控通气是麻醉深度不足时造成喉痉挛的主要因素[19]。在有上呼吸道感染的患儿中，气管插管（ETT）相较于面罩通气增加呼吸道不良事件发生率高出11倍，喉罩（LMA）的应用较气管插管使呼吸道不良事件发生率降低[5]，故更少的气道侵入性刺激可减少其发生率。最新的前瞻性研究表明，对比于面罩通气，无论喉罩还是气管插管都会增加喉痉挛发生率[5]。

②诱导期：吸入药还是静脉药进行诱导增加喉痉挛的风险尚存争议。在有气道反应性增加的2－6岁小儿实验表明，喉部呼吸性反射在相同的麻醉深度下，七氟醚与丙泊酚诱导有所不同，呼吸暂停与喉痉挛发生率在丙泊酚组较七氟醚组低[5,19]。若进行气管插管，肌松药的应用可减少其发生率[20]。在对比试验中，表面浸润麻醉并不减低其发生率，且应用利多卡因喷雾声带会使喉痉挛发生率增加[21]。

③维持期：当麻醉过浅时，喉痉挛常由于全身伤害性刺激引起[2,7]。七氟醚维持时较丙泊酚静脉输注喉痉挛发生率略高[22]。地氟醚维持显著增加手术期呼吸不良事件的发生[2,11]。

④苏醒期：清醒状态还是深麻醉状态，哪种状态下行拔管可减少喉痉挛的发生还在讨论中，多数研究建议在深麻醉下进行拔管

可减少喉痉挛的发生率，但其他研究显示并无差异[5]。有一项研究显示在深麻醉下拔管呼吸不良事件气管插管患者的发生率高于喉罩患者[20]，在清醒时下拔管呼吸不良事件气管插管患者的发生率低于喉罩患者[5,21]。总之，在深麻醉下行喉罩拔除，在清醒状态时行气管插管拔除会相对安全。小儿麻醉苏醒期间，"人工咳嗽动作"（在气管导管拔管前，用100% O_2 进行一次快速的大的肺扩张）相对于吸痰拔管法可延缓或阻止血氧饱和度在拔管后最初5分钟的降低，因为当气管导管在气管中时，强大的气流将喉部残留的分泌物呼出至口中[22]。通常喉痉挛解除后，大部分患者恢复迅速且无后遗症，少数可出现负压性肺水肿且需要特殊治疗。术后发生负压性肺水肿典型的原因是上呼吸道梗阻，导致吸气动力增加，胸腔内负压进行性增加，肺的微血管压升高，导致肺水肿[23]。80%的负压性肺水肿发生于上呼吸道梗阻解除之后，但也有部分情况延缓发生在梗阻解除之后4～6小时，故在喉痉挛发生4～6小时之后不发生负压性肺水肿则认为之后亦不发生[22]。在新生儿中，胸壁和肺具有很高的顺应性，在第2年后由于胸壁的强度增加，高顺应性消失，这也许是负压性肺水肿较少发生于婴儿的原因[22,23]。

3. 围麻醉期突发喉痉挛的处理　围麻醉期突发喉痉挛的处理要求一般包括恰当的诊断、有效及时的处理。众多作者首先推荐气道控制，其次若有必要可给予药物。

（1）气道控制：以往的处理标准为祛除刺激物，抬下巴，推下颌，连续的面罩持续正压通气（CPAP），达到开放声门，减少麻醉中及自主呼吸时患儿的哮鸣音[1,2]，但是持续的面罩通气可能引起胃胀气，增加胃内容物反流的风险[5,7,9]。有数据表明，更多的小儿喉痉挛经由适度间断的正压通气和温和的胸腹部压迫就可以好转，而且较以往面罩通气的处理成功率更高（73.9%和38.4%），且前者没有一个胃胀气发生而后者有86.5%的患者发生胃胀气[5,24]。虽然低氧可放松声带使得CPAP容易进行，但并不推荐，因为低氧可增加梗阻和肺水肿甚至心搏停止的发生率[6,19]。无论是完全性还是部分性喉痉挛，以及喉痉挛是否能缓解，静脉通路必须及时开放。

（2）药物

①丙泊酚：可以抑制喉反射，广泛应用于喉痉挛的治疗[3]。一项研究表明在拔除喉罩后100% O_2 吸入和正压通气但 SpO_2 下降至85%，给予小剂量的内泊酚（0.8mg/kg），76.9%的患者可以缓解，其余患者需要给予氯琥珀胆碱行气管插管[18,19]。在进行扁桃体摘除术（加或不加腺样体刮除术）中，给予亚睡眠量的丙泊酚（0.5mg/kg），可减少拔除气管插管时喉痉挛的发生率[5,15]。在小于3岁的患儿中，丙泊酚治疗喉痉挛的数据很少，此外当伴有心动过缓的完全性喉痉挛出现时，丙泊酚的治疗效果还存在质疑。持续性完全性喉痉挛，需静脉注射氯琥珀胆碱。尽管亚睡眠量的丙泊酚可成功治疗小儿喉痉挛，但在婴儿尤其是小于1岁的小儿中，此剂量不足[5]。

②肌松药：当治疗喉痉挛第一步失败后，就需要给予肌松药。最常用的是氯琥珀胆碱，其他的有罗库溴铵、米库氯铵等，更多建议氯琥珀胆碱使用剂量不少于0.5mg/kg[17]，肌内注射推荐剂量为1.5～4mg/kg，较静脉注射起效缓慢，但能够有效缓解喉痉挛且起效时间短于达到最大肌松作用的时间[14,15]，在

给予 45 秒后可进行气管插管[14,25]。对于氯琥珀胆碱禁忌的患儿（烧伤，高钾血症，多发骨折，假性胆碱酯酶增高症），可用罗库溴铵（0.9～1.2mg/kg），其作用可被 Sugammadex（选择性肌松拮抗药）拮抗[26]。较安慰剂与新斯的明，Sugammadex 可以快速（3 分钟）逆转任何程度罗库溴铵产生的神经肌肉阻滞，且无任何不良反应发生[24,26]。先用丙泊酚还是肌松药，取决于喉痉挛的严重程度（部分或完全），且心动过缓时氯琥珀胆碱禁忌。

③利多卡因：从 20 世纪 70 年代开始就已经有学者研究利多卡因在预防和治疗拔管后喉痉挛时的作用，一些文献报道证实了利多卡因的预防作用，但也有研究报道显示其具有相反结果[11,18]。目前一个随机双盲多中心对照进行的前瞻性研究显示在小儿腭裂手术中拔管前 2 分钟，静脉给予 1.5mg/kg 利

多卡因，可减少喉痉挛和咳嗽的发生（29.9%，18.92%）[5,24]，但未有其他研究证实该结论，静脉或者局部给予利多卡因预防喉痉挛尚存争议。

④其他药物：预防和治疗喉痉挛的其他药物包括镁剂、多沙普仑、地西泮、硝酸甘油。但进组实验的患者数量较少，故无法得出有意义的结论。低氧患者注射氯琥珀胆碱可能导致严重的心动过缓甚至心搏停止，因此静脉注射氯琥珀胆碱治疗喉痉挛前给予阿托品是必需的。

四、围麻醉期突发喉痉挛的思考

（一）围麻醉期突发喉痉挛管理流程与预防

喉痉挛的管理流程见图 28-1。

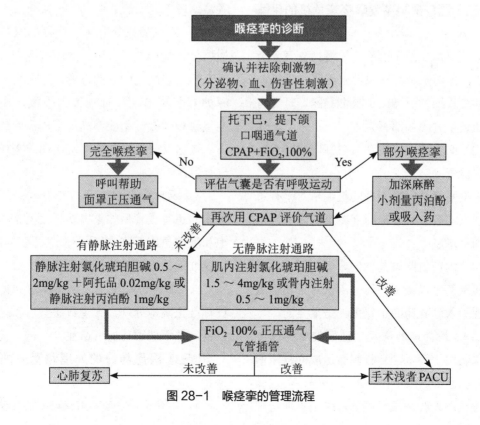

图 28-1　喉痉挛的管理流程

喉痉挛的预防见图28-2。

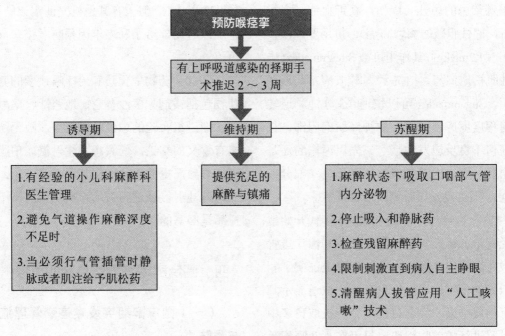

图28-2　喉痉挛的预防

（二）围麻醉期突发喉痉挛危机的化解

1. 充分的术前准备

（1）对病史的了解：有无慢性支气管炎的病史，术前是否存在急性上呼吸道感染，是否存在长期的吸烟或是吸烟暴露，是否有反复迁延不愈的咽部感染等。

（2）必要的体格检查：包括肺部的听诊，咽部的检查。

（3）对择期麻醉指征的把握：对于有急性上呼吸道感染和近期肺部感染的患者应推迟择期手术。

（4）术前抗胆碱药物的合理应用：术前的抗胆碱药可以减少腺体分泌，对于使用氯胺酮或吸入麻醉药的小儿来说是重要的。

2. 合适的麻醉深度　适度的麻醉深度对于预防由于手术应激和刺激造成的喉痉挛有重要的意义，浅麻醉下的手术操作，过度的应激状态，会诱发喉痉挛，为拔管期出现

喉痉挛埋下隐患。

3. 恰当的拔管时机　拔管的时机需要根据使用何种气道管理方式而有区别，但对于有喉痉挛高危因素的患者，应该考虑在较深的麻醉状态下进行轻柔的吸痰，在保证潮气量和呼吸频率能够满足生理需要的条件下，拔出气管插管，使用密闭面罩正压通气进行过渡。

4. 及时诊断喉痉挛　在有喉痉挛高危因素的患者拔管后如果出现呼吸困难和血氧饱和度的急剧下降，必须警惕喉痉挛的发生，快速准确的诊断能够挽回患者的生命。

5. 正确的处理　依照喉痉挛的处理流程标准正确地处理，大多数患者可以迅速地恢复，并不遗留任何后遗症。

（三）医患纠纷的心理和医生的自我保护

1. 充分而详尽的术前谈话必不可少　喉

痉挛是一类急症，病程进展非常迅速，如不及时处理可能会造成患者出现严重的并发症甚至死亡，而喉痉挛通常出现在手术期间和手术结束后麻醉拔管期，是与本身疾病无重要关联的紧急情况，所以出现喉痉挛造成严重结果和死亡后家属常常情绪激动，不能接受，所以术前对喉痉挛高危人群的谈话至关重要，必须强调喉痉挛发生的可能性和重大的危害，让患者及家属对此有充分的了解和心理准备。

2. 出现医疗纠纷尽量将伤害降至最小　如在围术期出现喉痉挛应及时处理，如果不幸患者还是出现了严重的并发症，如肺水肿、心搏骤停、缺血缺氧性脑病等，还是需要尽力进行进一步的救治和治疗，帮助患者进行更好地康复。

五、围麻醉期突发喉痉挛的典型案例分享

病例1，患者，女性，4岁，体重19kg，因"转移性右下腹痛8小时"之主诉入院，诊断为：急性阑尾炎，既往无特殊病史，术前无上呼吸道感染，ASA分级Ⅰ级，禁食6小时，禁饮4小时，拟于非气管插管全麻下行阑尾切除术，肌内注射氯胺酮90mg，待患儿入睡后抱入手术室，建立静脉通路，进行常规监测，切皮后患儿有体动，遂静脉注射氯胺酮20mg，"力月西"2mg，5分钟后，患儿出现指脉氧饱和度下降，并出现喉部痰鸣音，吸气时三凹征明显，出现嘴唇发绀，指脉氧饱和度降至30%，心率降至35次/分，立即经行密闭面罩正压通气，但胸廓无起伏，诊断出现了喉痉挛，立即静脉注射丙泊酚50mg，琥珀胆碱20mg，肾上

腺素0.1mg，进行气管插管，呼吸道正压通气，指脉氧饱和度逐渐回升，心率增快，术后2小时，患儿清醒，吸净口咽分泌物后顺利拔管，术后恢复良好。

病例2，患者，男性，42岁，70kg，既往有长期吸烟史，术前无急性上呼吸道感染，因"胆囊炎"于全身麻醉下行腹腔镜胆囊切除术。诱导："力月西"2mg，舒芬太尼20μg、维库溴铵6mg、依托咪酯12mg，气管插管顺利，手术进行30分钟时出现气道压增高，因手术即将结束并未做特殊处理。术毕吸痰发现痰多且稀。术后10分钟时，患者肌力恢复，潮气量250～300ml，频率12次/分，能睁眼但不能配合指令性动作，烦躁，不耐管。于是吸净痰后拔出气管导管。拔管后患者有呼吸动作但无有效通气，意识丧失，指脉氧饱和度急剧下降，接着出现发绀，SpO_2由99%降到50%。立即面罩加压给氧，胸廓无起伏，立即丙泊酚200mg静脉注射。通气有所改善，指脉氧饱和度开始回升，5分钟后，上述症状无明显好转，患者渐渐清醒。约20分钟时，患者意识清醒，呼吸功能恢复，能配合指令性动作，无明显呼吸困难表现。观察30分钟无异常后送回病房。随访无特殊。

（牛晓丽　严百惠　余奇劲）

参考文献

[1] Bhananker SM, Ramamoorthy C, Geiduschek JM, et al. Anesthe-sia-related cardiac arrest in children: Update from the Pediatric Perioperative Cardiac Arrest Registry [J]. Anesth Analg, 2007, 105: 344-350

［2］ Mamie C, Habre W, Delhumeau C, et al. Incidence and risk factors of perioperative respiratory adverse events in children undergoing elective surgery［J］. Paediatr Anaesth，2004, 14: 218-224

［3］ Alalami AA, Ayoub CM, Baraka AS. Laryngospasm: Review of different prevention and treatment modalities［J］. Paediatr Anaesth，2008, 18: 281-288

［4］ Hampson-Evans D, Morgan P, Farrar M. Pediatric laryngospasm［J］. Paediatr Anaesth，2008, 18: 303-307

［5］ von Ungern-Sternberg BS, Boda K, Chambers NA, et al. Risk assessment for respiratory complications in paediatric anaesthesia: A prospective cohort study ［J］. Lancet，2010, 376: 773-783

［6］ Murat I, Constant I, Maud'huy H. Perioperative anaesthetic morbidity in children: A database of 24,165 anaesthetics over a 30-month period［J］. Paediatr Anaesth，2004, 14: 158-166

［7］ Olsson GL, Hallen B. Laryngospasm during anaesthesia. A computer-aided incidence study in 136,929 patients［J］. Acta Anaesthesiol Scand，1998, 28: 567-575

［8］ Burgoyne LL, Anghelescu DL. Intervention steps for treating laryngospasm in pediatric patients［J］. Paediatr Anaesth，2008, 18: 297-302

［9］ Cohen MM, Cameron CB. Should you cancel the operation when a child has an upper respiratory tract infection［J］. Anesth Analg, 1991, 72: 282-288

［10］ Garca CG, Bhore R, Soriano-Fallas A, et al. Risk factors in children hospitalized with RSV bronchiolitis versus non-RSV bronchiolitis［J］. Pediatrics，2010, 126: e1453-460

［11］ Tait AR, Malviya S, Voepel-Lewis T, et al. Risk factors for perioperative adverse respiratory events in children with upper respiratory tract infections ［J］. Anesthesiology，2001, 95: 299-306

［12］ Lakshmipathy N, Bokesch PM, Cowen DE, et al. Environmental tobacco smoke: A risk factor for pediatric laryngospasm［J］. Anesth Analg，1996, 82: 724-727

［13］ Ko C, Kocaman F, Aygen E, et al. The use of preoperative lidocaine to prevent stridor and laryngospasm after tonsillectomy and adenoidectomy［J］. Otolaryngol Head Neck Surg，1998, 118: 880-882

［14］ Gulhas N, Durmus M, Demirbilek S, et al. The use of magnesium to prevent laryngospasm after tonsillectomy and adenoidectomy: A preliminary study［J］. Paediatr Anaesth，2003, 13: 43-47

［15］ Schreiner MS, O'Hara I, Markakis DA, et al. Do children who experience laryngospasm have an increased risk of upper respiratory tract infection ［J］. Anesthesiology，1996, 85: 475-480

［16］ Thompson DM, Rutter MJ, Rudolph CD, et al. Altered laryngeal sensation: A potential cause of apnea of infancy［J］. Ann Otol Rhinol Laryngol，2005, 114:258-263

［17］ Nishino T. Physiological and pathophysiological implications of upper airway reflexes in humans ［J］. Jpn J Physiol，2000, 50:3-14

［18］ Thach BT. Maturation and transformation of reflexes that protect the laryngeal airway from liquid aspiration from fetal to adult life［J］. Am J Med，2001, 111（Suppl 8A）: 69S-77S

［19］ Shannon R, Baekey DM, Morris KF, et al. Brainstem respiratory networks and cough［J］. Pulm Pharmacol，1996, 9: 343-347

［20］ Shannon R, Baekey DM, Morris KF, et al. Ventrolateral medullary respiratory network and a model of cough motor pattern generation［J］. J Appl Physiol，1998, 84:2020-2035

［21］ Menon AP, Schefft GL, Thach BT. Apnea associated with regurgitation in infants［J］. J Pediatr，1985, 106: 625-629

［22］ Nishino T, Hasegawa R, Ide T, et al. Hypercapnia enhances the development of coughing during continuous infusion of water into the pharynx ［J］. Am J Respir Crit Care Med，1998, 157:

815-821

[23] von Ungern-Sternberg BS, Boda K, Schwab C, et al. Laryngeal mask airway is associated with an increased incidence of adverse respiratory events in children with recent upper respiratory tract infections [J]. Anesthesiology，2007, 107: 714-719

[24] Tait AR, Burke C, Voepel-Lewis T, et al. Glycopyrrolate does not reduce the incidence of perioperative adverse events in children with upper respiratory tract infections [J]. Anesth Analg，2007, 104: 265-270

[25] Bordet F, Allaouchiche B, Lansiaux S, et al. Risk factors for airway complications during general anaesthesia in paediatric patients [J]. Paediatr Anaesth，2002, 12: 762-769

[26] Nishino T, Isono S, Tanaka A, et al. Laryngeal inputs in defensive airway reflexes in humans [J]. Pulm Pharmacol Ther，2004, 17: 377-381

第29章 围麻醉期突发急性肺水肿

一、围麻醉期突发急性肺水肿的发生情况及危害

肺水肿是指肺血管外液的异常增加，超过了肺淋巴系统所能吸收的速度造成的肺间质水肿，进而进入肺泡，使呼吸道出现血性分泌物，导致严重的生理紊乱[1]。围麻醉期急性肺水肿是围麻醉期各种因素所诱发的肺水肿，包括麻醉因素、原发疾病因素、手术因素等；单纯因麻醉因素引起的急性肺水肿尚不多见[2,3]。清醒患者早期可有焦虑、烦躁、呼吸急促甚至呼吸困难、发绀和低氧血症，以及听诊满布粗糙的干啰音，大、中、小湿啰音和捻发音。肺水肿早期胸部X线片表现为肺上部，特别是肺尖部血管扩张和淤血，以及显著肺纹理增加。术中血氧饱和度降低，呼吸末二氧化碳分压先下降后升高。血气分析提示肺间质肺水肿时，$PaCO_2$下降，pH增高，呈呼吸性碱中毒；肺泡水肿时$PaCO_2$升高和（或）PaO_2下降，pH下降，表现为低氧血症和呼吸性酸中毒[4]。全身麻醉患者呼吸系统症状常被掩盖，但无论手控或机械通气的呼吸阻力会明显增加，SpO_2也可能会下降，此时应对肺水肿提高警惕。麻醉期间呼吸道涌出特征性的粉红色泡沫样痰，此时可基本诊断，但已为晚期。围麻醉期具有明显临床表现的肺水肿相对少见，发生率0.2%～7.6%[5]。围麻醉期间急性肺水肿一旦发生，对患者的影响主要如下。

1. 肺功能的影响 肺间质和肺泡内液体的积聚，减少了肺内的气体容量，肺活量下降；降低了肺组织的弹性，顺应性下降；甚至影响肺泡表面活性物质的作用，进一步减低肺顺应性和肺活量。通气血流比例失调，积液的肺泡通气不良，但血流灌注基本正常，V/Q下降，动静脉分流，PaO_2下降。肺水肿病患者肺间质压力增加，毛细血管阻力增加，此外还存在缺氧性肺小动脉收缩，使肺动脉压升高，右心后负荷增加。肺水肿患者的小气道因间质压力增高，容易出现狭窄、堵塞甚至过早的闭合。

2. 对全身脏器的影响 肺水肿对全身脏器的影响与低氧血症导致的组织细胞缺氧有关，以及机体内环境的酸碱平衡失调和电解质变化所造成的影响。

二、围麻醉期突发急性肺水肿的原因分析

（一）急性肺水肿的形成机制[6,7,8]

1. 肺毛细血管静水压增高

（1）心源性：如二尖瓣狭窄、左心室衰竭、左心房黏液瘤、三腔心、心肌病等。

（2）非心源性：如先天性肺静脉根部狭窄、纵隔肉芽肿、纵隔肿瘤所引起的肺静脉狭窄。

（3）输液过量：包括输入的液体过量和单位时间内输液过快两方面问题。

2. 血管壁通透性增加

（1）感染性肺水肿。

（2）毒素吸入性肺水肿。

（3）血管活性物质。

（4）弥散性毛细血管渗漏综合征。

（5）弥散性血管内凝血（DIC）。

（6）尿毒症。

（7）其他病因。

3. 淋巴管系统引流障碍 如肺移植后、硅沉着病等使淋巴管系统引流障碍，势必增加肺组织间隙液体容量和蛋白质含量。

4. 胶体渗透压降低 如肝肾疾病所致的低蛋白血症、营养缺乏和肠道蛋白丢失，导致胶体渗透压降低。

5. 肺间质负压增高

（1）上呼吸道梗阻后肺水肿

①急性：喉痉挛、会厌炎、喉气管支气管炎、痉挛性哮吼、气道异物、喉头水肿、肿瘤、上气道创伤、咽后壁或扁桃体周围脓肿。

②慢性：梗阻性睡眠呼吸暂停综合征、增殖体或扁桃体肥大、鼻咽部肿物、甲状腺肿、颈部肿瘤、颌面部肿瘤、肢端肥大症。

③喉痉挛常见于麻醉诱导期，由于药物的不良反应和手术麻醉操作的强烈刺激、解剖学的异常导致气管内插管困难所引起，常见于成人。会厌炎、痉挛性哮吼和喉气管支气管炎则多见于婴儿和儿童

（2）肺复张性肺水肿：临床上见于气胸或胸腔积液（血）所引起的肺不张，病程可以是数小时，但多见于3天之后进行快速肺复张，可在1小时内出现肺水肿的临床症状。特点：多见于用负压吸引进行肺复张，也可以发生在进行闭式引流的患者。短时间内吸引大量的胸腔积液，积液量＞2000ml。50%发生在50岁以上患者。水肿液蛋白质含量与血浆蛋白含量之比＞0.6。

6. 原因不明性肺水肿 肺水肿原因如肺切除术后、高原性肺水肿、肺栓塞、肺实质性病变、心律转复、体外循环等。

7. 神经源性肺水肿 颅脑损伤、脑脓肿、脑血管意外、脑膜和脑部炎症、脑瘤、癫痫大发作。

（二）围麻醉期急性肺水肿原因分析

1. 原发疾病因素[9]

（1）二尖瓣狭窄患者围术期一旦出现回心血量增加而左心排血又受阻，左心房压和肺动脉压进一步上升，极易诱发肺水肿，诱发因素主要包括精神紧张、心动过速等。

（2）心内手术纠正病变或畸形后不适应可能出现心力衰竭引起肺水肿，如严重肺动脉瓣狭窄、成人巨大房缺、室缺等。

（3）嗜铬细胞瘤患者当术中出现大量儿茶酚胺释放，外周血管强烈收缩，大量血液进入肺血管床造成肺动脉高压,诱发肺水肿；另外当该类患者存在儿茶酚胺心肌炎时，切除肿瘤后不能耐受血压下降和输液而发生肺水肿。

（4）颅脑损伤、脑血管意外等容易导致神经源性肺水肿。

（5）脓毒血症可引起通透性肺水肿。

（6）各种原因导致上呼吸道梗阻，引起严重缺氧和用力呼吸，可导致肺水肿。

2. 手术因素

（1）体外循环转流时间过长可改变肺毛细血管通透性，降低胶体渗透压，可能诱发肺水肿的发生。在体外循环时支气管供血大量回流至左心房或左心房引流不畅致肺血管扩张，肺动脉高压，诱发肺水肿。

（2）全肺切除术使患者对输液量很敏感，极易在术中或术后发生肺水肿。食管手术中广泛清扫淋巴结后会妨碍淋巴回流，对输液也较敏感，易诱发肺水肿。

（3）前列腺电切、宫腔镜等手术时间长，进入患者体内液体过多，极易发生肺水肿。

3. 与麻醉相关因素　单纯因麻醉因素引起的肺水肿并不多见，常常是患者有潜在的肺水肿因素，再加上麻醉因素才能发生[10]。

（1）麻醉诱导期肺水肿因素：在麻醉诱导期，如下因素对心功能不全的患者可能诱发肺水肿：①患者焦虑与不安；②体位变换（如坐位改为平卧位）；③用药不当，如应用阿托品、泮库溴铵、氯胺酮诱发心动过速；④应用具有心肌抑制的麻醉药或 α 受体激动药；⑤心功能不全，术前缺乏充分的准备；⑥气管插管时引起的心血管应激反应。

（2）麻醉药用量：麻醉中用药过量引起肺水肿可见于吗啡、美沙酮、急性巴比妥酸盐和二醋吗啡中毒，发病机制尚不明确。可能与下列因素有关：①抑制呼吸中枢，引起严重低氧，使肺毛细血管通透性增加，同时伴有肺动脉高压，产生急性肺水肿；②缺氧刺激下丘脑引起周围血管收缩，血液重新分布而致血容量增加；③海洛因所致肺水肿可能与神经源性发病机制有关；④个别患者的易感性或变态反应。

（3）氧中毒性肺水肿：指长时间吸入高浓度（＞60%）氧引起肺组织损害所致的肺水肿。一般在常压下吸入纯氧 12～24 小时，高压下 3～4 小时可造成黏膜细胞损害，肺泡透明膜形成，从而引起肺水肿，即可发生氧中毒。氧中毒的损害以肺组织为主，表现为上皮细胞损害、肺泡表面活性物质减少、肺泡透明膜形成，引起肺泡和间质水肿，以及肺不张。其毒性作用是由于氧分子还原成水时所产生的中间产物自由基（如超氧阴离子、过氧化氢、羟自由基和单线态氧）所致。正常时氧自由基为组织内抗氧化系统如超氧

化物歧化酶（SOD）、过氧化氢酶、谷胱甘肽氧化酶所清除。吸入高浓度氧，氧自由基形成加速，当其量超过组织抗氧化系统清除能力，即可造成肺组织损伤，形成肺损伤。

（4）呼吸道梗阻：围术期喉痉挛常见于麻醉诱导期插管强烈刺激，亦见于术中神经牵拉反应，以及甲状腺手术因神经阻滞不全对气道的刺激。气道通畅时，胸腔内压对肺组织间隙压力的影响不大，但急性上呼吸道梗阻时，用力吸气造成胸膜腔负压增加，几乎全部传导至血管周围间隙，促进血管内液进入肺组织间隙。上呼吸道梗阻时，患者处于挣扎状态，缺氧和交感神经活性极度亢进，可导致肺小动脉痉挛性收缩，肺小静脉收缩，肺毛细血管通透性增加。而酸中毒又可增加对心脏做功的抑制，除非呼吸道梗阻解除，否则将形成恶性循环，加速肺水肿的发展。

（5）误吸：围术期呕吐或胃内容物反流，可引起吸入性肺炎和支气管痉挛，肺表面活性物质灭活和肺毛细血管内皮细胞受损，从而使液体渗出至肺组织间隙内，发生肺水肿。患者表现发绀、心动过速、支气管痉挛和呼吸困难。肺组织损害的程度与胃内容物的 pH 直接相关，pH＞2.5 的胃液所致的损害要比 pH＜2.5 者轻微得多。

（6）肺过度膨胀：一侧肺不张式单肺通气，全部潮气量进入一侧肺内，导致肺过度膨胀，随之出现肺水肿，其机制可能与肺容量增加有关。

（7）术后肺水肿因素：术后肺水肿的出现多发生在停止麻醉后 30 分钟，可能与如下因素有关：①撤除正压通气；②心排血量增加；③ $PaCO_2$ 升高；④ PaO_2 下降；⑤呼吸道梗阻；⑥高血压。

三、围麻醉期突发急性肺水肿的应对策略

围麻醉期急性肺水肿的早期诊断和恰当处理是改善预后的关键，其减少需要麻醉医生于围术期提高警惕，尤其是对已存在高危潜在原发疾病因素和某些肺水肿发生率高的手术。处理原则[11,12]：除了针对病因治疗外，通过有效的方法降低肺血管静水压、增加血浆胶体渗透压、改善肺毛细血管通透性、改善肺部气体交换、纠正低氧血症，此外，应积极预防感染。具体还包括以下措施。

1. 充分给氧　鼻管和简易面罩给氧常不足以改善严重低氧血症患者的缺氧，须加压给氧，包括间断正压给氧通气，增加肺泡压和肺组织间隙压力，减少肺毛细血管内液渗出，减少静脉血回流，降低右心房充盈压，切断肺水肿缺氧的恶性循环。采用去泡沫剂降低泡沫表面张力，消除呼吸道的泡沫痰，常用50%乙醇置于湿化器内，同氧气一同吸入，但要避免长时间的应用。

2. 利尿　快速利尿是减少肺间质和肺泡内过多液体的有效方法，还可使静脉扩张、降低静脉回流和减轻肺水肿。但大量利尿时应对内环境和电解质加强监测。

3. 扩血管药物降低心脏的前、后负荷　硝酸甘油或硝普钠直接作用于血管平滑肌，降低周围血管阻力，增加心排血量，使肺循环内血液向体循环转移，减轻肺水肿。吗啡也是治疗急性肺水肿的常规药物，其不但具有中枢镇静作用，减少氧耗量外，还具有扩张小动脉、降低全身静脉张力、降低右心充盈压和左心房压。

4. 强心类药物　强心类药物的使用，尤其是急性肺水肿合并低血压时，使用正性变力药如毛花苷C、多巴胺类药物，可增强心肌收缩力，增加心排血量，改善组织灌注，纠正组织的缺血、缺氧，有利于肺水肿的恢复。

5. 氨茶碱　氨茶碱不但能增强心肌收缩力、降低后负荷，还可舒张支气管平滑肌，增加肾血流和钠排出。但应注意注射速度，预防对心脏的不利影响。

6. 皮质醇类药物　大剂量肾上腺皮质激素对肺水肿的治疗价值尚存在分歧，一般认为可以预防毛细血管通透性的增加，稳定溶酶体膜，抑制炎症性反应，尤其有利于通透性肺水肿的恢复，但对是否能恢复已受损的毛细血管还无定论。

7. 白蛋白　白蛋白的使用不是对所有肺水肿患者都有益，应视具体情况而定。高压力性肺水肿肺毛细血管静水压大于胶体渗透压，大量低蛋白液体转移至肺间质、肺泡，甚至出现低血容量休克；输注白蛋白可以迅速增加胶体渗透压，促进肺水肿的恢复。但对于通透性肺水肿患者，其血管通透性增高，输注白蛋白可能是有害的，白蛋白漏入肺间质后可使更多液体积聚到组织间隙，加重肺水肿。但如果存在低蛋白血症，可通过补充白蛋白和应用利尿药，有利于液体的负平衡，并改善缺氧。

8. 镇静药应用　咪达唑仑、地西泮、丙泊酚等有较强的镇静作用和减少患者紧张情绪，减少呼吸急促所引起的负压，使呼吸平稳，减少呼吸做功，更有利于患者配合呼吸治疗。

9. 预防感染　各种原因所致肺水肿均应使用敏感有效且大剂量抗生素静脉滴注，以防肺部感染，可和肾上腺皮质激素合用，更有利促进肺水肿消退。

四、围麻醉期突发急性肺水肿的思考

我们认为，围麻醉期急性肺水肿的有效预防措施如下。

1. 控制输液速度和输液种类

（1）输液速度过快和输入晶体液过多是麻醉中发生肺水肿最常见的原因，尤其是老年人、婴幼儿和心功能较差的患者。

（2）术中应用中心静脉压监测指导输液输血。

2. 畅通呼吸道和呼吸支持

（1）保持呼吸道的通畅，防止呼吸道分泌物过多，呕吐、反流、误吸，以避免出现气道堵塞和喉痉挛及支气管痉挛。

（2）单肺麻醉过程中注意使萎陷肺慢慢复张，防止肺不张和复张性肺水肿的发生。

（3）吸痰过程中避免吸引负压过大，吸引时间过长。

（4）保证充足的肺泡通气量，避免出现缺氧和二氧化碳蓄积。

（5）撤除正压通气时，要逐渐过渡，如降低通气频率和压力，避免过快停止正压通气。

3. 避免麻醉药过量 术中避免麻醉药过量使用，如吗啡、美沙酮、硫喷妥钠等药物不宜过量。

4. 防止氧中毒 术中术后不宜长时间吸入纯氧，常压下吸纯氧时间应少于6小时，高压下应少于1小时。面罩氧浓度控制在40%以下可长期吸氧。麻醉时监测的肺泡FiO_2值一般是90%以上，同时有CO_2的吸收回路。

5. 保持血流动力学稳定

（1）围术期和术后保持血流动力学的稳定，避免出现血压波动，如高血压、低血压，尤其是休克和心力衰竭。

（2）术前存有感染的患者，术前和围术期应严格控制感染，防止出现中毒性休克的发生。

五、围麻醉期突发急性肺水肿的典型案例分享

病例1，腹腔镜下精索静脉曲张高位结扎术后急性肺水肿。患者男性，18岁，身高183cm，体重55kg。因左侧阴囊坠胀不适4年，平卧，休息后症状缓解入院，术前诊断左精索静脉曲张。拟行腹腔镜下左侧精索静脉曲张高位结扎术。术前检查心电图、胸片、生化，凝血等均正常，ASA I 级，无心肺疾病。入手术室后开放静脉通路，监测生命体征：血压110/70mmHg、心率70次/分、SpO_2 99%、呼吸20次/分。麻醉前10分钟静脉注射"长托宁"0.6g。采用气管插管全身麻醉，全身麻醉诱导药物依次为咪达唑仑0.06mg/kg，丙泊酚1mg/kg，芬太尼3μg/kg，维库溴铵0.15mg/kg。经口快速插入4号喉罩，听诊两肺部呼吸音清晰，连接麻醉机控制呼吸，潮气量8ml/kg，频率13次/分，呼吸道压力为14～16cmH$_2$O，手术中吸入七氟醚1.5～2.5MAC，泵入瑞芬太尼0.6mg/h，持续BIS监测维持合适的麻醉深度，持续泵入顺式阿曲库铵5mg/h维持肌松。麻醉满意后，取头低脚高位30°左右，开始建立人工气腹，腹部气腹二氧化碳压力为1.9kPa以下，待气腹完成后开始手术。

手术开始建立人工气腹，调整挥发罐七氟醚浓度到2.5MAC，并推注芬太尼0.15mg加深麻醉，术者诉患者气腹不满意，请巡回

检查二氧化碳充气管道，并调整气腹针头方向和深度，直到效果满意。此时血压突然降至78/48mmHg，心率增加至98次/分，$P_{ET}CO_2$从42mmHg降至28mmHg，SpO_2突降至90%，立即嘱术者暂停手术，同时给予去氧肾上腺素100μg，心率随即降至43次/分，给予阿托品0.5mg后，心率回升至70次/分，血压也回升至100/58mmHg。腹腔镜发现腹腔内有少量血液，未查明原因，手术继续。

10分钟后，$P_{ET}CO_2$开始升至55～60mmHg，加大潮气量至500ml，呼吸频率提高至15次/分，5分钟后下降至45mmHg，并持续在此水平。术毕腹腔镜探查发现腹膜后有一6cm×3cm血肿，请普外科和血管外科会诊，探查肠管无损伤，但发现肠系膜破孔，系建立气腹时穿刺针刺破肠系膜进入下腔静脉造成，会诊后决定先观察，暂不开腹，30分钟后未见明显增大，关闭缝合，手术结束，带管送PACU。手术历时1小时40分钟，输入林格液800ml，"田力"500ml，尿量200ml。

入恢复室15分钟后患者苏醒，吞咽反射、咳嗽反射恢复，自主呼吸恢复，阿托品0.5mg，新斯的明2mg拮抗后拔出喉罩，吸痰发现口腔有血性液，吸引后面罩给氧，5分钟后发现SpO_2下降至78%，立即面罩加压给氧，SpO_2回升至96%，但患者咳嗽咳痰剧烈，口腔鼻腔里冒出粉红色泡沫样痰，听诊双肺弥漫性湿啰音。

快速吸引后继续面罩加压给氧，血气分析：pH 7.2、PCO_2 67mmHg、PaO_2 86mmHg、Na^+ 138mmol/L、K^+ 4.0mmol/L、Ca^{2+} 1.18mmol/L、葡萄糖8.6mmol/L、血清乳酸（Lac）1.5mmol/L、血细胞比容62%、

血红蛋白10.2g/L、BE－4.1mmol/L，给予呋塞米20mg，吗啡5mg，地塞米松10mg。30分钟后尿量800ml，听诊双肺，左肺呼吸音清，未闻及湿啰音，右肺呼吸音仍然比较弱，弥漫性湿啰音。SpO_2在吸氧状态下能达到90%，床旁胸片显示：右肺及左中肺影见斑片状高密度影，肺纹理增多，气管显示不清，两肺渗出性病灶。

继续高浓度吸氧，并取半卧位，再次给予呋塞米15mg，1小时后尿量达1300ml，患者神志清晰问答自如，SpO_2逐渐好转，吸氧状态下达96%，脱氧后达92%，观察1小时后送回病房，继续吸高浓度氧疗并心电监护，生命体征平稳。第2天随访，患者血液循环稳定，自主呼吸良好，意识清楚，四肢肌力无异常，全身其他状况良好，复查胸片，双肺正常。于手术后第4天出院。

讨论分析如下。

该患者既往无基础疾病，生命体征正常，术前检查：心电图、胸片、生化、凝血等各项均无异常，未服用任何药物，无缺氧和二氧化碳蓄积，手术前和手术中电解质正常等，可排除患者原发疾病因素所造成。麻醉过程中，手术时间1小时40分钟，输液速度较慢，液体总量1200ml，可排除补液过多过快所致。

术中持续泵入5mg/ml顺式阿曲库铵维持肌松，持续BIS监测维持相应麻醉深度，可排除人机对抗所致的机械性肺损伤。腹腔镜手术患者插入喉罩，手术及拔管过程中不能排除反流与误吸的可能，因酸性胃液反流入呼吸道和肺泡，损害毛细血管内皮和肺泡上皮，增加其通透性从而引起肺水肿。

本病例极为罕见，术者在建立气腹过程中针头刺入下腔静脉而未被及时发现，大量

二氧化碳气体充入下腔静脉进入右心，经右心室、肺动脉进入肺循环，引起右心室流出道及肺动脉二氧化碳气体栓塞，早期表现为心排血量急剧减少，血压显著下降，心肌灌注不足，心肌缺血，心率减慢；二氧化碳阻塞肺小动脉和毛细血管网引起急性肺损伤，包括肺循环障碍、气体交换功能障碍和肺水肿。

当二氧化碳气体迅速扩散至肺小动脉和肺毛细血管网时，引起肺小支气管、细支气管及肺泡的毛细血管因栓塞而缺血缺氧，$P_{ET}CO_2$下降，肺毛细血管内皮和肺泡上皮受损，通透性增加，同时激发中性粒细胞介导炎症反应，超氧化物歧化酶作用及氧自由基产生从而诱发肺水肿。

由于二氧化碳弥散水平高，易溶于血液、组织液中，可迅速经肺泡交换呼出，患者年龄较轻且无心肺疾病，在出现血压、心率骤降，低氧血症时，迅速使用升压药和窦房结激动药后逐渐回升而未发生心律失常、循环衰竭及心搏骤停等严重后果。但肺毛细血管内皮和肺泡上皮已经大量受损，通透性增加，肺泡表面活性物质生成减少，降低肺泡上皮的蛋白反射系数，液体持续外渗，手术结束后气腹解除，上抬的膈肌回复原位，骤然加大胸腔负压，降低微血管周围静脉水压，增加滤过压力差。同时由于过大胸腔负压的作用，肺毛细血管开放的数量和流入的血流量均增多，使滤过面积和滤过系数均增加，从而引起肺水肿。

本病例救治体会：拔管后发现肺水肿处理得当，立即面罩加压给予高浓度氧，湿化器内置75%酒精有助于消除泡沫。听诊双肺和床旁胸片检查证实肺水肿。采取半卧位，增加胸腔内体积，增加潮气量，改善通气；

同时减少静脉血液回流，降低肺循环负担，减轻肺水肿。停止或减慢输液速度，静脉注射呋塞米迅速利尿、减少循环血量和升高血浆胶体渗透压，减少微血管滤过液体量；此外还可扩张静脉，减少静脉回流，甚至在利尿作用发挥前即可产生减轻肺水肿的作用。

使用吗啡可减轻焦虑，减少心肌耗氧量，并通过中枢性交感抑制作用降低周围血管阻力，将血液从肺循环转移到体循环，还可松弛呼吸道平滑肌，改善通气。静注糖皮质激素能减轻炎症反应，减少微血管通透性，促进表面活性物质合成，增强心肌收缩力，降低外周血管阻力和稳定溶酶体膜。但不足之处在于术中观察不够仔细，在建立气腹过程中出现不明原因的血液，且出现血压、心率及呼吸末二氧化碳异常时，却没能认真分析原因、怀疑二氧化碳气体栓塞可能，没有及时采取正确的干预措施，阻断其进一步发展为肺水肿。

病例2，妊娠期高血压剖宫产术后急性肺水肿。患者，女性，28岁，体重85kg，因第1胎宫内孕38^{+5}周，头痛伴双下肢水肿，不能平卧1个月，不规律宫缩1小时入院。查体：体温36.8℃，心率110次/分，呼吸20次/分，血压180/110mmHg，呼吸稍促，心脏彩色多普勒超声：左心室扩大，二尖瓣关闭不全，尿蛋白（＋＋）。血小板90×10^9/L；肝功能：谷丙转氨酶增高，总蛋白降低；眼底检查示：视网膜水肿，有絮状渗出。诊断：妊娠期高血压（重度）。

患者术前未行正规治疗。急诊推患者入手术室，开放液路，于右侧卧位下$L_{2\sim3}$间隙行腰-硬联合麻醉，见脑脊液流出后缓慢给予0.75%布比卡因2.0ml＋10%葡萄糖溶液0.5ml，头向置入硬膜外导管3.0cm，嘱患者仰卧、吸氧、头高脚低位，右髋部垫高20°，调节麻醉平面达 T_8，手术开始后 4 分钟取出 1 男婴，给予咪达唑仑 2mg 入壶。胎儿娩出后 10 分钟产妇心率达到 130 次 / 分，给予毛花苷 C 0.2mg、呋塞米 20mg 静脉滴注，生命体征逐渐平稳，手术 40 分钟后结束，出血约 300ml，补液 500ml，尿量 200ml，将产妇安全返回病房。

返回病房 20 分钟后，患者突然出现心慌气短，口唇发绀，咳大量粉红色泡沫痰，测血压 160/110mmHg，心率 130 次 / 分，呼吸 30 次 / 分，双肺底可闻及细小湿啰音，立即行半坐位，面罩吸氧，毛花苷 C 0.4mg，呋塞米 20mg，地塞米松 20mg 静脉注射，5 分钟后患者烦躁、呼吸困难加重、出现意识不清，SpO_2 70%，急行气管插管接呼吸机行正压通气，吗啡 5mg 入壶，酚妥拉明 20mg＋ 5% 葡萄糖溶液 250ml 缓慢静脉滴注，根据血压变化适当调节滴速，5% 碳酸氢钠 200ml 静脉滴注，氨茶碱 0.25g ＋ 10% 葡萄糖溶液 20ml 稀释后缓慢静脉注射，呋塞米 20mg 静脉注射。40 分钟后患者意识逐渐清晰，只有很少量的粉红色泡沫痰，测量血压 120/75mmHg，心率 110 次 / 分，SpO_2 92%，双肺底可闻及少许湿啰音。2 小时后患者呛咳明显，无法耐受气管导管，吸痰后拔出气管导管。2 天后患者排气，开始进流食，可平卧及下地活动，8 天后痊愈出院。半月后随访无异常。

讨论分析如下。

重度妊娠期高血压疾病可出现脑血管痉挛、脑水肿、头痛，个别患者可出现昏迷，甚至发生脑疝；肾小球扩张，血浆蛋白自肾小球漏出形成蛋白尿，血浆肌酐增高，严重时出现少尿及肾衰竭；全身小动脉痉挛，血管通透性增加，血液浓缩、血细胞比容上升、血小板减少，甚至出现微血管病性溶血；肝功能受损，各种转氨酶升高；肝动脉周围阻力增加，严重时门静脉周围坏死；血管痉挛，血压升高，外周阻力增加，心肌收缩力和射血阻力增加，心排血量明显减少，心脏处于低排高阻状态，心室功能处于高动力状态，由于内皮细胞活化使血管通透性增加，导致心肌缺血、坏死，严重时导致心力衰竭和急性肺水肿。

本例属重度妊娠高血压症患者，术前未进行正规的治疗，使产妇的心、肺、肾等功能受到了严重的损害，因术前我们进行了充分的术前准备，术中采取充分镇静、控制输液量、头高脚低位，术中及时发现心力衰竭的早期症状，采取了正确的治疗，在一定程度上缓解了病情的发展，但在到达病房后，因患者病情稳定，让产妇采取了平卧位，导致回心血量急剧增加，出现急性左侧心力衰竭、肺水肿等症状。本病例提醒，对重度妊娠高血压症患者术前、术中、术后要及时控制血压，减轻心脏前、后负荷，保持患者生命体征平稳，对可能出现的并发症提前预防。

（覃　斌　余奇劲　冷福建）

参考文献

[1] 邓小明，李文志 . 危重病医学［M］. 北京：人民卫生出版社，2012：218-226

[2] 盛卓人，王俊科 . 实用临床麻醉学［M］. 北京：科学出版社，2009：497-501

[3] 庄心良，曾因明，陈伯銮 . 现代麻醉学［M］. 北京：人民卫生出版社，2008：987-988.

[4] 曾俐琴，黄希照，孙小丽，等 . 妇科围手术期急性肺水肿 5 例［J］. 中华妇幼临床医学杂志，

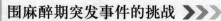

2010，6（5）：379-380

［5］赵春海，刘洪飞. 围手术期急性肺水肿的处理［J］. 中国实用全科医师杂志，2006，26（2）：122

［6］闫卫军. 东莨菪碱联合地塞米松抢救急性中毒性肺水肿的疗效观察［J］. 临床肺科杂志，2015，16（2）：48-49

［7］孙萍，李占清，王丽捷. 吸入性刺激性气体致中毒性肺水肿5例临床分析［J］. 中国煤炭工业医学杂志，2013，16（1）：74-75

［8］Walkey AJ，Summer R，Ho V，et al. Acute respiratory distress syndrome：epidemiology and management approaches［J］. Clin Epidemiol，2012，4：159-169

［9］Protti A，Votta E，Gattinoni L. Which is the most important strain in the pathogenesis of ventilator-induced lung injury：dynamic or static［J］. Curr Opin Crit Care，2014，20（1）：33-38

［10］朱金源，王晓红，杨晓军，等. 血管外肺水指数和肺血管通透性指数与急性呼吸窘迫综合征严重程度的相关性［J］. 中华医学杂志，2015，95（19）：1463-1467

［11］Kushimoto S，Endo T，Yamanouchi S，et al. Relationship between extra vascular lung water and severity categories of acute respiratory distress syndrome by the Berlin definition［J］. Crit Care，2013，17（4）：R132

［12］Schmidt AE，Adamski J，Education Committee of the Academy of Clinical Laboratory Physicians and Scientists. Pathology consutation on transfusion-related acute lung injury（TRAU）［J］. Am J ClinPathol，2012，138（4）：498-503

第 30 章　围麻醉期突发支气管痉挛

一、围麻醉期支气管痉挛的发生情况及危害

围麻醉期支气管痉挛是指在麻醉期由于各种原因导致支气管平滑肌痉挛性收缩。在支气管平滑肌过度敏感情况下，外来刺激如气管插管、反流误吸、吸痰等都可以引起支气管痉挛[1]。手术刺激也可以引起反射性支气管痉挛。麻醉药物可使气管及支气管肥大细胞释放组胺，也可以引起支气管痉挛。支气管痉挛是围麻醉期常见的并发症之一，发生率为 0.6% ～ 0.8%[2]。支气管痉挛主要临床表现为：支气管平滑肌痉挛性收缩，气道变窄，通气阻力突然增加，呼气性呼吸困难，引起缺氧和二氧化碳蓄积；听诊肺部出现哮鸣音，或呼吸音消失；气道阻力和峰压升高；持续下降的血氧饱和度；PaO_2 下降而 $P_{ET}CO_2$ 升高。一旦发生严重的支气管痉挛，如不及时抢救处理，常因严重缺氧和二氧化碳潴留致呼吸循环衰竭而危及患者生命。

虽然近十年来麻醉技术水平有了很大的提高，但术中支气管痉挛的发生率并未有明显的降低。对于目前有哮喘病史的患者，术中支气管痉挛的发生率在 10% 左右；对于目前无症状的哮喘患者，术中发生呼吸系统并发症的概率是很低的。在围麻醉期间一旦患者发生支气管痉挛，是非常危险的。若抢救不及时，其死亡率高达 70%。因此，对围麻醉期发生支气管痉挛的患者需迅速识别、诊断并处理，否则患者会在数分钟内发生呼吸心搏骤停，进而导致死亡。

由于患者自身个体差异的存在、疾病类型的不同，以及年龄、性别、既往史等不同，使得支气管痉挛发生的对象也各不相同。在临床麻醉过程中，低龄患儿最易发生支气管痉挛，尤其是有肺部感染患儿。一旦发生支气管痉挛，应立即及时发现并处理；若抢救不及时，会造成患者死亡或不可逆性器官功能损伤；若未能有效地进行抢救，也会造成患者急性缺氧或发生低氧血症，从而使人体很多重要器官系统和功能受损。

二、围麻醉期突发支气管痉挛带来的挑战

1. **对患者生命安危的挑战**　支气管痉挛是临床上围麻醉期常见的并发症。其发生率在世界范围内有逐年升高的趋势。尤其在近两年有哮喘发作史的患者术中哮喘发作的概率明显升高，且时间越近，术中和术后支气管痉挛的发生率越高。另对于妊娠期哮喘，如果区域麻醉不合适或使用前列腺素类药物用于流产或分娩，其诱发哮喘的风险明显升高。抽烟患者全麻诱导时出现喘鸣的发生率为 8%，出现支气管痉挛的相对危险度是不抽烟人群的 5.6 倍，戒烟可使呼吸道分泌物减少并能促进纤毛的转运功能。麻醉手术中多种因素均可诱发哮喘发作，导致支气管痉挛，直接威胁手术患者的生命安全。

2. 对医务人员的挑战 目前，哮喘已不再被认为是一种单纯的支气管痉挛的急性发作，而是一种气道的慢性变态反应性炎症，而且由于哮喘易复发，难以根治而成为临床治疗较为棘手的疾病之一。哮喘患者围术期遭受手术和麻醉的双重影响，哮喘发作的概率增加，若处理不当，甚至可危及患者的生命。由于手术和麻醉因素的参与，目前还没有制定出针对术中哮喘发作的诊疗指南，但国际上多次修改的哮喘患者诊疗指南对术中哮喘患者急性发作的处理有着非常重要的指导意义。首先在遭遇此种气道危象时，需要沉着冷静地处理。而正确快速的诊断是关键，去除诱因，采用正确的救治流程，快速地去解决气道危象问题。支气管痉挛的急性发作常常给临床一线医生造成较大的心理压力，也是对业务能力极大的挑战。

3. 对临床管理工作的挑战 麻醉期间发生支气管痉挛，可直接干扰麻醉与手术进程，有时治疗颇为棘手，并影响患者术后恢复，严重威胁患者生命安全，故支气管痉挛重在预防。对围麻醉期的各项制度提出了更高的要求，如术前访视，评估，主治医师负责制及必要时相关科室（呼吸科）的会诊等。总的来讲术中支气管痉挛的发生率受麻醉前手术患者身体状况的影响。ASA 分级高，有器质性心脏病，呼吸道感染，阻塞性肺病和呼吸道阻塞病史患者支气管痉挛的发生率增加。对于高危患者应建立相应的预防策略与救治流程，达到事前评估预防，事中有应对流程可执行，事后总结提高。有研究显示术中支气管痉挛的发生率插管全麻要高于不插管全麻及区域麻醉；胸部和腹部手术支气管痉挛的发生率要高于其他手术；术后支气

管痉挛的发生率静脉麻醉和区域麻醉均为 20% 左右；术前预防性吸入支气管扩张药有助于预防术中支气管痉挛的发生。防止支气管痉挛急性发作，最重要的原则是在气管插管前对气道进行充分的麻醉。全麻诱导前即刻吸入 β_2 受体激动药或应用抗胆碱药是可行的方法；正确选择麻醉药物如应用异丙酚、氯胺酮和吸入麻醉药诱导及维持，但有过敏性体质者慎用异丙酚，禁用硫喷妥钠、吗啡、琥珀胆碱，尽量选用不释放组胺的肌松药，慎用苯磺阿曲库铵；插管前静脉注射麻醉性镇痛药及利多卡因（1.5 ～ 2mg/kg）可减轻呼吸道反应性。

三、围麻醉期突发支气管痉挛的原因分析

（一）围麻醉期支气管痉挛的易发因素

1. 近期上呼吸道感染 临床上哮喘和支气管炎患者常因病毒性上呼吸道感染而病情显著加重。正常机体病毒性上呼吸道感染可导致气道反应性显著增高，这种反应在感染后可持续 3 ～ 4 周[3]。所以这类患者急诊手术需要全麻时应该考虑在诱导前给予适量阿托品或长托宁。

2. 吸烟 长期吸烟者特别是咳嗽、多痰者气道反应性增高。其中大多数可能不够支气管炎的诊断标准，常规肺功能可能会表现轻微异常。

3. 哮喘与支气管痉挛史 许多患者自诉哮喘发作史，该病史预测气道反应性疾病并不可靠。一些患者可能需要支气管激发试验或肺量计来明确诊断。但是，如果患者平时不需要用药，病史、体检和肺量计检查显示均无明显呼吸功能异常，那么麻醉选择时

只需考虑所用麻醉药物与麻醉方法不易诱发支气管痉挛。对于支气管痉挛反复发作者，应该决定患者术前治疗药物，以及术中与术后治疗方案。

（二）支气管痉挛的促发因素[4]

许多因素可促使气道阻塞性疾病患者发生支气管痉挛。哮喘儿童、接触抗原或病毒感染相关性气道水肿和炎症均可诱发支气管痉挛。气道阻塞的成人中，变态反应远不如刺激物反射机制重要。刺激物诱发的支气管收缩是这些患者麻醉处理时最值得注意的问题。

支气管痉挛的诱发因素很多，围麻醉期间引起支气管痉挛发生的主要诱因有以下几点。

1. 气管插管不当 如浅麻醉下气管插管、拔管，刺激气管黏膜、气管插管过深刺激气管隆嵴等均可使神经节后胆碱能神经纤维释放乙酰胆碱，成为支气管痉挛的主要诱发因素。

2. 麻醉深度不够 如前所述不能有效地抑制气管导管或手术刺激引起的神经体液反射。

3. 药物选择不当 如采用箭毒、吗啡或快速输入低分子右旋糖酐可激惹肥大细胞释放组胺。

4. 分泌物等对气道的刺激 另外，硬膜外阻滞平面过广（交感神经阻滞、迷走神经相对兴奋）、输血、体外循环开放主动脉后、手术刺激等均可诱发气道痉挛。

5. 受麻醉前手术患者身体状况的影响 如 ASA 分级高、有器质性心脏病、呼吸道感染、阻塞性肺疾病和咽喉部的机械性操作等，在麻醉期间气道反应亢进的发生率高，从而支气管痉挛的发生率将大大增加。

四、围麻醉期突发支气管痉挛的应对策略

（一）围麻醉期突发支气管痉挛的及时识别

围麻醉期支气管痉挛的诊断并不困难，自主呼吸下可见患者以呼气为主的呼吸困难，严重时出现发绀，气管插管全麻下通气阻力明显增加，听诊可闻及两肺广泛哮鸣音，以呼气时更为明显，$P_{ET}CO_2$ 或 $PaCO_2$ 可稍下降，严重者哮鸣音反而减少，$P_{ET}CO_2$ 或 $PaCO_2$ 显著升高，SpO_2 或 PaO_2 显著降低。麻醉中喘鸣发作并非少见，可能由于支气管痉挛以外的其他原因，必须加以鉴别。

（二）围麻醉期突发支气管痉挛的鉴别诊断

1. 气管导管位置不当 气管导管插入一侧支气管，可能出现气道压力显著增高，气管导管位于隆凸时亦可能刺激该部位富含的敏感性刺激物受体，产生反射性支气管痉挛。这种刺激在临床上更常见持续性咳嗽和肌紧张。给予肌松药可与支气管痉挛加以鉴别。

2. 导管阻塞 肺通气压力过高亦可能由于气管导管机械性阻塞，如导管扭曲，分泌物黏稠或气囊充盈过度。这种阻塞一般在通气的吸气相与呼气相均可听见声音。吸痰管不能通过气管导管可能提示该诊断，但是亦可能只有通过纤维支气管镜才能得以证实。

3. 肺水肿 肺水肿早期间质液在细支气管周围呈袖带样蓄积。一般认为该现象是肺充血时气道阻力增高的原因，可以引起喘鸣，主要在近呼气末。该喘鸣是手术患者肺水肿的主要早期体征。必须采取有效治疗措施，包括纠正心力衰竭和（或）非心源性病因，而不是扩张支气管。

4. 张力性气胸　张力性气胸的临床体征亦可能类似于支气管痉挛，而且许多气胸患者有慢性阻塞性气道疾病。气胸的喘鸣可能是由于病变侧肺容积下降使细支气管受压所致。低血压和心动过速是气胸的早期体征，可能有助于鉴别。确诊和治疗有赖于胸部 X 线片或前胸第 2 肋间大号针穿刺有气体逸出。

5. 胃内容物吸入　胃内容物吸入气管支气管树亦是支气管痉挛的原因之一。误吸入物可兴奋刺激物受体，导致大气道收缩。大多数患者气道收缩呈自限性，治疗目标是纠正气体交换异常。

6. 肺栓塞　一般认为肺栓塞时喘鸣是由于胺类释放入周围气道所致支气管收缩。喘鸣音作为肺栓塞的一个主要体征尚有争议。

（三）围麻醉期突发支气管痉挛的预防与处理措施

支气管痉挛是围麻醉期间常见的并发症之一，任何引起支气管平滑肌收缩的因素都有可能诱发支气管痉挛。因此，如何更好地防治和紧急处理此症状，是麻醉医师与手术医师共同关注的问题。

1. 围麻醉期间支气管痉挛的预防措施　术前仔细评估围术期患者发生支气管痉挛的危险性对于制定合理的麻醉方案很重要，应将预防放在首位。气道高反应性患者术前戒烟至少 1 周，常规吸氧、抗炎、解痉、平喘治疗，预防和控制呼吸道炎症。积极改善全身状况，并选择最佳时机施行手术。急诊患者也要进行适当处理，改善缺氧状况。

气道高反应性患者，尽量选用局麻或椎管内麻醉。采用椎管内麻醉时，平面不宜超过 T_6 水平。面罩、鼻导管吸氧应列为常规措施，必要时应吸入纯氧。局麻药中添加 1 : 20 万～ 60 万肾上腺素、静脉给予类固醇类激素并辅以一定的镇静及术后镇痛均有助于预防区域麻醉术中和术后支气管痉挛的发生。

防止支气管痉挛急性发作，最重要的原则是在气管插管前对气道进行充分的麻醉。全身麻醉诱导前吸入 β_2 受体激动药或应用抗胆碱药是可行的方法；正确选择麻醉药物如应用丙泊酚、氯胺酮和吸入麻醉药诱导及维持，但有过敏性体质者应慎用丙泊酚，禁用硫喷妥钠、吗啡、琥珀胆碱，尽量选用不释放组胺的肌松药，慎用苯磺阿曲库铵；插管前静脉注射麻醉性镇痛药及利多卡因（1.5 ～ 2mg/kg）可减轻气道反应性，但也有资料报道插管前 3 分钟静脉给予 1.5mg/kg 利多卡因不能抑制诱发哮喘患者支气管收缩，而在插管前 15 ～ 20 分钟吸入沙丁胺醇则可有效地抑制；气管内注入利多卡因可避免引起支气管痉挛；插管不宜过深；全身麻醉要维持足够的深度；术中充分补充晶体液；避免使用 PEEP；慎用新斯的明，吸痰及拔管时保持一定麻醉深度，也可持续滴注利多卡因下拔管。

2. 围麻醉期支气管痉挛的处理　首先是正确快速地诊断，去除诱因，其次是加压给氧，以避免缺氧。对于区域麻醉，肌松药有助于鉴别通气困难是支气管痉挛引起还是呼吸肌紧张或咳嗽所致。通过加深麻醉（提高吸入麻醉药浓度、给予氯胺酮、丙泊酚等）可以缓解大部分支气管痉挛，对于不能缓解的可以静脉给予或吸入拟交感类药物和抗胆碱药。在使用 β 受体激动药时应常规预备抗心律失常药如利多卡因；严重支气管痉挛不通过高浓度吸入麻醉药，因为药物很难在气道中运输，而且在未达到所需的支气管扩张效果以前可能已出现严重的低血压；正确快速推注糖皮质激素，最好用氢化可的松琥珀酸钠 100～200mg 静脉注射，但激素的抗感染治疗并不能立即减轻症状；伴低血压者给予麻黄碱，紧急时肾上腺素 0.1mg 静脉注射；酌情慎用氨茶碱，不推荐和 β 受体激动药同时使用，吸入麻醉可以升高血浆中茶碱的浓度，可引起心律失常，必要时可分次小剂量（每次 < 50mg 总量 250mg）给予；调整呼吸参数，保证有效的潮气量，必要时手控通气；利多卡因（5mg/kg）雾化吸入可抑制组胺诱发的支气管收缩，但其缺点是先有激惹气道引起气道张力增高的过程，利多卡因和沙丁胺醇（1.5mg）复合吸入则可以提供更好的气道保护作用，效果优于单用利多卡因或沙丁胺醇雾化吸入。

五、围麻醉期突发支气管痉挛的思考

围麻醉期突发支气管痉挛的预防和处理是一个复杂的课题。围麻醉期突发支气管痉挛的诱发因素很多，但多数发生在具有气道高反应的患者中，实践提示，病史和体格检查是术前评估的基础。要想发现和评估高危人群，对患者进行肺功能测定，其他辅助检查是十分必要的。此外，要想有效预防和减少围术期呼吸系统并发症，术前一定要提醒戒烟，积极治疗原发病，对患者进行肺功能锻炼指导。结合手术类型、范围制订合适的手术方式，选择正确的麻醉药品，避免使用对气道影响较大的麻醉药。只有这样，才有可能降低围术期突发支气管痉挛的发生率，提高手术安全。

另外拔管时机和技巧也是值得思考和关注的问题。"理想"的拔管指征有可能会导致支气管痉挛的发生。尽管有"早一点"或"迟一点"拔除气管导管的不同观点，但我们认为这并不是问题的关键。因为拔管时机应在麻醉医师的可控之中。支气管痉挛比呼吸肌力不够更难以控制。对于哮喘患者，拔管前维持气道的"安宁"至关重要，拔管前使用丙泊酚、瑞芬太尼、利多卡因等可实现这一状态。在维持患者气道"安宁"的状态下逐渐恢复患者的呼吸功能达理想状态，待患者稍有体动或呛咳、吞咽反应后立即拔除气管导管，并给以面罩吸氧或适度辅助通气。

六、围麻醉期突发支气管痉挛典型案例分享

患者，女性，65 岁，64kg，诊断右肺占位性病变，拟在全身麻醉下行右肺下叶切除术。患者既往患有慢性阻塞性肺病 10 年，每年发病 1～3 次，伴有咳嗽、咳痰频繁。术前相关实验室检查及心电图大致正常，入手术室后测血压 150/85mmHg、心率 90 次/分，采用静脉注射丙泊酚 80mg、芬太尼 0.2mg、维库溴铵 8mg 全麻诱导，约 2 分钟时插入双腔气管导管，实施双肺隔离技术。插管后约 1 分钟手感气道压明显增高（贮气囊辅助呼吸），初步认为双腔气管导管到位不良，故借助纤维支气管镜重新安置到位，但机械通气报警提示其气道压高（45cmH_2O），并听诊双肺有哮鸣音与少量湿啰音，此时心率 135 次/分、血压 180/95mmHg、SpO_2 85%、$P_{ET}CO_2$ 58mmHg，因此判断患者发生支气管痉挛，即刻加深麻醉（吸入高浓度异氟烷、静脉注射右美托咪定 50μg、静脉注射氯胺酮 60mg），并同时静脉注射地塞米松 10g，经双腔气管导管注入支气管内 2% 利多卡因 5ml，约 15 分钟后心

率 89 次 / 分、血压 120/80mmHg、SpO_2 97%、$P_{ET}CO_2$ 45mmHg、气道压降至 35cmH2O，半小时后 $P_{ET}CO_2$ 降至 39mmHg、气道压降至 25cmH_2O。患者麻醉与手术顺利，术后送回 ICU 继续行呼吸机支持，2 小时后患者意识完全清醒，且自主呼吸正常拔出双腔气管导管，以后患者无异常情况。

（杨　燕　胡　泉　余奇劲）

参考文献

[1] 黄宇光，罗爱伦 . 麻醉科分册［M］. 北京：中国协和医科大学出版社，2000：307-320
[2] 庄心良，曾因明，陈伯銮 . 现代麻醉学[M]. 3 版 . 北京：人民卫生出版社，2003：1018-1019
[3] 王吉耀 . 内科学［M］. 北京：人民卫生出版社，2005：49-59
[4] 申捷 . 医源性气管支气管损伤［J］. 国外医学：麻醉学与复苏手册，2005，6（6）：338-340

第31章　围麻醉期突发机械性肺损伤

一、围麻醉期突发机械性肺损伤的发生情况及危害

（一）机械性肺损伤的定义

机械通气可在临床麻醉中为全身麻醉患者提供辅助通气，同时也是治疗急性肺损伤（acute lung injury，ALI）和急性呼吸窘迫综合征（acute respiratory distress syndrome，ARDS）的重要手段，但是机械通气本身也可引起肺损伤。这种由机械通气引起的使正常肺组织或是已损伤的肺组织损伤加重的现象称为机械性肺损伤，又称呼吸机相关性肺损伤（ventilator-associated lung injury，VALI）。

（二）机械性肺损伤的临床发生情况

临床麻醉中发现，机械性肺损伤不仅可发生于麻醉前已存在肺损伤、呼吸衰竭等需要机械通气支持的患者，也可发生在肺功能正常的患者，是机械通气最严重的并发症。围术期机械性肺损伤的发生率2%～5%，心脏手术的发生率最高为5%，肺叶手术的发生率为2%～4%。麻醉期间减轻或避免机械性肺损伤，对改善患者预后、提高患者生存率至关重要。

（三）围麻醉期机械性肺损伤的临床表现及危害[1]

围麻醉期机械性肺损伤是在应用呼吸机过程中由于机械通气诸多因素及肺部原发病共同作用导致的肺组织损伤。临床上患者突然出现低氧、血压下降、气道压进行性升高（定容通气时）和肺顺应性进行性下降时应考虑到发生机械性肺损伤的可能性。除此之外，患者还可能出现以下临床症状。

1. 肺嗜酸性粒细胞浸润症　肺嗜酸性粒细胞浸润症（pulmonary infiltration with eosinophilia syndrome，PIE）是一组以循环或组织中嗜酸性粒细胞增高为特征的疾病。Woodring 等报道急性呼吸窘迫综合征患者肺嗜酸性粒细胞浸润症的发生率高达88%，多分布在肺组织结构相对正常的非坠积区域。少量肺嗜酸性粒细胞浸润症对心肺功能可能无明显影响，严重肺嗜酸性粒细胞浸润症时可因大量肺间血管受挤压，导致肺循环阻力和肺内分流增加，严重者出现肺水肿和急性右侧心力衰竭。胸部 X 线检查可早期发现肺嗜酸性粒细胞浸润症，表现为肺脏前中部、心脏周围和膈肌上方斑点状透亮影，也可表现为朝向肺门的放射条形透亮带或血管周围低密度晕轮等。

2. 纵隔气肿、皮下气肿　文献报道37%的肺嗜酸性粒细胞浸润症患者可相继发生纵隔气肿，患者往往突然感到胸骨后疼痛并放射到两肩部，重者可压迫腔静脉，回流受阻，至循环衰竭。正位胸片可见一侧（多为左侧）或两侧的纵隔胸膜被气体推移而成的线条状阴影，与纵隔的轮廓平行，在线条状阴影的内侧有透亮的条带。纵隔气肿常沿纵隔筋膜面进入颈部的皮下软组织可蔓延到胸部和腹部形成皮下气肿。皮下气肿是纵隔气肿向外减压的结果，一般对患者没有严重影响。

3. 气胸　气胸是常见的最严重的机械通气并发症。据报道肺功能正常的患者机械通气时气胸的发生率为 3%～5%，而急性呼吸窘迫综合征患者则高达 60%。通常临床气胸的诊断并不困难。常规立位摄片时胸腔内气体多集中在肺炎部，易于发现，而危重患者多数是床边仰卧位或半卧位片，其 X 线影像的变化要复杂得多。Tocino 等报道 88 例为重患者共发生 112 次气胸，胸腔内气体集聚在胸腔前中部和下部者分别占 38% 和 26%，而在肺尖部的只有 22%。值得注意的是上述气胸中有 33%（多在前中位和肺下）起初漏诊，后经 CT 或发展为张力性气胸（50%）后才被发现。

4. 气体栓塞　气体栓塞的临床表现与气体量及所在部位有关。轻者临床表现隐匿不易发现，重者可引起严重后果。Bricker 等报道 79 例外伤后接受机械通气治疗的患者中肺静脉气体栓塞的发生率为 11.4%。经食管超声心动图检查有助于诊断。

5. 弥漫性肺损伤　机械通气诱发的弥漫性肺损伤常与肺内原有基础病变相重叠而难以区分。换言之，在机械通气期间，即使患者肺功能进行性恶化，有时也无法判断是呼吸机相关性肺损伤还是原有疾病的自然进展，故很难做出确切的统计。

二、围麻醉期突发机械性肺损伤的原因分析[2-3]

呼吸机相关性肺损伤的发生既与呼吸机本身的因素有关，也与患者因素有关。

1. 气压伤和高容量损伤　1944 年 Mackin 等首先发现机械通气患者的高气道压是引起气体外溢致气胸、纵隔气肿等肺损伤的主要因素，并定义为气压伤。之后，又有数百篇文章来证明气压伤的发生。直至 1988 年 Dreyfuss 等利用动物模型发现大潮气量机械通气可引起严重的肺水肿，而同样压力的小潮气量通气则不引起肺损伤从而提出了容积伤的概念。事实上，压力伤和容积伤是一种现象的两个侧面，即较高的跨肺压（平台压）作用在肺泡使之过度膨胀引发肺泡水肿、破裂。跨肺压不增高而单纯的气道峰压高不会引起肺损伤。

2. 肺泡的周期性张开和陷闭　为避免压力 - 容积性肺损伤，近年来比较主张小潮气量、限压通气方式。然而，大量的资料证明低压、小潮气量通气同样引发严重的肺损伤，究其原因与剪切力有关。有学者利用 CT 扫描研究急性呼吸窘迫综合征患者肺的影像学表现，发现急性呼吸窘迫综合征患者的肺呈重力依赖性的密度增高影，表现出渗出、肺不张和正常肺交错一起的不均质性改变，即存在着实变区、陷闭区（不张区）、正常区。受肺水肿、蛋白漏出液及重力等因素影响，背部等低垂部位主要以分布萎陷及实变的肺组织为主，而前胸等上部肺组织主要以分布功能接近正常的可扩张性肺组织为主。机械通气时，实变区肺泡仍没有通气的可能，陷闭区的肺泡于吸气期在吸气压的作用下张开，而呼气期，如 PEEP 不够高，则肺泡再次陷闭。正常情况下各肺泡细胞彼此衔接，其同承受压力，舒张程度一致，当某一肺泡萎陷后，其周围的肺泡组织将被迫承受更大的拉力，肺泡在张开 - 陷闭的过程中必然产生剪切力，而剪切力的周期性、持续性的产生对肺泡的损伤远大于压力 - 容积性肺损伤。有人试验在跨肺压 $30cmH_2O$ 的机械通气情况下，发生在陷闭肺泡周围的剪切力约 150cmH$_2$O。

3. 生物性损伤　生物性损伤指的是伤害性刺激介导的局部组织器官或全身性的炎性反应。目前急性呼吸窘迫综合征的死亡率仍高达 40%～50%，在其直接死因中，肺部因素仅占少数，而主要死因为多脏器功能衰竭。由于肺部是全身血液循环的必经之路，因此肺部创伤后中性粒细胞及巨噬细胞等介导的炎性介质及相关细胞因子的释放能经血液循环广泛分布于全身各脏器，造成其功能障碍。呼吸机相关肺损伤与急性呼吸窘迫综合征也有极为相似的情况。这一损伤方式首先在体外肺模型上发现而后相继在动物实验和临床实践中所证实。在大鼠的高容量通气模型中发现，其肺泡灌洗液中的肿瘤坏死因子，白介素 -1，白介素 -6，巨噬细胞类性蛋白Ⅰ等可升高 50 倍以上，其相关黏附因子及 c-fos mRNA 的表达也明显增加。而进行保护性通气治疗时，肺泡灌洗液及血浆的炎症介质水平将显著降低并伴随生存率的提高而降低。有害炎症介质在急性呼吸窘迫综合征及呼吸机相关肺损伤的发生发展中起着极为重要的作用。

4. 患者自身因素　肺和胸壁结构发育不全，肺表面活性物质缺乏或失活的患者易发生呼吸机相关性肺损伤。急性呼吸窘迫综合征、重度肺部感染、坏死性肺炎、弥漫性肺纤维化、重度阻塞性肺疾病（慢性阻塞件肺病、哮喘）等患者呼吸机相关性肺损伤的发生率也显著高于肺脏相对健康者。

三、围麻醉期突发机械性肺损伤的应对策略 [4～10]

要想预防围麻醉期机械性肺损伤，我们应当考虑以下问题：①应当能够识别有机械性肺损伤风险的患者。②应当采取能降低机械性肺损伤的方法。

1. 识别机械性肺损伤风险　临床实践中我们可以观察到，很多术后肺损伤并不是由于在术中使用了机械通气而引起的，而是在入手术室之前就存在了引起急性肺损伤的危险因素。因此在手术前鉴定并识别这些危险因素并早期采取预防机械性肺损伤的策略将有着举足轻重的作用。目前文献报道的术前评估机械性肺损伤的措施包括以下几个方面。

（1）肺损伤预测评分（lung injury prediction score，LIPS）（表 31-1）：LIPS 评分对 ALI 具有很好的预测作用。LIPS ＞ 4 分时，预测效能最佳，预测发生急性肺损伤的敏感性是 0.69（95%CI，0.64～0.74），特异性是 0.78（95%CI，0.77～0.79）。

表 31-1　肺损伤预测评分

患者状况	LIPS 分数	诱发因素	LIPS 分数
休克	2	酗酒	1
误吸	2	肥胖（BMI ＞ 30）	1
脓毒症	1	低蛋白血症	1
肺炎	1.5	糖尿病	－ 1

（续　表）

患者状况	LIPS 分数	诱发因素	LIPS 分数
高风险手术		化疗	1
脊柱矫形手术	1	FiO₂ > 0.35 或 > 4L/min	2
急腹症手术	2	呼吸急促（RR > 30）	1.5
心脏手术	2.5	SpO₂ < 95%	1
主动脉血管手术	3.5	酸中毒（pH < 7.35）	1.5
大危险创伤			
颅脑损伤	2		
吸入烟雾	2		
溺水	2		
肺挫伤	1.5		
多发骨折	1.5		

（2）呼吸机相关性肺损伤的基因易感性：鉴别患者呼吸机相关性肺损伤的易感基因也可作为早期鉴别术后损伤易感患者的方法，目前已发现了大量与呼吸机相关性肺损伤相关的易感基因，包括编码细胞因子、表面活性剂蛋白、血管紧张素转化酶（angiotensin converting enzyme，ACE）、肌球蛋白轻链激酶（myosin light chain kinase，MLCK）、NF-κBα、血管内皮生长因子（vascular endo-thelial growth factor，VEGF）及 fas 单倍体等。

由于呼吸机相关性肺损伤的基因多态性及多因素作用的特点，但从基因角度研究患者呼吸机相关性肺损伤的易感性将会十分复杂。未来对呼吸机相关性肺损伤的鉴别将有可能综合基因诊断及临床复杂评分来鉴别。

（3）生物标记物：有研究显示，有些生物标记物与急性呼吸窘迫综合征相关，并能够评判肺损伤的程度，指导临床治疗，预测患者预后。循环中某些炎症因子的增加如可

溶性肿瘤坏死因子（soluble tumour necrosis factor-alpha receptors，sTNFR）1 和 2，白细胞介素（interleukins，IL）-6 和白细胞介素 -8 均与急性呼吸窘迫综合征患者的预后有关，但这些因子与呼吸机相关性肺损伤的特异性并不好。sRAGE 受体与肺泡 I 型细胞损伤相关，表面活性蛋白 D 是肺泡 II 型细胞的代谢产物，血浆中 sRAGE 受体水平及表面活性剂蛋白 D 的增加与肺泡的严重程度及高潮气量机械通气患者的死亡率明显相关。

总之，尽管有些表面活性物质与机械性肺损伤相关性良好，但它们均不是呼吸机相关性肺损伤的特异性生物标记物。但将临床风险预测评分基因分析及生物标记物结合起来，再结合患者的临床表现，将对鉴别肺损伤高风险的患者、区别疾病的严重程度、评判患者预后具有重要的作用。

2. 采取降低机械性肺损伤的策略

（1）通气策略

①低潮气量：急性呼吸窘迫综合征的患者常有相对无通气的局部依赖区（如，根据重力分布，位于较低部位的肺组织，更易塌陷）和通气相对正常局部非依赖区。因为能够用于通气的肺容积减少，因此被称为"婴儿肺"。这一名词的含义为小潮气量（如，婴儿的正常潮气量）能够防止面积相对较小且能够通气的肺组织过度膨胀。

在以往研究基础上开展的一项开创性研究中，急性呼吸窘迫综合征试验协作网的研究者们将采用 12ml/kg 乘以体重预计值得出的潮气量控制性通气策略和 6ml/kg 乘以体重预计值的低潮气量通气策略进行比较，发现低潮气量的通气策略使得死亡率下降了 9%（39.8% 和 31%）。在另一项研究中，Amato 和 Villar 等采取了类似的肺保护通气方案后，提高了急性呼吸窘迫综合征患者的生存率。在急性呼吸窘迫综合征完全进展至晚期前，对重症患者尽早采取肺保护通气策略可以预防呼吸机相关性肺损伤，改善预后。一项针对没有急性呼吸窘迫综合征患者的观察性研究发现，大潮气量通气策略是除机械通气外，患者发生急性呼吸窘迫综合征的重要危险因素。

我们应当注意到，如若根据患者实际体重而不是理想体重（PBW）来设定潮气量，将使得一些特定患者（比如女性、身材矮小及肥胖患者）更容易发生气压伤。身高和性别是比体重更好的预计肺容量的因素，应根据理想体重来设定潮气量以避免呼吸机相关性肺损伤。

此外，在临床麻醉中我们也应当认识到，对于一些急性呼吸窘迫综合征患者安全的压力和容量水平对另一些患者却可能会导致肺过度膨胀，因此设定潮气量时应遵循个

体化原则。另一方面，过分地减少潮气量将发生肺不张，引起部分肺单位反复开闭，发生剪切伤。

②最佳 PEEP 通气：严重的呼吸衰竭表现为肺水肿和呼气末肺泡塌陷。此时，低 PEEP 不足以稳定肺泡和维持其扩张，反而会使得气压伤所引起的呼吸机相关性肺损伤发生的可能性增加。为了防止肺萎陷肺泡的容量损伤和避免肺泡反复开启、闭合产生不张伤，有学者提出最佳 PEEP 的概念，即使所有肺泡都处于开放状态。将 PEEP 维持在高于肺泡出现萎陷的气道压临界水平，使肺组织适度膨胀，避免过度扩张导致呼吸机相关性肺损伤。一项近期发表的采用随机试验患者数据进行的荟萃分析探讨了急性呼吸窘迫综合征患者通气策略的取舍并得出结论，最佳 PEEP 能够使氧合不佳的患者的死亡率降低 5%（氧合不佳的定义为氧合指数 ≤ 200mmHg）。

最佳 PEEP 的判断目前一般有 3 种方法，一是根据压力 - 容积曲线（P-V 曲线）中吸气支的低拐点来选择 PEEP，以使呼气末肺充分打开；二是根据压力 - 容积曲线（P-V 曲线）中呼气支的低拐点来选择 PEEP；三是根据患者氧和情况来判断最佳 PEEP。

考虑到跨肺压在肺损伤中的重要性，有学者也建议根据跨肺压来设定 PEEP，可以采用食管内压作为胸膜腔内压的替代值。然而，食管内压绝对值的应用的难度在于会受到心脏附件，胸膜压不均一分布（如一个胸膜腔内压数值并不能代表全肺的压力），食管的变形和收缩（尤其患者处于仰卧位时）的干扰。尽管如此，还是有对急性呼吸窘迫综合征患者采用该法的研究出现。Talmor 等开展的一项初步研究中，设置 PEEP 值，

使呼气终末跨肺压的值达到 0 ~ 10cmH$_2$O，同时将吸气终末的跨肺压限定在 25cmH$_2$O。他们发现患者氧合情况获得改善，28 天内的死亡率有下降的趋势。这些数据为我们带来希望，但是另一项样本量更多的研究表明在某些临床指标有所改善的情况下才推荐采用此方法。

③俯卧位通气：约 70% 的存在低氧血症的急性呼吸窘迫综合征患者采用俯卧位通气能改善氧合功能，目前的中华医学会重症脓毒血症指导指南也推荐对机械通气治疗无效的重急性呼吸窘迫综合征患者，若无禁忌证，可考虑俯卧位通气（D 级）。俯卧位通气肺保护作用可能的机制包括呼气末肺容积增加，获得更佳的通气血流比例，心脏下肺单位收到的压迫减少，局部的通气状况获得降低胸膜腔压力梯度，提高胸壁顺应性，促进分泌物排出，从而改善急性呼吸窘迫综合征患者的通气；多项动物实验也表明，俯卧位能增加通气的均一性，从而最大程度上避免肺损伤。

近期的一项涵盖了 7 项研究，共 1724 例患者的荟萃分析的研究表明，俯卧位可以使存在严重低氧血症（PaO$_2$/FiO$_2$ < 100mmHg）的急性呼吸窘迫综合征患者的死亡率下降约 10%。患者采用俯卧位可以预防包括压疮、气管内插管梗阻和闭式引流管移位等并发症的发生。而一项 456 例的急性呼吸窘迫综合征患者参与的研究表明，在接受吸入氧浓度为 0.60 或更高的机械通气时氧合指数 < 150mmHg 的急性呼吸窘迫综合征患者中，采用仰卧位通气的患者 28 天内的死亡率为 32.8%，而采用俯卧位通气患者的死亡率为 16%。

实施俯卧位通气时应当结合其他肺保护性通气策略。严重低血压、室性心律失常、颜面部创伤级未处理的不稳定性骨折为俯卧位通气的相对禁忌证。

④液体通气：液体通气是把携氧液体通过器官灌入肺中取代气体进行氧气和二氧化碳交换的通气技术。与常规气体交换原理不同，液体通气技术是通过携氧液体在肺泡膜形成液 - 液界面，气体由分压高的一侧向分压低的一侧弥散，进而达到气体交换的目的。液体通气主要有两种方式，完全液体通气和部分液体通气。部分液体通气是指在肺内注入相当于功能残气量的液体，并结合常规机械通气进行正压通气。功能残气容积时肺泡腔内充盈的是全氟液体，吸气相为气液混合充盈状态。部分液体通气简便易行，但仍需结合常规机械通气，容易导致无全氟化碳充盈的肺组织过度膨胀。完全液体通气是指用液态呼吸介质完全替代气态介质，应用液体呼吸机进行人工通气的技术。但由于完全液体通气需特殊液体呼吸机，全氟化碳在体外循环过程中氧合及排毒程序复杂，技术要求高，限制了该技术的临床应用。

大量的研究表明液体通气的治疗作用包括以下方面：a. 较好的携氧及二氧化碳能力，在肺内起气体转运的作用；b. 抗炎作用；c. 液体呼气末正压作用，使萎陷的肺泡重新开放，降低肺泡张力，减少无效腔；d. 由于全氟化碳（perfluorocarbon，PFC）的重力作用，肺内上、下区域血流重新分布，尤其是使下垂部位的血流减少，从而改善肺内通气血流比。液体通气发挥起作用可能的病理生理机制为：a. 促进内源性肺泡表面活性物质的产生；b. 有利于肺泡及小气道分泌物的排出；c. 稳定细胞膜，抑制炎性介质的释放，从而抑制肺组织的炎症反应，防止或减轻肺损伤。

⑤高频振荡通气：高频振荡通气（high-frequency oscillatory ventilation，HFOV）是采用高频（高达 15 次 / 秒）振荡能产生小潮气量（有时会小于生理无效腔的潮气量）的一种技术。理论上说，这是降低呼吸机相关性肺损伤最理想的技术。

在一篇涵盖了 8 个随机对照研究，共419 名成人急性呼吸窘迫综合征患者的荟萃分析中，采用了高频振荡通气的患者的死亡率较采用传统通气方法的患者显著下降（风险比 0.77），表明高频振荡通气能提高生存率且不会造成损伤。然而，由于近期发表的两项大型多中心研究表明高频振荡通气并不能改善急性呼吸窘迫综合征患者的预后，目前尚不推荐这种通气方法为急性呼吸窘迫综合征患者的一线治疗方法。

⑥肺复张手法：肺复张手法的目的在于打开塌陷的肺泡，以增加可通气肺组织的数量并改善氧合。复张没有通气的肺泡可以减少过度充气带来的损伤，因为潮气量将在一个更大的体积下均匀分布。临床上肺复张手法的用处依然不确定。尽管肺复张手法可以改善氧合，但是没有证据显示其在改善预后方面的益处。而且，因为频繁发生低血压和低氧，很少有患者能够耐受过大的胸腔容量。根据肺损伤的原因、类型以及体液水平，肺复张手法的效果变异很大。

Riva 等报道肺复张手法对肺外原因而非肺内原因导致的肺损伤模型更加有效。最常用的是使肺持续膨胀的方法。然而这一策略只有短期效果，却带来循环方面的不良反应，增加了气压伤 / 容量伤的风险，影响了肺泡液体的清除。由于复张手法对病情转归的影响和其并发症仍存在疑问，临床中复张

手法的作用尚不确定。

⑦体外膜肺氧合：体外膜肺氧合（extracorporeal membrane oxygenation，ECMO）起源于体外循环技术，最初是通过体外血液气体交换来治疗可逆性的呼吸衰竭，继而成为手术室外各种原因引起的心肺功能衰竭的暂时性替代措施，并取得了一定的治疗效果。20 世纪 60 年代末，有人尝试用体外心肺支持技术治疗呼吸功能衰竭，并提出体外膜肺氧合的概念。Hill 等于 1972 年采用体外膜肺氧合技术成功治愈了一位 24 岁合并呼吸衰竭的复合伤者。4 年之后，Bartlett 等报道了首例新生儿急性肺损伤应用体外膜肺氧合技术治疗并存活。此后体外膜肺氧合的应用逐渐增多，多项研究表明体外膜肺氧合可显著降低新生儿急性肺损伤及小儿急性呼衰的死亡率，这是吸入 NO、高频振荡通气、肺泡表面活性物质替代等治疗措施都无法实现的，因而体外膜肺氧合已经成为新生儿急性肺损伤的标准治疗手段。1989 年以来，登记在体外生命支持组织临床应用体外膜肺氧合的例数超过 24 000 例，多数为新生儿。体外膜肺氧合对成人肺损伤的疗效尚存在争议，但普遍认为此技术是一项安全有效的维持生命的临时救治手段。使用体外膜肺氧合治疗急性呼吸窘迫综合征的患者具有两个明显的优势。第一：可挽救患者使用传统的通气模式不能氧合的问题；第二：使用体外膜肺氧合能够降低气道压力和潮气量，能够产生保护性通气作用，但使用体外膜肺氧合时要注意其并发症的发生。体外膜肺氧合的并发症主要包括机械原因和生理原因两大类。前者如回路血栓堵塞或脱落、氧合器功能不良、机械泵或加热器故障、置管和拔管相关并发症等。一旦发生上述并发症，

应迅速让机体从体外膜肺氧合上脱离，并恢复治疗前的机械通气，同时处理相应的回路问题。

体外膜肺氧合的临床应用给体外循环带来新的理念和定位，是心肺辅助循环的一种拓展，众多实验和临床资料证实体外膜肺氧合对改善机体氧合、排出多余 CO_2、维持血流动力学的稳定、促进心肺功能的恢复十分有效。而正确掌握适应证和选择转流方式，尽可能降低和减少相关并发症，才能更好地提高体外膜肺氧合对危重患者治疗的成功率。我们有理由相信，随着科技的不断进步和发展，体外膜肺氧合一定会在临床危重患者的治疗中发挥越来越重要的作用。

⑧体外去 CO_2：由 Kolobow 提出的体外去 CO_2（extracorporeal carbon dioxide removal，$ECCO_2R$）的主要目的是减少呼吸机引起的呼吸道压力增高所致的肺损伤，且对 Ⅱ 型呼吸衰竭（高碳酸血症为主）有帮助。主要概念为：高碳酸血症在人工肺支持时，小血流量即可纠正；$ECCO_2R$ 纠正通气缺陷所引起的 CO_2 潴留，因余肺仍有排 CO_2 的功能；人工肺排 CO_2 与血流量无关，与膜面积有关；可降低 FIO_2 和呼吸道压力，避免氧压伤和 O_2 中毒。

将部分体外循环支持和机械通气相结合也是可行的，此法能降低维持生命所需的通气强度，通过体外回路来清除二氧化碳。与完全体外膜肺相比，这种混合策略的优点在于能降低并发症的发生率，且由于降低了潮气量，还可降低肺损伤的概率。初步结果支持这种方法，但仍有待进一步的研究来明确应该采用哪种体外循环支持、应用的时机，以及适用哪些患者。

（2）药物干预

①神经肌肉阻断药：因为呼吸极度困难，急性呼吸窘迫综合征患者常出现人机对抗，这种情况会加重呼吸机相关性损伤。注射神经肌肉阻滞药来确保人机同步和便于限定压力和潮气量为其治疗方法之一。

在一项共有 340 例氧合指数 < 150mmHg 的急性呼吸窘迫综合征患者参与其中的、多中心、安慰剂对照的随机研究中，Papazian 等发现持续采用神经肌肉阻断药 48 小时的患者的校正后的 90 天内死亡率低于安慰剂对照组，且不会增加呼吸肌无力的发生。但其降低死亡率的确切机制尚不清楚，但是既往研究表明接受神经肌肉滞药剂治疗的患者血清细胞因子的水平下降。Papazian 等的研究发现，两组的死亡率差异出现较晚（约在治疗后 16 天出现），可能是与生物伤所造成的多器官功能障碍的比例减少有关。

②抗炎药物和干细胞：药物干预旨在最大程度地减少尚未报道的人体中生物伤。但是抗炎策略和间充质干细胞的应用已经在动物实验有所报道。与在其他条件下（如败血症）应用此类治疗相比，这些治疗方法用于预防呼吸机相关性损伤最大的好处是可以在炎症发生前应用（如在机械通气开始前使用）。这些治疗方法仍处于试验阶段，优点尚不明确。

（3）肠道管理：尽可能术后早期肠道禁食水。脓毒症患者使用含免疫活性物质的肠内营养液，可降低死亡率、多器官功能损伤和菌血症。

（4）输血策略：严格掌握输血指征，减少非必须输血。对输血相关性肺损伤高危患者应选用洗涤红细胞，此外还应该注意以下几个方面：①不使用有潜在致重症输血相关性肺损伤献血者的血液制品；②不再将多产妇列为献血者；③监测库存血中的抗白细胞抗体；④改良血制品加工工艺；⑤液体管理：正性液体平衡是急性呼吸窘迫综合征的危险因素；开放输液与术后急性呼吸窘迫综合征有显著的相关关系。目标导向液体治疗有助于预防围术期急性肺损伤。

四、围麻醉期突发机械性肺损伤的思考

围麻醉期机械性肺损伤严重影响患者预后，因此，全身麻醉期间我们务必采取措施，尽量避免机械性肺损伤的发生。

1. 全身麻醉期间机械性肺损伤误诊的客观性和危害　围术期使用机械通气的患者多数是肺功能正常的患者，再加上全身麻醉期间多采用高浓度氧通气，这往往使麻醉医师忽视围术期机械性肺损伤的发生。围术期机械性肺损伤轻者可导致患者肺间质气肿，弥漫性肺损伤，重者可导致纵隔气肿、皮下气肿、气胸，甚至气体栓塞，危及生命。因此，我们应当采取一系列措施，有效预防机械性肺损伤的发生。

2. 提高预防机械性肺损伤能力和措施

（1）术前麻醉访视是预防机械性肺损伤的基础：麻醉评估是保证患者围术期安全的重要环节，术前应当对存在机械性肺损伤高危因素的患者高度警惕，采取一系列的措施提高患者应对围术期机械性肺损伤的能力。可通过病史采集、物理检查、肺功能测定、血气分析结果及胸部影像学资料了解患者肺部情况，对肺功能障碍的患者麻醉前应采用有效的药物治疗，如拮抗或预防气道阻塞的支气管扩张药和抗炎药，降低气道的反应性，提高患者对麻醉和手术的耐受能力，减少围

术期机械性肺损伤等并发症的发生。

（2）围术期个体化调整患者机械通气参数，是预防机械性肺损伤的关键：呼吸机相关性肺损伤的发病机制主要与肺泡过度膨胀、萎陷肺泡周期性地张开和闭陷产生的剪切力损伤及炎症介质的大量释放密切相关。为减轻呼吸机相关性肺损伤，应对机械通气的患者采用肺保护性肺通气策略。应根据患者的身高、体重、手术方式、手术体位及术前肺部并发症等个体化调整患者的机械通气参数，严禁千篇一律地设定机械通气参数；小潮气量、限压通气可避免肺泡的过度扩张；高或中等高度的 PEEP 的应用可防止肺泡不张，减轻剪切力的发生；肺复张手法的应用可作为保护性通气策略实施时潮气量小，PEEP 不足以防止肺萎陷及吸痰等任何原因导致的呼吸管道脱离后的补充手段；此外还可辅助使用俯卧位通气及药物治疗等手段。以上措施可明显减少围术期机械性肺损伤的发生，提高了肺损伤患者的救治成功率。

（3）在麻醉期间宜提高警惕，加强监测，是预防机械性肺损伤的法宝：麻醉医师术中严密观察患者病情是围术期预防不良反应事件发生的关键环节，任何好的设备、监测措施都无法与一个麻醉医师对患者病情严密、仔细的监测抗衡。大量的围术期并发症的案例告诫我们，许多麻醉意外和并发症的发生均与麻醉医生缺乏责任心、观察病情不及时、处理失当有关。因此，应培养麻醉医生强烈的责任心、严谨的工作态度、敏锐的临床思维和出色的专业技术的能力。

麻醉科也应当制定处理机械性肺损伤的临床路径，培训全体医护人员掌握如何快速识别和应对围术期机械性肺损伤。

3. 机械性肺损伤引起的医疗纠纷的处

理 由于医疗科技进步，资讯网络蓬勃发展及健康保险实施引起医患关系发生巨大变化，加上一般民众知识增进、民主自主及消费者权利意识增进，使原本良好的医患关系日益恶化，造成医疗纠纷案件逐年上升。机械性肺损伤引起的医疗纠纷多是由于诊断错误、诊断延迟、治疗失误、沟通不良等造成的患者病情延误甚至出现生命威胁等引起的。对于医疗纠纷，预防胜于治疗，但如已发生医疗纠纷，麻醉医生需平心静气，理智地讨论分析医疗纠纷案例，妥善处理患者及其家属的抱怨，报告上级医师，必要时请求法律援助。

五、围麻醉期突发机械性肺损伤的典型案例分享

患者，女性，67岁，因"咳嗽半月"入院，查体：体型肥胖，全身浅表淋巴结未扪及肿大。气管居中，胸廓无畸形，双肺呼吸音稍低，未闻及干湿啰音。辅助检查：胸部CT示：右肺上叶尖段占位考虑为周围性肺癌可能性大；纵隔淋巴结显示；右侧胸腔少量积液。入院后三天在全麻下行右肺肺叶切除＋淋巴结清扫术。麻醉诱导平稳，使用双腔气管导管插管。手术开始15分钟后将双肺通气改用单肺通气。患者突然出现血氧饱和度进行性下降，气道压由26cmH$_2$O迅速上升至60cmH$_2$O。立即清理呼吸道，无异物吸出。患者病情逐渐加重，血压进行性下降，并出现心跳呼吸骤停，于心脏按压后恢复。紧急使用纤维支气管镜检查，明确气道无堵塞，但听诊患者健侧肺未闻及呼吸音，气道压力高，高度怀疑气胸。将患者平放后发现患者健侧胸廓饱满，叩诊呈鼓音，胸片提示患者

左侧气胸，肺压缩90%，立即行左侧胸腔闭式引流术，引出大量气体，患者生命体征逐渐平稳，重新消毒铺巾后完成手术，转重症监护室行术后治疗。2周后康复出院。

（范倩倩）

参考文献

[1] Gajic O, Dabbagh O, Park PK, et al. Early identification of patients at risk of acute lung injury: evaluation of lung injury prediction score in a multicenter cohort study [J]. Am J Respir Crit Care Med, 2011, 183（4）: 462-470

[2] Goldenberg NM, Steinberg BE, Lee WL, et al. Lung-protective ventilation in the operating room: time to implement? [J]. Anesthesiology, 2014, 121（1）: 184-188

[3] Kuchnicka K, Maciejewski D. Ventilator-associated lung injury [J]. Anaesthesiol Intensive Ther, 2013, 45（3）:164-170

[4] Serpa Neto A, Schultz MJ, Gama de Abreu M. Intraoperative ventilation strategies to prevent postoperative pulmonary complications: Systematic review, meta-analysis, and trial sequential analysis [J]. Best Pract Res Clin Anaesthesiol, 2015,29（3）:331-340

[5] Güldner A, Spieth PM, Gama de Abreu M. Non-ventilatory approaches to prevent postoperative pulmonary complications [J]. Best Pract Res Clin Anaesthesiol, 2015, 29（3）: 397-410

[6] Silva PL, Negrini D, Macêdo Rocco PR. Mechanisms of ventilator-induced lung injury in healthy lungs [J]. Best Pract Res Clin Anaesthesiol, 2015, 29（3）: 301-313

[7] Treschan TA, Malbouisson LM, Beiderlinden M. Intraoperative mechanical ventilation strategies to prevent postoperative pulmonary complications inpatients with pulmonary and extrapulmonary

comorbidities［J］. Best Pract Res Clin Anaesthesiol, 2015, 29（3）: 341-355

［8］ Cooper SJ. Methods to prevent ventilator-associated lung injury: a summary［J］. Intensive Crit Care Nurs, 2004, 20（6）: 358-365

［9］ Salman D, Finney SJ, Griffiths MJ. Strategies to reduce ventilator-associated lung injury（VALI）［J］. Burns, 2013, 39（2）: 200-211

［10］ Klompas M. Complications of mechanical ventilation--the CDC's new surveillance paradigm［J］. N Engl J Med, 2013, 368（16）:1472-1475

第 32 章　围麻醉期突发肺栓塞

一、围麻醉期突发肺栓塞的发生情况及危害

肺栓塞（pulmonary embolism，PE）是各种内源性或外源性栓子阻塞肺动脉系统，引起肺循环障碍的综合征。包括血栓性或者其他性质的栓子（如气体、羊水、脂肪），最多见的是肺血栓栓塞症（pulmonary thromboembolism，PTE）。研究发现，绝大多数引起肺栓塞的血栓来源于下肢深静脉血栓形成（DVT），所以临床上目前将肺栓塞及深静脉血栓形成看作一个疾病的两个过程或阶段，可将两者合称为静脉血栓栓塞（venous thromboembolism，VTE）。

静脉血栓栓塞是临床常见危重症，伴随高的发病率和死亡率。美国资料显示，肺栓塞年发生率 100～200/10 万，在心血管疾病中仅次于冠心病和高血压。病死率高达 20%～32%，死因排序第三名，仅次于恶性肿瘤和心肌梗死。研究显示在所有住院的死亡中，5%～10% 是由肺栓塞直接导致。但由于肺栓塞缺乏特异性的症状，且我国临床长期以来对肺栓塞的认识少，错诊、误诊率高，可至 80%～90%，故在过去很长的一段时间内，甚至有我国肺栓塞少见的错误看法，这严重束缚了国内肺栓塞的研究与防治，故加强肺栓塞的认识，提高肺栓塞的诊断率，对肺栓塞的预防和治疗具有十分重要的意义。

围麻醉期一旦发生肺栓塞，无论是对患者、患者家属，还是对医护人员的生理、心理都会产生极大危害。

1. 就患者而言，肺栓塞的发病过程中一系列的病理生理改变，都会严重损害患者的生理功能。发生肺栓塞时，肺部被栓塞的区域有通气而无血流灌注，则不能进行有效的气体交换，甚至会由于长时间的血流中断，维持肺泡稳定性的表面活性物质减少而导致肺泡变形及塌陷，出现充血性肺不张。同时，栓子也会释放一些自体活性物质，引起支气管痉挛，增加了呼吸道的阻力，而使得通气受限。当肺栓塞是由于巨大栓子或多个栓子同时引起，同时多达 50%～58% 肺动脉横断面被阻时，即会发展成为急性肺心病，表现为肺毛细血管血流阻力增加所致的肺动脉高压，以及由此产生的右心室肥厚、急性右侧心力衰竭、心源性休克乃至猝死。

2. 就患者家属而言，虽然国家的医疗保障制度正在不断完善，但是围术期出现肺栓塞，从确诊所需的检查，采取急救措施，到后期的溶栓、抗凝血治疗需要自己支付的费用仍然较高，难免会对大部分家庭造成经济负担。更不幸的是，肺栓塞的高病死率使得患者家属将面临更大的精神压力，甚至打击。

3. 就医护人员特别是麻醉医师及其他手术相关科室的医护人员而言，由于工作风险系数大、工作量大、工作压力大等原因，精神本已处于高度紧张状态，再加之患者家属的不理解、医患纠纷等，必然会造成医护

人员身心素质的下降，包括工作倦怠感、"亚健康"状态等一系列问题。

二、围麻醉期突发肺栓塞的原因分析

大多数住院患者具备了至少一种静脉血栓栓塞的高危因素，且这种风险在出院后仍将持续存在数周。临床中，外科患者并发肺栓塞发生率明显高于内科病患，Desciak曾报道外科手术患者术中急性肺栓塞的发生率为正常患者的5倍。Kuroiwa等曾报道日本2008年术中急性肺栓塞的发生率为2.75/10 000，死亡率高达15.6%。多项静脉血栓栓塞预防指南指出，预先识别静脉血栓栓塞高危患者并采取合理的预防措施，可将静脉血栓栓塞和猝死的发生率降低50%以上，是减少内、外科住院患者肺血栓性猝死的最佳策略。故增强对静脉血栓栓塞危险因素的认识，对围麻醉期静脉血栓栓塞的早期识别、预防及诊治均具有重大意义。

患者自身相关危险因素：既往血栓形成；动脉血栓、脑卒中，冠心病，高血压，高血脂，心房颤动；慢性心肺疾病；年龄大于40岁，糖尿病，吸烟；口服避孕药，补充雌激素，妊娠及产褥期，重度肥胖［一旦深静脉血栓形成，越高的BMI越容易发生肺栓塞，且相对于男性患者，由于妊娠、应用激素等因素，女性患者BMI与肺栓塞有更强的直线相关关系，女性超体质量患者（BMI≥35）危险度增加了近6倍］；恶性肿瘤（静脉血栓栓塞是肿瘤患者的主要并发症，其发生静脉血栓栓塞的风险是正常人的4～6倍，合并静脉血栓栓塞的肿瘤患者总体死亡率高，

发生机制可能与肿瘤相关半胱氨酸蛋白酶、组织因子和相关微粒和恶性肿瘤黏蛋白过度表达促进凝血发生，导致血栓和局部缺氧的形成相关），脱水，红细胞增多，感染，静脉曲张，卧床、制动，结缔组织病，凝血机制异常等。

麻醉相关危险因素：术前禁饮食水，血液浓缩，黏稠度增加，另外术前因手术需要停用抗凝、抗血小板药；不同麻醉的方式选择，同等条件下，全麻患者静脉血栓栓塞发生率明显高于椎管内麻醉。

手术相关的高危因素：围术期卧床、制动，血管手术，血管牵拉损伤，体位，组织创伤，长骨骨折，关节置换手术，骨水泥的热效应，大面积烧伤，下肢挤压伤，膝关节手术，髋关节手术，应用止血带等。

在ESC2014年新指南中，对血栓栓塞的诱发因素进行了明确的风险分类，其中：下肢骨折、近3个月因心力衰竭或心房颤动或心房扑动住院、髋关节或膝关节置换术、严重创伤、近3个月内心肌梗死、既往静脉血栓栓塞、脊髓损伤等均为强诱发风险因素（OR＞10）。膝关节镜手术、自身免疫病、输血、中心静脉置管、化疗、充血性心力衰竭或呼吸衰竭、红细胞生成刺激药物、激素替代疗法、体外受精、感染（尤其是肺炎、泌尿系感染、人类免疫缺陷病毒感染）、炎症性肠病、肿瘤（肿瘤转移风险最高）、口服避孕药治疗、瘫痪性脑卒中、产后期、表浅静脉血栓形成、易栓症均属于中等诱发风险因素（2＜OR＜9）。卧床＞3天、糖尿病、高血压、长时间坐位静止不动、年龄增长、腹腔镜手术（如胆囊切除术）、肥胖、妊娠、静脉曲张均属于弱诱发因素（OR＜2）。

三、围麻醉期突发肺栓塞的应对策略

1. **围麻醉期突发肺栓塞的预防** 肺栓塞的整个处理过程中，预防几乎占据着最重要的位置，对高危患者的早期识别，使用必要的预防策略，可以将患者肺栓塞的发生率明显下降。目前临床上有各种各样标准化、客观性的肺栓塞预测评分，最常见的有以下几种：PESI 评分，Wells 评分，Genava 评分和修改后的 Genava 评分。每个评分侧重点不同，如 Wells 评分主要是用于疑似肺栓塞患者的预测诊断，且效果很好，但对肺栓塞患者的预后无明显的预测作用。相反，PESI 评分对肺栓塞患者的 30 天死亡率、住院死亡率、总死亡率都有明显的预测作用，且特异性及敏感性都大于 90%。对这些评分的引入与合理综合分析，可以对高危患者进行早期预测及识别，更好地预测预后，以便更合理的预防手段引入。

目前临床上的预防措施主要包括物理预防与化学药物预防，围术期物理预防如：抬高患肢，被动运动，穿着弹力袜，下肢按摩，早期功能训练、早期下床活动等。而是否使用药物预防肺栓塞，主要取决于患者肺栓塞发生风险与出血风险之间的权衡，临床上抗凝药物种类繁多，肝素、低分子肝素、华法林，以及近年来表现突出的新型抗凝血药，具体使用时间及使用期限应根据患者具体情况及药物特点选择。

另外麻醉医生在围麻醉期可以通过自身麻醉策略的调整对肺栓塞高危患者起到一定的预防作用。注意认真采集患者病史，分析高危因素，了解评估患者肺栓塞的发生风险，严格掌握止血药物适应证，减少血管穿刺反复操作，防止医源感染性栓子形成，对中心静脉置管应做到尽早拔除等。

在手术允许的情况下，与全身麻醉相比，应首选椎管内麻醉。椎管内麻醉交感阻滞，血管扩张，血流增加，同时椎管内麻醉患者血小板和纤维蛋白原含量均低于全麻患者，而凝血酶原时间和凝血酶时间较全麻患者延长；同时全麻可导致下肢血流减少 50%，血液黏滞度增加，红细胞变形减低，有助于血栓的发生；局麻药抑制血小板黏附聚集和释放，抑制白细胞移动和聚集，均有助于防止血栓形成。另外，亦有证据显示，术前急性高容量血液稀释（AHH）可降低全血黏度、血细胞比容、红细胞聚集指数。与复方氯化钠相比，使用羟乙基淀粉和右旋糖酐 -40 可更明显地增加红细胞表面负电荷，保持血液的混悬稳定性，减少红细胞的缗钱状形成，降低红细胞聚集指数，进而降低血液黏度，有助于防止血栓形成。

2. **围麻醉期突发肺栓塞的处理** 当肺栓塞已经发生，正确处理最重要的先决条件是对肺栓塞的正确诊断。因栓塞面积及栓子大小的不同，症状差距大，轻微的咳嗽咳痰、胸闷、气短，甚至没有明显症状。整个围术期，尤其是对于肿瘤、孕产妇、骨科、腹部大手术等高危患者，麻醉与手术医生应时刻将肺栓塞的诊断牢记心中，对早期症状提高警惕，将预防放在第一位，减少轻微肺栓塞继续发展，以免出现大面积肺栓塞或次大面积肺栓塞的情况。

2014 年欧洲心脏病学会年会上发布了第 7 版急性肺栓塞诊断和治疗指南[1]，与前两版指南相比，基于对肺栓塞早期死亡风险的评估，新指南强化了危险分层的概念[2]。整合血流动力学情况、PESI 评分或简化 PESI 评分、超声心动图、计算机断层摄影术（CT）和生物标志物等多项结果，确定患者的危险分层水平，根据危险分层水平（表 32-1），再决定下一步的诊断和治疗策略，详见图 32-1。

当出现休克或低血压，可直接将患者归为高危类别，不需要重新评估 PESI 或简化

PESI 评分，下表中右心功能不全的标准包括：①超声，右心室扩张，右心室左心室舒张末直径比值增加（0.9 或 1.0），右心室游离壁运动减弱，三尖瓣环收缩期位移的减少；②CT 造影，右心室左心室舒张末直径比值增加（0.9 或 1.0）。标志物包括心肌损伤标志物（肌钙蛋白 T 或 I），或右侧心力衰竭的标志物（B 型尿钠肽）。

表 32-1　危险分层水平

早期死亡风险	风险分层指标及评分		
	休克或低血压	PESI Ⅲ ~ Ⅳ 或简化 PESI>1	右心室功能不全 / 标志物
高危	+		
中危			
中高危	－	+	+ / +
中低危	－	+	－ / －，或 + / －，或 － / +
低危	－	－	－ / －

根据是否存在休克和低血压，将怀疑肺血栓栓塞症的患者分为高危、中危和低危[3]。对于存在休克的高危患者，强调尽早行 CT 肺动脉造影明确诊断，然后进行再灌注治疗，首选溶栓治疗。对于中危患者，指南未常规推荐静脉溶栓作为首选治疗。其中，中高危患者需密切监测，早期发现血流动力学失代偿征象，及时开始补救性再灌注治疗，首选溶栓。对于溶栓禁忌或失败患者，可行外科肺动脉血栓切除术，也可推荐经导管近端肺动脉血栓切除术或碎栓术。

2014 新指南与之前指南相比，强调了抗凝血治疗，将其重要程度放在溶栓之前。而是否溶栓，主要取决于患者是否出血休克

或者低血压。在治疗策略方面，新指南也第一次提出新型口服抗凝血药，可替代华法林用于初始抗凝血治疗。对不能耐受或拒绝服用任何口服抗凝血药患者，可考虑口服阿司匹林。

慢性血栓栓塞性肺动脉高压（CTEPH）是急性肺栓塞的长期并发症，主要表现未呼吸困难、乏力、活动耐量降低。其中 0.1% ~ 9.1% 的急性肺栓塞患者会演变成 CTEPH，若满足以下两个条件：右心导管术测量肺动脉压 ≥ 25mmHg，肺小动脉锲压 ≤ 15mmHg；至少一个肺段灌注缺损，或肺动脉 CT 成像或肺动脉造影发现肺动脉闭塞，即可考虑诊断，推荐终身抗凝。

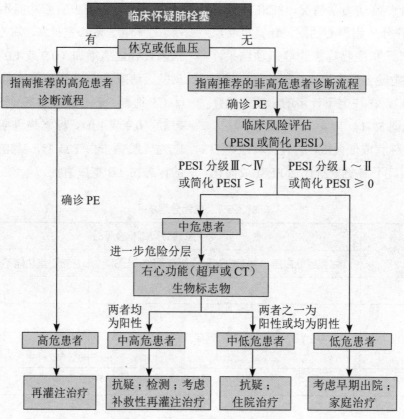

图 32-1　肺栓塞诊断和治疗策略

对于特殊患者，如妊娠期疑似肺栓塞，应注意避免辐射性检查，静脉加压超声及 D-二聚体可协助诊断。对没有出现休克及低血压的妊娠肺栓塞患者，使用低分子抗凝，避免使用可通过胎盘的华法林，以及新型口服药物。而对于肿瘤患者，低分子肝素的治疗期限应无限期延长，直到癌症治愈。

四、围麻醉期突发肺栓塞的思考

麻醉期间静脉血栓栓塞有其特殊性，全身麻醉掩盖肺栓塞症状，如咳嗽、气短、呼吸困难、胸闷、烦躁、晕厥等。术中纯氧通气容易掩盖轻度的氧分压及氧饱和度降低。故对于轻度肺栓塞患者，麻醉状态进一步降

低诊出率，延长诊断时间。但手术患者因其围术期监护的独特性，且随着目前监测指标与手段越来越多，这更需要麻醉医生提高对肺栓塞的认知与警惕，对各项指标优化解读，在一定程度上对肺栓塞的诊断是有利的。

全麻中肺栓塞的诊断，主要依靠对患者各项监测指标的密切观察。如果出现以下情况，无其他明显诱因，应注意怀疑是否存在肺栓塞：突然发生严重的心动过速（＞120次/分），难以纠正的低血压，纯氧吸入情况下氧饱和度、氧分压、氧合指数明显下降，呼气末二氧化碳骤降，心电图特征性改变，中心静脉压假性升高（肺血管痉挛导致）等。

另外一些特殊监测手段，如经食管超声心动图，近年来的研究认为围术期行 TEE

检查有助于确诊急性肺栓塞，并且提高肺栓塞患者血栓清除术后生存率[4]。对于术中突发疑似大面积肺栓塞的高危患者，行经食管超声心动图可直接反映血流动力学改变情况（右心室扩张，右心室运动功能减退，三尖瓣反流），还能提示肺栓塞的存在和分布（房室及肺动脉直接检出血栓）。通过 TEE 检查了解右心功能，进一步可以预测肺栓塞严重程度与预后（25% 的肺栓塞患者会出现右心室功能失代偿，而右侧心力衰竭与肺栓塞的致死率又密切相关）。同时通过观察溶栓前后超声心动图指标变化，可以进行溶栓疗效评价。

五、围麻醉期突发肺栓塞的典型案例分享

患者，男性，68 岁。诊断：1. 前列腺癌全身骨转移；2. 脊柱椎体骨折。因骨折制动、卧床 1 周余，后入院要求手术治疗，患者入院咳嗽、咳痰，感轻度胸闷、气短，白细胞计数轻度增高，诊断为坠积性肺炎，予拍背、化痰、雾化吸入等处理。术后第 4 天无明显诱因突发意识消失，监测血压：75/40mmHg，氧饱和度（面罩吸氧 5L/min）：50% ～ 60%，立即予急诊气管插管、呼吸机辅助通气，大剂量血管活性药物维持血压，但效果差，动脉收缩压持续波动在 85 ～ 90mmHg，纯氧吸入，氧饱和度75% ～ 85%。急诊床旁超声提示右心功能不全征象，右心室和右心房扩大，三尖瓣重度反流。BNP：902ng/ml。双下肢静脉超声：右下肢髂静脉血栓形成。考虑患者诊断大面积肺栓塞可能，由于血流动力学不稳定，予急诊溶栓治疗，溶栓后一天患者氧饱和度及

血压情况好转，后血管活性药物剂量，以及呼吸机参数逐渐下调，直至完全停用。3 天后行肺灌注 / 通气检查提示双肺多发灌注缺损与通气不匹配。后患者好转出院，建议继续长期持续华法林口服抗凝，间断测量 INR 调整剂量。点评：肺栓塞是外科手术后致命的并发症之一，也是术后猝死的原因之一。手术后肺栓塞多发生在术后两周，但亦可延续到术后 2 ～ 3 月。国内对于肺栓塞漏诊率很高，应十分重视。对于该患者，既往肿瘤全身骨转移，同时因骨折存在制动、卧床等情况，下肢血流缓慢。同时老年患者亦多合并血栓形成高危因素如高血压心脏病、糖尿病、长期吸烟史，高脂血症。患者术前即存在呼吸异常症状，胸闷、气短、咳嗽，此时就应提高警惕，将肺栓塞诊断纳入考虑范围，行下肢静脉超声、血气分析、D- 二聚体检查提示诊断；同时在没有抗凝禁忌的情况下，对于该具多种高危因素的患者而言，早期采用低分子肝素抗凝对预后的改变可能至关重要。所以在临床上，识别高危因素，早期预防，早期诊断，至关重要。

（严百惠　牛晓丽）

参考文献

[1] Konstantinides SV, Torbicki A, Perrier A, et al. 2014 ESC Guidelines on the diagnosis and management of acute pulmonary embolism [J]. Eur Heart J. 2014 Nov 14;35（43）:3033-69, 3069a-3069k. doi: 10.1093/eurheartj/ehu283. Epub 2014 Aug 29. No abstract available. Erratum in: Eur Heart J. 2015 Oct 14;36(39):2666. Eur Heart J. 2015 Oct 14;36（39）:2642.

[2] 熊长明，郑亚国，何建国，等 . 2014 欧洲心脏

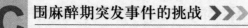
病学会畸形肺血栓栓塞症诊断治疗指南解读[J].中国循环杂志，2014，29（11）：864-866

[3] Goldhaber SZ，Bounameaux H. Pulmonary embolism and deep veinthrombosis [J]. Lancet, 2012, 379（11）：1835-1846

[4] Matthew C, Desciak MD, Donald E. Perioperative pulmonary embolism: diagnosis and anesthet ic management [J]. J Clin Anesth, 2011, 23（2）：153-165

第 33 章　围麻醉期突发反流误吸和误吸后肺损伤

一、围麻醉期突发反流误吸和误吸后肺损伤的发生情况及危害

麻醉诱导和苏醒过程中经常出现反流的情况。全麻诱导时因患者的意识消失，反流不易被发现，且咽喉部反射消失，一旦有反流物即可发生误吸，尤其以产科和小儿外科患者的反流误吸发生率相对较高。发生反流误吸，后果严重。小儿麻醉相关性心搏骤停原因中呼吸道通气问题导致的缺氧占第一位，其中因误吸而造成的死亡率超过成人。

反流误吸指由于患者贲门松弛或胃内压力过高，咽喉反射迟钝或消失，胃内容物进入气道，造成气道阻塞或吸入性肺炎（Mendelson 综合征）。有文献报道，全麻诱导时反流的发生率为 4% ～ 26.3%，其中 62% ～ 76% 出现误吸，误吸可致窒息和（或）Mendelson 综合征，两者都具有较高的病死率，死亡率高达 30% ～ 70%[1,2]。

患者发生反流误吸后临床表现轻重不同，治疗为非特异性支持治疗，胃内容物的误吸造成急性呼吸道阻塞和肺部其他严重的并发症是目前全麻患者死亡的重要原因之一。胃液的刺激可引起支气管痉挛、肺间质水肿及肺泡扩张，导致呼吸困难和可视黏膜发绀。食物碎块可阻塞支气管，导致肺不张，肺泡壁显著充血，肺间质水肿和肺泡内积液，出现低氧血症[3]。反流误吸和误吸后肺损伤的表现：①呕吐，反流，气道内吸引出胃内容物。②缺氧，发绀，用一般原因不能解

释的乏氧及高碳酸血症。③吸入性肺炎。当胃液 pH < 2.5、误吸量 > 25ml 时更为严重，表现为呼吸困难，呼吸急促，肺内弥散性哮鸣音和湿啰音。④喉痉挛，支气管痉挛。⑤通气不足，气道梗阻。⑥肺水肿，急性呼吸窘迫综合征（ARDS）。⑦血压下降，甚至心搏骤停[4]。

1946 年，Mendelson 发表了关于误吸综合征的综述，后以他的名字命名了该综合征。少量的酸性物质吸入即可引起严重的肺炎。后来的研究试图发现能造成危险的胃液量和其 pH。现多以胃液量 0.4ml/kg，pH 2.5 为临界值。反流误吸所引起的肺组织损害和临床效果，以及预后主要取决于吸入气道的胃内容物的性质、容量和处理措施的及时有效程度。①缺氧、发绀：用一般原因不能解释的乏氧及高碳酸血症。②急性呼吸道梗阻：反流或呕吐的胃内容物可引起气道机械性梗阻，从而造成缺氧和高碳酸血症；若大量食物堵塞气管能直接引起窒息，若气道部分被堵，则出现局部肺不张。③ Mendelson 综合征：即在误吸发生后不久或 2 ～ 4 小时出现的"哮喘样综合征"，患者呈发绀、心动过速、支气管痉挛和呼吸困难，在受累的肺野可听到哮鸣音或啰音，严重者皮肤、黏膜发绀，血压下降，甚至发生心搏骤停[5]。④吸入性肺炎：气道梗阻和肺不张可导致肺内感染，由于全身麻醉导致咳嗽反射抑制和纤毛运动障碍，使得气道梗阻不能尽快地解

除，易发生致病菌感染，结果势必引起肺炎，甚至发生肺脓肿[6]。

二、围麻醉期突发反流误吸和误吸后肺损伤的原因分析

1. 患者因素　胃的排空延缓是误吸的重要因素。而胃排空时间的长短与食物量及食物成分有关。导致胃排空延缓的因素：①妊娠或显著肥胖。②肠梗阻或幽门梗阻。③急诊手术。④食管病变。⑤通气困难或气道不畅。⑥术前应用吗啡或过度镇静。⑦术前有严重应激情况。⑧颅内压升高。⑨严重全身性感染及患败血症。⑩既往全麻诱导过程曾有呕吐史。此外贲门松弛或胃内压力过高等原因也是反流的重要危险因素。

2. 手术因素　普外科手术的牵拉，能使胃肠道蠕动减弱，胃内存积大量的空气和胃液使胃肠道张力下降。

3. 麻醉因素　①药物对食管胃括约肌功能的影响，如抗胆碱能药，阿托品、东莨菪碱等对括约肌有松弛作用，吗啡、哌替啶等麻醉性镇痛药则可降低括约肌的压力。琥珀胆碱通过肌颤动，使胃内压增高。②诱导时发生气道梗阻，在用力吸气时胸膜腔内压明显下降。③用肌松药后，面罩加压给氧，气体进入胃内。

4. 其他因素　头低位的和术前置有胃管的患者也易于发生。此外患者用力挣扎咳嗽，醉酒也更易发生反流误吸。

三、围麻醉期突发反流误吸和误吸后肺损伤的应对策略

围麻醉期突发反流误吸和误吸后肺损

伤的紧急处理措施如下：①手术医生立刻停止手术操作。②使患者处于头低足高位，并转为右侧卧位，因受累的多为右侧肺叶，如此可保持左侧肺的通气和引流。③迅速用喉镜窥视口腔，以便在明视下进行吸引，口腔和咽部吸引后，立刻气管插管，使呼吸道通畅。④经气管导管插入细导管，由此注入无菌 0.9% 氯化钠溶液 10～20ml 后，立即吸出和给氧，反复多次直至吸出的盐水为无色透明为止。⑤纯氧吸入，纠正低氧血症。⑥早期应用激素可以减轻炎症、改善毛细血管通透性和缓解支气管痉挛，如氢化可的松首次量 200mg，随后 100mg 每 6 小时 1 次；或地塞米松 10mg 静脉注射，5mg 每 6 小时 1 次。⑦出现喉痉挛和支气管痉挛要加深麻醉。⑧如患者有持续的低氧血症考虑使用 PEEP、支气管扩张药和正性肌力药物。

四、围麻醉期突发反流误吸和误吸后肺损伤的思考

1. 如何预防

（1）麻醉前准备。①放置胃管：全组病例均于术前放置粗质胃管，尽可能吸出胃内容物；意识清醒患者病情许可情况下可以诱发患者呕吐。②术前用药：术前给予甲氧氯普胺和 H_2 受体拮抗药，以减少胃液分泌量和提高胃液的 pH[7]。

（2）麻醉处理。①局麻或神经阻滞麻醉：尽可能使患者处于一个完善的镇痛状态，保持其清醒，吞咽和咳嗽发射的存在。此类患者不用或少用镇静镇痛药。②快速诱导气管内插管麻醉处理方法：a. 体位选择，无呕吐患者选用头高位 30°～40°，已有过呕吐者取头低位或平卧位。b. 诱导药物的选择：

镇静药要选用，如硫喷妥钠、咪达唑仑、异丙酚、芬太尼等作用迅速的药物；肌松药一般要选用非去极化肌松药。琥珀胆碱不可以单独使用，需用时必须先注射少量非去极化肌松药；以免肌颤引起胃内压增高，促使呕吐和反流。c. 诱导方法：使用透明面罩以 8～10L/min 流率吸氧祛氮 5 分钟，准备吸引器和粗吸引管待用；静脉缓注镇静药，待患者意识消失，呼吸减弱时，由助手用拇指和示指向脊柱方向下压环状软骨（Sellick 法）；轻轻加压给氧辅助呼吸，避免快速大量空气进入胃内，造成胃内容物反流。肌松药注入后，迅速暴露声门，插管后并将导管套囊迅速充气，力求做到诱导平稳，插管迅速。d. 术中麻醉维持，可以用异丙酚、芬太尼和肌松药的合理组合，麻醉深度要适宜，防止过浅，引起患者胃内容物反流。术中要注意液体摄入量的管理，避免由于容量不足，而引起血压的骤然降低，诱发患者恶心呕吐。术毕待患者意识完全清醒后，确认口腔内没有呕吐或分泌物时，拔除气管导管。拔管后取侧卧位且经鼻吸氧 30 分钟后送返病室。③清醒气管内插管麻醉处理方法。表面麻醉下清醒气管插管是急诊饱胃患者避免误吸最安全的方法[8]。④气管导管的拔除：饱胃患者，即使进行了充分的术前准备和经历了较长的手术时间，术中胃内容物也不会排空，术终时仍系饱胃，加上术中胃肠胀气等原因，更易发生呕吐。所以全麻的饱胃患者须待完全清醒后拔除气管导管，颅脑外伤深昏迷或咽喉、口腔内手术要行气管切开，对术毕未醒，潮气量低于 300ml 者，静脉注射纳洛酮 0.4～0.8mg 或氨茶碱 75～125mg 催醒[9]。

2. 如何化解风险和优化临床处理流程　术前充分评估患者，采取预防措施，准备好各种抢救设备一旦出现反流误吸，要早发现早治疗，可以把麻醉的风险性降低到最低。①择期手术，成人应禁食 6～8 小时，小儿禁食 4～6 小时。②术前应用氯丙嗪、异丙嗪或氟哌利多等。③饱食患者术前放置胃管，诱导前尽量将胃内容物吸尽。④术前或术中应用甲氧氯普胺 10～20mg，静脉注射。⑤组胺 H_2 受体拮抗药：术前晚口服或术前 1 小时肌内注射西咪替丁 0.4mg，或雷尼替丁 300mg，或法莫替丁 40mg。⑥清醒时气管插管。⑦快速诱导插管时采用头部抬高和后仰体位，并在插管前用拇指和示指压迫环状软骨 - 食管，完成气管插管后，立即将气管导管套囊充气，再松开手指。⑧减轻或消除内脏牵拉反应：应用抗胆碱药物，局麻药腹腔神经丛封闭等。

3. 如何医患沟通　术前准确评估患者，将可能发生反流误吸的风险及预后详细告知家属。

4. 如何保护自己　医务人员主动依据国家有关法律、法规的规定，规范自己的医疗行为，减少和避免医事故和医疗纠纷，充分应对医疗纠纷诉讼的行为。一旦发生侵害自己权益的事件后，医务人员应该运用法律武器，保护自己合法权益，对已经造成的损害减少损失，寻求补偿。

五、围麻醉期突发反流误吸和误吸后肺损伤的典型案例分享

病例 1，患者安置胃管，行胃肠减压，术前肌内注射阿托品 0.5mg，苯巴比妥 100mg。患者入室后均建立输液通路，头高脚低 15° 平卧，备好吸引装置，清理呼吸道。连续监测心电图、心率、无创血压（noninvasive blood pressure，NBP）、SpO_2 等。 患者诱导前面罩预给氧 8～10min，氧流量为 8L/min，然后依次静脉注射咪达唑仑 0.04mg/kg，芬太尼 3μg/kg，丙泊酚 1～2mg/kg，罗库溴铵 1mg/kg，待患者意识消失后由一助手以 Selliek 手法压迫环状软骨，在自主呼吸消失至插管期间不采用面罩加压通气，肌松满意后气管插管。非正压通气快诱导配合 Selliek 手法是处理急诊饱胃患者安全、可行的方法。适用于合并心血管疾病、肥胖、口咽部有活动性出血、围麻醉期有呕吐史等需要全麻的急诊饱胃患者，适应证较为广泛，但要求麻醉医生及助手有正确的 Selliek 手法和熟练的气管插管技术[10]。

病例 2，患者，男性，60 岁，身高 170cm，体重 80kg。既往无胃病史，以急性胆囊炎拟在静吸复合全麻下施腹腔镜胆囊切除术，术前已禁食禁饮 18 小时。患者入手术室后意识清楚、语言流利，监护仪显示窦性心律，心率 88 次／分，血压 130/80mmHg，脉搏血氧饱和度 96%；胃肠减压器显示负压，内有少量胃液，约 30ml。开放静脉后即行全麻诱导，静脉注射丙泊酚 110mg。意识消失后面罩加压给氧祛氮人工呼吸，气道通畅，气道压力不高。SpO_2 100%，随即静脉注射琥珀胆碱 100mg。待肌颤消失后置入喉镜显露声门行气管内表麻，准备气管插管。表麻后监护仪显示血压 147/100mmHg，心率增快。考虑麻醉偏浅，为防止插管刺激血压进一步上升而引发心脑血管意外，未立即插管，继续面罩加压人工呼吸，并静脉注射丙泊酚 50mg。再次测血压，在等待监护仪血压显示期间，突然发生大量胃内容物反流从口鼻腔涌出造成误吸。立即摇床改为头低位，吸引器吸引。

患者间断大口反流三次，反流胃液中混有成团菜叶将吸痰管堵塞，拔掉吸痰管用粗吸引管直接吸引。在吸引同时间断面罩加压给氧，捏皮球时发现气道阻力极高，致使部分氧气压入胃内，上腹明显膨隆胀起。待反流停止后清理口腔立即气管内插管，操作顺利。捏皮球时发现气道阻力仍极高，双上肺隐约可听到干湿啰音，但极弱，反复听胃区无气过水声，SpO_2 在 84%～88%，但胸廓起伏不明显，而胀起的腹部随捏皮球动作而起伏。又重新气管插管，同样操作顺利，继续捏皮球，听呼吸音，发现气道阻力、双上肺呼吸音、胃区听诊及胸腹部起伏。情况同第一次完全一样，SpO_2 显示 87%，果断决定固定气管导管，立即用生理盐水气管内灌洗，拍胸拍背，边灌洗，边气管吸引，边间断加压给氧，同时给以抗炎、解痉及降胃酸度等处理。经过紧张的呼吸治疗，从气道吸出大量菜叶，气道阻力逐渐下降，双肺呼吸音逐渐增强，动脉血氧饱和度逐渐上升，胸廓随捏皮球动作开始出现规律性起伏，而腹部起伏逐渐减弱，最后 SpO_2 达到 100%[11]。血压、心率及心电示波均正常，说明严重反流窒息抢救成功，患者已脱离危险。

（曾凤华　肖兴鹏）

参考文献

[1] 刘俊杰，赵俊. 现代麻醉学 [M]. 2 版. 北京：人民卫生出版社，1998：575-587

[2] 谢柏樟. 麻醉科主治医生 [M]. 北京：中国协和医科大学出版社，1999：554

[3] 刘玮俐. 麻醉与反流误吸 [J]. 南京部队医药杂志，2002，4（6）：53-55

[4] 佟香芝. 麻醉中反流误吸的处理及原因分析[J].

健康必读，2013，21（1）：13-14

[5] 金士翱，林桂芳 . 临床麻醉学 [M] . 北京：中国医药科技出版社，1991：144

[6] 任绪莹，王丽，韩国哲 . 麻醉中患者误吸的原因及处理 [J] . 中国冶金工业医学，2007, 24（6）：659-660

[7] 何强，何建训 . 胃复安加速胃排空的 X 线观察 [J] . 临床麻醉学杂志，2000, 16（10）：526

[8] 徐启明 . 临床麻醉学 [M] . 2 版 . 北京：人民卫生出版社，2009: 354-367

[9] 薛瑞光 . 饱胃病人急症手术的麻醉处理 [J] . 临床医药实践，2010, 19（9B）：1204

[10] 兰安光 . 预给氧无正压通气在急诊饱胃患者全麻快诱导中的应用 [J] . 齐齐哈尔医学院学报，2011, 32（2）：197-198

[11] 殷丽君，宋丽英，邢景祥 . 全麻诱导中严重误吸窒息一例 [J] . 临床麻醉学杂志，2005, 21（2）：118

第 34 章　围麻醉期突发低氧血症

一、围麻醉期突发低氧血症的发生情况及危害

1. 围麻醉期突发低氧血症的发生情况
低氧血症是指在一个大气压下血液中含氧不足，动脉血氧分压（PaO_2）低于同龄人的正常下限，主要表现为血氧分压与血氧饱和度下降。成人正常动脉血氧分压（PaO_2）为 83 ～ 108mmHg。低氧血症是呼吸科常见危重症之一，也是呼吸衰竭的重要临床表现之一。而围麻醉期低氧血症是指在术前、术中和术后的全段时间内发生的低氧血症，SpO_2 90% ～ 92% 为轻度低氧血症，SpO_2 85% ～ 89% 为中度低氧血症，SpO_2 < 85% 为重度低氧血症。各种原因（如中枢神经系统疾病、支气管、肺病变等）引起通气和（或）换气功能障碍都可导致低氧血症的发生。因低氧血症程度、发生的速度和持续时间不同，对机体影响亦不同。根据有关文献报道[1]，术后发生 2 次或 1 次以上低氧血症（SaO_2 < 90%）的患者占 55%，并指出其发生是与全身麻醉时间、麻醉药物应用及吸烟史有关。低氧血症不仅是全身麻醉后常见的并发症，而且可导致严重后果。

2. 围麻醉期突发低氧血症的临床表现
清醒患者常伴有呼吸窘迫感，呼吸肌活动增强，可表现为鼻翼扇动、抬头、伸颈、提肩、气管牵曳、吸气时出现三凹征。另外，发绀、脉搏速度增快、血压升高、头痛、烦躁不安，以及恶心呕吐是缺氧最常见的临床表现。

3. 围麻醉期突发低氧血症的危害
（1）低氧血症与脑功能：脑组织细胞对缺氧耐受性较差，尤其是大脑皮质。缺氧时大脑皮质首先受损，其次影响皮质下及脑干生命中枢。所以缺氧时最早出现神经精神症状。急性缺氧可引起头痛、情绪激动、思维力、记忆力、判断力降低或丧失，以及运动不协调等。缺氧严重时，可导致烦躁不安、谵妄、癫痫样抽搐、意识丧失以致昏迷死亡[2]。

（2）低氧血症与心肌缺血：低氧时常表现为心率增快，血压升高。缺氧严重时可出现各种类型的心律失常如窦性心动过缓、期前收缩、心室颤动等。循环系统以高动力状态代偿氧含量的不足，同时产生血流再分配。如进一步加重，可发展为心率变缓、周围循环衰竭、四肢厥冷、甚至心脏停搏。

（3）低氧血症与呼吸：缺氧时患者感到呼吸困难、胸部有重压感或窘迫感、兴奋、烦躁、端坐呼吸等。严重缺氧时出现呼吸变浅、变慢甚至呼吸停止。

（4）低氧血症与伤口愈合、感染：氧气在伤口愈合及感染中起重要作用，组织氧供水平低会削弱伤口愈合及对感染的抵抗力，导致住院时间延长。

（5）低氧血症与无益的健康花费：低氧血症的后果会造成患者需要额外的健康监护，减弱患者器官功能，导致昂贵的治疗不当的诉讼。

二、围麻醉期突发低氧血症的原因分析

围麻醉期突发低氧血症的常见原因如下。

（一）患者因素

1. 年龄　老年患者由于呼吸系统的退行性变，呼吸功能减低，生理上就存在潜在的低氧血症，不少患者术前合并呼吸系统疾病，对手术创伤的耐受性差及麻醉药代谢清除减慢，加之手术和麻醉的影响，低氧血症的发生率较高。

2. 吸烟　吸烟患者小气道发生慢性炎性改变，术后易出现支气管痉挛，且因痰液黏稠不易咳出，引起气道阻塞，术后通气功能障碍，继发低氧血症。有学者研究发现，吸烟每日 20 支超过 10 年的患者，术后出现低氧血症的概率是不吸烟或已戒烟 2 个月以上的患者的 4 倍[3]。

3. 睡眠性呼吸暂停综合征　正常情况下，睡眠性呼吸暂停综合征患者通过乏氧性或高 CO_2 性呼吸兴奋，还会发生严重低氧血症[4]。但麻醉状态下或麻醉作用未完全消失之前，这种机体自我保护性反射性呼吸兴奋调节机制受到明显抑制，常可并发严重的低氧血症，甚至可危及生命。

4. 肥胖　与正常体重患者比较，膈肌中心向胸腔移位的可能性更多、更大，且胸廓代偿能力更加有限，麻醉期间或麻醉后更易发生严重肺气体交换功能障碍或低氧血症。

5. 术前肺功能障碍　有的学者认为，术前老年患者肺活量占预计值 < 60%，第 1 秒用力呼气容积（forced expiratory volume in the first second，FEV_1）占预计值 < 50% 或 FEV_1 < 1.5L 患者[5]，术后危险明显增加。

术前 FEV_1/ 肺活量及预测术后 FEV_1 都与围术期低氧血症发生有关。

6. 术前存在心功能障碍　指那些至少有一次记载的缺氧发作并需氧气治疗病史的患者，是最易发生低氧血症的群体。

（二）手术因素

1. 手术操作的直接影响　胸腔内手术如肺叶切除、食管手术或肺纤维板拨脱术等手术操作中压迫肺叶。腹部手术使用牵开器可限制膈肌下移，可使肺叶通气减少，影响氧交换。

2. 手术体位　头低足高位患者的膈肌中心区可发生明显移位，导致膈肌张力下降和膈肌功能紊乱；肾脏手术时升起肾垫可妨碍下胸廓的呼吸动作；过屈截石位可使腹腔内容物压迫膈肌；俯卧位手术时若体位垫安置不当，可引起持续性呼吸困难，导致难以纠正的低氧血症。侧卧位时由于血液自身的重力作用，上肺的血流较下肺明显减少，加之 HPV 的作用，非通气侧的血流从 40% 减少至 20%。

（三）麻醉及术中管理相关因素

1. 设备故障　①流量计显示有误；②供氧装置故障；③麻醉机故障及呼吸机活瓣失灵等。

2. 麻醉方式的影响　颈丛或臂丛神经阻滞时若药量过大或操作不当，可引起膈神经阻滞，使膈肌运动幅度减小。椎管内麻醉平面过高致胸壁肌群张力下降或麻痹时，均可使患者通气量降低；若同时阻滞了交感神经，可使心率、血压降低，影响静脉血氧合，产生低氧血症。区域性神经阻滞麻醉期间过多地应用镇痛、镇静等辅助药，也可使呼吸不同程度受到抑制，部分患者尚可发生舌根后坠等上呼吸道梗阻。

3. 麻醉操作或管理失误 ①呼吸机参数设置不适当，潮气量小，使到达患者肺泡的气流量相对不足。②各种原因导致气道阻力增高甚至梗阻，如分泌物堵塞、导管扭曲、打折、喉痉挛、支气管痉挛等，使气流难以到达肺泡。③呼吸回路断开。④气管导管位置有误，气管导管插入过深可导致单侧肺通气甚至某肺叶通气，没有通气的肺因肺萎陷、静脉血掺杂，可导致严重低氧血症。气管导管误插入食管如果没有及时发现，可出现严重低氧血症甚至其他并发症。⑤口咽部分泌物或胃内容物反流入呼吸道等。

4. 肺通气／灌流（V/Q）失衡 如因麻醉药物影响损害了低氧下肺血管收缩的补偿，V/Q 的失衡加重。同时，术后患者的心排血量低下也促进了这种失衡。

5. 肺内动静脉分流（Qs/Qt） 机械通气时胸膜腔内压增加，使胸腔内血液流向胸腔外脏器尤其是腹腔，此效应在麻醉或使用扩血管药状态下更为显著，且常伴有功能残气量的下降；麻醉期间肺通气血流比例失调，引起肺内分流。单肺通气期间特别是侧卧位时，下侧肺受到纵隔及本身重量的影响，肺及胸壁的顺应性降低，而下侧肺血流又相应增多，导致通气／血流（V/Q）比值下降，肺内分流增加，而非通气侧肺内静脉血掺杂造成 Qs/Qt 进一步增加。术中影响肺分流的因素包括缺氧性肺血管收缩（HPV）、重力、肺血管阻力、心排血量及双腔管的位置。这些因素当中，缺氧性肺血管收缩是最为重要且易变的因素[6]。当肺泡气氧分压降低时可激发缺氧性肺血管收缩，使缺氧区的肺毛细血管前小动脉收缩，血管阻力增加，血流量减少，更多的血流向通气好的肺泡区减少肺内的分流。许多因素如麻醉药、酸碱失衡、

温度、血管扩张药、肺部操作等均可能影响非通气肺的缺氧性肺血管收缩机制。

6. 药物因素 麻醉药和麻醉性镇痛药可抑制呼吸，降低呼吸肌张力，使肺的代偿功能受到抑制，引起低氧血症。挥发性麻醉药由于具有支气管扩张作用而被广泛用于肺部手术，而在动物实验中则对缺氧性肺血管收缩有抑制作用，对缺氧性肺血管收缩抑制的强弱顺序依次为：氟烷＞安氟醚＞异氟醚＞七氟醚、地氟醚。静脉麻醉药不抑制缺氧性肺血管收缩，不影响肺内分流。全身麻醉药（如硫喷妥钠、氯胺酮、丙泊酚），镇痛药（如哌替啶、吗啡、芬太尼），镇静药（如氯丙嗪和氟哌利多等）对缺氧性肺血管收缩无明显的影响。

7. 气道不畅 呼吸道堵塞、误吸、喉痉挛、支气管痉挛等，患者未苏醒完全时咳嗽反射被抑制，呼吸道纤毛功能障碍，肺内分泌物堵塞可引起肺炎或肺不张，并引起肺通气血流比例失衡和分流量的增加，从而加重通气障碍。颅脑手术后由于创伤部位的水肿，常伴有高颅压，并进而影响呼吸中枢对呼吸功能的调节[7]。患者术前有昏迷、呼吸道分泌物不易排出和肺部感染，使其成为术后低氧血症的高危因素。另外，采用不正确的吸痰方法是易被忽视的原因。应用过高的吸引负压、过粗的吸痰管和超时限的吸引，可以引起患者 SaO_2 显著下降，尤其是危重和大手术患者。

8. 氧供减少 ①全身低灌注（低血容量、脓毒败血症）；②栓塞（气栓／空气／血栓／骨水泥／脂肪／羊水）。

9. 氧耗增加 ①发热；②脓毒败血症；③恶性高热；④甲状腺功能亢进危象。

10. 术后疼痛 术后伤口疼痛是导致

术后低氧血症的重要因素。胸腹联合手术和上腹部手术后低氧血症发生率最高，达38%～52%，主要原因是由于伤口剧痛。术后伤口疼痛可引起反射性骨骼肌紧张和膈肌紧张导致肺顺应性下降，肺通气不足，主要表现为限制性通气功能障碍，呼吸浅快，肺活量、用力肺活量、FEV$_1$均趋下降。上腹部手术患者术后第1天肺活量、用力肺活量、FEV$_1$仅为术前的27.4%、27.1%和26.7%，到手术后第7天，肺活量、用力肺活量和FEV$_1$仅恢复到术前的70.4%、69.6%和68.0%。除限制性通气障碍外，手术引起的功能残气量的减少及通气血流比例失衡是术后低氧血症的重要原因。与下腹部或浅表手术相比，胸部及上腹部手术更易引起功能残气量的降低，术后24小时功能残气量减少至术前70%左右，并在数天内保持低水平，最终导致肺部感染、肺不张和低氧血症[8]。

三、围麻醉期突发低氧血症的应对策略

围麻醉期突发低氧血症的预防和处理措施如下。

1. 术前全面检查患者身体情况，了解各脏器功能状态，对已出现低氧血症或有潜在发生低氧血症的高危患者进行全面评估，并制定相应的处理方案。

2. 选择合理的麻醉方式，术中合理用药，加强监测，防止不恰当的麻醉手术操作，积极治疗原发病。监测方面应包括持续脉搏血氧饱和度（SpO$_2$）、PaCO$_2$、血压及皮肤颜色等监测。

3. 维持气道通畅。对于麻醉手术后并发急性呼吸道梗阻而引起的低氧血症患者，最急迫的处理应当是解除呼吸道梗阻，可用提下颌法或清除口咽分泌物等解除，而不是吸氧。通畅的气道是进行各种呼吸支持治疗的必要条件。

4. 氧疗。氧疗的目的在于提高动脉血氧分压、氧饱和度及氧含量以纠正低氧血症，确保对组织的氧供应，达到缓解组织缺氧的目的。无论其基础疾病是哪一种，均为氧疗的指征。早期采用鼻导管或面罩吸氧可迅速提高动脉血氧饱和度，改善低氧血症，以维护组织的氧供/氧耗平衡[9]。如血氧饱和度持续低于90%时，应给予大流量高浓度吸氧。同时密切注意呼吸道通畅和通气量的变化，对术后早期因呼吸不畅而引起的低氧血症，首先是通畅呼吸道。对麻醉药物的残留作用所致的低氧血症，吸氧能提高动脉血氧分压，但不能解决二氧化碳蓄积问题，有条件者应同时监测呼吸末二氧化碳浓度。

5. 支持呼吸和循环功能。机械通气是治疗严重低氧血症的最主要的有效措施。可以借助麻醉呼吸机或治疗用呼吸机实施完成。机械通气一般需要进行气管插管或气管切开造口。全身麻醉后自主呼吸恢复到一定程度后常用间歇指令性通气（IMV）方式进行脱机前的呼吸支持治疗。机械通气可按10～15ml/kg计算潮气量。呼吸频率成人10～16次/分，小儿16～20次/分，呼吸比率一般常用1∶1.5～2[10]。吸入气氧浓度一般在60%以下，要定时根据动脉血气分析结果调整呼吸参数设置，防止通气不足或明显过度通气。对循环功能不稳定，如血容量过低患者，应及时补充血浆和全血。在严密观察平均动脉压等血流动力参数下，应考虑采取降低后负荷的措施，如静脉滴注硝酸甘油、硝普钠等，可减少心脏做功，增加

射血分数。

6. 充分止痛。术后早期应选用止痛作用快、抑制呼吸轻的药物，如布桂嗪、哌替啶等，有利于增加术后血氧饱和度，减少耗氧量。现有改良的止痛技术，如术后患者自控止痛泵，止痛效果能保持48小时。术后充分镇痛能缓解患者的紧张情绪，减少疼痛对患者的生理干扰，有利于呼吸功能的恢复。

7. 术后护理。加强术后护理质量，如鼓励患者深呼吸，排痰，调整体位。这些都有利于术后患者呼吸功能的恢复。

四、围麻醉期突发低氧血症的思考

围麻醉期突发低氧血症不仅给患者带来诸多不利影响，而且也对医务工作者的工作形成许多严峻的威胁和挑战。为了医患双方的利益均得到良好的保障，我认为及早识别围麻醉期易引起低氧血症的群体，相对于低氧血症发生后再处理，尤为重要。目前一致认为易引起低氧血症的群体如下。

1. 术后患者 术后低氧血症可在手术后最初的几个小时内发生，也可以直到术后5日才发生。主要是由于麻醉药物的残余效应、疼痛限制呼吸运动、止痛引起的呼吸抑制及卧床休息。

2. 疼痛或接受镇痛治疗的患者 疼痛及镇痛均可导致低氧血症。疼痛会限制胸壁的扩张，影响患者的活动度与运动。镇痛治疗可能会引起呼吸抑制。

3. 确诊有梗阻性睡眠呼吸暂停或病态肥胖的患者 患者经常对于他们自己的睡眠习惯引起呼吸暂停了解甚少或根本不了解，然而睡眠呼吸暂停的发生明显与低氧血症的形成有关。术后应用阿片类药物镇痛时发生

呼吸暂停相关的低氧血症的风险更高。

4. 已存在心肺功能障碍的患者 有严重心肺功能障碍的患者，指的是那些至少有一次记载的缺氧发作并需氧气治疗病史的患者，这是最易发生低氧血症的群体。

5. 接受镇静治疗的患者 镇静可以导致保护性反射丧失，导致低氧血症产生。

6. 新生儿、儿科及老年患者 这类患者的肺储备一般是减少的，尤其相对于他们较高的氧需求来说。这些患者比一般成年人发生缺氧更快，增加了他们发生低氧血症及相关并发症的危险。

7. 产科患者 分娩生产过程中疼痛引起的呼吸改变和手术分娩后硬膜外给予吗啡或其他麻醉药导致的去饱和作用，都是产科患者发生低氧血症的危险因素。这种患者的肺储备已经减少了许多。

8. 依赖于医疗技术支持的患者 许多患者依赖于医疗技术进行支持。医疗技术相关的失误或并发症（例如有创性及无创性呼吸机及氧气治疗）会导致低氧血症。

五、围麻醉期突发低氧血症的典型案例分享

1. 成功案例 患者，男性，55岁，86kg，身高170cm，体重指数 $29.8kg/m^2$。因左股骨骨折后畸形愈合，拟行截骨术与切开复位内固定术。既往有高血压、高胆固醇血症、双相性精神障碍、胃食管反流疾病和11年丛集性头痛病史（由神经科医师诊断）。因Ⅲ级开放性股骨骨折病史，1年前在全身麻醉下行骨折修复术，由于苏醒延迟，人麻醉后加强监护病房（PACU）保留气管导管并观察1小时。PCA术后镇痛，回外科

病房后，主治医师随即发现异常的呼吸。在患者睡眠期间，一次长的呼吸间歇之后，伴随两次正常呼吸，住院期间时常发生，出院后没有随访观察。本次手术麻醉方式选择腰 - 硬联合麻醉（CSEA）。常规监测心电图、无创血压、脉搏血氧饱和度，咪达唑仑 1mg 静脉注射手术前镇静。硬膜外穿刺选择 L_3-L_4 间隙，见到脑脊液流出后给予等比重 0.5% 布比卡因 15mg 蛛网膜下隙注入。硬膜外导管顺利置入，回抽无血液、脑脊液，置管时无明显感觉异常。手术开始后 15 分钟静脉注射氟哌利多 0.5mg 预防恶心呕吐。手术开始时测麻醉平面 T_6，手术后大约 1 小时 45 分钟后麻醉平面消退至 T_8。监测呼吸末二氧化碳浓度。术中观察患者发生多次呼吸暂停现象，通常伴随呼吸费力、脉搏氧饱和度进行性下降，最低可降至 88%，伴有口唇轻度发绀。呼吸暂停通常发生在深睡眠之前，但是在每次呼吸暂停发作时，患者很容易被唤醒，同时可以继续正常呼吸，直到发生下次呼吸暂停。当唤醒时，患者警觉、定向、反应能力下降。感觉阻滞消退时，呼吸暂停发作的频率明显减少。手术期间生命体征保持稳定：心率 70～80 次 / 分，血压 120/60mmHg（在手术后 1 小时 45 分钟后曾经升高至 140/65mmHg），面罩吸氧 5L/min 时脉搏氧饱和度稳定在 98%～99%。手术历时 2 小时 25 分钟，其间未发生任何手术并发症。手术结束后，患者被送入 PACU。在 PACU 观察 2 小时期间，由护士观察呼吸暂停发作情况，脉搏氧饱和度下降到 91% 后通常能够迅速恢复。当患者疼痛时，脉搏氧饱和度（SpO_2）维持在 96% 左右，疼痛缓解时 SpO_2 93% 左右。由于高度怀疑患有阻塞性睡眠呼吸暂停综合征，术后请呼吸

内科会诊。仔细询问病史发现有 7 年打鼾病史，白天嗜睡，夜间憋醒（夜间睡眠时多次憋气后觉醒），晨起疲乏，记忆力减退。睡眠监测发现，呼吸暂停低通气时间占总睡眠时间的 33%，呼吸暂停低通气指数 60.6，最低脉搏氧饱和度值达 82%，体位改变对没有明显变化，上述改变符合重度阻塞性睡眠呼吸暂停低通气综合征的特点。因此，我们使用初始压为 10cmH_2O 经鼻腔持续气道正压通气（CPAP），然后逐渐增加压力，最高至 14cmH_2O，明显改善了症状。通过无创 CPAP 治疗，患者丛集性头痛的症状几乎完全缓解。

2. 失败案例　患者，女性，87 岁，身高 150cm，体重 50kg，体温 36.8℃，血压 140/80mmHg，心率 76 次 / 分，呼吸 18 次 / 分。主因右大腿肿物 1 年余伴反复发作入院，诊断：右大腿纤维肉瘤，分别于 2012 年 4 月、2013 年 3 月、2013 年 12 月三次行手术治疗，右大腿下段外侧有 15cm×15cm 瘢痕皮损区、膝关节外侧有 8cm×8cm 不规则肿物，质软、活动度差。查脊柱严重侧弯、前弯畸形、听诊心肺未闻明显异常。术前检查血红蛋白 94g/L、白蛋白 33.6g/L、血 K^+ 3.04mmol/L、血 Cl^- 97.7mmol/L，凝血四项均正常（未查 D- 二聚体），心电图有轻微的 ST 改变。拟行右下肢肿物切除术。拟行麻醉：局麻 + 静脉麻醉辅助。术日患者 8：20 入室，平卧测血压 160/80mmHg、心率 70 次 / 分、呼吸 18 次 / 分、SpO_2 97%，开放右侧上肢静脉通路，摆手术体位后，面罩吸氧，常规消毒，8：30 给予依诺伐 1ml，血压 140/72mmHg，心率 72 次 / 分，8：45 术者以 0.5% 利多卡因进行局部麻醉，同时瑞芬 1mg + 0.9% 氯化钠 50ml 微量泵 8ml/h 持续泵入，丙泊酚 8ml/h

持续静脉泵入，8：50手术开始，9：05给予依诺伐1ml辅助麻醉，9：15患者SpO_2下降至86%紧闭面罩加压给氧后无好转，9：20给以氯化琥珀胆碱100mg紧急气管插管顺利，听诊两肺呼吸音清，接呼吸机机控呼吸，12次/分，潮气量400ml，静脉给予维库溴铵1mg维持肌松。SpO_2 93%、数分钟后开始下降至83%，立即改为手控呼吸，听诊双肺呼吸音清，SpO_2 63%～94%，期间血压平稳，130～140/68～78mmHg，心率70～80次/分，分次静脉注射地塞米松10mg＋10mg，急查血气、生化全项、血常规、凝血五项，10：10手术结束，10：15患者有微弱的自主呼吸，对呼唤有反应、手控辅助呼吸，SpO_2维持不满意，10：25血气回报PaO_2 55mmHg，PCO_2 34mmHg，pH 7.48，HCO_3^- 25.5mmol/L，BE 1.9mmol/L，PAO_2 136mmHg，PaO_2/PAO_2 0.4，生化：血糖6.15mmol/L、白蛋白34.1g/L、超敏C反应蛋白32μg/L（正常值0～6μg/L）、血钾3.34mmol/L、凝血五项：纤维蛋白原4.39g/L、D-二聚体2.32μg/ml（正常值0～1μg/ml），呼吸内科、心内科会诊考虑肺栓塞，与患者家属交代溶栓的风险。11：00脉率40次/分，心电图示心房颤动，静脉入壶毛花苷C 0.2mg脉率升为58次/分，血压100/50mmHg，多巴胺60mg＋间羟胺20mg＋0.9%氯化钠100ml静脉滴注，10～30滴/分，血压98/60mmHg，SpO_2 82%，给予碳酸氢钠40ml＋60ml静脉滴注，11：03患者自主呼吸停止，手控呼吸，脉率、血压、血氧饱和度测不到，间断给予阿托品、肾上腺素，11：25皮下注射低分子肝素钙0.4ml。

11：30心音听不到、急行胸外心脏按压约15分钟，其间间断给予阿托品、肾上腺

素静脉注射，心率恢复50次/分，测血压100/60mmHg，SpO_2 58%，多巴胺60mg＋间羟胺20mg＋0.9%氯化钠100ml静脉滴注，50滴/分，其间共给阿托品8mg、肾上腺素7mg。12：25血压102/68mmHg、SpO_2 86%、心率90次/分，带气管导管及升压药物、接氧气枕、手控呼吸送回病房。回房后接呼吸机控呼吸，测血压142/71mmHg，心率110次/分，SpO_2 94%，患者深昏迷状、两侧瞳孔放大、对光反射消失。13：00查血气PaO_2 82mmHg，PCO_2 29mmHg，pH 7.06，HCO_3^- 8.7mmol/L，BE－20mmol/L，PAO_2 309mmHg，PaO_2/PAO_2 0.21。给予冰帽、抗生素、保护脑细胞、输注血浆、白蛋白、纠酸、升压药持续静脉滴注等一系列措施。患者生命体征维持在相对平稳状态。16：30血气PaO_2 73mmHg，PCO_2 33mmHg，pH 7.32，HCO_3^- 17.2mmol/L，BE－8.4mmol/L，PaO_2 394mmHg，PaO_2/PAO_2 0.19。22：00血气PaO_2 48mmHg，PCO_2 48mmHg，pH 7.35，HCO_3^- 26.6mmol/L，BE 0.6mmol/L，PAO_2 232mmHg，PaO_2/PAO_2 0.21。术后第一天8：00查血糖12.05mmol/L、白蛋白38.6g/L、超敏C反应蛋白210.7μg/L（正常值0～6μg/L）、血钠161.34mmol/L、血氯112mmol/L、血钙2.17mmol/L、α-淀粉酶2547U/L、尿素9.57mmol/L（正常范围2.9～8.3mmol/L）、尿酸417mmol/L（正常范围170～390mmol/L）、肌酐115mmol/L、乳酸脱氢酶572U/L、α-羟丁酸脱氢酶528U/L（正常范围76～195U/L）、肌酸磷酸激酶467U/L（正常范围26～140U/L）、肌酸激酶同工酶112U/L（正常范围0～25U/L）、二氧化碳结合力23mmol/L，凝血五项：纤维蛋白原5.42g/L，D-二聚体11.27μg/ml，余正常。心脏彩超射血分

数 70%、每搏量 64ml。术后第二天凝血五项：纤维蛋白原 6.78g/L、D- 二聚体 8.5μg/ml，部分凝血酶时间 43.5 秒（正常范围 23 ～ 40 秒）、凝血酶时间 17.6 秒（正常范围 8 ～ 15 秒），余正常。术后第三天凝血五项：纤维蛋白原 7.02g/L、D- 二聚体 8.23μg/ml，余正常。患者自回到病房术后多日深昏迷、机控呼吸、静脉滴注升压药维持血压 120 ～ 140/65 ～ 90mmHg、心率 68 ～ 100 次 / 分，SpO_2 88% ～ 94%。术后 23 天家属放弃治疗。

（彭　坚　刘　莉）

参考文献

［1］侯彦深，姜莉莉，蒋晖 . 单肺通气时不同潮气量对呼吸功能的影响［J］. 临床麻醉学杂志，2012, 28（2）:143-145

［2］Avelar E, Cloward TV, Walker JM, et al. Left ventricular hypertrophy in severe obesity interactions among blood pressure, nocturnal hypoxemia, and body mass［J］. Hypertension, 2007, 49:34

［3］Pedersen T, Moller AM, Pederson BD, et al. Pulse Oximetry forperioperative monitoring: systematic review of randomized, controlledtrials［J］. Anesth Analg, 2003, 96: 426-431

［4］J-H B, J-H S. 180° rotation of double-lumen endobronchial tube during intubation［J］. British Journal of Anaesthesia, 2014, 112（5）: 938-938

［5］Preussler NP, Gaser E, Schreiber T, et al. The effects of sevoflurane and propofol on oxygenation and lung perfusion during one-lung ventilation in an animal model［J］. Advances in Clinical & Experimental Medicine, 2011, 20（20）:249-253

［6］丁琦，黄建安 . 肺复张对肺内外源性急性呼吸窘迫综合征患者血流动力学的影响［J］. 实用医学杂志，2014, 30（16）:2688-2689

［7］Chadda K, Annan ED, Hart N, et al. Cardiac and respiratory effects of continuous positive airway pressure and noninvasive ventilation in acute cardiac pulmonary edema［J］. Crit Care Med, 2002, 30（11）: 245-461

［8］Hofer S, Plachky J, Fantl R, et al. Postoperative pulmonary complications:Prophylaxis after noncardiac surgeray［J］. Anaesthesist, 2006, 55: 473- 484

［9］徐卉红，刘宇芳，居旻杰，等 . 老年肝癌切除术患者围术期应用纤维支气管镜吸痰对低氧血症及肺部感染的影响［J］. 临床麻醉学杂志，2015, 31（10）:989-992

［10］Karzai W, Schwarzkopf K. Hypoxemia during one-lung ventilation: prediction, prevention, and treatment［J］. Anesthesiology, 2009, 115（6）:1402-1411

第35章 围麻醉期突发高二氧化碳血症

一、围麻醉期突发高二氧化碳血症的发生情况及危害

围麻醉期突发高二氧化碳血症是指动脉血中二氧化碳分压（$PaCO_2$）大于50mmHg时引起的一系列临床表现，主要表现在心血管和神经系统方面。CO_2较O_2更易溶于血，围麻醉期当通气不足或呼吸系统疾病等原因出现血液中氧含量不足而二氧化碳含量增加时，CO_2溶解后，溶液呈酸性，应避免高二氧化碳血症和呼吸性酸中毒。

因机体内环境H_2CO_3与$NaHCO_3$等缓冲对的存在，当$PaCO_2$缓慢上升且< 110mmHg时，不一定会出现明显的临床症状，此时由于患者无明显的临床表现，不易引起麻醉医师的重视，延缓对高二氧化碳血症的处理。当出现神经系统和心血管方面的症状时，会加重患者围麻醉期的风险。因此，麻醉医师应该重视围术期高二氧化碳血症，早期发现，早期处理。在临床工作中，存在一种允许性高碳酸血症：即重症急性呼吸窘迫综合征和支气管哮喘患者，机械通气时，为保护肺组织免受损伤，有意降低通气量，使$PaCO_2$升高。

高二氧化碳血症的临床表现主要有：血液中二氧化碳含量增高时，由于二氧化碳易溶于血，成为HCO_3^-和H^+，因此临床上多表现为高碳酸血症。

1. 神经系统 高二氧化碳血症初期可以出现意识障碍，颅内压增高等表现，如恶心、呕吐等；随着时间延长，高碳酸血症程度增加，可出现脑水肿。高碳酸血症最初的几小时内，脑细胞内pH变化不大，细胞外pH有一定变化。通过肾脏调节后1～3天又达到新的稳定状态。不同物种、不同组织之间，高碳酸血症对脑氧耗的影响不同。最近一项临床研究显示，在心肺分流期间，低氧血症伴高碳酸血症（68mmHg）降低30%的脑氧耗。而有研究表明健康羊羔能耐受长时间高碳酸血症，并在$PaCO_2$恢复后迅速恢复脑血流和脑代谢。

$PaCO_2$的急剧变化对脑血流影响比较大，CO_2可以扩张脑血管，脑血流量的增加引起颅内压力升高，虽不影响脑脊液的产生速度，但是加重颅内疾病患者的病情，比如颅内肿瘤、脑外伤、严重高血压等。中度高碳酸血症时，$PaCO_2$每增加1mmHg，脑血流增加6%；而当$PaCO_2$达80～120mmHg时，脑血流增加减少，并且这种反应在5～15分钟迅速达到高峰。在早产儿，高碳酸血症影响反应比较强烈。据报道，早产儿$PaCO_2$每增加7.5mmHg，脑血流增加52%～67%，可能与婴儿出生时即存在相对收缩状态的脑动脉床，生后最初几天被激活处于相对舒张状态有关[1]。

2. 心血管系统 高碳酸血症可导致患者血压升高、心率增加，严重时由于心血管中枢也受到抑制，可表现为血压下降、心肌收缩力下降、心律失常等。高碳酸血症可以降低心肌收缩力、血管舒张力，也可导致交

感神经兴奋，从而引起循环中儿茶酚胺、垂体后叶素等升高，导致心脏变时变力效应。心率增加，心排血量无明显改变或增加，心肌氧耗量增加。外周阻力轻微降低，血压升高，并且血流动力学改变随高碳酸血症持续时间和程度变化。如果交感神经反应减低或心肌功能受损，心排血量不足，可引起低血压；如伴有低氧血症，可引起肺血管收缩、肺循环阻力增加、心脏射血分数降低。严重的高碳酸血症可以直接抑制心血管中枢，抑制心脏活动和扩张血管，导致血压下降、心肌收缩力下降、心律失常。

3. 高碳酸血症对肺内分流的影响　伴有低氧血症的高碳酸血症，可引起肺血管收缩、肺循环阻力增加、心脏射血分数降低。但Pfeiffer 等研究表明，伴感染性休克和非感染性休克急性呼吸窘迫综合征患者，通过低潮气量、低压力通气后，CO_2 升高，通气 / 血流比值和 PaO_2 影响不大，但肺内分流增加。高碳酸血症引起 CO_2 增加，使 PvO_2（混合静脉血氧）持续明显升高，降低缺氧性肺血管收缩效应，导致肺内分流增加。在非感染性休克患者中，CO_2 增加越多，氧合改善越明显[2,3]。

4. 高碳酸血症对其他器官的影响　高碳酸血症可以降低骨骼肌收缩力（尤其是膈肌），进一步效应是降低耐力，慢性高碳酸血症也可显示肌力下降。此外，可刺激肾上腺髓质分泌肾上腺素、去甲肾上腺素，也可使促肾上腺皮质激素、醛固酮及抗利尿激素分泌增加。

二、围麻醉期突发高二氧化碳血症的原因分析

呼吸驱动不足、呼吸泵缺陷、工作负荷过高导致呼吸肌疲劳加剧以及重度 V/Q 失衡的肺原有疾病，均可导致围麻醉期高二氧化碳血症，后两种机制常同时存在。

1. 肺泡通气不足　肺泡通气不足是产生围术期高碳酸血症最主要的原因，同时伴有低氧血症。引起肺泡通气不足的情况主要有通气动力减退和通气阻力增加。前者可引起心跳呼吸骤停、呼吸中枢兴奋性降低等，病理生理变化为每分通气量减小，称为呼吸泵衰竭；后者可引起大气道阻塞、周围气道阻塞，病理生理变化为每分通气量不减少，甚至增加，但生理无效腔增加，导致有效肺泡通气量减小。肺泡通气量与动脉血二氧化碳分压的关系呈反抛物线。当肺泡通气量大于 1.5ml/min，曲线较平坦，$PaCO_2$ 一般不超过 $70mmH_2O$；当肺泡通气量小于 1.5ml/min，曲线较陡直，$PaCO_2$ 一般多大于 $80mmH_2O$，此时若肺泡通气量轻微下降，$PaCO_2$ 也将显著升高。肺泡通气量与动脉血氧分压的关系曲线正好相反，$PaCO_2$ 显著升高必然伴 PaO_2 显著下降，两者的升降幅度相等，总和不变，一般为 140mmHg。

2. 换气功能障碍　常见于各种原因的严重肺组织损害，如重症肺炎、重症急性呼吸窘迫综合征、重症肺水肿、重症肺组织纤维化、重症胸肺部损伤、胸部或上腹部手术后等。一般来说，换气功能障碍仅导致低氧血症，$PaCO_2$ 不升高甚至降低，也就是说 $PaCO_2$ 升高是严重肺组织损伤的标志。换气功能障碍伴高碳酸血症的机制有：有效通气容量下降；通气血流比例失调可导致无效腔增加，两者皆会导致 CO_2 潴留；代谢增强，加重 CO_2 潴留。

3. 其他原因的通气不足或相对不足　周围环境通风不良，吸入气中 CO_2 含量增加；

机械通气应用不当，容易发生高碳酸血症。

4. 代谢性碱中毒　主要原因是氢离子丢失过多、碳酸氢根离子增加过多、电解质分布异常。抑制呼吸中枢，使呼吸变浅、变慢，通气量下降，$PaCO_2$ 升高，但一般不超过 55mmHg。

5. 氧耗量增加　正常人氧耗量增加是可通过心肺偶联，维持动脉血气稳定。在呼吸阻力增加或呼吸功能不全时，发热、寒战、抽搐、呼吸困难皆可诱发 CO_2 潴留。

总之，肺泡通气不足是导致高碳酸血症的主要原因；而通气血流比例失调是低氧血症的主要原因，静 - 动脉分流常导致顽固性低氧血症，在严重肺功能减退的患者也可导致或加重高碳酸血症；氧耗量增加则加重高碳酸血症的发生与发展。

三、围麻醉期突发高二氧化碳血症的应对策略

围麻醉期出现高二氧化碳血症于全麻的患者会出现苏醒延迟，甚至影响脑细胞的功能恢复，因此要求麻醉医生尤为注意并预防。首先，麻醉前充分了解患者的既往病史及生活习惯，如肺部疾病史和抽烟习惯等，与主治医生联系完善相关术前检查，进行充分的术前评估和商讨合适的麻醉及手术方案，并与患者家属充分沟通，使其了解手术及麻醉过程中可能存在的风险。其次，麻醉期间除常规监测患者的呼吸频率、潮气量、每分通气量、血氧饱和度、患者皮肤及黏膜颜色变化等，还应定时进行血气分析，监测呼气末二氧化碳浓度变化。一旦出现呼吸频率慢、潮气量低，或呼吸浅快，血氧饱和度下降，$PaCO_2 > 45mmHg$，应警惕急性高二

氧化碳血症的可能，并立即进行处理。去除可能导致高二氧化碳血症的因素，如腹腔镜气腹充气、气管导管移位、麻醉深度不够等原因，同时给予必要的治疗手段改善此状况，如在保持呼吸频率的情况下增加潮气量等。立即急诊查动脉血气及电解质，及时纠正酸碱平衡和电解质的紊乱。最后，在手术结束后麻醉苏醒期间，适当地延长拔管时间，同时可应用糖皮质激素预防应激反应的发生，适当地应用相应的拮抗药，如纳洛酮等，促进自主呼吸的恢复。患者完全清醒，呼吸通畅后才由麻醉医生和巡回护士一起送回病房并床头交接班。

高碳酸血症有时也是治疗哮喘、成人呼吸窘迫综合征等呼吸性疾病的必要手段，为避免大潮气量和高气道压引起的肺损伤，在维持适当气体交换和降低通气压力不能兼顾时，允许适度升高和一定程度的碳酸血症，即允许性高碳酸血症（permissive hypercapnia，PHC）。最近有研究发现，高 CO_2 本身对大脑的缺血 - 再灌注损伤有保护作用，称为治疗性高碳酸血症（therapeutic hypercapnia，TH）[4-6]。

四、围麻醉期突发高二氧化碳血症的思考

围麻醉期对于腔镜手术，患者常常发生皮下气肿，再加上术中麻醉机通气不良或者参数设置欠佳时，极容易导致患者发生高二氧化碳血症。对于有原发性肺部疾病的患者，由于肺通气和肺换气功能障碍，也容易突发高二氧化碳血症。因此全麻期间，麻醉医生必须对患者的病理生理有一个较全面的了解，也要注意麻醉机是否能正常工作及其

工作期间的参数设置，同时也要注意气管导管通气不畅等（痰栓堵塞，弯曲折叠凳）。

如果 $PaCO_2$ 较高，且持续一定的时间，经治疗 $PaCO_2$ 快速下降时可能发生二氧化碳排出综合征，表现为血压下降，心动过缓，心律失常，甚至心跳停止，其原因有：① $PaCO_2$ 升高时的应激反应突然消失；②骨骼肌的血管扩张，加之过度通气时胸内压增高，使回心血量减少；③ CO_2 突然排出可使冠状血管和脑血管收缩，以致心脏和脑供血不足。因此对于持续一段时间的高二氧化碳血症处理方法是对 $PaCO_2$ 升高的患者人工通气量要适当控制，逐步增加，此外注意补充血容量，必要时使用血管活性药物。

五、围麻醉期突发高二氧化碳血症的典型案例分享

患者，男性，62岁，体重80kg。因升结肠癌根治术后切口、吻合口撕裂，行急诊剖腹探查术。术前患者一般情况好，查心电图正常，血压140/90mmHg。选择全身麻醉气管内插管，芬太尼、异氟烷维持麻醉，维库溴铵维持肌肉松弛。手术历时1小时40分钟，术毕时改侧卧位予 $L_{9,10}$ 间隙行硬膜外穿刺，安装止痛泵。侧卧位期间患者清醒，有自主呼吸，并有咳嗽、屏气、血压高、心率快等。硬膜外置管完毕改仰卧位，立即拔除气管导管。拔管后舌后坠，血压上升至210/130mmHg，心率210次/分，出现频发房性期前收缩，ST段下移0.15mV，氧饱和度下降。患者意识清楚，呼吸频率30次/分，考虑为切口疼痛致心血管反应。给予硬膜外注射2%利多卡因20ml未见好转，又给予硝酸甘油静脉滴注，毛花苷C 0.4mg静脉滴注，血压、心率无明显下降，SpO_2 继续下降，用面罩吸氧，SpO_2 上升至98%，去面罩后又下降。急查血气：pH 7.125，PaO_2 117mmHg，$PaCO_2$ 87mmHg，BE － 3.1mmol/L，确诊为高碳酸血症，给予面罩辅助呼吸。30分钟后血压、心率下降至术前水平，心电图转为窦性，ST段正常，停止吸氧，SpO_2 维持在93%以上，复查血气未见异常。

（肖兴鹏　郭　荣）

参考文献

[1] 班丽红，刘巍，吴允萍，等. 血乳酸与动脉血气相关参数的相关性及其临床意义［J］. 临床医药实践，2015，24（3）：215-216，237

[2] 王旭鹏，催晓光. 围手术期肺保护策略的研究进展［J］. 新医学，2015，46（8）：498-502

[3] 骆丹，刘新伟. 呼气末正压通气在腹腔镜手术中的应用进展［J］. 医学综述，2015，21（12）：2234-2236

[4] 秦晓群，谭秀娟. 气体在血液中的运输//谭秀娟，李俊成. 麻醉生理学［M］. 北京：人民卫生出版社，2000：66-69

[5] 胡国昌，王多友. 麻醉意外急救手册［M］. 上海：上海医科大学出版社，1998：17-18

[6] 李成. 机械通气//林治瑾. 临床麻醉学［M］. 天津：天津科学技术出版社，1992：412-418

第36章　围麻醉期突发张力性气胸

一、围麻醉期突发张力性气胸的发生情况及危害

1. 围麻醉期突发张力性气胸的定义
张力性气胸是由于气管支气管或肺损伤等处形成单向活瓣，吸气时胸膜腔内压降低，活瓣开放，气体进入；呼气时胸膜腔内压升高，活瓣关闭，气体不能排出，导致胸膜腔压力高于大气压，又称为高压性气胸。伤侧肺严重萎陷，纵隔显著向健侧移位，健侧肺受压，腔静脉回流障碍。高于大气压的胸膜腔内压驱使气体经支气管气管周围疏松结缔组织或壁胸膜裂伤处，大量进入纵隔或胸壁软组织，形成纵隔气肿或面颈胸部的皮下气肿。创伤性气胸的肺、支气管、胸壁损伤创口均可呈单通道活瓣膜作用，自发性气胸的胸膜破口也可形成这样的活瓣作用。张力性气胸是三类气胸（闭合性、开放性和张力性）中最严重的一类，也是临床中可迅速致死的急危重症之一[1,2]。

2. 围麻醉期突发张力性气胸的表现
围术期张力性气胸病情紧急，严重呼吸窘迫、缺氧，给氧无法缓解，最后导致休克、循环衰竭、昏迷甚至死亡。其病死率极高，严重威胁患者生命安全。根据病史、临床表现，结合胸部 X 线片检查较易诊断，也可根据胸腔穿刺见高压气体将针筒芯向外推进一步明确诊断。

（1）临床表现：极度呼吸困难，常端坐呼吸、烦躁不安、意识障碍、大汗淋漓、发绀，甚至窒息、休克；当合并皮下气肿时，患者前胸、颜面部肿胀，纵隔移位可造成心脏、大血管移位，大静脉扭曲，影响血液回流，出现体循环淤滞的表现，如静脉怒张等；当气胸合并血气胸时，如出血量多，患者会心悸、血压低、四肢发凉等。可伴有胸痛、刺激性咳嗽等症状。在机械通气状态下气道压急骤升高，合并皮下气肿时，可在前胸壁、头面部触及捻发感。

（2）常见体征：①呼吸频率增快、口唇及皮肤黏膜发绀，部分患者可伴有脉细快、血压降低等循环障碍表现；②气管、心脏向健侧移位，颈静脉怒张，合并皮下气肿时，可在前胸壁、头面部触及捻发感；③胸部体征：患侧胸廓隆起饱满，呼吸运动减弱，肋间隙增宽，患侧胸部叩诊呈鼓音，听诊患侧呼吸音弱或消失。左侧气胸并纵隔气肿时，在胸骨左缘可闻及与心搏一致的高调粗糙的杂音，称 Hamman 征（纵隔气肿综合征），可能与心脏搏动时撞击左侧胸膜腔内气体和纵隔内气体有关。

（3）胸部 X 线和 CT 检查（图 36-1）：显示胸腔严重积气、肺完全萎陷、纵隔向健侧移位和（或）膈肌低位，可伴有纵隔气肿。

（4）胸腔穿刺有高压气体外溢。

3. 围麻醉期突发张力性气胸的危害
在围麻醉期张力性气胸可有多种因素和环节造成，由于张力性气胸均可严重改变胸腔的负压，引起肺不张、纵隔移位等，一旦出现如果发现不及时或者抢救不及时，处理不恰

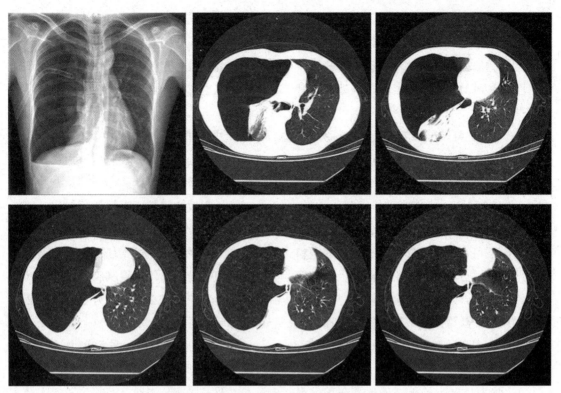

图 36-1 张力性气胸胸部 X 线和 CT 检查

当，可在短时间内使患者体内发生严重的酸碱平衡紊乱、呼吸功能障碍，最终导致患者因呼吸循环衰竭而死亡[3,4]。

二、围麻醉期突发张力性气胸事件的原因分析

围麻醉期发生张力性气胸由多种因素及环节造成。

1. 患者因素 ①肺部疾病，如患者术前已有肺炎、肺结核、肺气肿、肺大疱、肺部损伤等；②胸壁、胸廓、胸膜腔疾病，如患者胸壁畸形、胸膜有炎症、粘连等。

2. 手术操作因素 颈胸部手术，如气管造口、甲状腺切除术、食管手术、胸廓成形术等。

3. 麻醉操作因素 ①臂丛神经阻滞，多发生在锁骨上阻滞法；当行肌间沟阻滞法时定位偏低也会出现肺部的损伤；②高位硬膜外麻醉时穿刺针偏向一侧未能及时发现而刺破胸膜腔和肺；③机械通气时未根据患者病情和需要及时正确调整呼吸机的各项参数；④中心静脉穿刺因操作不当尤其是在进行锁骨下静脉穿刺时容易发生气胸；⑤心肺复苏胸外心脏按压用力过大致肋骨和（或）胸骨骨折，刺破胸膜和（或）肺使大量气体进入胸膜腔形成张力性气胸。

三、围麻醉期突发张力性气胸的应对策略

张力性气胸是能迅速致死的危重急症，

围术期一旦发生，其病情危重，因而必须及时发现准确诊断。据相关报道经紧急处理的张力性气胸病死率为7%，而延迟30分钟至8小时则达到31%。因而紧急正确处理是其治疗关键[5,6]。

1. 张力性气胸的急救处理是立即排气，降低胸膜腔内压力。在危急状况下立即用一粗针头在伤侧第2肋间锁骨中线处刺破胸膜腔，有气体喷射出，即能收到排气减压效果，并外接单向活瓣装置。在转送患者过程中或紧急情况下可在针柄处外接剪有小口的塑料袋、气球等，可起活瓣作用，即在吸气时能张开裂口排气，呼气时闭合，防止空气进入胸腔；或用一长橡胶管或塑料管一端连接插入针的接头，另一端放在无菌水封瓶水面下，以保持持续排气。

2. 张力性气胸的正规处理是在积气最高部位放置胸膜腔引流管（通常是在锁骨中线第2肋间处），连接水封瓶。有时尚需用负压吸引装置，以利排净气体，促使肺膨胀。同时应用抗生素，预防感染。经闭式引流后，一般肺小裂口多可在3～7日内闭合。待漏气停止24小时后，经X线检查证实肺已膨胀，方可拔除插管。长时间漏气者应进行剖胸探查修补术。如胸膜腔插管后，漏气仍严重，患者呼吸困难未见好转，往往提示肺、支气管的裂伤较大或断裂，应及早剖胸探查修补裂口，或做肺段、肺叶切除术。

四、围麻醉期突发张力性气胸的思考

1. 麻醉医生应认真、仔细、全面术前访视患者，高度重视围麻醉期发生张力性气胸的多种因素及环节（患者因素、手术操作因素、麻醉操作因素）。

2. 围麻醉期突发张力性气胸是能迅速致死的危重急症，一旦发生，必须及时发现，准确诊断。

3. 围麻醉期突发张力性气胸的急救处理是立即排气，降低胸膜腔内压力。在危急状况下，立即用一粗针头在伤侧第2肋间锁骨中线处刺破胸膜腔，有气体喷射出，即能收到排气减压效果，并外接单向活瓣装置。

4. 围麻醉期突发张力性气胸的正规处理是在积气最高部位放置胸膜腔引流管（通常是在锁骨中线第2肋间处），连接水封瓶，并完善后续对症治疗。

5. 对围麻醉期可能发生张力性气胸的高危患者，麻醉医生术前访视患者时应与患者本人及家属充分沟通，获得患者本人及家属充分理解，并做好围麻醉期可能发生张力性气胸的应急处理预案。

五、围麻醉期突发张力性气胸的典型案例分享

病例1，患者，男性，59岁，65kg，因"头痛伴左侧肢体无力1周"入院，头部CT和MRI检查诊断为"右额叶脑肿瘤"。术前病情估计ASA Ⅱ级，拟于全身麻醉下行右额叶脑肿瘤切除术。既往体健，否认高血压、心脏疾病及严重肺部病史。术前1天在病房行右侧锁骨下静脉穿刺放置中心静脉导管。次日8：30入手术室后常规监测：神清，血压140/85mmHg，心率76次/分，呼吸16次/分，SpO_2 96%，心、肺听诊无明显异常，局麻下左桡动脉穿刺置管行有创动脉监测，麻醉前准备完善。8：50行麻醉诱导：咪达

唑仑 0.2mg/kg、丙泊酚 2.0mg/kg、罗库溴铵 0.6mg/kg 和舒芬太尼 0.5μg/kg，诱导平稳，加强气管导管 ID7.5mm 插管顺利，插管深度距门齿 24cm，听诊发现右肺呼吸音低于左侧，将导管尖退到距门齿 22cm 处，听诊右肺呼吸音仍稍低于左侧，检查插管时无牙齿脱落，吸痰时无痰块及血块，未行特殊处理，开始实施压力模式机械通气，潮气量（VT）550ml，呼吸频率 12 次 / 分，气道压 20cmH$_2$O，持续监测 P$_{ET}$CO$_2$ 38mmHg，患者生命体征平稳。9：30 取仰卧位消毒铺巾开始手术。吸入 1.0%～1.5% 异氟醚，异丙酚 25ml/h + 瑞芬太尼 0.4mg/h 泵注维持麻醉。10：50 发现气道压 33cmH$_2$O，听诊发现右肺呼吸音低于左侧，呼吸音清晰未闻及明显痰鸣音，随将 VT 改为 400ml，呼吸频率增至 15 次 / 分后气道压 20cmH$_2$O，患者生命体征平稳，SpO$_2$ 维持 96%～100%，P$_{ET}$CO$_2$ 42mmHg，患者生命体征维持平稳，术中未发现明显异常。13：30 手术结束，术后 10 分钟呼吸恢复，但伴明显呼吸困难，并发现颈部轻微肿胀，听诊两肺呼吸音存在，右肺稍差且伴有大量哮鸣音，脱氧后 SpO$_2$ 迅速下降至 90% 以下，给予喘定、地塞米松对症治疗，半小时后患者颈部肿胀并进一步加重，皮下有捻发音，呼吸依然未见好转，带气管导管送 ICU，申请床边胸片，X 线示：右肺压缩 80%。请胸外科医师急会诊，诊断为张力性气胸，随在第 2 肋间锁骨中线交叉处穿刺紧急放气，并放置胸膜腔引流管连接水封瓶闭式引流可见气泡涌出。后继续行对症支持治疗，持续氧疗，患者生命体征逐渐稳定，呼吸好转，次日呼吸能够维持，遂拔去气管导管，经过治疗后患者康复出院。

病例 2，患者，男性，39 岁，体重 45kg，因胸闷伴喘气 3 天入院，既往体健，否认高血压、心脏疾病及严重肺部病史。抽血检查未见明显异常，心电图：窦性心律，右心房肥大，肺功能未做，CT：两上肺纤维化病灶考虑陈旧性结核；右肺中叶感染伴肺气肿；左侧肺多发大疱并自发性气胸。随行左侧胸腔闭式引流，抗炎对症治疗，积极完善术前准备。拟在全麻插双腔气管导管下行左侧肺大泡切除修补术，术前病情估计 ASA Ⅱ级。术前用药：苯巴比妥钠 100mg + 东莨菪碱 0.5mg 肌内注射。手术当日 9：00 患者入室，听诊左侧呼吸音弱，右侧正常，常规监测：血压 140/85mmHg，心率 105 次 / 分，SpO$_2$96% 开放右上肢静脉，麻醉前准备完善。9：20 行麻醉诱导：咪达唑仑 0.2mg/kg、丙泊酚 2.0mg/kg、罗库溴铵 0.5mg/kg 和舒芬太尼 0.5μg/kg 静脉注射诱导，诱导时左侧胸腔闭式引流管水柱有动但未出气，诱导后血压降至 80/55mmhg，心率 120 次 / 分，加快输液，面罩辅助呼吸后插入 37F 左侧双腔管，插管顺利，插管深度距门齿 29cm，听诊左右单肺通气分隔良好，纤支镜定位检查左右导管对位好，固定双腔气管导管，先行容量模式双肺通气 VT 400ml，呼吸频率 15 次 / 分，当时气道压在 14～15cmH$_2$O，异丙酚 20ml/h + 瑞芬太尼 0.4mg/h 泵注维持，持续监测 P$_{ET}$CO$_2$ 40mmHg，生命体征平稳。9：35 摆右侧卧位，改为右单肺通气。9：45 出现血压显著降低，血压 60/30mmHg，气道压为 45cmH$_2$O，心率升至 130～135 次 / 分，此时左右单肺通气及双肺通气道压均高，再次用支气管镜检查时有自主呼吸，静脉注射罗库溴铵 10mg，考虑是麻醉浅人工诱发支气管痉挛，给予氨茶碱 125mg + 地塞米松 10mg 静脉注射，同时麻黄碱 10mg 分 2 次静脉注射，血压为 75/35mmHg，SpO$_2$ 100%，停止瑞芬太尼＋异丙酚泵入，加快补液，心率依然是 120～130 次/分，气道压也没改变，左右单肺通气及双肺通气道压均高，再次用纤支镜检查，导管位置没变，对位好，未见痰块堵塞。9：55 摆回平卧位，血压 60/30mmHg，心率 135 次/分左右，SpO$_2$ 100%，多巴胺 8μg/（kg·min）泵注。检查发现左侧胸腔闭式引流管水柱无波动，查体发现患者颈部肿胀，皮下有捻发音，立即请胸外科医师急会诊，要求医生在患者左侧用粗管再做一个闭式引流，打开胸膜时有大量气体溢出，气道压从 45cmH$_2$O 逐渐降至 18cmH$_2$O，接引流瓶见大量气泡溢出，血压逐渐回升至 90/60mmHg，心率 120 次/分。经对症治疗，10：30 血压 120/70mmHg，心率 95 次/分，SpO$_2$100%，气道压 15cmH$_2$O 左右，将多巴胺调至 2μg/（kg·min）。经麻醉科、胸外科及呼吸内科急会诊，并与患者家属充分沟通后，决定继续行左侧肺大疱切除修补术。围麻醉期经过顺利，经过治疗患者康复出院。

（李　清　王贤裕）

参考文献

[1] 陈孝平，汪建平．外科学［M］．8 版．北京：人民卫生出版社，2013: 263-265

[2] 潘铁成，殷桂林．胸心外科急症和并发症［M］．北京：人民卫生出版社，2006: 3-12

[3] 米勒，著．邓小明，曾因明，译．米勒麻醉学［M］．7 版．北京大学医学出版社，2011：1879-1881

[4] Antomios P, George L. Pneumothorax: an up to date "introduction"［J］. Ann Transl Med, 2015, 3（4）: 53-57

[5] 王臻．为什么张力性气胸是危重急症［J］．中国临床医生，2000: 76-79

[6] Chen KY, Jerng JS, Liao WY, et al. Pneumothorax in the ICU：patient out comes and prognostic factors［J］. Chest, 2002, 122（2）: 678-683

第 37 章　围麻醉期突发急性肺不张

一、围麻醉期突发急性肺不张的发生情况及危害

围麻醉期突发急性肺不张是指患者在围麻醉期骤然出现肺段、肺叶或一侧肺的萎陷，从而丧失通气的功能[1]。急性肺不张是手术后严重的并发症之一，尤其多见于全身麻醉之后。但现在局部麻醉、区域性神经阻滞同样也会发生肺不张。全身麻醉后出现的肺不张自 20 世纪就已有描述，围麻醉期的肺不张可始于麻醉诱导，持续于术中，可达术后 2 日。给麻醉医师选用全麻带来顾虑，尤其是老年患者及呼吸道潜在疾病患者。

围麻醉期突发急性肺不张的临床表现跟病因、肺不张程度和范围、发生的时间，以及并发症的严重程度有关。小区域的肺不张一般无明显的症状和体征，易被忽略。急性大面积肺不张时，可突发气急、咳嗽、发绀，以及急性循环功能障碍。肺底部或背部可出现小水泡音，呼吸音和语颤消失。合并感染时全身症状较重，甚至可出现休克。在围麻醉期，多以发绀及急性循环功能障碍为首要症状。动脉血气也被证明与肺不张有较好的相关性。

麻醉中的肺不张增加了肺内分流，减少了肺功能性残气量，降低了动脉血氧张力。而保持自主呼吸的全麻患者若没有进行间歇性鼓肺也可发生肺不张。多数的围麻醉期肺不张发生在仰卧位膈肌附近，略占膈肌附近肺组织 20%，总的肺组织面积 10%。大面积急性肺不张，可因呼吸功能代偿不足，使患者因严重缺氧而致死[2]。

二、围麻醉期突发急性肺不张的原因分析

1. 患者存在急性呼吸道感染，呼吸道急性或慢性梗阻，围麻醉期间最常见原因为气道被黏稠的分泌物所堵塞。患者有慢性气管炎，吸烟，肥胖，年老呼吸功能减弱或存在睡眠呼吸暂停综合征等[3]。

2. 麻醉期间使用肌松药，吸气性张力消失，相对腹压增大，压缩肺组织导致肺不张。有时小气道早期闭合使其远端气体吸收，特别是麻醉诱导和维持时使用 100% 纯氧，更加速了肺泡气的吸收和塌陷。同时全麻下 VA/Q 偏离正常，机体的缺氧性肺血管收缩机制又被吸入麻醉药抑制，使肺泡内气体加快吸收，导致肺不张。另外肺泡表面活性物质丢失也可导致肺不张。术毕未充分膨胀肺部，术后镇痛不完善，使患者呼吸受限从而不能充分扩张肺部。

3. 手术原因导致的肺部漏气或气道压力增高，肺部切除术后剩余肺组织固定不完全导致移位或扭转，出现肺不张。

4. 其他如术毕未及时排痰、吸痰，体位错误未能及时引流等亦可导致肺不张。

三、围麻醉期突发急性肺不张的应对策略

麻醉期间机体出现急性肺不张时若没能及时发现，机体肺不张范围扩大，呼吸功能代偿不足，可能使患者因缺氧而致死。

围麻醉期出现急性肺不张时由于麻醉用药的原因很多症状都会被掩盖，不易识别。要做到快速识别首先要求麻醉医师在术前访视时详细询问患者的既往病史及现病史，仔细体检，并查看胸部的影像检查结果。其次在麻醉间密切观察患者的皮肤颜色变化，监护以监测结果的变化，当出现患者皮肤发绀，血氧饱和度下降，血压下降等症状时，结合病史可考虑急性肺不张的可能。一旦怀疑出现急性肺不张可行肺部听诊、叩诊确诊，有条件的还可行肺部透视或纤维支气管镜检查以确诊。

若初步诊断为肺不张，则按急性肺不张的处理措施进行治疗。①去除引起肺不张的病因，如吸痰，变换体位引流，移除压迫肺部的肿物等，其中纤维支气管镜的应用不仅可明确梗阻的部位和原因，且可进行分泌物的吸引和异物的钳取。②适当的物理治疗。③若有低氧血症则用 5 ～ 15cmH$_2$O 的经鼻导管持续气道正压（CPAP）通气。④适当应用其他如雾化吸入、祛痰药、支气管扩张药、激素等改善通气功能。全麻患者应在术后尽快使患者苏醒，充分恢复自主呼吸并吸痰后拔管。围麻醉期时时监测呼吸功能及动脉血气。

四、围麻醉期突发急性肺不张的思考

围麻醉期预防急性肺不张的发生，我们

宜做好以下工作：①麻醉前与患者及主治医生进行及时有效的沟通，向患者及家属详细了解患者病情和身体状况，建议禁烟 2 ～ 3 周，若有肺部感染则延期手术 2 ～ 3 周。②有明显危险因素的患者，应延期手术并进行强化治疗。③对慢性阻塞性肺疾病患者或慢性支气管炎患者，术前应加强胸部物理治疗，训练深呼吸和咳嗽，增加肺容量。④麻醉期间保持气道通畅，避免长时间固定的潮气量通气，应定时吹张肺。⑤术毕尽早让患者苏醒，充分恢复自主呼吸；在拔管前反复吸引分泌物，同时避免纯氧吸入。⑥回恢复室后，定时变换体位，鼓励咳嗽和早期离床活动[2-5]。

五、围麻醉期突发急性肺不张的典型案例分享

患者，张某，女性，61 岁，ASA Ⅲ级，术前诊断为结石性胆囊炎，拟在全麻下行腹腔镜胆囊切除术，术前检查 X 线示右肺纹理增粗，模糊。既往有高血压病史数年，术前访视自诉偶有干咳，听诊心肺正常，术前未用术前药。入室后开放静脉输液，测血压 138/79mmHg，心率 67 次 / 分，呼吸 15 次 / 分。经静脉诱导给予咪达唑仑2mg，芬太尼0.2mg，维库溴铵 8mg，依托咪酯 15mg，经口明视气管内插管顺利，导管插入深度 23cm，固定导管后控制呼吸潮气量 480ml，呼吸比 1：2，呼吸频率 12 次 / 分，测血压 129/63mmHg，心率 59 次 / 分，术中 1% 七氟醚吸入＋丙泊酚 220mg/h ＋瑞芬太尼 400μg/h 静脉泵注共同维持麻醉，患者状态平稳，探查胆囊时患者体位由平卧位改为头高 60°、左侧 30°。手术中，患者出现呛咳立即停止手术操作，加快丙泊酚滴注速度并静脉追加维库

溴铵 2mg，芬太尼 0.05mg，患者状态平稳后继续手术，观察患者发现胸廓起伏不对称，且潮气量降至 380～430ml，调整气管导管，呼吸频率由 12 次 / 分升至 14 次 / 分，手术结束时减浅麻醉，患者吞咽反射恢复，意识清醒，吸痰后拔除气管导管，面罩吸氧，发现手指氧饱和度监测由 99% 进行性下降，下降最低至 78%，面罩吸氧加压辅助呼吸手指氧饱和度由 78% 上升至 92% 左右不再升，同时发现胸廓不对称明显，右侧起伏较大，左侧无起伏，叩诊右侧清音左侧浊音，听诊右侧呼吸音清晰，左侧呼吸音消失，怀疑左侧肺不张，床边胸片检查示左肺不张，右肺中叶炎性变，行纤维支气管镜检查见左主支气管下 2cm 处有大量淡黄色及灰黑色黏稠分泌物堵塞，吸引困难，用 0.9% 氯化钠注射液加沐舒坦由纤支镜注入稀释痰液后，吸引与钳夹交替方可取出，纤维支气管镜前行至左主支气管远端叶支气管开口处全部被大量淡黄色黏稠分泌物堵塞，导致吸引困难，同样上述方法吸出痰液，随即见左侧胸廓随呼吸起伏，逐渐恢复，呼吸频率为 16 次 / 分，

血压 142/83mm/Hg，心率 73 次 / 分，复查 X 线提示左肺不张恢复期改变右肺中叶炎性改变，回病房后给予化痰、消炎治疗，并嘱多饮水，翻身叩背术，术后随访患者状态良好，各项生命体征平稳，1 周后痊愈出院，未见后遗症状。

（张小亚　肖兴鹏）

参考文献

[1] 王晓平，陈绍发 . 腹部手术后并发急性肺不张 11 例临床观察［J］. 中国现代医药杂志，2014，16（2）：71-72

[2] 魏芳，范玲茹 . 开胸手术围手术期的呼吸道护理［J］. 临床合理用药，2013，6（1）：141-142

[3] 李彭依，顾连兵 . 单肺通气时降低吸入氧浓度对肺损伤的影响［J］. 医学综述，2015，21（20）：3720-3722

[4] 李璐 . 肺复张方式在临床的应用［J］. 医学综述，2013，19（24）：4493-4496

[5] 丁玲，吴蓉洲 . 143 例儿童肺不张病因构成分析及支气管镜的临床价值探讨［J］. 温州医学院学报，2013，43（5）：332-335

第38章 围麻醉期全身麻醉期间突发哮喘

一、围麻醉期全身麻醉期间突发哮喘的发生情况及危害

哮喘是常见的呼吸系统疾病，它是围麻醉期不良预后的危险因素。全身麻醉期间哮喘的发生不仅对患者的生命安全构成了严重的威胁，而且给麻醉医师的工作带来了极大的挑战和压力。

（一）围麻醉期哮喘的发生情况

哮喘（asthma）即支气管哮喘，是由多种细胞（如嗜碱性粒细胞、肥大细胞、T细胞、中性粒细胞、气道上皮细胞等）和细胞组分参与的气道慢性炎症性疾病。这种慢性炎症与气道高反应性相关，通常出现广泛多变的可逆性气流受限，并引起反复发作性的喘息、气急、胸闷或咳嗽等症状，哮喘随病程的延长可产生气道不可逆性缩窄和气道重塑[1]。

研究发现，接受全麻的哮喘患者围麻醉期发作的概率为 0.8%～30%；有报道称手术期间仍存在哮喘症状的患者，围麻醉期发生支气管痉挛的概率为 50%[2-3]。

（二）病因与发病机制

哮喘的病因目前还不十分清楚[4]，患者个体过敏性体质及外界环境的影响是发病的危险因素。哮喘与多基因遗传有关，与气道高反应性、IgE调节和特应性反应相关的基因在哮喘的发病中起重要作用。哮喘同时又遗传因素和环境因素的双重影响。哮喘的病理生理为气道内各种化学介质的局部释放及副交感系统过度兴奋。吸入物质通过特异

及非特异免疫机制引起肥大细胞的脱颗粒诱发哮喘发作。

哮喘的发病机制可概括为免疫-炎症反应、神经机制和气道高反应性及其相互作用。从病因学上，哮喘往往被分为两类，分别是变应性（外源性）和特异性（内源性）。变应性哮喘常有个人或家族过敏性疾病史，如鼻炎、荨麻疹、湿疹，皮内注射吸入性抗原提取物皮肤呈潮红、丘疹阳性反应；血清中 IgE 含量增加；或吸入特异性抗原的激发试验阳性，免疫机制可能参与其中。特异性哮喘不是以免疫机制为基础，可能与副交感系统的异常相关。当某些物质刺激支气管黏膜的传入受体时，冲动传导至分布在支气管平滑肌上的副交感纤维，后者刺激支气管平滑肌上的 M_3 胆碱受体负反馈机制可能发生异常。

（三）全身麻醉期间哮喘带来的挑战

1. **对患者生命安危的挑战** 哮喘的临床表现为阵发性呼吸困难、咳嗽和喘鸣，伴有呼吸频率和心率加快、血压升高、分泌物增多、窒息甚至死亡。哮喘还可并发气胸、纵隔气肿、肺不张。哮喘严重发作时，往往出现威胁生命的低氧血症。在哮喘急性发作期常见低二氧化碳血症和呼吸性碱中毒，晚期可见二氧化碳潴留和呼吸性酸中毒；呼吸肌疲劳；可加重右心室肥厚和（或）肺动脉高压症状，并诱发肺心病。

2. **对医务人员的挑战** 由于围麻醉期导致呼吸困难的常见原因较多，所以确立患者

发生哮喘的诊断之前，需要排除其他的常见原因。诊断的延误对患者生命安危造成挑战，而如何快速诊断是对医务工作者提出的挑战。

哮喘发作时，低氧血症是最常见的表现，然而，在纯氧机械通气患者则不够敏感。并且，肌松药的使用掩盖了哮喘的临床表现。此类患者延迟的低氧血症和被掩盖的临床表现，往往给医务工作者早期快速地诊断哮喘带来困扰。

另外，哮喘发作时，吸入药物的给药途径和效能受到制约。机械通气时，吸入 β_2 受体激动药，仅有 1%～3% 的药物会最终到达肺脏；严重支气管痉挛时，吸入麻醉药物更是无法迅速起效，需要改用静脉途径给药。

3. 对临床管理工作的挑战　哮喘的早期发现，需要各个科室的紧密合作。首诊的临床医生应准确地完善病历，详细采集哮喘患者的临床病史并给予药物控制。麻醉医师应在麻醉前详细地询问病史、既往史并优化哮喘患者的药物控制方案；在麻醉中警惕哮喘的发生，实施必要的监测，选择合理的药物及麻醉方案；在麻醉苏醒期以患者无哮喘发作为理想状态。

当医生怀疑患者发生哮喘时，在积极治疗的同时宜通知上级医师，由上级医师组织救治，必要时汇报医务科，组织必要的抢救队伍。经治医生在救治同时应及时记录好麻醉记录单，注意保留相关资料、原始记录及使用物品、药瓶等。如出现心搏骤停应立即实施心肺复苏。

二、围麻醉期全身麻醉期间突发哮喘的原因分析

哮喘的诱发因素有变应原、药物刺激、环境和空气污染、职业因素、感染（最常见）、运动、情绪激动等。全身麻醉期间导致哮喘的常见原因如下[5-6]。

1. 气管插管　气管内操作可刺激胆碱能神经纤维释放乙酰胆碱，导致支气管痉挛，而浅麻醉下的操作导致的应激反应尤甚，是诱发围术期哮喘的主要因素。

2. 手术期间麻醉过浅　麻醉过浅导致患者不能耐受气管内导管或手术疼痛等，也可诱发哮喘。

3. 麻醉药物　吗啡、琥珀胆碱、阿曲库铵、罗库溴铵等麻醉药物可能导致组胺释放，诱发哮喘。地氟醚可导致分泌物增加，诱发哮喘发作。

4. 气道分泌物　全麻患者如果未使用抗胆碱药物，过多的分泌物可能诱发哮喘发作。

三、围麻醉期全身麻醉期间突发哮喘的应对策略

（一）全身麻醉期间哮喘的及时识别

1. 依靠什么（既往病史和临床表现）全麻期间发生哮喘，表现为气道阻力增加，肺顺应性下降，呼气流速下降，呼吸做功增加。听诊双肺可闻及散在或弥漫性，以呼气期为主的干啰音。二氧化碳曲线图的Ⅲ相斜率明显增加，梗阻的严重程度与该斜率成比例。动脉血气分析提示低氧血症，重度哮喘可由于二氧化碳潴留导致呼吸性和代谢性酸中毒，以及组织缺氧导致乳酸酸中毒。未行机械通气患者可引起呼吸肌疲劳。心电图可有奇脉及右心室劳损（ST 段改变，电轴右偏、有束支传导阻滞）等表现，为严重的气道梗阻的继发表现。

2. 如何快速识别　结合患者的病史、体征，尤其是双肺听诊，另外应用支气管扩张药和糖皮质激素有效即可快速识别。

（二）全身麻醉期间哮喘的鉴别诊断

全身麻醉期间患者一旦发生异常现象，怀疑为哮喘发作时，麻醉医师务必认真与以下情形相鉴别，以免错误诊断而贻误患者的病情，如气管导管的阻塞、气管导管插入单侧支气管、误吸、肺栓塞等。

（三）全身麻醉期间哮喘的应急处理

最重要的是正确快速地诊断，并去除诱因，同时加压给氧。若初步诊断为哮喘，则按哮喘的处理措施进行治疗性诊断：①加深麻醉并进行纯氧通气；②缓解机械性刺激；③吸入 β_2 受体激动药和抗胆碱药，重症患者无法吸入时需改用静脉用药；④快速注射糖皮质激素，氢化可的松 100 ～ 200mg 静脉注射；⑤症状持续加重者，在出现意识改变、呼吸肌疲劳、呼吸性酸中毒等表现时，需及时给予呼吸机治疗。

四、围麻醉期全身麻醉期间突发哮喘的思考

防治哮喘的主要环节包括：①进行细致全面的术前评估和积极的术前准备；②选择合理的麻醉方式和麻醉药物，制定合理的麻醉方案；③在麻醉期间宜提高警惕，加强监测，做好哮喘发作的预案，当患者突然出现疑似哮喘的征象时，应迅速诊断并鉴别，以免延误治疗时机。

哮喘患者术前评估的重点是最近病史，近期是否有急性发病，是否现在处于理想状态。如果患者最近有哮喘发作住院史或听诊有哮鸣音，则麻醉过程中潜在危及生命的风险很大。临床病史至关重要，没有或仅有轻微的呼吸困难、喘鸣及咳嗽为最佳状态。胸部听诊以确认病情。胸部 X 线可用于判断气体潴留、肺气肿导致膈肌低平，心影变小，肺纹理减少。肺功能检查有助于判断病情。

哮喘患者麻醉方案宜以避免气道刺激为要义。当局麻、神经阻滞和椎管内麻醉等非全麻方案同样安全、适用时，宜首选非全麻方案。然而高平面的椎管内麻醉可导致交感神经阻滞，副交感神经相对兴奋，可诱发哮喘，应避免使用。全麻方案中，在安全性有保障的前提下，麻醉方案的优先级别为面罩＞喉罩＞气道插管。全麻插管和手术刺激时，足够深度的麻醉要比药物的选择更为重要。

哮喘患者机械通气的呼吸频率不宜设置过快，保证足够的呼气时间，呼吸系统功能监测应有脉搏血氧饱和度、呼气末二氧化碳监测、呼吸力学监测等手段对呼吸系统功能进行连续监测。环路内需要放置气道湿化装置，保护气道黏膜。输液以晶体液为主，使得气道分泌物更稀薄便于排出。哮喘患者应在外科麻醉水平下拔管，但需警惕误吸、气道梗阻、低通气的风险，并权衡早拔管的优点。术后有效镇痛时，需警惕呼吸抑制的发生，避免应用吗啡及非甾体消炎药。

提高防治能力的措施：麻醉医师应高度警惕哮喘的发生，将哮喘作为麻醉过程中的紧急事件的处理预案作为年轻医师的日常培训内容，有计划地做模拟训练将有助于提高抢救的成功率，并制定哮喘患者抢救的流程或清单，以便于全体医护人员掌握如何识别和应对哮喘的发作。

五、围麻醉期全身麻醉期间突发哮喘的典型案例分享[7]

患者，男性，58 岁，75kg。以"右下肢麻木、疼痛半月余"为主诉于 2013 年 12 月 14 日入院，既往有慢性支气管炎病史 22 年，哮喘于每年冬季发作，1 个月前因哮喘入院治疗，出院后间断吸入异丙托溴铵治疗，此次血气正常。既往冠心病病史 5 年，未正规服药，心功能 Ⅱ 级，平板实验阴性。患者自诉有药物过敏史，但具体不详。拟在全身麻醉下行 $L_{4\sim5}$ 和 $L_5 \sim S_1$ 髓核摘除术，未给予术前用药。

患者入室后建立静脉通路。血压 145/95mmHg，脉搏 76 次 / 分，SpO_2 95%，吸氧 10 分钟后，依次给予芬太尼针 0.3mg、依托咪酯 18mg、顺苯磺酸阿曲库铵 7mg 进行麻醉诱导，麻醉诱导平稳，插管顺利，妥善固定气管导管后，改为俯卧位。在手术开始后 10 分钟追加地佐辛 5mg。麻醉维持选择静吸复合，以异丙酚复合瑞芬太尼持续泵入，0.5MAC 七氟醚持续吸入，间断追加顺苯磺酸阿曲库铵。手术进展顺利，手术开始约半小时后患者出现血压下降趋势，心率渐快。麻醉医生减浅麻醉，加快输液，约 10 分钟后，血压持续下降至 80/50mmHg，心率增快至 120 次 / 分，气道压增加至 $40cmH_2O$。麻醉医生继续减浅麻醉，同时用吸痰管检查气管导管的通畅度，进行吸痰。其后随即出现气道压增加至 $50cmH_2O$，麻醉机风箱工作阻力大，氧饱和度急剧下降，血压降至 70/40mmHg，心率 155 次 / 分，麻醉医生嘱迅速停止手术，改为仰卧位。听诊满肺哮鸣音，判断为哮喘发作，立即将吸入氧浓度改为纯氧，给予备用的异丙托溴铵，静脉注射肾上腺素注射液 10μg 和氢化可的松 100mg，同时加深麻醉并调整呼吸参数。血压即刻升至 130/90mmHg，心率 90 次 / 分，氧饱和度回升至 100%，气道阻力恢复至 $20cmH_2O$，双肺哮鸣音消失。术毕深麻醉下拔管，待患者完全苏醒后安返病房。

（罗向红　王贤裕）

参考文献

[1] 岳云,吴新民,罗爱伦.摩根临床麻醉学 [M].4 版.北京：人民卫生出版社，2007：490-492

[2] 邓小明,曾因明.米勒麻醉学 [M].7 版.北京：北京大学医学出版社，2011：1085-1088

[3] 王天龙,黄宇光,李天佐,等.危重症患者麻醉管理进阶参考 [M].北京：北京大学医学出版社，2012：3-16

[4] 葛均波,徐永健.内科学 [M].8 版.北京：人民卫生出版社，2013：69-78

[5] 涂冬霞.麻醉期的哮喘与支气管痉挛 [J].医学信息，2014，27（12）：135

[6] 段军,段欣.围术期严重支气管痉挛 1 例 [J].长江大学学报自然科学版：医学旬刊，2014，11（1）：33

[7] 鲜激艳.全麻诱导中出现严重支气管痉挛 1 例 [J].医学理论与实践，2015，28（2）：161

第39章 围麻醉期颈胸部突发皮下气肿

随着医学技术的改进与发展，围麻醉期颈胸部皮下气肿的发生率呈下降趋势，但是严重者危及患者的生命。围麻醉期麻醉医师仍然需要警惕此类病例发生的可能性，做到积极预防、早期发现、明确诊断、及时处理，为患者围术期的安危保驾护航。

一、围麻醉期突发颈胸部皮下气肿的发生情况及危害

1. 围麻醉期颈胸部皮下气肿的发生情况与表现　皮下气肿是外伤、操作等原因损伤了组织结构，从而使气体进入皮下软组织，对其周围组织产生压迫的一种损伤并发症。此并发症的发生率报道不一，介于 2.3% ～ 11.5%，当然这与操作有很大关联[1]。

围术期颈胸部皮下气肿是多见于腔镜手术、口腔及颈胸部手术或操作（如拔牙、喉癌、扁桃体肿大、甲状腺手术、张力性气胸、肺部手术）和颈部动静脉穿刺、气管切开、气管插管、气道及食管破裂等造成的组织损伤，结构改变，组织腔隙增大，气体压力过高导致气体进入皮下组织形成气肿而产生的一种并发症。其主要临床表现为：颈胸部皮肤饱满，触诊时有捻发音和握雪感，听诊可有爆裂的水泡声及肺部呼吸音减弱或者消失。患者颈部有压迫感或窒息感，可有胸痛、躁动现象或过度换气现象，甚至出现呼吸困难，同时可伴有血压、心率、血氧饱和度、气道压等生命体征的变化，严重者导致呼吸和循环障碍。

2. 围麻醉期颈胸部皮下气肿的危害　产生皮下气肿，会限制胸廓运动，如果是腔镜手术腹腔灌注 CO_2 后，腹压升高，使膈肌上移，潮气量减少及二氧化碳的物理溶解，造成二氧化碳潴留，产生高碳酸血症。还有人认为皮下组织较腹腔更易吸收二氧化碳引起高碳酸血症。而高碳酸血症可使血浆中儿茶酚胺含量上升 2 ～ 3 倍，引起交感神经兴奋，使平均动脉压（MAP）、心率（HR）加快，但高碳酸血症直接抑制心肌作用，使心搏指数（SI）与心脏指数（CI）下降，这对有心血管疾病或老年患者极为不利。此外，高碳酸血症可抑制大脑，使皮质兴奋性降低，临床可出现二氧化碳麻醉现象，影响术后全麻患者的苏醒。严重者出现胸闷或胸骨后疼痛，严重者出现颈静脉扩张、心动过速、呼吸困难甚至心力衰竭。对患者造成上述损害，对家属而言也造成不必要的额外损失，分散家属的精力，造成不必要的经济负担。造成气肿是医患双方均不愿见到的，也会造成许多纠纷，使双方都需付出很大的精力加以解决，提高了社会成本，加大了医患矛盾。

二、围麻醉期突发颈胸部皮下气肿的原因分析

围麻醉期颈胸部皮下气肿一旦发生，严重者可危及生命，应立即查明发生原因，消

除诱因，积极的对症处理，防止病情的进一步发展。目前认为发生围麻醉期颈胸部皮下气肿的高危因素为。

1. 气管切开[2～4]

（1）操作不当：由于手术不细致，解剖分离不清，气管前软组织分离过多，人为造成皮下间隙开放；切口缝合太紧；套管选配不当；气管环切除过多，术后吸痰操作不当如插入过深、动作粗暴、吸痰管不合适等造成黏膜损伤，空气从气管切口溢出时被压于皮下所致。

（2）呼吸道刺激：对于有肺部疾病病史、上呼吸道感染、长期吸烟、肺内容物反流的患者，极易引起呼吸道的刺激，从而患者剧烈咳嗽，胸腔内压力突然增大。以上原因导致黏膜损伤，胸腔压力过大，气体可进入浅筋膜沿肌肉、筋膜、神经、血管壁间隙扩散形成皮下气肿。

2. 颈静脉穿刺及肌间沟神经阻滞　由于麻醉医生操作不熟练，插管不顺，反复提插，同时患者紧张、用力、吸嗽、过度换气等动作致压力加大，作用在两个压力感受器，反射性引起心跳、呼吸改变，颈静脉怒张，胸腔压力增大，导致右侧肺饱和破裂，气体沿血管、神经、筋膜间隙上升，存留在锁骨上窝及颈部皮下疏松组织内，形成颈部皮下气肿。轻者病变局限，自行吸收痊愈。重者沿颈部相邻的血管、神经、筋膜间隙由近及远进入胸腔，向纵隔蔓延，引起纵隔气肿，也可因颈部皮下气肿肿胀严重，导致气管移位、舌后坠、窒息等危及生命。

3. 腔镜下颈胸部手术[5]　如腔镜下甲状腺瘤切除术及乳腺癌改良根治术，腔镜下手术所需空间是利用组织间的潜在间隙制造出的空腔，它不是密闭的，如果CO_2气体

注入压力控制不当，手术时间过长，术中反复多次穿插皮肤及皮肤切口大于腔镜套管，可出现组织分离，腔隙增大，气体进入腔隙内造成皮下气肿，甚至纵隔气肿，进而影响呼吸、循环功能。

4. 耳鼻咽喉手术[6,7]　对于耳鼻咽喉手术发生皮下气肿的原因分析如下：①患者本身的解剖异常，例如喉部手术患者多属于矮胖、颈短粗、舌体厚、咽腔狭窄、喉头位置高、舌根淋巴组织增生等不利于喉部手术的类型；鼻腔解剖结构异常、老年人鼻咽部黏膜萎缩、薄而脆易损伤鼻咽黏膜不利于耳鼻部手术；②技术不熟练导致组织损伤。由于以上原因，当遇到口腔内气压增高（面罩加压给氧或患者有呛咳或频繁吞咽、屏气）时，就会有气体自创面进入颈部筋膜组织从而到达颈部皮下，形成皮下气肿。严重者，影响呼吸、循环功能。

5. 腹腔镜手术[8]　腹腔镜手术中发生颈胸部皮下气肿多由于：①操作不当。腹腔穿刺针及套管针未完全进入腹腔，开口至皮下组织，充气排气过程中套管针部分移动、松脱或滑出开口进入皮下组织；穿刺器重复穿刺导致组织分离，充气排气时可进入皮下组织。②腹内压过高。气腹流量和压力过大，导致腹内压过高，促使CO_2逸出纵隔等异常部位，由于纵隔内压过高，气体经胸廓上口与颈部相连处进入头、颈、胸，发生皮下气肿。③患者本身体质。对于高龄或体态较瘦，皮下组织疏松的患者、皮下脂肪匮乏的患者，容易发生皮下气肿。

6. 气管损伤　气管插管后发生术后延迟性颈胸部皮下气肿的原因为：①麻醉插管时损伤咽喉部声门处黏膜；②插管所致气道破裂。均可在患者呕吐、咳嗽时，气体在压

力作用下，由浅筋膜进入，扩散至颈部、颜面部等处所致，严重者可沿颈部深筋膜进入纵隔，引起纵隔气肿，危及患者生命。

7. 呼吸机通气量过大[9]　对于全麻过程中，因潮气量过大肺泡内压急剧上升而发生损伤破裂，即可导致气体由肺泡内进入肺间质，形成间质性肺气肿，气体再沿肺血管周围鞘膜进入纵隔进而蔓延到皮下形成颈部皮下气肿，严重者可伴发气胸、纵隔气肿。

8. 自发性气胸闭式引流　以张力型最多，并发皮下气肿，皮下气肿是其重要并发症之一，原因：①基础肺疾病，例如原有慢性支气管炎、肺气肿、肺结核、支气管哮喘；②引流管不通畅；③引流管插入水面的深度过深；④引流切口大小与皮肤没有紧密缝合；⑤在下胸壁插管（与下胸壁动度较大，导致引流管摆动，使气体易进入皮下有关）；⑥剧烈咳嗽，胸腔内压急剧升高。

三、围麻醉期突发颈胸部皮下气肿的应对策略

围麻醉期颈胸部皮下气肿发生后，应该及时诊断明确，根据情况采取应急措施，遵循一定的原则有效处置，维持患者的呼吸、循环功能，有利于病情的治愈。

1. 及时发现和判断　对于皮下气肿发生率高的患者，应密切观察患者生命体征变化、颈胸部皮下组织，X 线片、CT 以明确诊断，当气道压（Paw）、$P_{ET}CO_2$ 明显升高，且过度通气不能下降，SpO_2 持续下降，同时存在颈、面、胸部气肿，触诊明显捻发感和按压皮肤有凹陷时，X 线发现皮下气肿时，诊断成立。然后应判断其是否存在气胸及心包、纵隔积气，以及是否压迫气管，影响呼吸、循环系统。

2. 积极治疗　轻者，如果只有轻度的不适感，不影响呼吸、循环功能，可给予严密观察，一般不予处理，可自行吸收；重者，影响了呼吸、循环功能，应立即采取消除病因、对症支持治疗，例如粗针头排气或皮下切开引流，减轻并发症，改善预后。

3. 治疗原则与措施　对于围麻醉期突发颈胸部皮下气肿患者，要严格按照其治疗原则进行治疗，其具体治疗原则与措施如下。

（1）尽快消除病因：①如腔镜下手术时，术中一旦发现患者出现大面积皮下气肿伴 $P_{ET}CO_2$ 异常升高，应该停止人工气腹的建立，十二指肠穿孔者应立即行十二指肠修补、后腹膜切开减压术，排空气腹，避免皮下气肿继续发展和 CO_2 吸收。②全麻呼吸机通气时，因潮气量过大形成的颈部皮下气肿，术中应该严格按照要求设置呼吸机的参数变量，例如老年人潮气量一般设定为 7 ～ 8ml/kg，套囊充气以稍微漏气为宜，否则可能导致气道内压过高，导致肺泡破裂，从而形成皮下气肿。

（2）维护呼吸循环稳定：①保持呼吸道通畅，及时吸痰，术中控制性正压机械通气可促进气体的排出，术后可以给予间断高浓度吸氧治疗皮下气肿；②及时抽取血标本，行血气分析和电解质检查，若发生高碳酸血症时间持续较长，给予 5% 碳酸氢钠滴注，适当利尿，纠正酸碱平衡紊乱，因为严重的大面积皮下气肿可以引起血液中的碳酸浓度升高；③根据病情予以控制血压、心率，高碳酸血症可以使血浆中儿茶酚胺含量上升 2 ～ 3 倍，引起交感神经兴奋，导致血压上升、心率加快、呼吸道阻力增加，严重的皮下气肿还可能引起气栓，若气栓进入循环，将导致肺动脉高压、右侧心力衰竭甚至心搏骤停；④排气、减压，以尽快减少气肿对机

体的影响，如果肺压缩＞ 30% 或有呼吸困难及 SpO_2 不能维持在正常水平的较重的皮下气肿患者，可行胸腔穿刺抽气或胸腔闭式引流术；如选择胸骨上窝或胸骨旁大头针皮下穿刺抽气，或多处小切口（2mm）挤压皮下排气，并用手朝手术切口和穿刺点方向挤压排气。

（3）控制感染：皮下气肿的发生增加感染机会，应及时合理地应用抗生素预防感染。保持气道湿化，吸痰时严格执行无菌操作，掌握正确的吸痰技术，定时为患者翻身、拍背。

（4）心理干预：例如气管切开拔管后心理上有呼吸不畅、咽喉有异物感，因此，试图通过努力咳嗽的方式来解决症状，从而引发皮下气肿，应对患者进行宣传教育，让患者有充分的心理准备，术后面对患者的紧张、痛苦，应保持患者的情绪稳定，防止患者紧张、躁动，应引导其向于健康有利的方向发展，告知痛苦只是暂时的，其预后良好，不影响其功能。

（5）其他治疗：例如气管切开术后，因患者剧烈咳嗽、吸痰操作不当、上呼吸道感染、基础肺疾病、吸烟等刺激气管导致胸膜腔内压增高，应该给予止咳化痰、治疗基础疾病、戒烟等治疗。

四、围麻醉期突发颈胸部皮下气肿的思考

围麻醉期详细查体是发现术中颈胸部皮下气肿的重要步骤，要求手术大夫与麻醉医生相互配合，相互支持，做到早发现，早处理。术中麻醉除监测心电图、无创血压、脉搏、血氧饱和度外必须要有 $P_{ET}CO_2$ 监测。特别是腔镜手术严格按照操作程序进行气

腹，防止 CO_2 进入皮下组织。术中发现如果 $P_{ET}CO_2$ 持续升高，在更换钠石灰，调整呼吸机参数，加大潮气量，增加呼吸频率，及时行血气分析的基础上，密切观察患者头颈部皮肤是否形成气肿，如确认 CO_2 气腹所致立即停止气腹，撤离所有腹腔镜的管道和器械，并用手从颈部挤压气肿排出 CO_2，使 $P_{ET}CO_2$ 恢复正常，保证患者安全，同时评估气肿对患者的损害，以不良事件上报医务科备案。围术期突发颈胸部皮下气肿，应该高度重视，患者应该在重症监护室观察治疗，并且及时与患者家属沟通，交代此并发症缘由和治疗中可能出现的意外情况，取得家属的理解与支持。

五、围麻醉期突发颈胸部皮下气肿典型案例分享

患者，女性，39 岁，体重 58kg，因患异位妊娠、子宫肌瘤入院，拟在全身麻醉下行腹腔镜子宫肌瘤剔除、异位妊娠病灶清除术。术前检查：心电图示正常，心肺无异常。入室后血压 105/70mmHg，SpO_2 96%，心率 75 次 / 分。静脉快速诱导下经口明视插入气管导管，插入 23cm，术中麻醉以丙泊酚和雷米芬太尼维持，维库溴铵间断静脉注射维持肌松。机械通气：VT 400ml，呼吸 13 次 / 分，I∶E=1∶2；腹腔打孔 3 个，应用 WOLF 公司全自动气腹机以预设流量 12L/min 向腹腔内注入 CO_2，压力维持在 10 ～ 14mmHg，气腹时间 80min，连续监测血压、SpO_2、心率、$P_{ET}CO_2$ 和气道压（Paw）。手术开始后，初期生命体征平稳，血压 110/60mmHg，心率 70 次 / 分，$P_{ET}CO_2$ 波动在 39 ～ 43mmHg，气道压 10cmH$_2$O，SpO_2 100%。气腹 60 分

钟时 $P_{ET}CO_2$ 升到 50mmHg，气道压升高到 25cmH$_2$O。更换钠石灰，加大潮气量，增加呼吸频率，并核对气管插管及气道通气无误。此时，$P_{ET}CO_2$ 继续升到 75mmHg，气道压上升到 28cmH$_2$O，发现患者面部明显肿胀，面色发绀，颈部、上胸部、腋窝、上臂部均发生皮下气肿，皮下捻发感明显，考虑为气腹造成广泛皮下气肿，立即停止手术，撤离腹腔镜，并挤压头、颈、胸部排气。暂停手术 15 分钟后，$P_{ET}CO_2$ 降到 43mmHg，血气分析示：pH 7.299，$PaCO_2$ 43.5mmHg，PaO_2 287.2mmHg，SaO_2 99.4%，BE －5.1，HCO_3^- 21.6mmol/L，患者面颈部肿胀消退，皮下气肿逐渐好转，再行气腹 20 分钟后完成手术。术毕恢复自主呼吸，床边胸部 X 线片显示：广泛皮下气肿，心肺无异常，清醒后拔除气管内插管，安返病房。术后随访，皮下气肿消失，无其他不适，5 天后痊愈出院。

（王　强　余奇劲　陈玉华）

参考文献

[1] 李海冰，孙晓林. 妇科腹腔镜手术中发生广泛皮下气肿一例 [J]. 上海医学，2006，29（1）：54

[2] 王增香，刘巧红. 经皮微创气管切开拔除套管后发生皮下气肿的原因分析及护理对策 [J]. 现代医药卫生，2006，22（3）：2099-2100

[3] 康利. 气管切开术术后并发症的临床观察（附 30 例报道）[J]. 临床研究，2011，9（5）：110-111

[4] 李艳红. 气管切开并发症原因分析及护理 [J]. 中国煤炭工业医学杂志，2010，13（10）：1562-1563

[5] 李冰，赵密仙. 腔镜下甲状腺瘤切除术的护理 [J]. 实用心脑肺血管病杂志，2010，18（12）：1891-1892

[6] 覃东义，陈燕. 咽鼓管吹张致颈部皮下气肿 4 例的护理体会 [J]. 现代医药卫生，2006，22（3）：441

[7] 董保成，路承，贾新奇，等. 支撑喉镜手术并发颈部皮下气肿原因及预防 [J]. 临床耳鼻咽喉科杂志，2006，20（9）：418-419

[8] 张丽青，林卫红，陈惠南，等. 腔镜手术术中 CO_2 气腹致全身广泛皮下气肿的护理干预 [J]. 解放军护理杂志，2008，25（4B）：49-50

[9] 黄瑞云，唐猛，林举安，等. 术后机械通气肺泡破裂引起全身皮下气肿 1 例 [J]. 实用医学杂志，2001，17（3）：236

第40章　围麻醉期硬膜外麻醉时突发异常广泛阻滞

一、围麻醉期硬膜外麻醉时突发异常广泛阻滞的发生情况及危害

将局部麻醉药注入硬膜外间隙，阻滞脊神经，使其支配的区域产生暂时性麻痹，称为硬膜外阻滞。理论上讲硬膜外阻滞可用于头部以下任何部位手术的麻醉，由于其具有适应证广泛、对患者生理扰乱较轻、所需器械简单、可控性强、术后并发症少等诸多优点，已成为临床上常用的麻醉方法之一。作为一种广泛使用的麻醉方式，硬膜外麻醉在临床应用过程中，其并发症及可能发生的意外情况也越来越受到关注，如阻滞平面过广，对循环和呼吸可能产生较大影响甚至危及生命。硬膜外异常广泛阻滞是指在硬膜外麻醉时注入常规剂量的局部麻醉药后，出现异常广泛的脊神经阻滞现象。其特点是阻滞范围虽广，但仍为节段性，骶神经支配区域甚至低腰部仍正常。临床上表现为延缓发生的高平面阻滞，多出现在注入首次剂量后20～30分钟，常有前驱症状如胸闷、呼吸困难、说话无声及烦躁不安，继而发展至严重通气不足甚至呼吸停止，血压可大幅度下降或无明显改变，脊神经阻滞常达12～15节段。按照导致异常广泛阻滞的原因，可分为硬膜外间隙广泛阻滞和硬膜下间隙阻滞两种类型。广泛的硬膜外阻滞并非全脊髓麻醉，与全脊髓麻醉相比，广泛硬膜外阻滞具有节段性，而全脊髓麻醉则无；此外全脊髓麻醉多在给药后几分钟内甚至立即发生，而广泛

硬膜外阻滞则发生较晚[1]。硬膜外麻醉时不慎穿破硬脊膜或导管误入蛛网膜下隙也可导致异常广泛阻滞甚至全脊髓麻醉，但由于其性质属于蛛网膜下隙阻滞范畴，故不在讨论之列。硬膜外麻醉时异常广泛阻滞虽然发生率较低（国内统计为0.04%），但出现后可明显干扰呼吸循环功能，如果处理不及时，可严重威胁患者生命安全。对此类情况，一旦发现，应对症处理，加强监测，维持呼吸循环稳定，待阻滞平面下降至正常，患者情况稳定后再决定后续处理方式。

硬膜外麻醉时异常广泛阻滞的危害主要呈现在两方面。

1. **硬膜外麻醉时异常广泛阻滞对患者生命安全造成威胁**　由于异常广泛阻滞时麻醉平面较正常情况下明显升高，随着交感神经系统兴奋性降低，外周血管扩张，必然导致容量的相对不足甚至绝对不足，出现血压心率改变；平面升高阻滞呼吸肌的支配神经及膈神经后，患者呼吸受限，将导致氧合不足[2]。

（1）对患者循环系统影响：由于局部麻醉药阻滞胸腰段交感神经纤维，产生血管扩张，从而发生一系列血流动力学改变，表现为外周血管阻力、心率、心排血量及血压的下降。交感神经阻滞导致阻力血管及容量血管扩张，因而外周血管阻力下降。由于迷走神经兴奋性相对增高及回心血量减少，右心房压力下降后反射性地导致心率减慢，麻醉平面过高时由于心脏交感神经纤维被阻滞使

237

心率减慢加重。由于心交感神经的阻滞，心肌收缩力下降；同时外周血管扩张后回心血量减少，均导致心排血量降低[3]。正常情况下，由于阻滞平面较低，上半身未阻滞区域的血管代偿性收缩可在一定程度上减小血压下降的幅度，使其不超过20%。在硬膜外麻醉异常广泛阻滞的患者，由于阻滞平面过广，上半身血管的代偿性收缩功能被抑制，加之心脏收缩功能降低导致的心排血量减少，血压下降幅度可明显超过20%，甚至出现严重的低血压。

（2）对患者呼吸系统影响：椎管内麻醉对呼吸功能的影响取决于阻滞平面的高低，尤其以运动神经阻滞范围更为重要。阻滞平面低时仅腹肌运动减弱，对呼吸功能影响不大。若硬膜外麻醉时发生异常广泛阻滞，由于支配肋间肌的运动神经被广泛阻滞，肋间肌麻痹，影响呼吸肌的收缩，可表现为胸式呼吸减弱甚至消失。当平面高至膈神经也被阻滞时，患者无法保证基本的肺通气量，可出现明显的呼吸困难及发绀。由于咳痰能力下降，呼吸道分泌物不易咳出，患者可能产生呼吸道梗阻。

（3）对患者胃肠道的影响：硬膜外麻醉异常广泛阻滞时，由于交感神经阻滞，迷走神经兴奋性增强，胃肠道蠕动亢进，同时血压下降导致内脏血流量减少，以及延髓呕吐中枢因缺血缺氧刺激，患者易于出现恶心呕吐，严重者可以导致反流误吸危及生命。

2. 患者及家属对麻醉产生怀疑，可能产生医疗纠纷　对于患者及其家属来说，由于其不具备相关医学专业知识，对硬膜外麻醉的认知不足，在麻醉过程中对可能存在的风险并没有较好的心理准备。绝大多数患者及家属认为硬膜外麻醉仅仅只是简单的"打一针"而已，并不存在风险。临床工作中经常有患者以为硬膜外麻醉时给的药越多麻醉效果越好，担心效果不佳而要求麻醉医师"多给点药"。出现硬膜外麻醉异常广泛阻滞后，如果麻醉医师及时发现并纠正异常状况，维持患者生命体征稳定从而避免不良后果，可能不至于产生医患矛盾；如果患者病情危重，因抢救需要而产生了额外的医疗费用等，家属多不愿承担。多数患方人员会主观地认为是由于麻醉医师的技术不够高，"麻醉针"打得有问题才会导致患者出现意外，对于出现硬膜外麻醉异常广泛阻滞后进行抢救、监护等措施所产生的医疗费用及住院日期的延长无法接受。一旦患者出现并发症甚至死亡，则必然出现医疗纠纷。

二、围麻醉期硬膜外麻醉时突发异常广泛阻滞的原因分析

硬膜外间隙是一潜在性腔隙，腔内充满脂肪、血管及淋巴管，它们所占容积也因客观环境而异，故不同人硬膜外间隙容积大小不同；进行硬膜外麻醉时导管置入位置不同，局部麻醉药作用部位及扩散范围也会有明显差异。根据发生异常广泛阻滞时局部麻醉药作用部位和病理生理因素的不同，可将其分类为硬膜外间隙广泛阻滞及硬膜下间隙广泛阻滞[4]。硬膜外间隙广泛阻滞时，药物作用于硬膜外腔，其特点是药物作用部位正常，伴随有扩散范围变广；硬膜下间隙广泛阻滞时，药物作用于硬膜下间隙，其特点是药物作用部位异常，进而导致扩散范围变广。

1. 异常的硬膜外间隙广泛阻滞　硬膜外间隙广泛阻滞的产生机制是由于各种病理生理因素的影响，使得硬膜外腔间隙变狭窄，

容积变小、药物容易向头侧扩散，或患者对药物耐受性发生改变，在给予正常剂量的局部麻醉药时，麻醉药的扩散范围较正常状态下明显增加，从而导致阻滞平面过高过广。常见原因如下。

（1）婴幼儿患者，由于硬膜外间隙容积绝对值小，给予正常剂量局部麻醉药后药物容易向头侧扩散，给药后容易产生阻滞平面过广。

（2）老年患者尤其是伴动脉硬化者，由于组织退行性变及椎间孔闭锁，给予局部麻醉药后药物外泄减少，且硬膜外间隙内组织对药物扩散阻碍作用减小，小剂量的局部麻醉药也可使阻滞平面较广。

（3）妊娠晚期、腹腔内巨大包块、大量腹水等均可导致下腔静脉受压回流不畅，下肢、盆腔及下腹部的静脉血经过椎内、外静脉与上腔静脉相交通，导致硬膜外间隙的静脉丛扩张，间隙相对变小，药物容易扩散。

（4）病情危重、极度衰竭、恶病质、内环境紊乱患者，由于全身情况差，各器官系统代偿能力减弱，对硬膜外麻醉的耐受力下降，正常剂量甚至小剂量的局部麻醉药对此类患者都有可能产生很广的阻滞范围。

2. 异常的硬膜下间隙广泛阻滞　传统观念认为硬膜下间隙是硬脊膜与蛛网膜之间的潜在性腔隙，小剂量的局部麻醉药进入其中即可广泛弥散，形成异常的高平面阻滞。谢素琴等参考多位学者的研究，认为并没有解剖学结构上的硬膜下间隙，但是硬脊膜和蛛网膜之间存在由扁平的神经乳头细胞和大量细胞间隙组成的硬膜-蛛网膜界面，此界面可以在外力等因素作用下扩展形成真正的硬膜下间隙。局部麻醉药注入后，由于硬膜下间隙下部比上部阻

力大，药物容易快速向头侧扩散，但是到达脊神经根还需要一段时间，故高平面阻滞的临床症状出现慢。硬膜下间隙阻滞的发生多数与麻醉穿刺操作有关，部分患者本身也可能存在特殊诱因。

（1）穿刺操作过程中损伤硬脊膜而形成硬膜下间隙，导致给药时药物进入其中出现广泛阻滞。硬膜外麻醉是一种盲探性操作，麻醉过程中可能因为操作者技术不熟练、对解剖结构不熟悉、穿刺过快过猛导致进针过深、穿刺时患者突然体动等均可导致针尖直接刺破硬脊膜进入硬膜下间隙；穿刺进入硬膜外腔后为调整置管方向而旋转硬膜外穿刺针达180°甚至更多，针尖的旋转也可划破硬脊膜，进而注药时药物进入硬膜下间隙；硬膜外导管尖端过硬，置管过程中也可损伤或穿破硬脊膜而直接将导管置入硬膜下间隙；穿刺时反复行注气试验，反复注气可扩张和分离硬脊膜和蛛网膜，形成真正的硬膜下间隙[5]。

（2）患者本身因素导致药物容易进入硬膜下间隙。既往多次进行过硬膜外穿刺的患者容易出现硬膜外腔粘连变窄，穿刺时容易刺破硬脊膜；脊柱畸形、大量腹水、腹部肿瘤等导致穿刺困难或多次穿刺、反复穿刺可能穿破硬脊膜；老年人韧带钙化，小儿患者椎间隙狭窄，穿刺操作困难，容易穿破硬脊膜；先天性硬膜菲薄也可导致穿刺时容易刺破硬脊膜。

三、围麻醉期硬膜外麻醉时突发异常广泛阻滞应对策略

硬膜外麻醉期间发生异常广泛阻滞对生理功能产生强烈干扰，对身体产生严重危

害。但在临床麻醉过程中，除少数患者的症状和体征提示硬膜外麻醉期间可能会发生异常广泛阻滞外，大多数异常广泛阻滞的发生常无法预料，亦难以做出有效预防。无论是硬膜外间隙阻滞还是硬膜下间隙阻滞所导致的平面扩散异常，其结果均是导致患者呼吸循环功能的损害。处理原则是维持患者循环及呼吸功能稳定，防止患者因严重低血压和缺氧导致重要脏器损害。对因异常广泛阻滞导致心搏骤停患者立即行心肺脑复苏。

1. 注意麻醉前准备，避免异常广泛阻滞的发生 麻醉前选择合适器具，废弃不适用的穿刺针及过硬的硬膜外导管；穿刺过程中谨慎从事，明确进入硬膜外腔的指征，穿刺过程中忌穿刺过快过猛及反复行注气试验，避免进入硬膜外腔后旋转穿刺针。重视注入试验剂量后观测平面的重要性，试验量不应超过 3～5ml，给药后观察 5～10 分钟，确定没有全脊髓麻醉，密切观察阻滞范围及生命体征的微小改变，如给予少量麻醉药后平面扩散较广，则应停止继续给药或谨慎给予追加量。对于可能发生异常广泛阻滞的患者，应提高警惕，麻醉前重视补充血容量，给药后注意循环呼吸改变，做到早期发现患者生命体征的改变，早期进行干预。

2. 发生异常广泛阻滞时迅速处理

（1）维持循环稳定：低血压常作为硬膜外麻醉异常广泛阻滞时的首发症状，多是由于回心血量减少、心排血量降低、有效循环血容量不足所致。对于轻度的血压下降，可快速输入 500～1000ml 晶体或胶体液以补充血容量。如果血压下降明显，可在快速输液同时应用血管收缩药物。麻黄碱是最常用的药物，由于其兼有 α 和 β 受体兴奋作用，不仅可升高血压，同时

能对抗广平面阻滞导致的心率减慢，常用 5～10mg 静脉注射。如血压严重降低，可泵入多巴胺维持，根据血药调整用量。心率减慢除给予麻黄碱外，也可给予阿托品 0.3～0.5mg 静脉注射对抗。

（2）呼吸功能维持：异常广泛阻滞时患者由于肋间肌麻痹甚至膈神经阻滞，可出现呼吸抑制，表现为胸式呼吸微弱，潮气量减少，严重者咳嗽无力、不能发声及发绀，应立即面罩吸氧。对于平面异常广泛致呼吸极度困难者，除加压给氧外，可考虑气管插管机控通气，如此不仅可有效控制呼吸道，且可避免反流误吸的风险。

（3）处理恶心呕吐：低血压致呕吐中枢兴奋、迷走神经兴奋导致胃肠道蠕动增加均是恶心呕吐的诱因。一旦发生，除纠正低血压外，可考虑应用阿托品阻断迷走反射，同时给予异丙嗪或氟哌利多等药物镇吐。对于阻滞平面过广患者，应用镇静药时尚需防止出现反流误吸[6]。

3. 其他处理 发生异常广泛阻滞时，清醒患者由于平面过广、血压下降及呼吸抑制，会出现胸闷、憋气、讲话无力甚至光有发音动作而说不出话，种种不适感觉必然导致患者的紧张恐惧、烦躁不安。对此类患者，应及时言语安抚，告诉患者处理后不适程度会减轻，使患者配合治疗。必要时给予少量镇静药缓解患者紧张情绪[7]。患者生命体征维持稳定后可继续手术，术中严密观察，术后及时随访。

四、围麻醉期硬膜外麻醉时突发异常广泛阻滞典型案例分享

病例 1，患者，女性，24 岁，体重

74kg，ASA Ⅰ级，G_1P_0，孕39周入院，拟施子宫下段剖宫产术。选择连续硬膜外麻醉，取 $L_{2\sim3}$ 间隙，穿刺顺利，突破感明显，负压阳性，向上置管3cm，通畅，回抽无血液和脑脊液。试验量1.73%碳酸利多卡因5ml，5分钟后麻醉平面于 $T_{12}\sim L_2$，无脊麻征，予以1.73%碳酸利多卡因7ml，10分钟后麻醉平面达 T_8，手术开始。术中经过顺利，生命体征平稳。关腹前探查附件时，患者有牵拉不适感，于是给予0.25%布比卡因8ml（术后镇痛负荷量）。10分钟后，患者诉呼吸困难，头晕。此时血压125/78mmHg，SpO_2 97%，即刻鼻导管吸氧 SpO_2 98%，呼吸困难无改善，急备气管插管等复苏药械。术毕，患者诉双鼻阻塞，说话费力，双上肢不能动，测试平面达 T_4。由于血压稳定于 $120\sim130/70\sim80$mmHg，$SpO_2 > 95$%，呼吸末二氧化碳（$P_{ET}CO_2$）监测波形规则，故继续严密观察，未做进一步处理。30分钟后，平面以正中线为界，右侧达 T_8，左侧仍为 T_4，患者呼吸改善，说话有力，右鼻畅，左鼻阻塞，右上肢能动，左上肢不能动。1小时后，右侧平面 T_{10}，左侧平面 T_4，脱氧 $SpO_2 > 97$%，血压129/84mmHg，送返病房。术后随访，无特殊。

分析讨论：硬膜外麻醉异常广泛阻滞，通常延缓发生，多出现在首次剂量后 $20\sim30$ 分钟，常有胸闷、呼吸困难、说话无力及烦躁不安等前驱症状，继而发展至通气严重不足，甚至呼吸停止，血压可能大幅下降或无甚大变化，脊神经被阻滞常达 $12\sim15$ 节，仍为节段性。异常广泛的脊神经阻滞有硬膜外间隙广泛阻滞和硬膜下间隙广泛阻滞两种。该病例为孕妇，存在下腔静脉回流不畅，硬膜外间隙静脉丛怒张，硬膜外有效容积减少，因此硬膜外间隙广泛阻滞的可能性大，而硬膜下间隙广泛阻滞大多没有硬膜外有效容积减少的诱因。这类病例的主要预防措施是相应减少局麻药用量。本病案中追加0.25%布比卡因8ml，有用量过大之嫌。术中应严密观察病情，加强监测，及早发现异常。一旦出现广泛阻滞，首要任务是加强呼吸管理，做好气管插管准备，同时应密切监测血压变化。若血压大幅下降，应快速扩容，并酌情使用血管活性药物。只要呼吸、循环管理得当，预后良好。本病例出现鼻塞，可能是交感神经被阻滞，鼻黏膜充血所致[8]。

病例2，患者，女性，35岁，因"孕足月待产"，拟在连续硬膜外麻醉下行剖宫产术。术前检查血压133/76mmHg，心率75次/分，实验室检查血常规、凝血功能均在正常范围内，电解质、肝肾功能正常。选择 $L_{1\sim2}$ 间隙进行硬膜外穿刺，穿刺过程顺利，向头侧置入硬膜外导管，置管深度4cm，回抽无血及脑脊液后注入1%利多卡因3ml作为试验剂量。观察无全脊髓麻醉征象及局麻药毒性反应，5分钟后用针刺法测麻醉平面达 T_6 水平。再次回抽注射器无脑脊液回流，因患者较紧张，麻醉医师认为是患者过分紧张，对疼痛区分不清楚所致，未引起注意，5分钟后再次追加1%利多卡因 + 0.375%布比卡因混合液5ml。随即患者诉心慌，胸闷气急，立即测血压66/43mmHg，心率59次/分，SpO_2 98%，静脉给予麻黄碱10mg后，患者症状无明显好转，测血压72/48mmHg，心率58次/分，SpO_2 85%，此时患者恶心呕吐，明显烦躁，面色苍白，呼吸急促，只能以点头或摇头回答麻醉医师问话。立即测平面至 T_2 水平，再次给予麻黄碱 20mg，同时面罩加压给氧，快速输注羟乙基淀粉 500ml，复查血压 91/55mmHg，心率 68 次 / 分，SpO_2 可达 99%，嘱手术医师立即开始手术结束妊娠。胎儿娩出后 1 分钟 Apgar 评分 9 分，手术历时 45 分钟，结束后测麻醉阻滞平面仍然在 T_2，下肢无痛觉，不能运动。术毕查血压 95/60mmHg，心率 70 次 / 分，送麻醉复苏室继续观察，手术结束后约 1 小时，平面逐渐降至 T_8，血压 100/60mmHg，心率 70 次 / 分，SpO_2 99%，生命体征平稳，送回产科病房。在此过程中反复回抽注射器未见脑脊液回流。术后第二天随访患者双下肢活动好，无特殊不适。事后分析考虑患者因妊娠子宫压迫下腔静脉致椎静脉丛怒张，椎管容积减小，给药后容量相对过大，导致异常广泛阻滞。

（冷福建　昌睿杰　王贤裕）

参考文献

[1] 庄心良，曾因明，陈伯銮 . 现代麻醉学[M]. 3 版 . 北京：人民卫生出版社，2003：1077-1106

[2] 张玉芬 . 广泛硬膜外阻滞的处理体会 [J]. 现代中西医结合杂志，2008，17（35）：5505-5506

[3] 张元生，王瑞，范国义 . 硬膜外麻醉剖宫产发生霍纳综合征一例 [J]. 临床麻醉学杂志，2002，18（2）：101

[4] 黄新华，张洁，王茹华，等 . 低位硬膜外阻滞致麻醉平面过广 4 例分析 [J]. 海峡药学，2010，22（12）：308-309

[5] 谢素琴，罗爱林 . 硬膜下间隙阻滞的研究进展 [J]. 医学综述，2007，13（21）：1675-1677

[6] 厉宁，袁国琴 . 异常广泛阻滞三例麻醉体会[J]. 医学综述，2006，30（7）：645-646

[7] 周仁龙，王珊娟，杭燕南 . 局麻药的毒性及其防治措施进展 [J]. 实用疼痛学杂志，2007，3（1）：64

[8] 李胜华 . 硬膜外麻醉异常广泛阻滞一例报告[J]. 实用临床医学，2005，6（6）：97

第41章 围麻醉期突发全脊髓麻醉

一、围麻醉期突发全脊髓麻醉的发生情况及危害

全脊髓麻醉（简称全脊麻）是硬膜外阻滞时，质地较硬、管端尖锐的硬膜外导管或穿刺针刺破硬脊膜，麻醉药误入蛛网膜下隙而未能及时发现，超过脊麻数倍量的局麻药直接注入蛛网膜下隙，产生异常广泛的阻滞，使全部躯体运动、感觉和交感神经阻滞，是硬膜外麻醉最严重的并发症之一，可以导致严重低血压、意识丧失和呼吸停止[1]。若处理不及时，可发生心搏骤停。其发生率平均为 0.24%（0.12% ~ 0.57%）。

因硬膜外阻滞所需的局麻药量远大于蛛网膜下隙麻醉所需的正常剂量，因此注射超剂量的局麻药进入蛛网膜下隙会导致全脊髓麻醉。全脊髓麻醉的主要特征是药物注射后迅速发展的广泛感觉和运动神经阻滞。患者可在数分钟内出现呼吸停止、血压下降，甚至意识丧失，若发现不及时或处理不当可导致患者心搏骤停。早期全脊髓麻醉的征兆包括：下肢异常沉重，随后手部麻木和（或）呼吸困难，必须严密监测血氧饱和度并给予充足的氧流量以维持呼吸功能。由于全脊髓麻醉时，交感神经被广泛阻滞，低血压是最常见的表现。如 C_3、C_4 和 C_5 部位受累及，可能会出现膈肌麻痹，加之肋间肌也麻痹，会导致呼吸衰竭甚至呼吸停止。随着低血压及通气不足引起的缺氧，患者可能会很快意识不清、最后陷入昏迷。一旦发生全脊髓麻醉，应立即施行气管插管人工通气，加快输液速度，并静脉注射血管收缩药以维持血压在正常范围；若发生心搏骤停，应立即进行心肺复苏。

全脊髓麻醉来势凶险，严重危及患者生命。由于硬膜外腔阻滞的局麻药用量远高于脊麻的用药量，注药后迅速出现广泛的感觉和运动神经阻滞。若按发生的时间分类，分为速发型和迟发型。速发型：指注药 10 分钟内发生呼吸循环严重抑制伴意识消失，双瞳孔扩大固定、呼吸停止、肌无力、低血压、心动过缓，甚至出现室性心律失常或心搏骤停。迟发型：指注药后 30 分钟或更长的时间才出现呼吸循环严重抑制，此种情况一般多为高平面阻滞引起，即阻滞平面超过 C_4 脊神经以上，使胸段脊神经、心脏交感神经和膈神经阻滞，引起循环呼吸抑制[2]。若发现不及时，也有死亡的病例。

全脊髓麻醉主要临床表现如下。

1. **呼吸循环迅速抑制**　由于局部麻醉药沿脊髓上行至延髓部位，阻滞延髓心血管和呼吸中枢，可表现为心率迅速减慢、血压骤降甚至测不出，呼吸无力甚至停止，如不给予及时有效的通气和提升血压，紧接着会发生心搏骤停。

2. **意识消失**　微量局麻药作用于脑室壁细胞，神志立即消失。这些常在给药后立即发生，进展非常迅速，麻醉医师没有时间能测出阻滞平面，提问患者无应答，此时患者已陷入神志消失状态。所谓全脊髓麻醉，必然是局麻药上行经过延髓，再进入四脑室

的结果。全脊髓麻醉是首先有微量局麻药直接接触脑干、脑室细胞的情况，必须施行心肺复苏抢救，微量局麻药直接接触脑干、脑室壁细胞，足以导致患者立即呼吸微弱至停止、血压骤降至零，随即迅速陷入昏迷。脊髓麻醉阻滞平面过高仅仅是局麻药阻滞外周的高位脊神经，并没有脑干、脑室麻醉的事实。高位脊髓麻醉的临床表现与全脊髓麻醉相比，上述症状的发展速度相对较慢，也是显而易见的，表现为血压骤降、呼吸困难和抑制、说话费劲或无力，但患者尚能应答测试询问，可以测出麻醉阻滞平面，如及时采取有效通气和升压，神志不至于消失，患者可安然无恙度过危险期，直至局麻药作用逐渐减弱消退。如用药量过大，症状典型，诊断不难，但须与引起低血压和昏迷的其他原因进行鉴别开来。当用药量较少时（如产科镇痛），可能仅出现异常高平面的麻醉，这往往就是误入蛛网膜下隙的表现；此时如注射全量的硬膜外局麻药，定会导致发生全脊髓麻醉。

二、围麻醉期突发全脊髓麻醉的原因分析

硬膜外麻醉是我国常用麻醉方法之一，尤其是在中小医院。由于硬膜外麻醉适应证较宽，其占全部麻醉的 40% ～ 80%，同时也是发生麻醉失误最多的麻醉方式。硬膜外麻醉本身为盲探穿刺，麻醉医师应反复缓慢通过回抽来判断麻醉针的位置深浅及局部层次，麻醉医师的经验和良好的心理状态很关键。全脊髓麻醉是硬膜外麻醉最严重、最凶险的并发症之一，该严重并发症跟麻醉医师的素质有关，业务水平低、职业道德差、操

作失误，以及对术前、术中，甚至术后病情估计判断不足是主要因素[3]。引起全脊髓麻醉的原因有多方面的，根据国内外文献报道，我们有以下总结。

1. 患者的病理生理变化和解剖差异

（1）病理生理差异：在产科硬膜外麻醉中，意外刺破蛛网膜的病例为 0.2% ～ 3%。在非产科患者，16 000 例硬膜外麻醉中，仅有 1 例意外刺破蛛网膜的病例。而且在硬膜外穿刺过程中回抽时，常常无脑脊液回流现象。这是由于在产科患者，硬膜外腔静脉丛的扩张充血，导致椎管内脊髓腔中脑脊液的容量相应减少，从而增加了局麻药向头端扩散的风险。同样，所有使硬膜外腔间隙变窄、绝对容积减小的因素均可致硬膜外麻醉意外发生，使全脊髓麻醉的危险性增大，例如婴幼儿、老年患者、伴有腹压增加患者，以及病情极度衰竭、内环境紊乱患者等。

（2）解剖差异：过度肥胖患者由于骨性解剖标志不明显，硬膜外穿刺层次感不如正常体型患者清晰，经常需要反复穿刺，极易误入蛛网膜下隙。过于表浅的硬膜外腔间隙，常见于过瘦体型患者，尽管解剖标志明显清晰，但由于操作者未有意识到，稍有用力即刺破硬膜至蛛网膜下隙间隙，并误认为硬膜外腔间隙。另一种解剖变异高危情况见于脊柱解剖不对称的硬膜外间隙，操作者由于按照常规解剖部位层次进行穿刺，常常会发生硬膜外阻滞失败，甚至是误入蛛网膜下隙。还由于解剖生理的个体差异，有些患者可因为硬脊膜上的绒毛组织过于发达，硬脊膜在穿刺中虽未被刺破，但药液也可以由绒毛组织的吸收作用而大量进入蛛网膜下隙，形成延迟性全脊髓麻醉。发生时，其临床表现不如直接注入者迅速凶猛，持续时间也较直接

注入蛛网膜下隙者短[4]。

2. 操作者的技术因素　传统的硬膜外盲探穿刺技术穿刺时常依靠解剖标志定位，成功置管很大程度上依赖于操作者的主观体会和经验，虽然成功率很高，但如遇上骨质难以进针、置管困难等所需时间比较长，容易使操作者手部疲劳，或进行反复穿刺、局部出血、穿刺失败、穿刺针误入蛛网膜下隙间隙等情况。

3. 硬膜外穿刺针、硬膜外导管刺破硬脊膜或导管移位等因素

（1）硬膜外穿刺操作中进行偏斜，导管送至脊神经根部或刺伤神经鞘膜及束膜，较多的局麻药由此误入或渗入蛛网膜下隙；或硬膜外导管质地较硬，管端尖锐，穿刺针虽未刺破硬脊膜，但置管时导管刺破硬脊膜而未发觉，由直接注入大剂量局麻药入蛛网膜下隙所致；穿刺针虽未直接刺入蛛网膜下隙，但由于导管过硬，管端尖锐，导管刺破硬膜进入蛛网膜下隙。当回吸导管前端开口贴于蛛网膜壁上，使脑脊液不能回流；或导管内径过细，脑脊液回流不畅以致未能及时发现[5]。在硬膜外麻醉中由于放置的导管移位而产生全脊髓麻醉的原因相对少见，大约占整个硬膜外麻醉病例的 0.6%，并且很难当时发现。一般依靠临床表现结合影像学方法才能最终证实。

（2）硬脊膜被硬膜外穿刺针穿通后更换间隙再行阻滞时，由于管理失当，发生迟发型全脊髓麻醉。

（3）穿刺针穿破硬脊膜而未能发现，常发生于用液体推注做阻力消失实验时，错误地将脑脊液当作液体回流及穿刺针被堵而未及时发现。

（4）硬膜外穿刺时穿刺点做局麻时进针过深，注局麻药过大。一例迟发型全脊髓麻醉的报道：连硬外麻醉下行胆囊切除术，麻醉手术结束时发生呼吸心搏骤停，经抢救无效死亡，分析是麻醉意外还是胆心综合征。尸检发现沿脊髓前后正中线将硬脊膜剪开，仔细检查各层脊髓膜，发现皮肤穿刺点相应硬脊膜上有裂隙状针眼，同时脑脊液检查证实脑脊液中有利多卡因，表明局麻药已进入脑脊液[6]。事后分析麻醉记录显示穿刺顺利，穿刺负压感明显，穿刺针未穿破硬脊膜。穿破硬脊膜极有可能发生在置管或置管以后，麻醉师对操作疏忽大意，观察患者不仔细；患者在注射麻醉药后 40 分钟，才出现迟发型全脊髓麻醉，原因有可能是导管刺破硬脊膜，麻醉药缓慢溢至蛛网膜下隙，随着时间延长，蛛网膜下隙内药物增多，以及药物扩散，出现延迟性全脊麻。麻醉医师在麻醉开始和手术过程中对患者进行密切观察非常重要，很多学者认为迟发型全脊髓麻醉是由于麻醉医师观察不及时引起的[7-9]。

4. 其他　当发生硬膜外穿刺针直接刺入蛛网膜下隙时，蛛网膜在穿刺针口处形成活瓣使脑脊液不能外溢，还可能因为穿刺时为头低侧卧位，脑脊液因重力原因不能自行流出。这些均可致使操作者在检验导管位置放置是否正确时，误认为回抽无脑脊液回流则判断置管于硬膜外腔。一旦注入硬膜外麻醉的局麻药量，即发生全脊髓麻醉。还有学者在一项前瞻性的调查研究中发现，在实施产科硬膜外麻醉时，容易导致硬膜外穿刺针误入蛛网膜下隙的危险因素还包括工作时段。夜间（19 时－次日 8 时）实施的硬膜外阻滞较白天（8 时－19 时）的误入率明显增高；将夜间时段分为上半段（19 时～24 时）和下半段（0 时－8 时），夜间两时段

的误入率无明显差别。分析原因可能与一直工作至夜晚身体疲劳、夜间睡眠受干扰从而影响认知和精细动作技能等有关[10]。

三、围麻醉期突发全脊髓麻醉的应对策略

只要注意仔细防范，绝大多数全脊髓麻醉是可以避免的。例如，硬膜外腔麻醉时，非常重视注射试验剂量后的判断，麻醉医师要严格观察患者是否出现脊髓麻醉的表现，血压在注射局麻药后数分钟内骤降；注射首次量的局麻药后，坚持测试阻滞平面、调整阻滞平面，随时处理异常。全脊髓麻醉的处理原则是维持患者的循环及呼吸功能稳定。

1.对症治疗　处理争分夺秒且有理有序。

（1）建立人工气道和人工通气：全脊髓麻醉最严重危险在于呼吸麻痹，若处理不及时，会导致心搏骤停和死亡。注射试验量后，5分钟以内出现下肢发麻且不能活动，应高度怀疑局麻药误入蛛网膜下隙，立即平卧，给予面罩吸氧，加快输液，防治低血压和心动过缓；若意识消失或出现呼吸困难，应立即行气管插管人工呼吸。

（2）静脉输液，使用血管活性药物维持循环稳定：循环支持一般选用静脉泵注血管活性药物如多巴胺或肾上腺素。由于血管扩张，同时进行液体复苏，加速输液，以及滴注血管收缩药升高血压，补液时可考虑按照晶体液与胶体液比例2：1，较单一应用晶体液或胶体液维持循环容量的效果确切。

（3）如发生心搏骤停应立即施行心肺复苏：应在第一时间争分夺秒做心肺复苏，一般复苏效果良好，同时注意脑保护。

（4）对患者进行严密监测直至神经阻滞症状消失：只要不发生心跳停止，一般患者严密监测在30～60分钟，局麻药基本代谢后均可恢复神志和自主呼吸，无任何中枢神经系统的后遗症。若能维持循环功能稳定，大多数患者30分钟后可清醒。全脊髓麻醉症状的持续时间与使用的局麻药种类和剂量有关，利多卡因可持续1～1.5小时，而布比卡因持续1.5～3.0小时。尽管全脊髓麻醉来势凶猛，威胁患者的生命安全，但只要诊断和处理及时，大多数患者均能恢复。

2.脑脊液灌洗术　脑脊液灌洗术最为重要的优点是可以清除和稀释进入脊髓腔中的局麻药，因此限制了局麻药对脊神经的进一步阻滞。早在1980年就有学者推荐，在蛛网膜下隙注射了超剂量的局麻药时，脑脊液灌洗术可作为处理措施之一。当考虑采用脑脊液灌洗术逆转全脊髓麻醉时，还要考虑选择灌洗液的种类和使用容量，通常选择生理盐水、乳酸林格液或Plasmal-Lyte™（Baxter International Inc）。虽然脑室灌洗也会带来不良反应，例如头痛、发热，但尚未发现其他并发症报道。脑脊液灌洗一般每次采用灌洗液10ml等量置换脑脊液，可重复几次，但总量一般不超过40ml。当然，在采取脑脊液灌洗术的同时，亦要准备好心肺复苏药物和器械，随时进行急救干预[11,12]。

四、围麻醉期突发全脊髓麻醉的思考

全脊髓麻醉发展迅速，来势凶险，严重危及患者生命安全。尤其在基层医院，硬膜外麻醉是常用的麻醉方法，一旦发生，如不及时抢救，会危及患者生命，甚至发生呼吸心跳停止而死亡。要减少或避免全脊髓麻醉

的发生，首先以预防为主，麻醉医师应严格遵守操作规程，麻醉前必须建立静脉通路，准备好麻醉机和氧气、药品、急救插管用具等心肺复苏设备。发生后第一时间争分夺秒有理有序地处理。一般发现及时，诊断清楚，处理得当，常常转危为安，患者平稳过渡。在实施硬膜外麻醉中，必须按照以下方法加以预防。

1. 预防刺破硬脊膜　硬膜外阻滞是一种盲探性穿刺，所以要求熟悉有关椎管内解剖，操作应轻巧从容，用具应仔细挑选，丢弃不合适的穿刺针及过硬的硬膜外导管。对于多次接受硬膜外穿刺、硬膜外间隙有粘连者或脊柱畸形存在穿刺困难的患者，不宜再反复穿刺以免穿破硬脊膜。老年人、小儿的硬脊膜穿破概率较青壮年者高，因此穿刺时要尤其小心。肥胖患者由于皮下脂肪较厚，棘突间隙常触摸不清，有时就连髂嵴、棘突等骨性标志也感觉不到，硬膜外穿刺又是一个全凭感觉和经验的穿刺过程，这就要求麻醉医生对脊柱的解剖了解有更高的要求。一旦发生硬脊膜刺破，最好更换其他麻醉方法，如全身麻醉或局部神经阻滞。如果穿刺点在 L_2 以下，手术区域在下腹部、下肢或肛门会阴区者，可审慎地施行脊麻。麻醉中若患者发生躁动可能会使导管发生移位而刺入蛛网膜下隙，此种情形亦要采取全脊髓麻醉的急救处理。有报道硬膜外阻滞开始时为正常的节段性阻滞，以后再次注入局麻药时，出现全脊髓麻醉，随后经硬膜外导管抽出脑脊液。说明在麻醉维持期间，导管还有可能穿破硬脊膜而进入蛛网膜下隙，导致全脊髓麻醉的发生。不论是在麻醉穿刺过程中，还是在麻醉维持期间，麻醉医师必须密切观察病情变化，特别是手术时间长，需硬膜外追加

药物时，更应严密注意生命体征变化及患者主诉，以便尽早发现，及时处理可能发生的呼吸、循环抑制。

2. 阻力消失技术或负压试验法　目前临床上大多数麻醉医师采用传统的凭借解剖体表标志、韧带突破和阻力消失技术（loss of resistance，LOR）进行定位；或负压试验法来判断穿刺针是否进入硬膜外腔，负压试验法的介质有空气和（或）生理盐水。由于硬膜外腔内无脑脊液，药液注入后依赖本身的容积向两端扩散，故一般选择手术区域中央的相应间隙穿刺。硬膜外穿刺有直入法和侧入法两种。穿刺体位、进针部位和针所经过的层次与腰麻基本相同。但硬膜外穿刺时，当针尖穿过黄韧带即达硬膜外腔。硬膜外穿刺成功的关键是不能刺破硬脊膜，故特别强调针尖刺破黄韧带时的感觉，并可采用下列方法来判断硬膜外针尖是否到达硬膜外腔。其一，阻力消失法。在穿刺过程中，开始阻力较小，当抵达黄韧带时阻力增大，并有韧性感。这时将针芯取下，接上内有生理盐水和小气泡的注射器。推动注射器芯有回弹阻力感，气泡被压小，说明仍未到达硬膜外腔。继续缓慢进针，一旦刺破黄韧带时有落空感，注液无阻力，小气泡不再缩小，因抽无脑脊液流出，表示针尖已达硬膜外腔。其二，毛细管负压法。穿刺针抵达黄韧带后，同上法先用盛有生理盐水和小气泡的注射器试验阻力，然后取下注射器并与盛有液体的玻璃毛细接管相连接，继续缓慢进针。当针进入硬膜外腔时，在有落空感的同时，管内液体被吸入，为硬膜外腔特有的"负压现象"。确定针尖在硬膜外腔后，可通过穿刺针置入导管，导管留在硬膜外腔的长度 3～4cm。退出穿刺针并固定好导管供连续注药用。这

些方法可以用来指导硬膜外腔穿刺是否成功，减少甚至避免刺破硬脊膜发生全脊髓麻醉危险。

3. 常规试验剂量 严格控制试验剂量用药不超过 5ml，一般以 2% 利多卡因 3ml 为宜。注入试验剂量后观察 5 ～ 10 分钟，无腰麻征象方可继续用药。每次注药前要认真仔细回抽。当患者变换体位，若需再次用药也应该再次注入 2% 利多卡因 3 ～ 5ml 试验剂量，严密观察生命体征，每次注药要观察患者神志表情动作，并与患者交谈，观察应答是否正常。理想的试验剂量应满足以下标准：能有效地防止计算出的硬膜外全剂量局麻药意外进入血管内或蛛网膜下隙；不延误手术开始时间；不带来并发症。

4. 超声引导下硬膜外穿刺置管 硬膜外盲探穿刺技术有时并不能准确定位穿刺椎间隙及判定导管在硬膜外间隙的位置，而对肥胖患者进行硬膜外麻醉更是增加了穿刺的难度。随着生活方式的现代化、膳食结构的改变和体力活动的减少，超重和肥胖患者明显增多。肥胖患者硬膜外麻醉时体表标志不易判断，确定穿刺点亦较困难，导致穿刺次数增加，穿刺时间延长，最终引起硬膜外麻醉失败或刺破硬脊膜使导管误入蛛网膜下隙间隙，引起全脊髓麻醉危险。近年来随着高分辨率、便携式超声设备的出现和超声探头技术的改良，超声引导技术在区域阻滞及血管穿刺方面的应用日益广泛，在硬膜外穿刺中的应用在国内外已有较多研究。超声技术在微创外科麻醉、神经阻滞及血管穿刺等领域受到广泛重视，超声引导也为硬膜外穿刺置管提供了精确化、可视化的新方法。穿刺前，超声可帮助操作者探明正确的穿刺间隙、最佳进针角度及深度，预测穿刺路径。

这对于解剖标志触诊不清的肥胖患者具有较强的指导意义。此外，超声在探查到黄韧带、硬脊膜、硬膜外间隙及毗邻解剖结构后，可实时引导穿刺针和硬膜外导管置入硬膜外间隙，并将导管引向所需的位置，通过导管注入生理盐水及局麻药后，可发现后硬膜外腔增宽、背侧硬脊膜前移，还可动态观察局麻药的扩散情况，确保手术麻醉效果，减少并发症的发生，包括刺破硬脊膜引起的全脊髓麻醉。实时超声引导行硬膜外穿刺置管术需麻醉操作者与定位者默契配合，穿刺过程做到穿刺针始终在中心声束平面内，以便定位者能全程监视并引导穿刺针的穿刺方向、进针角度、进针深度及置管深度，以避免误伤邻近组织，刺破硬脊膜，发生全脊髓麻醉的风险。

五、围麻醉期突发全脊髓麻醉典型案例分享

病例 1，小儿硬膜外麻醉致全脊髓麻醉 1 例。患儿，女性，6 岁，体重 25kg，拟在硬膜外麻醉下行阑尾切除术。术前用药：阿托品 0.2mg，苯巴比妥 50mg 肌内注射。入室测患儿血压 106/60mmHg、脉搏 108 次 / 分、SpO_2 99%、呼吸 21 次 / 分。常规左侧卧位消毒铺巾，选择 $L_{1 \sim 2}$ 行硬膜外穿刺。穿刺成功指征明显后，见穿刺针勺状面偏离棘突中线 30°，遂转至朝头侧，向头端置管 3cm，回抽无血液，平卧位。给药前回抽 1.4% 利多卡因 3ml，5 分钟后患儿足趾活动自如，针尖刺腹部阑尾投影区仍诉疼痛，即追加 1.4% 利多卡因 6ml，16 分钟时患儿烦躁，SpO_2 下降至 83% 并持续下降，血压 78/46mmHg，继之意识消失，双侧瞳

孔散大，呼吸停止。立即行气管插管机控呼吸，开放静脉通道快速输液，予以地塞米松及 5% 碳酸氢钠等处理。回抽硬膜外导管见有澄清液体流出，送检证实为脑脊液，确诊为全脊髓麻醉，用生理盐水经硬膜外导管反复冲洗。于第 2 次硬膜外腔给药 35 分钟唤之能睁眼，瞳孔等大同圆，但不能点头，上肢肌力 0 级，45 分钟能点头，上肢肌力 I 级，60 分钟患儿有吞咽反射，自主呼吸恢复，65 分钟时因难以耐受气管导管而烦躁，故吸痰拔管，神志清楚，上肢肌张力 IV 级，此时测血压 100/52mmHg、脉搏 110 次 / 分、SpO_2 100%，继续观察 10 分钟，患儿各项生命体征平稳，在 0.5% 普鲁卡因局部麻醉下行阑尾切除术，手术顺利，术后送返病房。术后 3 小时随访患儿自诉恶心，无呕吐，头痛较明显。查体：体温 37℃，脉搏 98 次 / 分、血压 100/50mmHg、呼吸 20 次 / 分，神志清，四肢活动正常，无病理征。2 天头痛消失，7 天痊愈出院。

分析讨论：①小儿行硬膜外穿刺，虽然黄韧带弹性较大，穿刺中突破感明显，但由于小儿皮肤至硬膜外距离短使用玻璃管法时（此病例所使用硬膜外穿刺包为 AS-E 型一次性使用穿刺包，内玻璃接管管径较大而长，用于小儿负压不灵敏），穿刺针在突破黄韧带后，针尖部位极易触在硬脊膜上，且因穿刺成功后，见穿刺针勺状面偏离棘突中线 30°，为避免麻醉阻滞不全而调整穿刺针位置过程中损伤硬脊膜，置入硬膜外导管后，开口紧贴硬脊膜，回吸时损伤处附近的硬脊膜被吸力塞住导管口，故注药前抽吸时无液体。当注入全量时，因注入药液量较多，局部压力加大，由损伤处渗入蛛网膜下隙，导致全脊髓麻醉。②该患儿在注入麻药后

16 分钟才出现全脊髓麻醉症状，考虑为试验药量少，麻醉平面扩散不完善，患儿对疼痛减弱诉说不准确所致，随着推注药量的增加，渗入蛛网膜下隙的药量增加，逐渐出现症状。③全脊髓麻醉的处理原则是维持患者循环及呼吸功能，如患者神志消失，行气管插管人工通气，加速输液及滴注血管收缩药升高血压。若能维持循环功能稳定，30 分钟后患者可清醒。全脊髓麻醉的持续时间与使用的局麻药有关，利多卡因可持续 1 ~ 1.5 小时。本患儿循环功能稳定，硬膜外用药为 1.4% 利多卡因，未加肾上腺素，且未配伍其他局麻药，故患儿全脊麻醉持续时间较短，35 分钟清醒，65 分钟吸痰拔管。④针对以上情况，要求麻醉者应操作轻巧，穿刺熟练，穿刺时切忌进针过猛过深，每次硬膜外给药前均应先回吸再注药。过程中应密切观察患儿各项生命体征的重要变化。在麻醉前即应做好呼吸复苏的各种准备工作，发现问题及时果断地进行处理[13]。

病例 2，意外全脊髓麻醉 1 例。患者，女性，30 岁，49kg，1 年前因异位妊娠在硬膜外麻醉下行剖腹探查术。此次又因异位妊娠拟在腰麻 - 硬膜外联合麻醉下行剖腹探查术。术前检查血红蛋白 72g/L。入室血压 123/80mmHg，心率 90 次 / 分，SpO_2 99%。开放静脉通道后，右侧卧位，用 16G 硬膜外穿刺针于 $L_{2~3}$ 间隙直入法穿刺，一次成功，用 25G 脊麻针套入硬膜外穿刺针腔内，缓慢进针，有一突破感后，退出脊麻针芯，见脑脊液流出，缓慢注入 1% 丁卡因 1ml，3% 麻黄碱 1ml，10% 葡萄糖 1ml 的混合液 2.2ml，退出脊麻针，置入硬膜外导管（向头 4cm）经导管回抽无血无脑脊液，固定导管后改仰卧位，并调整手术床，使麻醉平面至 T_6。

平面固定后，血压 115/72mmHg，心率 95 次 / 分，麻醉效果好。13：55 手术开始，术中血压、心率稳定，呼吸平稳。于 14：45 关腹时诉肌肉较紧，遂缓慢注入 1% 利多卡因加 0.25% 丁卡因等量混合液 4ml 试验量，观察 5 分钟，生命体征无明显变化。再次回抽硬膜外导管，仅少量液体间断流出，且阻力较大，故再次注入局麻药液 6ml，5 分钟后患者诉胸闷、呼吸困难，血压 106/62mmHg，心率 94 次 / 分，SpO_2 100%，立即测平面，患者已不能言语，呼吸无力，但神志清楚，再次回抽硬膜外导管抽出清亮液体 7ml，考虑为全脊髓麻醉，立即紧扣面罩吸氧，见血压、心率稳定，而未作其他特殊处理，此时自主呼吸表浅，频率 15 ～ 21 次 / 分，神志表情淡漠，15：10 手术结束。15：15 患者神志消失，呼之不应，眼球固定，双瞳等大 3.5mm，对光反射存在，此时血压 120/72mmHg，心率 99 次 / 分，SpO_2 98%，呼吸频率 12 次 / 分，潮气量约 250ml，继续戴面罩吸氧，并密切观察生命体征。15：55 血压 96/50mmHg，心率 80 次 / 分，SpO_2 99%，给予麻黄碱 10mg 静脉注射，16：00 血压 110/70mmHg，心率 95 次 / 分，SpO_2 100%，患者苏醒，能正确回答问题，测麻醉平面 T_2，继续观察至 16：30，平面退至 T_4，遂拔出硬膜外导管，送回病房，术后随访无任何麻醉并发症。

分析讨论：本例发生全脊髓麻醉的原因很可能是脊麻针穿破硬脊膜和蛛网膜后，脑脊液缓慢渗出至硬膜外腔，但脊麻针细（25G），穿刺形成的破口较小，因而漏出量少，且硬膜外导管开口距破口处 3 ～ 4cm，故 60min 后，仍可能不太容易经导管抽出脑脊液。给予 4ml 试验剂量后，硬膜外腔压力增大，局麻药逐渐由破口处漏入蛛网膜下隙，

但进入蛛网膜下隙的局麻药仍较少，当再次推入 6ml 后，硬膜外腔的压力明显大于蛛网膜下隙，局麻药进入蛛网膜下隙，以致产生了全脊髓麻醉。此时再回抽导管，便较容易抽出局麻药和脑脊液的混合液。因此在腰麻 - 硬膜外联合麻醉期间，由于有潜在的硬脊膜和蛛网膜破口，麻醉医师必须密切观察病情变化，特别是手术时间长，需硬膜外追加药物时，更应注意生命体征变化及患者主诉，以便尽早发现，及时处理可能发生的呼吸、循环抑制。

病例 3，意外全脊髓麻醉 1 例。患者，男性，24 岁，因"因输尿管下段结石"拟在硬膜外麻醉下行输尿管切开取石术。既往体健，ASA Ⅱ 级，术前辅检心电图、肝肾功能、电解质、血常规均正常。入手术室，监测 NIBP、SpO_2、心电图，开放静脉通路后，选择 T_{12} ～ L_1 间隙穿刺，一次成功头向置管 3cm，回抽无血及脑脊液固定导管。平卧后从导管注入 1.3% 利多卡因和 0.375% 布比卡因混合液试验量 3ml，5 分钟后无脊麻症状，重复上述用药 8ml，测麻醉平面 T_{10} 以下，NIBP、SpO_2 在正常范围内。因患者不接受面罩吸氧，麻醉医师取氧管准备给患者经鼻导管吸氧，返回手术间时发现患者面色发绀，神志消失，SpO_2 25%，NIBP 30/15mmHg，心率 45 次 / 分，立即面罩加压控制呼吸几次后，行气管插管，同时静脉注射麻黄碱 15mg、碳酸氢钠 200ml、地塞米松 15mg、0.9% 氯化钠溶液 300ml 加多巴胺 60mg、间羟胺 30mg 静脉滴注，血压逐渐上升达 100/70mmHg，SpO_2 98%。用甘露醇 250ml 静脉滴注，呋塞米 40mg 静脉注射。在对患者进行抢救的同时，有一位麻醉医师立即从硬膜外导管抽出脑脊液 30ml，再注

入 0.9% 氯化钠溶液 30ml 对蛛网膜下隙及时进行冲洗。30 分钟患者神志呼吸仍未恢复，但瞳孔大小正常，角膜反射存在，循环稳定，血压 110/75mmHg。SpO_2 99%。心率 90 次 / 分。手术开始，历时 40 分钟顺利完成手术。术中输液：复方氯化钠 500ml、羟乙基淀粉 500ml。术中尿量 350ml。术毕 35 分钟呼吸逐渐恢复，1 小时神态恢复，拔出气管导管，送回病房面罩吸氧[14]。

（冷福建　昌睿杰　王贤裕）

参考文献

[1] 王世泉，王世端 . 麻醉意外［M］. 北京：人民卫生出版社，2001：87

[2] 吴晓东，宋斌 . 迟发性全脊髓麻醉 1 例［J］. 新疆医科大学学报，2006，29（11）：1098-1099

[3] 孙增勤 . 麻醉失误与防范［M］. 北京：人民卫生出版社，1998：172

[4] 张力平 . 椎旁神经阻滞误注入蛛网膜下腔致高位脊髓麻醉 1 例［J］. 中国误诊学杂志，2003，3（2）：169

[5] 江燕，董兆辉，杨震 . 硬膜外阻滞麻醉中意识丧失 21 例分析［J］. 中国误诊学杂志，2003，3（10）：1571

[6] 易旭夫，邓振华，陈晓刚，等 . 硬膜外麻醉死亡 10 例尸解分析［J］. 法医学杂志，2002，18（8）：171-172

[7] 张文华，李桂芳 . 12 例全脊髓麻醉的原因分析及处理体会［J］. 齐齐哈尔医学院学报，1999，20（4）：363-364

[8] 蔡平 . 硬膜外麻醉穿刺置管刺入蛛网膜下腔致全脊麻 1 例［J］. 中国误诊学杂志，2004，4（10）：1758

[9] 张志威，邓振华，易旭夫，等 . 延迟性全脊髓麻醉医疗纠纷尸体解剖 1 例［J］. 法律与医学杂志，2003，10（1）：43-44

[10] Aya GMA, Mangin R, Robert C, et al. Increased risk of unintentional dural puncture in night-time obstetric epidural anesthesia［J］. J Can Anesth, 1999, 46（7）：665-669

[11] Ting H，Tsui B. Reversal of high spinal anesthesia with cerebrospinal lavage after inadvertent intrathecal injection of local anesthetic in an obstetric patient［J］. J Can Anesth, 2014, 61（11）：1004-1007

[12] Tsui B, Malherbe S, Koller J, et al. Reversal of an unintentional spinal anesthetic by cerebrospinal lavage［J］. Anesth Analg, 2004, 98（2）：434-436

[13] 范华荣 . 小儿硬膜外麻醉致全脊髓麻醉 1 例［J］. 中国现代医药杂志，2004，6（4）：13

[14] 王大伟，傅润乔 . 意外全脊髓麻醉二例［J］. 临床麻醉学杂志，2005，21（11）：757

第42章 围麻醉期突发蛛网膜下隙阻滞平面过高

一、围麻醉期突发蛛网膜下隙阻滞平面过高的发生情况及危害

将局部麻醉药注入蛛网膜下隙，作用于脊神经根、背神经节及脊髓表面部分，使相应的支配区域产生麻醉作用的方法，称为蛛网膜下隙阻滞，临床上常称脊髓麻醉（spinal anesthesia），简称腰麻，也称蛛网膜下隙阻滞。

（一）蛛网膜下隙阻滞的解剖生理

脊髓腔中有三层脊膜，从外向内依次为硬脊膜、蛛网膜及软脊膜。在椎体骨膜与硬脊膜之间的空隙为硬膜外间隙。蛛网膜与覆盖于脊髓上的软脊膜之间为蛛网膜下隙。蛛网膜下隙即是局麻药与神经根发生作用的部位。在实施蛛网膜下隙阻滞操作过程中，有必要了解脊柱从内部的椎管到外部的皮肤韧带等重要组织，它们依次为：

1. 脊髓 位于脊髓腔内，浸泡于脑脊液中。成人脊髓上起于枕骨大孔，下终止于第1腰椎体下缘（小儿则更低一些），或第2腰椎体上缘。在 L_1 以下的脊神经分开成为马尾，在此部位进行穿刺时不易损伤脊髓，因马尾浮于脑脊液中，对穿刺针的冲击有一定的避让作用。为避免蛛网膜下隙穿刺损伤脊髓，应选择第2腰椎体以下棘突间隙穿刺，成人一般选择 $L_{3\sim4}$ 间隙穿刺。成人脑脊液为 $100\sim150ml$，脊髓腔内的脑脊液为 $25\sim35ml$，pH 为 7.4，是无色透明液体，比重为 $1.003\sim1.009$，脑脊液压力为 $0.7\sim1.7kPa$（$7\sim17cmH_2O$）。

2. 韧带 在棘突上面与棘突相连接的韧带称棘上韧带。连接于上下棘突之间的韧带为棘间韧带。棘间韧带的下面，脊髓腔之后部即黄韧带，是质密、坚实、有弹性的纤维层。穿刺时有突然阻力减小的感觉，即针穿过了黄韧带进入了硬膜外腔。如再向前进针 $1\sim2cm$ 就会有针刺破薄纸的感觉，即穿过了蛛网膜，取出针芯会有脑脊液流出，证明已穿刺入蛛网膜下隙。总结以上，蛛网膜下隙穿刺针从外向内的经过顺序为：皮肤，皮下组织，棘上韧带，棘间韧带，黄韧带，硬脊膜外腔，硬脊膜，蛛网膜，蛛网膜下隙，至针孔尾端有脑脊液滴出，此为穿刺成功的标志。

（二）蛛网膜下隙阻滞平面过高对机体的影响

蛛网膜下隙阻滞时使用的局部麻醉药是有剂量限制的，当给药剂量过大，或因患者生理发生改变，导致药物在脊髓腔中扩散过于广泛或异常扩散，均可引起阻滞平面过广。这种阻滞过广会使过多的脊神经被阻滞，对机体正常的生理功能造成更大的紊乱，而有别于局部麻醉药吸收进入血管对机体的影响，因此应与局麻药的中毒反应药物用量过大区别开来。根据脊神经在体表的分布，可以判断阻滞平面的高低：骶部、股内侧及会阴部为骶神经分布区；耻骨联合处为 T_{12}、L_1 神经分布区；脐部相当于 T_{10} 神经分布区；季肋部为第8胸神经分布区；剑突为第6胸神经分布区；乳头连线为第4胸神经分布区；锁骨

下部位为第2胸神经分布区；甲状软骨部位为C_2神经分布区。按照阻滞平面的高低来分，T_{10}以下为低平面，最为常用；$T_{10}\sim T_4$为中平面，也较常用；T_4以上为高平面，几乎不用。如果蛛网膜下隙阻滞超过T_4以上，则会对机体产生诸多紊乱，是围术期严重威胁患者生命安全的高危因素之一。

1. 对感觉神经和运动神经的影响

（1）局麻药注入蛛网膜下隙后，由于神经的粗细不同，阻滞的先、后及范围亦不同。交感神经最细，阻滞最快，平面也最高；感觉神经次之，阻滞较晚，平面较高；运动神经最粗，阻滞最晚，平面也最低。

（2）如蛛网膜下隙阻滞平面超过了T_4，因阻滞了心交感纤维，而致心率减慢，心排血量降低、血压下降。

（3）在已经合并低血容量患者、老年患者和静脉回流障碍患者（如妊娠、腹腔巨大肿瘤、大量腹水），上述循环受抑制表现更为加重。

2. 对循环的影响　由于交感神经广泛阻滞，外周血管张力减弱，容量血管扩张，致使回心血量骤减。加之迷走神经兴奋性相应增高，心率减慢；以及心脏交感神经受抑制引发的心肌收缩力下降，心排血量降低；这些均加剧了循环衰竭。临床上常表现为低血压，多数于注药后数分钟、数十分钟后发生，同时伴有心率缓慢，严重者可因脑部供血不足而出现恶心、呕吐、面色苍白、躁动不安等胃肠道和神经精神症状。血压下降主要是由于交感神经节前神经纤维被阻滞，致使小动脉扩张，周围血管阻力下降，加之血液淤积于周围静脉血管系统，使回心血量减少，心排血量下降而造成。血压下降的程度主要取决于阻滞平面的高低，但也与患者本

身的心血管功能代偿状态及是否伴有高血压、血容量不足或酸中毒等情况有密切关系。心率缓慢是由于交感神经部分被阻滞，迷走神经兴奋性呈相对亢进所致。

3. 对呼吸的影响　低位蛛网膜下隙阻滞时，对气体交换几乎无影响。当平面上升到胸部，发生胸段脊神经阻滞则引起肋间肌逐渐麻痹，可出现呼吸抑制，表现为胸式呼吸微弱，腹式呼吸增强，严重时患者潮气量减少，咳嗽无力、不能发声，甚至发绀。对一般患者来说，由于膈肌尚能代偿，不会影响呼吸功能；但对呼吸功能储备差的患者，如肥胖、衰弱者等，会严重影响呼吸功能，如不采取人工通气，无法维持正常的呼吸和氧供，可迅速发展为呼吸困难和发绀。肋间肌及腹肌麻痹后能使患者咳嗽无力，呼吸道易于发生梗阻，进一步加重了缺氧。

4. 对肝肾功能的影响　蛛网膜下隙阻滞平面正常时，由于肾脏血管扩张，可增加肾血流灌注，改善肾脏循环功能。如因麻醉处理不当，发生蛛网膜下隙阻滞平面过广，即使出现不长时间的血压过低，亦可能使肝、肾血流灌注降低。

5. 对胃肠道的影响　由于交感神经系统的广泛阻滞，迷走神经兴奋性占优势，致胃肠道蠕动增加；血压下降使内脏血供减少，同时由于呼吸受抑制引起缺氧，刺激延髓呕吐中枢，若加上手术牵拉内脏，导致患者容易发生恶心、呕吐，尤其对于急诊饱胃的患者更易发生，严重者可致反流误吸。

6. 对子宫收缩的影响　蛛网膜下隙阻滞平面在T_{10}以下时，会导致宫颈肌肉松弛，而宫体肌肉收缩增强；当阻滞平面超过T_6时，宫体肌肉也受限制。如出现长时间低血压，可使宫体血供受影响，产生宫缩乏力、

产程延长甚至产后出血。

二、围麻醉期突发蛛网膜下隙阻滞平面过高的原因分析

1. 影响蛛网膜下隙阻滞平面的因素

（1）脊柱长度：在相同条件下，脊柱越长，阻滞平面越低。

（2）局麻药溶液的比重和患者的体位：从局麻药的特点来看，其物理性状如何对药物分布起决定性作用。与临床至关重要的物理特点是局麻药的密度、剂量浓度、容量，以及温度。其中一项发生变化，其他方面亦随之发生改变。在剂量浓度、容量，以及温度保持一致的情况下，局麻药的密度亦称之为比重，对蛛网膜下隙阻滞平面的高低起着决定性作用。在头低位时，重比重溶液阻滞平面较高；而轻比重溶液的阻滞平面较低。

（3）局麻药的剂量、容积：在相同的容积时，剂量越大，阻滞范围越广；相同剂量时，容量大者，阻滞范围较广，但阻滞程度及时间也有不同。局麻药的容积主要影响麻醉范围，麻醉药物的浓度主要影响麻醉深度与麻醉维持时间。高浓度局麻药可使神经阻滞更加完全。当注射剂量超出正常量的局麻药时，会造成蛛网膜下隙阻滞平面过广。

（4）穿刺部位：穿刺部位高者，药物容易向头端方向扩散，阻滞平面较高。

（5）注药时针头斜面的方向：针头斜面向头端时，药物容易向头端方向扩散，阻滞平面越高。

（6）注药速度：局麻药的注射速度过快可使药物到达脊髓腔中更高的节段，注入速度过快还可引发阻滞不全发生率上升，麻醉维持时间也相应缩短，麻醉平面也越高。注

射速度越慢越易于集中于局部。

2. 蛛网膜下隙阻滞平面过高的病理生理高危因素

（1）妊娠妇女：妊娠妇女由于腹压增加，椎管内静脉丛处于扩张状态，使脊髓腔中脑脊液的绝对容积相对正常女性减少，因此，实施蛛网膜下隙阻滞时，局麻药用量相比非妊娠妇女减少；如单纯按照常规成人给药剂量，局麻药易于扩散至较高脊髓节段，造成阻滞平面过于广泛。同时，妊娠女性脑脊液中蛋白质浓度的减少使游离型局麻药的分子增加，腰麻平面固定更慢，可能导致麻醉后阻滞平面意外升高，发生严重低血压[1,2]。

（2）老年患者：一方面，老年人由于脊髓及神经系统的退行性改变，神经元总数减少，椎旁间隙变窄及蛛网膜绒毛增大，且脑脊液压力低，容量减少，使局麻药容易在蛛网膜下隙扩散，故只需少量的局麻药即可获得满意的阻滞效果。另一方面，老年人对蛛网膜下隙阻滞的敏感性增高，麻醉作用起效快，阻滞平面广，麻醉作用时间延长，因此用药剂量应减 1/3 ～ 1/2。如果按照正常成年人的腰麻用药剂量，容易造成蛛网膜下隙阻滞平面过高[3]。

（3）合并其他疾病患者：如腹腔肿瘤、身体衰弱者等，影响脑脊液的容积。

三、围麻醉期突发蛛网膜下隙阻滞平面过高的应对策略

1. 低血压、心率缓慢　首先考虑补充血容量，维持血压在正常范围。穿刺前或蛛网下隙注药后，立即开放静脉通道，快速输液 200 ～ 300ml，若效果不明显可给予血管活性药物，如麻黄碱、间羟胺等。麻黄碱是

较为常用的血管升压药物，兼有 α 受体及 β 受体兴奋作用，可收缩动脉血管以升高血压，也能加快心率。常于出现低血压症状后，收缩压或舒张压低于基础血压的 20%，给予麻黄碱 15 ～ 30mg 肌内注射或静脉滴注[4]。对心率缓慢者可考虑静脉注射阿托品以降低迷走神经张力。

2. 呼吸困难和低氧血症　如果蛛网膜下隙阻滞平面过高引起呼吸功能受到抑制，潮气量和分钟通气量下降，产生低氧血症，应面罩吸氧，必要时辅助呼吸，以改善通气功能；如果发生全脊髓麻醉，局麻药作用于延髓呼吸中枢，引起呼吸停止、血压骤降或心搏骤停，应立即实行气管内插管人工呼吸、维持循环等措施进行抢救。可参照心肺复苏流程进行。

3. 恶心、呕吐　发生恶心呕吐的原因包括平面升高引起的血压下降、肋间肌部分麻痹而出现呼吸抑制而产生一过性脑缺氧、麻醉药不纯或其他原因引起的化学性刺激等。当出现恶心呕吐时，首先检查麻醉平面是否过高，监测血压是否降低，并采取相应对症治疗措施，加快输液使血压回升，面罩吸氧；症状严重时可暂停手术，以减少迷走神经受刺激，或施行内脏神经阻滞；还可采用镇吐药物治疗，例如异丙嗪，或氟哌利多、5- 羟色胺选择性受体抑制药恩丹司琼等[5]。

四、围麻醉期突发蛛网膜下隙阻滞平面过高的思考

1. 有时针已穿入蛛网膜下隙，但无脑脊液流出，或流得很慢，是由于针孔贴在马尾或其他组织上的缘故，这时可将针头转动后，脑脊液即可流畅。

2. 进针时不能用力过猛，以防止刺破

椎管内静脉丛而出血，或刺到椎管对侧的骨膜时，会感到很硬，针不能前进，亦无脑脊液流出，证明是穿刺过深。

3. 穿刺困难者可改换间隙，或改换体位（坐位）后很易成功。可调整体位来达到所需的平面。一般于注药后 20 分钟内平面即已"固定"。

4. 对于老年患者，有心血管疾病潜在可能，故实施时应加强监护，密切监测血流动力学改变。连续蛛网膜下隙阻滞可小剂量分次注药，提高麻醉的安全性。

五、围麻醉期突发蛛网膜下隙阻滞平面过高的典型案例分享

患者，女性，32 岁，因"孕 3 产 0 孕 39 周，胎儿窘迫"拟在腰硬联合麻醉下急诊行子宫下段剖宫产术，术前血压 126/69mmHg，心率 97 次 / 分，产前血常规，凝血功能均在正常范围，既往无手术史。取 $L_{3,4}$ 间隙进行硬膜外穿刺，穿刺过程顺利，遇有明显落空感后，向硬膜外穿刺针内套入腰穿针，有明显刺破感后，拔除腰穿针内的针芯，随即见清亮脑脊液滴出，证实腰麻穿刺成功；向腰麻针内注射 0.5% 罗哌卡因 2.6ml，注射完毕后拔除腰麻针，并向头端置入硬膜外导管 3cm。2 分钟后测平面至 T_6，测血压 89/52mmHg，心率 63 次 / 分。手术开始，距麻醉开始约 5 分钟，发现患者呼吸费力，张口但不能说话，仅以摇头回答麻醉医师的询问，两上肢麻木，眼结膜充血，鼻塞，仅张口大口呼吸，血压 71/40mmHg，心率 50 次 / 分，SpO_2 由术前的 99% 降至 85% ～ 89%，测麻醉平面 T_2。在排除全脊髓麻醉的可能后，立即加快液体输注，增加一条静脉通道，共

输入 2000ml 乳酸林格液，胶体液 1000ml；同时静脉给予麻黄碱 15mg，同时加压面罩给氧，SpO$_2$ 维持在 92% 左右，10 分钟血压回升至 90/50mmHg，监测尿量 600ml。手术历经 30 分钟，结束后测麻醉平面上至 T$_4$，下肢针刺有痛感并能活动。送麻醉后恢复室，40 分钟后麻醉平面降至 T$_8$ 左右，1 小时后阻滞平面降至 T$_{10}$ 左右，安全送回产科病房。术后随访患者术中情况，诉当时呼吸极度困难，无法发声，虽然意识仍清醒，但由于心里极度紧张表现得异常烦躁，不能完全配合。

分析讨论：患者系妊娠妇女，体型亦偏小，身高不足 150cm，采用常规腰麻剂量的局麻药注射，剂量相对正常体型患者偏大；穿刺针斜面朝向头端，使药物易于向头端方向扩散，导致蛛网膜下隙阻滞平面过高，药物作用高峰时可达 T$_2$ 水平。麻醉医师观察仔细，密切监测血流动力学、血氧饱和度及心率等指标，注重必要的测试阻滞平面，能及时发现问题并及时处理。

（冷福建）

参考文献

[1] 曲元，黄宇光. 妇产科麻醉分册［M］. 北京：北京大学出版社，2011：179-180

[2] 郑玉艳. 剖宫产手术腰麻后常见并发症及预防［J］. 医学理论与实践，2012，25（11）：1309-1310

[3] 简志刚，李建宾，李瑞珏. 不同的椎管内麻醉方式在老年患者股骨手术中的比较研究［J］. 四川生理科学杂志，2004，26（2）：51

[4] 黄格，谭冠先，谭宪湖，等. 晶体液预负荷联合 6% HES 130/0.4 复合麻黄碱预防剖宫产术硬膜外麻醉后低血压的效果［J］. 临床麻醉学杂志，2011，27：410

[5] 钟宝琳，徐庆，黄桂明，等. 剖宫产手术腰硬联合麻醉腰麻布比卡因最适剂量的探讨［J］. 赣南医学院学报，2007，27（6）：848-849

第 43 章　围麻醉期突发腰丛神经阻滞范围异常

一、围麻醉期突发腰丛神经阻滞范围异常的发生情况及危害

根据局部麻醉药作用的解剖部位不同，可将神经阻滞分为四类：①中轴神经阻滞，如腰麻、硬膜外麻醉；②神经丛阻滞，如臂丛、腰丛神经阻滞；③外周神经阻滞，如正中神经、尺神经阻滞；④椎旁阻滞，亦属于中轴神经阻滞的一种，但可进行单侧阻滞。外周区域阻滞由于其麻醉安全性较其他麻醉方式对全身生理的干扰相对较小，术后并发症也相对较少而越来越受到临床重视。与硬膜外阻滞相比，外周神经阻滞具有许多优点，包括术后恶心、呕吐减少、对循环影响小、无尿潴留等，尤其适用于一些高龄，伴严重心肺疾病，禁忌硬膜外和腰麻的患者。其中腰丛神经阻滞也常常用于临床上下肢手术和各种疼痛治疗，其适应证有：①坐骨神经痛、股神经痛、隐神经痛、股外侧皮神经痛、急性腰肌损伤痛、腰椎骨质增生、腰肌疼痛等的治疗。②腰椎间盘突出症及脊椎病引起的根性神经痛治疗。③与坐骨神经同时阻滞也适用于一侧下肢手术麻醉，尤其对不能耐受全身麻醉和中轴神经阻滞的患者，腰丛神经阻滞联合坐骨神经阻滞可满意完成下肢各型手术，对循环和呼吸功能的影响轻微。

腰骶部神经穿出椎间孔后立即分为前支、后支、脊膜支，以及向前行构成腰交感神经节。①脊神经前支：腰丛由 12 胸神经前支的一部分及第 1 至第 3 腰神经前支和第

4 腰神经前支的一部分组成。第 4 腰神经前支的余部和第 5 腰神经前支合成腰骶干向下加入骶丛。支配下肢的腰、骶丛神经在第 4 腰椎处互相交织，有称此区为腰大肌间沟，其前面为腰大肌及其筋膜，后面为腰椎横突、横突间韧带和肌肉及腰方肌，内面为腰椎椎体。向此区域内注射局麻药物可阻滞下肢所有神经。腰丛的分支有髂腹下神经、髂腹股沟神经；股外侧皮神经；股神经为腰丛最大的分支；闭孔神经。②脊神经后支：分为后内侧支和后外侧支。③脊膜支：又称窦椎神经，为腰神经后支或腰神经总干的分支，经椎间孔返回到椎管内。④腰交感神经：由 $L_{1\sim3}$ 灰白交通支构成腰交感神经节，相连的腰交感神经节构成腰交感神经[1]。由于腰大肌间隙较大，腰丛神经分布较广，因此腰丛神经阻滞麻醉或治疗根性神经痛不如椎管内、椎间孔及椎旁阻滞治疗效果明显，且用药量偏大，一旦过大量的局麻药误入硬膜外腔间隙，甚至误入蛛网膜下隙间隙，会导致麻醉阻滞范围过广的表现，或是脊髓高位阻滞，严重者会发生全脊髓麻醉。在实施腰大肌间沟腰丛神经阻滞时，可能会出现全脊椎麻醉和双侧阻滞，全脊椎麻醉和异常高位阻滞的发生可能与穿刺时进针的方向过于偏内有关，导致穿透黄韧带或硬脊膜。由于药物量较大，有报道认为药物超过 20ml，部分药物可通过椎间孔向硬膜外扩散，形成双侧阻滞和异常高位阻滞。其临床表现可参考硬膜外麻醉过广和全脊髓麻醉的相关章节，

在此不一一赘述。

可引起下肢血管扩张，血压下降。

二、围麻醉期突发腰丛神经阻滞范围异常的原因分析

1. 误入椎管内，蛛网膜下隙阻滞 可产生脊髓阻滞平面过高，导致全脊髓麻醉的危险，甚至损伤脊髓，这些均是严重的并发症，直接威胁患者生命安全。从椎管的解剖特点分析，腰丛神经阻滞穿刺过程中，在棘突旁开处进针时，若进针的角度向内侧倾斜较大时，或进针方向有较大偏移，针尖容易进入椎间孔甚至刺入蛛网膜下隙。

2. 误入椎管内，导致硬膜外阻滞范围过广 大容量局麻药进入硬膜外隙可能出现麻醉平面过高，影响患者的循环及呼吸功能，甚至危及生命。从硬脊膜的解剖特征分析，它由构成硬膜囊两侧伸出筒状鞘膜分别包被脊神经前根和后根而形成。硬膜外隙被脊神经根分为前隙、后隙，前隙较小，后隙较大。尽管腰丛穿刺点位于棘突旁 4～5cm 处，亦有可能误入硬膜外隙。

3. 交感神经被阻滞麻醉 根据腰交感神经的解剖部位分析，腰交感神经干由 3 个或 4 个神经节和节间支构成，位于脊柱与腰大肌之间隙并被椎前筋膜所覆盖。上方连于胸交感干，下方延为骶交感干，左右两交感干之间有横交通支。腰交感神经节为椎前筋膜所覆盖。左腰交感干与腹主动脉左缘相邻，两者相距 0.5～2.0cm，其中以相距 1cm 为最多。干的下端位于左髂总静脉的后方。右腰交感干前面为下腔静脉所遮盖，干的下端位于右髂总静脉的后方。右腰交感干除被下腔静脉所覆盖外，有时还有一或二支腰静脉，从交感干前方越过，交感神经被阻滞麻醉，

三、围麻醉期突发腰丛神经阻滞范围异常的应对策略

不论是哪种原因引起的腰丛神经阻滞范围异常广泛，首先要对症治疗，改善呼吸和循环功能，帮助患者度过危险期，待药物作用减弱直至消失。①充分吸氧，改善氧合；②快速输液，必要时应用升压药；③对于意识尚清醒的患者，给予适量镇静药物；④如阻滞平面超过 T_4 以上水平，造成呼吸困难或停止，甚至发生全脊髓麻醉，则立即行气管插管人工通气。

四、围麻醉期突发腰丛神经阻滞范围异常的思考

1. 熟悉解剖，防范误穿；规范操作，认真仔细 在行腰丛神经阻滞穿刺时，在棘突旁开 3～5cm 处进针过程中，若进针的角度向内侧倾斜较大时，针尖容易进入椎间孔甚至刺入蛛网膜下隙，应予以高度注意。脊椎正常的患者腰丛阻滞时也可能发生双侧阻滞现象，但只要不误入椎管内，平面一般不高。进行腰丛神经穿刺不刻意寻求异感，如不出现异感也可以注射药液，而且并不影响治疗效果。注药前和注药过程中应反复回吸，除了防止药物误入血管，还防止有脑脊液流出。避免反复穿刺可能损伤腰丛神经，穿刺针误入椎管内间隙。

2. 超声引导定位 在神经阻滞穿刺中使用超声定位，可以有效地提高操作成功率和准确性，减少对周围组织的损伤。与坐骨神经和臂丛神经呈束状聚集、有包膜、较粗

大及位置表浅的特点不同，人体腰丛神经位于椎旁腰大肌间隙内，由多根较细的脊神经并行排列组成。因此，精确的定位和穿刺路径是保障阻滞效果及减少损伤的关键，盲探穿刺风险较大，可致误入椎管内间隙，导致硬膜外异常广泛阻滞，甚至蛛网膜下腔阻滞，严重可致全脊髓麻醉。将超声引导应用于定位腰丛神经阻滞，进一步提高了阻滞的安全性和成功率；将超声定位技术与传统的解剖定位、异感定位及神经刺激器定位等多种技术相互结合，灵活运用，更能进一步确立该技术的应用优势，特别是对于肥胖、创伤及肿瘤等引起的神经解剖变异，意识不清，无法合作，存在部分神经阻滞或全身麻醉等神经阻滞相对禁忌的患者有更广泛的临床应用前景[2]。在当今循证医学时代，要充分证明超声定位神经阻滞起效快、阻滞成功率高及并发症少等诸多优点，还需要大样本的研究。该技术建立在超声影像学基础上，位置较浅的肢体神经阻滞应用较广，对于位置较深且毗邻复杂的神经组织的阻滞则受到限制。

3．神经刺激仪定位 传统上神经阻滞定位的成功与否常根据操作者的"落空感"或患者的"异感"等主观感觉来判断，阻滞后常常出现阻滞不全、完全无效，甚至阻滞范围异常广泛。神经刺激仪的使用为外周神经阻滞提供了一个客观的判断指标，极大地提高了阻滞的成功率，减少了各种并发症的发生。外周神经包含有感觉纤维和运动纤维，通过神经刺激仪输送刺激电流，对外周神经进行脉冲刺激，若该神经含有运动纤维，则电流会引起该神经支配的肌肉收缩。穿刺针仅针尖导电，针身为绝缘材料覆盖，针尾有导线和注药管连接，分别与神经刺激仪和注射器相连，称为绝缘穿刺针。在行腰丛神经阻滞时，将神经刺激器的正极通过一个电极与患者穿刺区以外的皮肤相连，负极与绝缘穿刺针相接，设置电流强度为 $1 \sim 2mA$，刺激频率为 $1 \sim 2Hz$，支配肌肉在最低刺激电流的收缩效应可以判断绝缘针针尖的位置，此时刺激电流愈小，针尖离神经就愈近。一般电流小于 $0.5mA$ 肌肉收缩仍未消失时，穿刺针的针尖与神经已经十分接近，即可注射药物进行外周神经阻滞和疼痛治疗[3]。应当保持穿刺针通畅，避免针头被血凝块堵塞导致电流不能通过针尖；若在较低电流下仍然出现强烈肌肉收缩，注药时阻力大，均提示穿刺针可能刺中神经，应将针退出少许，避免加重神经的损伤；注药后应加强监测，因仍然不能完全避免误入椎管内间隙可能。

五、围麻醉期突发腰丛神经阻滞范围异常典型案例分享

病例1，超声引导下腰丛神经阻滞致全脊髓麻醉一例。患者，女性，35 岁，55kg，因"右胫腓骨骨折"入院。术前心电图、血常规、生化检查及凝血功能均正常。拟在 B 超引导下右侧腰丛＋右坐骨神经阻滞下行右胫腓骨骨折切开复位＋内固定术。入室后建立静脉通道，经鼻导管吸氧，监测心电图、无创血压、SpO_2，血压 100/65mmHg，心率 82 次 / 分，SpO_2 99%。患者取左侧卧位，采用纵截面扫描，探头与脊柱平行，探头中间线落于髂脊最高点连线上，自脊柱中线向体侧扫描，直到 L_{3-4} 和 L_{4-5} 椎体横突及下方的腰大肌清晰显像。针尖紧靠探头进针，以"out-of-the-plane"法在超声引导下穿刺针穿过 L_{3-4} 横突间隙到达腰大肌后 2/3 区域，回抽无血、脑脊液后，注射生理盐水，见腰

大肌间隙扩开，判断针尖位置正确，缓慢注入 0.375% 罗哌卡因 30ml，拔针时发现患者说话无力，但意识清楚，立即取平卧位，面罩给氧，测试麻醉平面 T_2 以下痛觉消失，血压降至 80/50mmHg，考虑全脊髓麻醉，立即给予去氧肾上腺素及快速补液，面罩控制呼吸，约 5 分钟后患者意识消失，插入喉罩，机械通气，并行桡动脉穿刺，间断推注去氧肾上腺素维持血压在 110/60mmHg 左右，立即进行手术，手术 90 分钟后患者自主呼吸恢复，保留自主呼吸至术毕，手术持续 2 小时，术毕麻醉平面达 T_8 水平。术中输入胶体 1000ml，晶体 1750ml，血压维持在 110/55mmHg 以上，术后 1 小时麻醉平面达 T_{10}，拔除喉罩，术后 2 小时麻醉平面达 T_{12} 水平送回病房。术后 8 小时患者双下肢运动恢复，术后 12 天随访，患者痊愈出院。

分析讨论：腰丛加坐骨神经阻滞应用于髋关节以下手术，因麻醉效果显著、对患者血流动力学影响轻微、术后无须禁饮、无术后尿潴留而深受欢迎，腰丛神经阻滞以往的定位方法主要有体表标志和神经刺激仪法，但有误入椎管内引起全脊髓麻醉的严重并发症。目前超声引导的神经阻滞技术，麻醉医师能在可视下操作，通过直接观察局麻药的扩散，及时调整穿刺针的位置，发生并发症的机会小。B 超引导神经阻滞作为麻醉科新兴的一项技术，正处于起步学习阶段，经验不足，而本例患者正是在超声引导下发生严重并发症，因而在临床操作我们仍需高度重视各种并发症。超声引导腰丛神经穿刺进针路径主要有长轴平面外技术及短轴平面内技术，前者由于图像容易辨认（两横突间），适用于初学者，但缺点是不能清晰显示进针路径及针尖位置，因此常需反复调整针尖才能达到理想位置。后者可看到整个进针路径，可控度高，但对超声分辨率要求高，需要操作者掌握不同脊柱横截面的超声图像特征，图像定位时间长，适用于一定操作经验的医师。本例操作也是考虑腰丛神经位置较深，显示难度较大不易辨认故采用平面外技术，此时我们 B 超可能只是对目标靶点可视，而整个进针路径则有相对处于"盲穿"风险，特别位置较深的腰丛，这种风险更大，当进针点偏内时，在反复调整穿刺进针方向时，针尖极有可能刺入硬膜外腔损伤蛛网膜或神经根包膜而未被发现，后虽调整针尖位置于正常后，但由于破口较小，注药时回抽并无异常，但大剂量注入局麻醉药后，腰大肌间隙压力高，局麻药可通过破口渗入蛛网膜下隙，所以出现较典型的全脊髓麻醉。腰丛阻滞导致的全脊髓麻醉重在预防，操作轻柔，避免进针点偏内。同时对于深部腰丛神经穿刺，进针路径应采用平面内技术，不仅可清晰显示穿刺针的进针路径及针尖位置，避免反复调整时对其他组织的不必要损伤。同时注药时反复回抽，可先注入试验量 2～3ml，并观察 5 分钟，无异常症状后注入剩余药量，以尽量避免全脊髓麻醉的发生。同时麻醉医师必须密切观察病情变化，对麻醉过程中出现各种异常情况要及时做出正确判断，只有及时发现并积极准确救治才可在最大程度保障患者生命安全[4]。

病例 2，腰丛神经阻滞误入硬膜外腔 8 例。8 例患者中，下肢大隐静脉曲张 3 例，下肢小腿骨折 5 例。ASA 分级：Ⅰ～Ⅱ级。应用局麻药：1% 利多卡因 20ml，0.5% 罗哌卡因 20ml，8 例腰丛注入上述药品 40ml，3 例 35ml，3 例 30ml。8 例患者均先行坐骨神经阻滞麻醉后，再行腰丛神经阻滞麻醉。行腰丛神经阻滞麻醉后，患者翻身平卧5～15分钟，患者血压及心率均有不同程度下降。其中年龄较大、术前有高血压病史者血压下降较显著。测阻滞平面，绝对平面均在T_{8-10}，相对平面在T_{4-6}，患者均无明显呼吸困难。给予麻黄碱后，8例患者均能保持血压、心率平稳。麻醉后40～70分钟，健侧下肢可逐渐恢复感觉和运动，术后按硬膜外阻滞麻醉处理，均无任何并发症。

分析讨论：上述8例患者腰丛穿刺点均采用第4腰椎棘突尾侧3cm，在此点旁开5cm处为穿刺点。由于特殊解剖关系，即硬脊膜套在脊髓周围形成一长筒状硬脊膜囊，硬脊膜囊两侧伸出筒状鞘膜，分别包绕脊神经前根、后根，形成硬根膜。硬脊膜外面在前后中线处及左右两侧，或多或少地借纤维组织隔或小梁连于椎管内壁，硬膜外隙被脊神经根分为前隙、后隙，前隙窄小，后隙较大。因此，尽管腰丛穿刺点位于棘突旁5cm处，亦有可能误入硬膜外间隙。虽然注入麻醉药量较大，并未引起脊神经广泛阻滞。分析认为，可能与硬膜外腔存在影响局麻药扩散的内容物有关，或者这些局麻药并未完全注入硬膜外腔。为避免误入硬膜外腔而引起脊神经广泛阻滞，在注入局麻药（15～20ml）后，应观察是否误入硬膜外腔。若确定误入硬膜外腔，可不再注入剩余局麻药，仍行坐骨神经阻滞。腰丛神经阻滞绝对禁止误入蛛网膜下隙，若注药前回抽有脑脊液，应放弃此种麻醉方法为宜[5]。

（冷福建 金 胜）

参考文献

[1] 邓兆宏，陈龙菊，王先义，等.腰丛阻滞相关解剖结构的观测[J].中国康复医学杂志，2010，25（1）：19-22

[2] 黎阳，王建波.超声引导下神经阻滞的研究进展[J].海南医学，2007，18（1）：113-115

[3] 吴志林，张小洺，孙宇.神经刺激仪与外周神经阻滞[J].实用疼痛学杂志，2006，2（1）：44-47

[4] 王松，汪树东，侯涛，等.超声引导下腰丛神经阻滞致全脊髓麻醉一例[J].临床麻醉学志，2014，30（6）：620

[5] 石春生，宫淑艳.腰丛神经阻滞误入硬膜外腔八例[J].实用药物与临床，2008，11（5）：275

第 44 章　围麻醉期突发恶性高热

一、围麻醉期突发恶性高热的发生情况及危害

围麻醉期恶性高热（malignant hyperthermia，MH）是一种罕见的常染色体显性遗传疾病，是一种具有家族遗传性的亚临床肌肉病，是由挥发性麻醉药或去极化肌松药琥珀胆碱所触发的一种骨骼肌异常代谢状态。经典恶性高热表现患者突然出现肌肉痉挛、体温急剧升高、心动过速、氧耗增加、酸中毒及肌红蛋白尿等表现。恶性高热死亡率高达 80%～90%，即使应用特效药物丹曲林，恶性高热的死亡率仍有 2%～3%。恶性高热是目前所知的唯一可由常规麻醉用药引起的围麻醉期死亡的遗传性疾病[1-3]。在中国大陆缺乏特异性治疗药物丹曲林的情况下，这一高危事件要引起广大麻醉医师的重视。

恶性高热发病凶险，死亡率极高，而且作为一种亚临床遗传病，在术前没有很多征兆可以预防。一旦发生，对患者和麻醉医师来说，危害都极大。

1. 国内外大量的研究发现，恶性高热是骨骼肌细胞内 Ca^{2+} 调节障碍导致肌细胞质内 Ca^{2+} 浓度异常增高，由此引发的一系列功能障碍。当骨骼肌细胞内 Ca^{2+} 稳态失衡，细胞外钙向肌浆内扩散，肌质网 Ca^{2+} 大量释放，使肌浆内 Ca^{2+} 浓度增高，通过兴奋 - 收缩耦联机制，肌肉收缩活动增强、ATP 迅速减少、产热急剧增加、体温迅速升高。同时磷酸化酶被激活，加剧糖原酵解，产生大量乳酸和 CO_2，骨骼肌的剧烈收缩使肌细胞溶解破坏，肌酸激酶和肌红蛋白大量产出，可导致肾衰竭。患者出现代谢性酸中毒、呼吸性酸中毒、高血钾、心律失常、血肌酸激酶增高、肌红蛋白尿，严重者出现弥散性血管内凝血、多器官功能衰竭[4,5]。

恶性高热易感者未发作时，其具有正常骨骼肌神经肌肉接头功能，而且肌纤蛋白、肌钙蛋白和肌球蛋白等均处于正常水平，肌细胞质内 Ca^{2+} 浓度正常。但因为其细胞纤维膜及肌质网膜发育缺陷，在某些药物及触发因素的作用下，肌细胞钙的内稳态失衡。氟烷可令肌浆网膜电位一定程度的去极化，使肌肉收缩，但未发现氟烷可对正常人的骨骼肌肌浆网造成此类作用[6-9]。研究表明，去极化肌松药琥珀酰胆碱对恶性高热易感者及正常人均可发生去极化作用，但具体产生肌肉收缩作用的机制尚未阐明[10]。

2. 恶性高热发生于围麻醉期中的任何时间，并且发病后的 24～36 小时，可能再次发作，早期表现为呼吸加快，心动过速，呼气末二氧化碳分压异常升高（PET ＞ 55mmHg），体温的快速升高（＞ 39℃，每 5 分钟升高 1℃）为特征表现，但多出现的较晚。其他表现有咬肌痉挛、肌强直、四肢抽搐、酸中毒、高钾血症、横纹肌溶解等。恶性高热易感者并不一定在每次麻醉时都会发生恶性高热，这可能与所用麻醉药物的剂量、麻醉方式、同期使用的镇痛药物、环境温度及紧张情况相关。

恶性高热发生时，体表温度以每分钟 $1 \sim 2℃$ 的速度上升。严重的高热发生时（体表温度超过 $44℃$）易导致氧耗量增加、二氧化碳生成增多、弥散性血管内凝血及多器官功能障碍。难控性高代谢状态导致细胞缺氧，进行性恶化的代谢性酸中毒。如未得到处理，持续的肌细胞死亡和横纹肌溶解将引起危及生命的高钾血症，产生的肌红蛋白尿会导致急性肾衰竭。其他可危及生命的并发症包括弥散性血管内凝血、充血性心力衰竭、肠缺血、继发于严重肌肉肿胀的肢体筋膜间隙综合征及横纹肌溶解造成的肾衰竭。当体温超过 $41℃$ 时，弥散性血管内凝血是常见的死亡原因。

儿童患者接受氟烷麻醉诱导和使用琥珀胆碱后发生咀嚼肌强直（MMR）的概率有 1%。七氟烷诱导的恶性高热发生率和氟烷相近。而咀嚼肌强直伴有全身性强直的患者发生恶性高热的危险性更高。

二、围麻醉期突发恶性高热的原因分析

恶性高热的发病机制尚未明确，但大多数学者认为其与基因突变有关。恶性高热易感者（malignant hyperthermia susceptible，MHS）常伴发以下疾病或症状，如中央轴空病（central core disease，CCD）、肌营养不良、先天性骨关节畸形（先天性脊柱侧弯），以及肌肉痉挛、睑下垂、斜视、先天性唇腭裂、脐疝、腹股沟疝等。其中，$28\% \sim 65\%$ 的中央轴空病患者为恶性高热易感者。中央轴空病与恶性高热为等位基因疾病，共同的致病基因为兰尼碱受体 1（ryanodine receptor 1，RYR1）基因。但有趣的是，某些 RYR1 基因突变仅可产生恶性高热，有些仅可产生中央轴空病，而有些可以同时表现为中央轴空病及恶性高热[11]。

目前已发现有 6 个基因位点与恶性高热有关[12]，即：$19q12 \sim q1312$ 上 RYR1 基因、$1q32$ 上 CACNA1S 基因、$7q11123 \sim 2111$ 上编码 L 型钙离子通道 2/ 亚单位基因、$17q1112 \sim q24$ 上编码钠离子通道基因、5p 及 3q1311 位点上的基因。但目前被明确的致病基因只有 RYR1 基因和 CACNA1S 基因。约 50% 恶性高热易感者是由 RYR1 基因突变所致，而其他部位的基因异常主要起调节作用。

RYR1 突变导致恶性高热的发病机制尚不十分清楚。正常骨骼肌通过兴奋收缩耦联（excitation-contraction coupling）机制而发挥作用。基因突变导致了骨骼肌肌浆网上 RYR1 异常，RYR1 的结构改变使得肌浆网上钙离子通道持续开放，钙离子持续、大量外流，远远超过细胞泵的摄取能力，从而导致肌肉持续收缩，最终肌肉僵直。

大量的体外、体内实验显示恶性高热的症状和体征与胞内 Ca^{2+} 从骨骼肌肌浆网释放失调有关。胞内 Ca^{2+} 的增多导致肌肉收缩活动增强、氧耗增加、二氧化碳生成增多、ATP 含量急剧减少及体温升高。正常的 Ca^{2+} 释放后回收机制受损，为了降低胞内 Ca^{2+} 浓度，机体不得不消耗大量能量无效做功。目前对这一进程的确切机制尚无明确的解释，推测可能和 ATP 水平的下降导致细胞膜的完整性破坏、钾离子和肌酸激酶的释放有关。

另外，研究还显示，细胞膜上的钠离子通道结构改变与脂肪酸都可能参与恶性高热的发生。脂肪酸通过作用于骨骼肌细胞膜上

钠离子通道，使得膜两侧电生理改变，间接导致骨骼肌细胞膜钙离子通道改变，从而参与恶性高热的发生。另外，脂肪酸还可明显降低高体温下氟烷诱导钙离子释放阈值。细胞膜结构中是否有其他新的离子通道参与其中，仍需进一步研究。

三、围麻醉期突发恶性高热的应对策略

美国恶性高热协会 1999 年修订的 MH 的紧急救治方案是：①立即停止相关麻醉药及琥珀胆碱，纯氧过度通气；②快速注射丹曲林 2.5mg/kg，重复单次注射；③纠正代谢性酸中毒；④积极降低患者体温；⑤抗心律失常，不能用钙通道阻滞药；⑥监测 $ETCO_2$、血气、血钾、尿量等；⑦拮抗高钾血症；⑧保证尿量 > 2ml/（kg•h）；⑨儿童意外的心搏骤停应首先考虑抗高血钾治疗；⑩测定肌酸激酶，每 12 小时 1 次，直至正常；⑪ICU 监测 36 小时，以免复发。从上述恶性高热的紧急救治方案可以看出，早期使用丹曲林能有效阻断恶性高热的肌肉高代谢状态，明显降低死亡率，但改进监测设备提高恶性高热的早期诊断率同样可以降低恶性高热的死亡率。

目前治疗恶性高热最有效的药物是丹曲林。其治疗恶性高热的可能机制是通过抑制肌质网内钙离子释放，在骨骼肌兴奋 - 收缩耦联水平上发挥作用，使骨骼肌松弛。丹曲林不影响神经肌肉接头功能，也不影响骨骼肌纤维膜电活动。临床所用的丹曲林是冻干制剂，每瓶含有丹曲林 20mg、甘露醇 3g 和一定量的氢氧化钠，pH9.5。使用时需用 60ml 蒸馏水溶解。该药不良反应包括肌无力、高血钾、消化道紊乱及血栓性静脉炎等，它与维拉帕米合用可产生显著的心肌抑制作用。该药在体内通过肝微粒体酶降解，代谢物经尿和胆汁排出，另有 4% 以原型从尿中排出。其消除半衰期为 6 ～ 12 小时。首次剂量为 2.5mg/kg，每 5 分钟可追加 1 次，直至症状消失，最大剂量可达 10 ～ 20mg/kg。一般不超过 40mg/kg。为防止复发可间隔 10 ～ 12 小时给予 2.5mg/kg。Harrison 提出丹曲林应个体化给药，根据患者病情给予治疗。丹曲林的使用使国外恶性高热的死亡率已经降低至 5% 以下，但由于保存条件苛刻且价格昂贵，国内绝大多数医院都没有这种药物。

围麻醉期恶性高热的早期诊断非常重要，对广大的一线麻醉医师来说，恶性高热少见，一旦遇到，很难明确诊断。对于基层医院，$P_{ET}CO_2$ 和体温监测都很难形成常规，这对于恶性高热的早期发现、早期诊断无形中增加了难度。因此，加强一线医师的相关知识积累，加强监测手段，对于提高恶性高热的诊断治疗水平尤为重要。疑似恶性高热的病例，可考虑按照以下方案进行处理。

我国大部分医院缺乏丹曲林的储备，此时的抢救方案可能略有调整 [13,14]：①立即停用可能诱发和加重病情的麻醉药，如停用琥珀胆碱和吸入麻醉药，并更换麻醉回路；②给予纯氧和过度通气；③立即监测体温，并采用变温水床、静脉输注大量冷平衡液、大动脉处放置冰袋和全身乙醇擦浴等降温措施以控制体温；④保持循环的稳定；⑤维持酸碱平衡、水电解质平衡和保护重要脏器功能，如动态监测酸碱和电解质平衡情况，并及时予以纠正。在保护肾脏功能时特别重要的是碱化尿液，可输注 5% 碳酸氢钠，使剩

余碱维持在 5～15，同时应反复使用呋塞米保持尿量，以防止大量释放的肌红蛋白堵塞肾小管出现急性肾衰竭；⑥持续床边血液净化治疗（CRRT）；⑦治疗心律失常。

四、围麻醉期突发恶性高热的思考

恶性高热一旦出现，发展迅速，并且诊断困难，国内大多数医院对于恶性高热的诊断仅仅只能以临床的诊断为主，金标准（咖啡因－氟烷骨骼肌离体收缩实验）尚未能进行，以及蓝尼定收缩试验。我国大部分医院的麻醉医师在遇到恶性高热时，会因技术和监测手段的缺少而诊断不够及时准确。恶性高热一旦诊断不及时，处理不当，体表温度 > 41℃时，死亡率极高可高达 53%。

1. **恶性高热的诊断标准**　①静态氟烷试验：氟烷浓度逐渐递增（0.5%、1% 和 2% 体积分数），以给药后肌肉张力增加全 0.29g 为阳性。②动态氟烷试验：把肌肉以稳定的速度 4mm/min 拉长 1.5 分钟，然后保持这个长度 1 分钟，再以同样的速率放开；这一周期后，给予 0.5% 氟烷 3 分钟后再开始一个周期；氟烷浓度逐渐递增至 1%、2%、3% 体积分数；以给药后肌肉张力增加全 0.2g 为阳性。③静态咖啡因积累试验：咖啡因浓度递增次序为 0.5mmol/L、1mmol/L、1.5mmol/L、2mmol/L、3mmol/L、4mmol/L 与 32mmol/L，每一浓度咖啡因与标本接触 3min；肌肉张力增加全 0.2g 为阳性。

2. **蓝尼定收缩试验**　蓝尼定（Ryano-dine）收缩试验也在恶性高热诊断方案中。蓝尼定是一种植物碱，其促进骨骼肌钙离子释放的蓝尼定受体激动药。该试验基本检测条件与 CHCT 相似。溶液中加入蓝尼定，使其浓度达到 1μmol/L，记录肌肉开始收缩时间、收缩张力改变达 0.2g 和 1g 时的时间、达到最大收缩张力时的时间与幅度。文献显示蓝尼定收缩试验的敏感性为 84.6%，特异性为 90.4%，并指出了咖啡因 - 蓝尼定复合试验和氟烷 - 蓝尼定复合试验具有更高的敏感性（分别为 85.3% 和 93.9%）和特异性（均为 93.9%）。因此，到目前为止，该试验尚无特定的诊断标准，仍需多中心大样本研究。

麻醉期间典型的恶性高热发作突然，进程迅速，最早的临床体征为肌肉不自主运动（如咬肌痉挛）、快速性心律失常、严重缺氧、$P_{ET}CO_2$ 浓度升高、体温急剧升高。75% 的恶性高热患者可出现全身肌肉强直，在数小时内死于顽固性心律失常和循环衰竭。即使早期抢救成功，患者也往往死于严重的弥散性血管内凝血和继发肌红蛋白尿引起的肾衰竭[15]。为预防麻醉期间的恶性高热可以做到以下几点：①术前仔细询问病史，特别注意有无肌肉病、麻醉后高热等个人及家族史。对高度可疑患者应化验检查肌酸激酶、乳酸脱氢酶等酶，有条件者应做 CHCT 以明确诊断。②麻醉时对可疑恶性高热患者，应尽量避免使用诱发恶性高热的药物（表 44-1），麻醉方法应选用局麻或神经阻滞。麻醉手术过程中应监测 $P_{ET}CO_2$ 及体温，特别是 $P_{ET}CO_2$ 监测对于早期诊断恶性高热具有重要价值。③对可疑恶性高热易感者，可以按照图 44-1 筛查流程进行术前筛查。

表44-1 恶性高热易感者禁用及可安全使用的药物

禁用药物	可安全使用的药物
氟烷及所有挥发性吸入麻醉药	苯二氮䓬类、巴比妥类、笑气、麻醉性镇痛药
琥珀酰胆碱	非去极化肌松药、异丙酚、局麻药（不加肾上腺素）
钙通道阻滞药	抗胆碱酯酶药、抗胆碱能药、非甾体消炎药

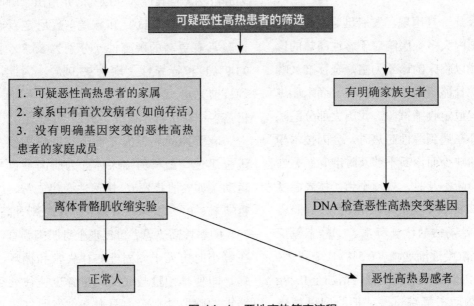

图44-1 恶性高热筛查流程

五、围麻醉期突发恶性高热的典型案例分享 [16]

患者，男性，14岁，体重50kg，身高150cm，因"发现背部畸形2年余，加重半年"入院。入院时磁共振检查诊断为特发性脊柱侧弯，心电图、胸片、肝肾功能检查及肝胆胰脾肾超声未见明显异常，准备在全身麻醉下行后路脊柱侧弯矫正术。无神经肌肉疾病及恶性高热患者家族史。手术日晨7：00测体温36.5℃。10：00入手术室，监测显示：心率80次/分，血压116/62mmHg，SpO₂ 97%。10：30麻醉诱导，用药为咪达唑仑1.5mg、芬太尼0.2mg、丙泊酚70mg和

琥珀胆碱50mg静脉注射。给药后2分钟患者肌肉抽搐过后气管插管时发现咬肌痉挛，快速插管后检查全身肌肉状况，发现四肢及胸腹壁肌肉呈强直状态。监测显示心率进行性上升，150～180次/分，同时$P_{ET}CO_2$显示为71mmHg。此时听诊两肺呼吸音均正常，通气情况良好，血气分析示$PaCO_2$为83.1mmHg，确定$P_{ET}CO_2$为非通气因素所致。触摸患者额头感觉体温异常，立即监测体温显示为37.8℃，并很快升至38.3℃。此时离麻醉诱导约10分钟，患者的病情变化已高度提示发生了恶性高热，立即按恶性高热程序进行抢救。因缺乏特效药丹曲林，故只能采取其他积极措施，如去除可能诱因、充分

给氧、防止并发症和保护重要脏器功能等，具体包括：①立即停用所有麻醉药、更换麻醉呼吸回路及钠石灰以防吸入麻醉药进一步加重病情。②使用变温水床、大动脉处乙醇擦浴、放置冰袋并大量输注冷平衡液等措施以控制患者体温。③充分给氧和过度通气。④反复使用呋塞米以保持尿量，大量补液以稀释血中肌红蛋白浓度，输注 5% 碳酸氢钠碱化尿液以防肌红蛋白堵塞肾小管等措施保护肾功能。⑤每小时复查血气和电解质，每 4 小时查血、尿肌红蛋白和肌酸激酶等。使用上述措施后，患者体温逐渐得到控制，并稳定在 37.5℃ 左右。患者于 90 分钟后苏醒，呼吸稳定后改为经气管导管自主呼吸吸氧，肌强直逐渐恢复后肌肉明显疲软状态。征得患者家属同意后，于左侧股四头肌处取小块肌肉送病理检查。心率同时逐渐下降至 130～140 次/分，$PaCO_2$ 也缓慢下降，并稳定在 50mmHg 左右。8 小时后患者病情有所反复，体温回升至 37.8℃，经过调节水床温度、乙醇擦浴和输注冷平衡液等措施，再次将患者体温控制在 37.1℃ 左右。离发病 10 小时患者的病情进一步好转，心率降至 110 次/分以下，体温降至正常，患者精神状态明显改善。予以肺部和肾脏增强 CT 扫描检查，未见明显异常。离发病 12 小时拔除气管导管，随后尿的颜色明显变淡，逐渐接近正常。经过 24 小时的抢救，病情基本得到控制，共输液 12 000ml，包括 5% 碳酸氢钠 600ml，尿量 9000ml。血气分析指标、电解质及肾功能指标基本正常，于次日送回病房进一步监护和治疗，病情稳定。但于第 3 天中午患者出现头痛，经查头颅 CT 未见明显异常，给了甘露醇脱水后恢复。经治疗后患者血和尿中的肌红蛋白和肌酸激酶等指标也逐渐恢复正常，患者于第 4 天下床活动，1 周后完全康复出院。

（张　扬　罗辉宇　肖兴鹏）

参考文献

[1] Nakamura N, Udea T, Ishikawa R, et al. Malignant hyperthermia developing during esophageal reaction in an 82-year-old man [J]. Anesthesiology, 2008, 22 (4): 464-466

[2] Chrlstiansen LR, Collns KA. Pathologic findings in malignant hyperthermia, a case report and review of literature [J]. The American Journal of orensic Medicine and Pathology, 2004, 25 (4): 327-333

[3] LarachMG, Brandom BW, Auen AC, et al. Cardiac arrests and eaths associated with malignant hyperthermia in North America from 1987 to 2006: a report from the North American Malignant Hyperthermia Registry of the Malignat Hyperthermia Association of the United States [J]. Anesthesiology, 2008, 108(4): 603-611

[4] Rosero EB, Adesanya AO, Timaran CH, et al. Trends and outcomes of Malignant Hyperthermia in the United Sataes, 2000 to 2005 [J]. Anesthesiology, 2009, 110 (1): 89-94

[5] Znada H, Jinno S, Kohase H, et al. Postoperative hyperthermia of unknown orign treated with dantrolene sodium [J]. Anesthesiology Prog, 2005, 52 (1): 21-23

[6] Heggie JE. Malignant hyperthermia: considerations for general surgeor [J]. Can J Surg, 2002, 45 (5): 369-372

[7] Vorrakitpokatorn P, Limsakul A. Drug-induced hyperthermia and rhabdomyolysis during the perioperative period: report of three patients [J]. J Med Assoc Thai, 2002, 85 (Suppl 3): 884-892

[8] Robinson R, Hopkins P, Carsana A, et al. Several interacting genes influence the malignant

hyperthermia phenotype [J]. Hum Genet, 2003, 112（2）：217-218

［9］Litman RS, Flood CD, Kap lan RF, et al. Postoperative malignant hyperthermia: an analysis of cases from the North American Malignant Hyperthermia Registry [J]. Anesthesiology, 2008, 109（5）：825-829

［10］Maehara Y, Mukaida K, Kawamoto M, et al. An analysis of fatal malignant hyperthermia cases after 1990 in Japan [J]. Japan Society for Clinical Anesthesia, 2000, 20（6）：385-390

［11］吕黄伟, 王俊科. 恶性高热的基因研究进展[J]. 国际麻醉学与复苏杂志, 2007, 28（5）：460-463

［12］黄继涛, 刘超. 恶性高热研究进展 [J]. 西南军医, 2010, 12（2）：325-327

［13］王成才, 叶晓明. 恶性高热的早期诊断及丹曲林缺乏条件下的治疗方案 [J]. 第二军医大学学报, 2009, 30（4）：369-372

［14］韩晗, 邵加庆. 恶性高热的诊断与治疗 [J]. 中国全科医学, 2008, 11（2）：314-317

［15］王颖林, 郭向阳, 罗爱伦. 我国大陆恶性高热病例的分析 [J]. 中华麻醉学杂志, 2006, 26（1）：26-27

［16］田国平, 徐克平, 顾健腾, 等. 成功救治恶性高热 1 例 [J]. 第三军医大学学报, 2014, 36（12）：1290, 1298

第 45 章　围麻醉期突发低体温或高体温

一、围麻醉期突发低体温或高体温的发生情况及危害

体温是人体的重要生理指标之一，维持正常体温是机体进行新陈代谢和正常生命活动的必要条件。机体在正常情况下通过体温调节中枢保持散热和产热的平衡以达到体温的相对恒定，麻醉和手术不仅会削弱正常的体温调节过程，而且也会诱发体温应急反应，使围术期体温发生明显改变，尤其是小儿、老人和急危重症患者。因此重视围术期体温监测和预防术中低体温和高体温的发生具有重要的意义[1-2]。

（一）围麻醉期突发低体温的发生情况及危害

1. 围麻醉期低体温的定义　机体在正常情况下，体温恒定在（37±0.3）℃。但在麻醉状态下体温可随环境温度而改变。当围术期中心体温低于 36℃称为低体温。随着医疗技术的发展，外科疑难、危重及复杂手术在临床开展越来越多，围麻醉期"低体温"的发生率也逐渐增加。有文献报道，在常规保温措施下，50%～70% 的手术患者围术期会出现低体温，低体温是麻醉和外科围术期常见的并发症[3]。

2. 围麻醉期低体温的危害　大量研究显示术中低体温可导致麻醉药物代谢减慢、苏醒延迟、凝血障碍、免疫功能抑制、心肌缺血、术后渗血量增多、术后切口感染和机体寒战反应等，增加围麻醉期并发症的发生

率，并发症在一定程度上影响了患者的恢复过程，严重的可能危及生命，对手术患者的危害较大。围麻醉期低体温并发症的发生和处理会延长住院时间，使住院费用增加，加大患者经济负担。因此，维持患者围麻醉期体温正常是降低术中和术后并发症的重要措施。近年来，临床上越来越关注围术期低体温的发生及危害，并进行相关研究，提出了有效的预防及护理对策[4-5]。围麻醉期低体温对患者的影响如下。

（1）苏醒延迟：低体温时，儿茶酚胺产生减少，使机体对外界刺激的应激反应减弱，从而相对延长苏醒和拔管时间。有文献报道，机体在 34℃时，记忆力减退、消失；体温在 32℃时可使患儿嗜睡，且有低温麻醉作用；另外低温使肝脏代谢率降低，肝功能受到抑制，使肌松药和静脉麻醉药的作用延迟，造成机体对麻醉药的需求量锐减，如麻醉用药不及时调整，可使苏醒期延长[6]。

（2）增加心血管并发症：低体温使交感神经张力增高，外周血管收缩，循环阻力增加和血液黏稠度增高，引起肺血管阻力增高、心动过速、血压下降和心脏传导阻滞。短时间输入大量 4℃库存血不但造成低体温，而且可以引起心律失常，个别甚至导致心搏骤停。研究表明，中心体温降低 1.5℃，心动过速和心脏疾病的发生率增加 2 倍[7-8]。

（3）围术期寒战：低温引起的寒战可显著增加氧耗和二氧化碳生成。在全身麻醉恢复过程中，未作有效保温的患者，寒战发生

率约 40%。寒战引起的肌肉活动使耗氧量增加 48.6%，耗氧量的增加使围术期心肌缺血的发生率明显增加；寒战增加患者不适感，以及引起伤口疼痛，而需增加止痛药用量。

（4）影响凝血功能：围术期低体温可使红细胞变形，影响正常凝血功能，使血小板和各种凝血因子数量减少、功能减弱，降低各种凝血物质活性，从而抑制凝血功能，出血时间可延长 5～7 倍。因此，低体温可增加术中和术后渗血量及腹腔引流量。

（5）伤口感染率增加：围术期低体温可降低机体免疫力，使术后伤口感染等并发症的发生率增高，影响患者预后，使住院时间延长 20% 左右。

（6）内环境紊乱：低体温使交感神经张力增高，外周血管收缩，末梢循环差，组织缺氧。低体温时，氧离曲线左移，氧利用率减少，但恢复期则短时间内氧耗量急剧增加，此时易并发酸中毒。低体温可引起低钾血症，而且一定范围内体温的降低与血清钾的降低成正比[9]。

（二）围麻醉期高体温的发生情况及危害

1. 围麻醉期高体温的定义　低体温是目前围麻醉期最常见的温度异常，但体温过高较相同程度低体温更加危险，围麻醉期体温超过 38℃（新生儿体温高于 38.5℃）即为围麻醉期高体温。体温过高表示中心温度超过正常值，而发热是温度调节系统有目标地调高中心温度。新生儿和婴幼儿尤其易发生围麻醉期高体温。围麻醉期体温过高原因有多种，通常表示问题严重需内科干预。

2. 围麻醉期高体温的危害

（1）机体代谢及氧耗增加：患者基础代谢率增加，氧耗剧烈增加大于氧供，可发生

相对缺氧，高热患者常发生代谢性酸中毒和高碳酸血症，而持续高热出汗、呼吸道及手术野蒸发增加，可伴有脱水和电解质紊乱，同时糖代谢产热加速，可致低血糖。

（2）心血管系统：心率加快，心脏负担增加，酸中毒可降低心血管系统对儿茶酚胺敏感性，易至循环衰竭。

（3）呼吸系统：高热时呼吸增快，增加呼吸做功，部分患者可因过度换气而出现呼吸性碱中毒，加重组织缺氧和酸中毒。

（4）中枢神经系统：高温时，组织耗氧剧增，可继发脑缺氧，脑水肿甚至惊厥。

（5）高热时肝肾负荷增大，严重时持续高热，因代谢性消耗使细胞膜通透性升高，出现全身弥漫性水肿。

二、围麻醉期突发低体温或高体温的原因分析

（一）围麻醉期低体温的原因分析

中心温度是最重要的体温，体温调节反应 80% 由中心体温决定，许多低体温并发症也主要由其决定。决定中心体温降低程度的两个因素：①麻醉本身，麻醉药会抑制体温调节性血管收缩，将血管收缩的阈值降低 2～4℃。②核心与外周组织的温差，外周组织温由患者所处的环境温度和血管舒缩状态决定。围术期低体温的原因如下。

1. 环境温度过低　室温对患者的体温影响较大，当室温 21℃ 时，患者散热明显增加。其原因是患者通过皮肤、手术切口、内脏暴露以及肺蒸发增加，使热量丢失 15%～30%；其中，通过患者的热量传导到冷手术台或其他接触物上丢失热量占 20%～35%。近年来，随着无菌技术的发展，

手术室的空气消毒越来越多地采用净化空气层流设备，通常情况下手术室的温度一般控制在 22～24℃，层流手术室的常规温度和室内空气快速对流的两个因素，会增加患者机体的散热，更容易导致患者体温下降，通过冷空气对流患者热量丢失占 15%～30%；另外，通过辐射形式使患者热量丢失约占 30%。

2. 麻醉的影响　包括：①静脉麻醉药（如丙泊酚）和阿片类药物（如芬太尼）均显著降低冷反应的温度阈值，吸入麻醉药（如地氟醚和异氟醚）也可显著降低冷反应的温度阈值。②神经阻滞麻醉，既干扰了温度感受，也抑制了正常的温度调节反应，如出汗、血管收缩和寒战。③局麻药可引起周围血管扩张，相对于较高的皮肤温度，可误导中枢温度调节系统，使患者耐受较高的热量散失仍不触发冷反应。

3. 手术操作影响　包括：①术野消毒液如碘酊、乙醇溶液等属挥发性消毒液，大面积使用，会带走机体大量热量，使患者散热增加，造成患者体温下降。②手术时间长，体表暴露面积大，手术切口大，肠管、腹膜及胸腔内容物暴露时间长，水分从手术野蒸发，都是重要的散热原因。③另外，术中反复用大量的冷液体冲洗，患者身体上的覆盖巾部分被冲洗液浸湿，亦导致机体热量的散失。

4. 输血、输液的影响　大量快速输入冷晶体或库存血可使体温下降，据观察在室温下输入 1 单位 4℃冷冻库血或 1L 冷晶体液可使体温下降 0.25℃。

5. 年龄因素　新生儿、早产儿、低体重儿和婴幼儿，体温调节中枢发育不健全、体表面积大、皮下脂肪少，热传导高，缺乏寒战反应，早产儿缺乏棕色脂肪，体温易随室温下降。老年人基础代谢率低、肌肉组织衰减、静息肌张力低，而皮肤收缩血管能力降低，体温下降的发生率也较高[10]。

6. 产热不足　危重患者失去控制热丢失和产生热量的能力，极度衰弱的患者，往往体温过低导致病死率增加。当皮肤的完整性受到损害如严重烧伤、剥脱性皮炎等疾病使热量丢失增加，黏液性水肿、肾上腺功能不全可降低产热。

7. 自身因素　患者紧张、恐惧、害怕等情绪波动，使血液重新分配，影响回心血量和微循环，术中易致低体温。

（二）围麻醉期高体温的原因分析

1. 室温的影响：小儿与成人相比，特别是婴幼儿因其体表面积与体重的比例大，皮下脂肪少而血管多，热传导性强，体温中枢发育不完善，体温调节能力较弱，容易受环境温度的影响，出现体温异常。麻醉期间特别是全麻时，体温调节中枢功能减退，易受环境温度影响。环境温度过高，手术室无空调设施，室温过高，病儿覆盖物过厚，手术灯光照射，以及其他加温措施可使体温升高。目前主张手术室温度保持在 24～25℃，而对新生儿及早产儿应将室温保持在 24～29℃。

2. 身体疾病的影响：术前严重感染、脓毒血症、破伤风、甲状腺功能亢进、脑损伤或其他惊厥性疾病等常引起发热。发热是由于内源性致热源使温度调节的目标温度值（"调定点"）升高所致。已确定的内源性致热源包括白介素 -1、肿瘤坏死因子、α干扰素和巨噬细胞炎性蛋白。研究表明这些因子除了产生中枢作用外，大多数内源性致热原还有外周作用（如免疫系统的激活）。

3. 手术前长时间的禁食禁饮导致患儿脱水，烦躁，哭闹，大量出汗也使机体产热增多散热减少导致体温升高。

4. 术前用药的影响：术前用抗胆碱能药物的剂量相对较大，尤其小儿腺体分泌旺盛，术前抗胆碱能药剂量相对较大，其可兴奋高位中枢神经，引起基础代谢率增高，同时可抑制下丘脑功能，抑制皮肤黏膜腺体分泌，呼吸道黏膜干燥，使机体产热增高而散热减少，导致体温增高。

5. 全身麻醉对体温调节的影响：全身麻醉下由于意识消失和肌肉松弛药的应用，体温调节中枢对体温的调节减弱甚至消失，而所有的麻醉药都可显著损害体温的自动调节功能。其特点为热反应阈值升高，冷反应阈值降低，最终使阈值间范围即对热反应和寒战反应阈值之间的中心温度增大，从正常的 0.2℃ 到 2～4℃。在这一温度范围内出现高温或者低温。

6. 全身麻醉下气管导管过细而又未做控制呼吸，患者用力呼吸克服呼吸道阻力产热增加，麻醉过程中使用循环紧闭式麻醉机，钠石灰产热，如钠石灰失效或更换不及时，CO_2 蓄积等，可通过呼吸道使体温增高。

7. 术中体温被动升高是由于对患者过度加热所致，最常见于婴儿和儿童，尤其在使用了有效地主动加温措施但未监测中心温度。被动性体温过高并不是由于温度调节干预所致，处理上只需简单地停止主动加温，并撤去过多的绝热物即可。

8. 术中输血反应、血型不合输血、补液引起的致热源反应或过敏反应易引起体温升高。

9. 术中应用交感神经兴奋药如麻黄碱，肾上腺素可使机体的肌张力增加，皮肤血液

循环减少，全身代谢增加，也可使体温升高。

10. 恶性高热（MH）是一种药物源性临床综合征，其典型表现为麻醉中吸入强效挥发性麻醉药如氟烷和应用去极化肌松药如琥珀酰胆碱时，产生体温急骤升高（可每5分钟升高 1℃）和重症酸中毒的典型临床综合征。其原因是细胞内钙离子水平的调节失常和随之产生的严重骨骼肌代谢亢进，进一步发展为横纹肌溶解。激发 MH 的麻醉药物包括氟烷、恩氟烷、异氟烷、地氟烷、七氟烷和去极化肌松药唯一常用的琥珀酰胆碱。地氟烷和七氟烷是效价较低的激发药物，引起 MH 更加缓慢的发作。如果麻醉中使用了琥珀酰胆碱，尤其是硫喷妥钠和琥珀酰胆碱麻醉诱导后出现僵直，MH 的发作可能呈爆发性。起初恶性高热的死亡率为 70%，后来由于早期诊断和丹曲林的应用，其死亡率降至低于 5%。目前临床上不再使用琥珀酰胆碱，诊断意识提高，呼气末 CO_2 的早期监测，使用了不易激发恶性高热的麻醉药和减慢进展的治疗性药物，MH 病例的发生率显著降低。

三、围麻醉期突发低体温或高体温的应对策略

（一）围麻醉期低体温的应对措施

围术期低体温发生率高，对手术患者的危害较大。因此，围术期应积极采取措施预防低体温的发生。术中加强体温监测，及时发现低体温，积极处理低体温的并发症，有利于患者的转归。

1. 预防低体温

（1）加强术中体温监测：对小儿、老年人术中体温监测尤为重要，因为他们体

温调节功能较差，适应环境变化能力低，容易发生低体温；对手术患者应常规监测体表温度，做到早发现、早处理、防止低体温发生[11]。

（2）减少麻醉药物用量，缩短麻醉时间：麻醉过量使体温下降明显，因此，应讲究麻醉用药的策略，避免用药过量、麻醉过深和苏醒延迟。

（3）控制室温：皮肤散热是热量丢失的重要部分，因此维持适宜的室内温度是预防低体温的有效方法。目前主张室温控制在24～25℃为宜，尤其是冬季，手术室和病房在接手术患者前30分钟即应将室温调至所需温度。对新生儿、早产儿应适当提高室温。接患者前适当提高室温，患者入室后尽量覆盖保暖，减少皮肤裸露。进行皮肤消毒时，动作敏捷干练，减少不必要的热量挥发。铺好无菌单后，降温至适宜温度。

（4）注意保暖：由于90%的代谢热量是通过皮肤表面散失的，故皮肤表面覆盖床单等保暖物品能有效减少热量丢失。冬季可适当增加盖被厚度，放置电热毯或热水袋保暖，使用保温袋、保温毯的温度可调至36～40℃。

（5）静脉输入的液体、冲洗液加温：术中输入的液体用水温箱加温至37℃，接近正常体温，可以减少热量的散失，同时不会增加机体代谢，有利于保持体温的恒定。胸、腹腔冲洗液应加热。有研究表明，在肩关节镜手术中，使用室温冲洗液与使用加温至37～39℃的冲洗液比较，使用加温的冲洗液明显减少术中低体温的发生，尤其对于老年患者[12]。手术期间应用热盐水纱布垫盖在浆膜面上，切口手术巾的血液及时吸引并用暖纱布覆盖，切口周围保持清洁。

（6）呼吸器加温：用干燥、寒冷的空气进行通气时，经呼吸道可带走约10%的代谢热量。因此，热化气体，利用呼吸蒸发器加热吸入氧气，预防呼吸道散热，可减少深部温度下降。人工鼻具有适度湿化、有效加温和滤过功能，在全身麻醉患者中应用人工鼻，能保持呼吸道内恒定温度和湿度。

2. 恢复正常体温　一旦发现围术期低体温，应使用保暖装置复温。升温应缓慢，轻度低温以每小时3℃，避免对低温肢体末梢快速升温，引起末梢血管扩张，进而使含有乳酸的血液回流入心脏，引起心律失常[9]。

3. 围术期并发症的处理　充分给氧，改善心功能和有效循环，预防低氧血症、心肌缺血和心律失常；纠正酸中毒和电解质紊乱；除保温措施外，药物也可有效降低寒战的发生率。研究报道，使用哌替啶、氟哌利多合剂可治疗因紧张和怕冷引起的寒战，应用曲马多治疗全身麻醉后寒战，也可取得满意效果。

（二）围麻醉期高体温的应对措施

1. 加强体温监测　在临床工作中要有监测体温的意识，发现问题及时处理。如果有以下情况要监测体温：①营养状况较差；②行胸腹部手术；③手术时间大于2小时；④体外循环需要控制性降温；⑤早产儿、新生儿和婴幼儿手术；⑥术中可能要大量补液；⑦术前高热；⑧有恶性高热家族史；⑨急危重症手术；⑩在室内温度不稳定手术室手术。体温监测可通过直肠、口或鼻咽腔、膀胱内置入体温探头，中心静脉或食管热敏电极获得较好的温度数据。

2. 高温的处理　如果患者（特别是早产儿、新生儿和婴幼儿）的体温超过38℃（早产儿和新生儿体温高于38.5℃），都应该进行及时正确处理。术中发生高热反应的患者多见于急危重症手术，术前没有足够时间做全身状况的准备和调整，患者一般情况较差，在高热状态下进行麻醉和手术，其风险增大，易发生麻醉意外及并发症，及时有效地降温有重要临床意义[13]。

术中发生高热的原因除了疾病本身引起的发热外，还有人为因素，所以应及时采取相应的降温措施：①降低室内温度，去除或减少体表覆盖物，停止主动加温，并撤去过多的绝热物，体表敷冰袋；②对于小儿可采用温酒精擦浴颈部、腋窝、腹股沟区域的皮肤；③输注适量冷液体；④加深麻醉，预防寒战反应；⑤应用糖皮质激素和利尿药降温；⑥术中根据患者情况，在使用血管收缩药的同时应用血管扩张药，使末梢血管扩张，改善微循环，利于体表散热；⑦在补充血容量后给予适量冬眠合剂，降低基础代谢率，使机体处于冬眠状态，产热减少；⑧必要时在胸腔腹腔手术部位用冰盐水灌注；⑨加强血气分析、呼气末 CO_2 的早期监测，纠正电解质、酸碱平衡紊乱。

3. 恶性高热急性期的治疗　①停用所有麻醉药物，100% 纯氧过度通气。采用正常通气排出代谢产生的 CO_2。随着有氧代谢的增加，增加正常通气。因为碳酸盐可中和固定酸，但是增加二氧化碳的产生，过度通气可以排出过多的二氧化碳。②重复给予丹曲林（2.5mg/kg，总量可达 10mg/kg），每 5～10 分钟给药 1 次，直到症状消退。③给予碳酸氢盐（2～4Eq/kg，静脉注射）纠正代谢性酸中毒，快速检查血气和 pH。④使用冰液体，表面降温，灭菌冰液体体腔降温和充氧泵热交换器控制体温。体温降至 38～39℃时应停止使用降温措施，以防止出现意外的体温过低。⑤监测尿量，保持利尿，保护肾脏，防止出现肌红蛋白尿。⑥根据血气分析、电解质、体温、心律失常、肌张力和尿量指导进一步治疗，用葡萄糖和胰岛素治疗高钾血症应该缓慢进行，有效剂量的丹曲林逆转恶性高热是降低血钾的最有效方法。⑦凝血分析（即国际标准化比率，血小板计数，凝血酶原时间，纤维蛋白原，纤维蛋白单体或其降解产物）。

四、围麻醉期突发低体温或高体温的思考

1. 麻醉医生应认真、仔细、全面术前访视患者，高度重视围麻醉期低体温和高体温发生的多种因素及环节（患者因素、麻醉因素、手术因素）。

2. 对于早产儿、新生儿、低体重新生儿、婴幼儿、老年人及急危重症患者手术，加强围麻醉期体温监测，同时加强血气分析、呼气末 CO_2 的早期监测，纠正电解质、酸碱平衡紊乱。

3. 及时采取行之有效措施，预防围麻醉期低体温和高体温的发生。

4. 避免应用去极化肌松药琥珀酰胆碱等可能诱发恶性高热的麻醉药物，加强呼气末 CO_2 的早期监测，同时加强血气分析、及时纠正电解质、酸碱平衡紊乱，早期诊断和等效剂量的丹曲林正确应用，积极防治围麻醉期恶性高热。

5. 对围麻醉期可能发生低体温和高体温的高危患者，麻醉医生术前访视患者时应与患者本人及家属充分沟通，获得患者本人及家属充分理解，并做好围麻醉期可能发生低体温和高体温的应急处理预案。

五、围麻醉期突发低体温或高体温的典型案例分享

病例1，患者，女性，79岁，体重约35kg，继往体健，否认药物过敏史和外伤手术史。因倒塌物砸伤腹部伴血尿2小时入院，诊断为腹部闭合性损伤、膀胱破裂？拟行剖腹探查术。术前体检：患者精神欠佳，疼痛面容，体型消瘦，神志清楚，双侧瞳孔等大等圆，对光反射灵敏，双肺呼吸音清晰，未闻及啰音，心音有力，未闻及杂音，腹平，无胃肠型及蠕动波，肠鸣音3～5次/分，腹肌紧张，中下腹有明显压痛，无反跳痛，无移动性浊音。四肢活动及肌力正常。体温36.1℃，脉搏90次/分，呼吸15次/分，血压95/55mmHg。术前检查心电图、胸片、血常规及电解质正常。腹部B超示：腹腔少量积液、膀胱破裂。积极完善术前准备，拟在全麻下行剖腹探查术，术前病情估计ASA Ⅲ级。术前半小时肌内注射苯巴比妥0.1g和阿托品0.3mg。入手术室后常规监测心电图、SpO_2、血压。建立静脉通道，输注室温林格液，心电图正常，SpO_2 96%，心率88次/分，血压105/63mmHg，依托咪酯5mg、顺式阿曲库铵5mg、芬太尼0.2mg行全身麻醉诱导，气管插管顺利，控制呼吸。手术开始时加入芬太尼0.1mg，吸入七氟醚1.5%，瑞芬太尼0.5mg/h泵注维持，持续监测$P_{ET}CO_2$，术中生命体征平稳。术中探查发现是膀胱破裂，做膀胱破裂修补术。1小时后手术修补完毕，开始关腹膜时关闭吸入麻醉药并停止瑞芬太尼泵注，并将氧流量加大至6L/min，30分钟手术结束。手术历时1个半小时，手术顺利，麻醉过程平稳，SpO_2 98%以上，心率75～85次/分，血压110/70mmHg，$P_{ET}CO_2$ 45mmHg左右。术中从腹腔吸出血性液体约200ml，手术出血约300ml，共输注林格液1000ml。术毕，SpO_2 100%，心率88次/分，血压112/75mmHg，此时患者无任何苏醒迹象，双瞳孔等大等圆直径2mm，对光反射不灵敏，对疼痛及气道内吸痰等刺激无任何反应（亦无心血管系统反应），继续行控制呼吸，氧流量为3L/min。观察1小时后无任何苏醒迹象静脉推注纳洛酮0.3mg、阿托品0.5mg、新斯的明1mg，10分钟后仍无任何苏醒迹象，亦无心血管系统的任何变化，SpO_2 100%，心率87次/分，血压110/73mmHg，双瞳孔等大等圆直径2mm，对光反射不灵敏。这期间又输入林格液500ml。此时患者全身冰凉，测鼻咽温度为32.6℃，遂行人工加温，输入温盐水，电热毯加热，加盖厚棉被，大动脉处加热水袋，增加室温。又经过1小时观察，体温逐渐升至35.4℃，患者苏醒，意识清楚，自主呼吸恢复良好，SpO_2 100%，心率90次/分，血压120/82mmHg，安全返回病房。

病例2，患儿，男性，6岁，18kg。因间断胸闷、气短1年入院。术前诊断先天性心脏病，房间隔缺损（Ⅱ孔型，多孔），右心扩大，三尖瓣关闭不全（中度），肺动脉高压（38mmHg）。积极完善术前准备，拟在全麻下行先天性心脏病房间隔缺损修补术，术前病情估计ASA Ⅱ级。术前用药：东莨菪碱0.2mg肌内注射。手术当日9：00患者入室，听诊双肺呼吸音清晰，常规监测：血压90/55mmHg，心率105次/分，SpO_2 98%开放静脉通道，麻醉前准备完善。9：20行麻醉诱导：咪达唑仑0.1mg/kg、丙泊酚2.0mg/kg、罗库溴铵0.5mg/kg和舒芬太尼0.5μg/kg静脉注射诱导，气管插管顺利，

脉搏 100 次 / 分，血压 102/60mmHg，吸入七氟醚麻醉维持。VT 120ml，呼吸频率 18 次 / 分，气道压在 11 ～ 13cmH$_2$O，异丙酚 6ml/h ＋ 瑞芬太尼 0.4mg/h 泵注维持，持续监测 P$_{ET}$CO$_2$ 40mmHg，生命体征平稳。麻醉诱导后经左桡动脉和右颈内静脉置管行有创动脉压和中心静脉压监测，9：45 行鼻温和肛温监测时发现鼻温 38.9℃、肛温 39.1℃，及时采取相应的降温措施：①降低室内温度，去除或减少体表覆盖物，停止主动加温，并撤去过多的绝热物，体表敷冰袋；②用温酒精擦浴颈部、腋窝、腹股沟区域的皮肤；③输注适量冷液体；④加深麻醉，预防寒战反应；⑤适量应用糖皮质激素和利尿药；⑥肛门塞入吲哚美辛栓 1/3 粒。经上述综合处理，10：35 患儿肛温逐渐降低至 37.8℃，急查血常规各项基本正常，持续监测 P$_{ET}$CO$_2$ 42mmHg，生命体征平稳。经与外科医生和患儿家属充分沟通后决定继续手术治疗。术中监测体温在正常范围，麻醉过程平稳，手术顺利完成，术后随访未见麻醉相关并发症，经治疗后患儿痊愈出院。

（李　清　王贤裕）

参考文献

[1] 邓小明，曾因明，译. 米勒麻醉学[M]. 7 版. 北京：北京大学医学出版社，2011：1879-1881

[2] 徐启明，郭曲练，姚尚龙. 临床麻醉学 [M]. 北京：人民卫生出版社，2011

[3] Campbell G, Alderson P, Smith AF. Warming of intravenous and irrigation fluids for preventing inadvertent perioperative hypothermia [J]. Cochrane Database Syst Rev，2015，13（4）:CD009891.

[4] Silva AB, Peniche Ade C. Perioperative hypothermia and incidence of surgical wound infection of surgical wound infection: a bibliographic study [J]. Einstein（Sao Paulo），2014，12（4）：513-517

[5] Sessler DI. Complications and treatment of mild hypothermia [J]. Anesthesiology，2001，95（2）：531-543

[6] Guest JD，Vanni S，Silbert L. hypothermia，blood loss and complications in elective spinal surgery [J]. The Spine Journal，2004，4（2）：130-137

[7] Reynolds L，Beckmann J，Kurz A, et al. Perioperative complications of hypothermia [J]. Best Practice & Research Clinical Anesthesiology，2008，22（4）：645-657

[8] Heier T，Caldwell JE. Impact of hypothermia on the response to neuromuscular blocking drugs [J]. Anesthesiology，2006，104（5）：1070-1080

[9] 刘小颖，吴新民. 围术期低体温 [J]. 中华麻醉学杂志，2003，23（9）：712-714

[10] 钱丽，王守娥，宋文，等. 腹部手术患者术中体温变化观察[J]. 临床护理杂志，2005，4（4）：49-50

[11] 王明山，王世端，王爱娟，等. 不同温度静脉液体对术中体温及热量的影响 [J]. 临床麻醉学杂志，2002，16（9）：461-462

[12] 赵晶，罗爱伦. 麻醉与围术期体温调节 [J]. 中华现代临床医学杂志，2003，1（10）：887-888

[13] 鲍乐乐，刘树合. 全麻手术儿童体温影响麻醉后苏醒的临床观察 [J]. 临床军医杂志，2003，31（4）：107-109

第 46 章　围麻醉期突发急性溶血反应

一、围麻醉期突发急性溶血反应的发生情况及危害

围麻醉期急性溶血反应通常是指麻醉期间输入的红细胞（少数为受血者的红细胞）与受血者的相应红细胞同种抗原抗体发生反应而溶解破坏所引起的急性免疫性输血反应。大多是由于医务人员在血样采集、血型检测记录、交叉配血，以及输血申请、血液运送、输血前核对等环节发生人为过失，导致误输大量与受血者 ABO 血型不合的红细胞而引起[1]。当大量异型细胞或血浆误输入患者体内时，红细胞与其相应血型抗体结合成抗原 - 抗体复合物，触发由免疫介导的一系列病理生理变化，主要包括活化三个相互联系的系统，即神经内分泌系统、补体系统和凝血系统，导致三个危险后果，即休克、弥散性血管内凝血（DIC）和急性肾衰竭[2]。美国医学研究院（IOM）1999 年的调查发现，医疗卫生机构对基本安全的关注程度要落后于其他高危行业 10 年以上，美国每年可能有 98 000 人死于可以预防的医疗差错，不正确的输血是这些严重的差错之一。根据文献报道，美国每年输注的红细胞超过 1000 万 U，其中 1%～6% 的输血存在不良反应（Brittingham 和 Chaplin，1957；Heddle 等，1993；美国国家血液数据中心，1997）。给患者输错血是最严重的危险，每 14 000～38 000 份输血中发生 1 次。致命性急性输血性溶血反应的危险为 1：100 000，

其中 ABO 血不合占所有致命性急性输血性溶血反应 83%[3]。Nyashadzaishe 等回顾了 1991－2011 年津巴布韦输血不良事件的发生率为 0.046%，急性溶血性输血反应发生率为 0.0016%。

急性溶血反应的病理生理特点及临床表现通常可分为三个阶段[4]：第一阶段，红细胞凝集成团，阻塞部分小血管，引起头胀痛、四肢麻木、腰背部剧烈疼痛和胸闷等症状。第二阶段，凝集的红细胞发生溶解，大量血红蛋白散布到血浆中，并迅速与血浆中的结合珠蛋白及其他蛋白结合。当结合珠蛋白达到饱和时，血红蛋白再与白蛋白结合成高铁血红素白蛋白。结合的血红蛋白由单核巨噬细胞系统清除并降解。当这些血浆蛋白均达到饱和，不能再结合其余的血红蛋白时，血浆游离的血红蛋白增高，血红蛋白则透过肾小球经肾小管排出，产生血红蛋白尿。患者出现寒战、高热、黄疸、呼吸急促和血压下降症状。第三阶段，大量血红蛋白在肾小管中遇酸性物质变成结晶体，阻塞肾小管；又因为血红蛋白的分解产物使肾小管内皮细胞缺血、缺氧而坏死脱落，加重肾小管阻塞。患者出现少尿、无尿等急性肾衰竭症状。

由于病情轻重不同，急性溶血反应的临床表现可有很大差异，增加了临床诊断和治疗的难度[5]。轻者与发热反应类似，可顺利康复；严重者则可能迅速死亡。当受血者抗体效价高时，即便输入 10ml 异型血液，也可出现临床症状；输入异型血液

超过 50ml 即可出现血红蛋白尿；输入超过 150～200ml 时，可发生急性肾衰竭。严重的急性溶血反应大多在输入 10～20ml 异型血后出现症状，并随输入血量增加而迅速加重。主要症状包括：寒战、发热、面部潮红、烦躁、头痛、腰背疼痛、腹痛、恶心、呕吐、腹泻、胸前压迫感、呼吸困难、黄疸、紫癜、低血压、休克、全身出血及血红蛋白尿、少尿或无尿等。全身出血表现为皮肤瘀点、穿刺处出血和手术伤口渗血。需要麻醉医师特别注意的是，在全身麻醉下，这些临床表现大多数表现不出来，诊断治疗难度进一步增加。如果术中突然发生原因不明的血压下降和（或）创面渗血，应考虑急性溶血反应可能性。

围麻醉期急性溶血反应也可能罕见地由非免疫性损害引起，例如：错误地与低渗液体或某些药物混合、意外遭受低温冰冻或高温加热、加压输血或输血管路受压迫导致机械损伤、血液受细菌污染等也可能破坏红细胞[6]。

急性溶血反应是发生输血死亡的重要原因之一。Sazama 等 1990 年报道[7]，急性溶血反应 24 小时死亡率高达 75%。目前对急性溶血性输血反应的诊断治疗水平已显著提高，但死亡率仍高达 25%，若错误输血量超过 1L 以上，则死亡率上升到 44%。急性溶血反应诊断一经确立，多数医务工作者能遵循抢救要点，但也有人因对急性溶血反应病理机制认识模糊，不了解肾血管收缩、急性肾小管坏死和肾衰竭主要是由于存在抗体包被的红细胞基质，因而为抗低血压，错误地使用了能引起肾血管强烈收缩的升压药（如去甲肾上腺素，大剂量多巴胺），加重了肾脏缺血[8]。为了阻止游离血红蛋白引起

肾局部缺血（过去的陈旧观念），盲目碱化尿液，加重肾功能损害，导致死亡率增加。

二、围麻醉期突发急性溶血反应的原因分析

过去的 20 余年来，输血前检测技术已有了很大进展，但麻醉期间输血治疗过程中仍有许多错误发生，这些错误包括检错样品、记录核对不适当、抄写和标记错误、准备了错误的输血成分，以及医师或护士弄错了患者，等等。Jeanne 等对 1990－1999 年美国纽约州输血错误的调查研究发现[9]，每输 19 000U 的红细胞（RBC），就有一例输血错误发生，其中静脉采血错误占一系列输血错误的 13%，误输给错误的患者占 38%，发生于血库的错误占 39%（例如：标本检测错误，记录错误，发血错误等），另外有 15% 的错误是多种因素共同造成的（例如：发错血并且输错患者、贴错标签而又未正确核对等）。值得强调的是患者识别错误所占比例高达 47%，例如：姓名相同或相似，名字相同而姓不同，姓相同而名也仅一字之差；身份识别信息不完全的外伤患者或新生儿；口头医嘱或简化常规输血程序的紧急输血；同时处理多个患者或检查程序被其他事情中断；预定输给多名患儿的血液贮存在同一个容器中，这些都是发生患者识别错误的高危因素。

血型测定的错误是致命的错误之一。血型检测时因患者红细胞悬液浓度过低或离心时间太短（未做反定型检测），又只用肉眼观察结果，使之在血型抗原较弱的情况下，微弱、细小的凝集未看到，而造成定型报告错误。检验者工作粗心大意，大大增加错误

的发生率。血型检测时，由于试管上未编号，离心后拿错试管，使之张冠李戴而造成血型结果错误；工作精力不集中，填写血型结果时因笔误而造成血型错误；把 ABO 标准血清的"抗 A 血清"误认为 A 型血清，而"抗 B 血清"误认为 B 型血清，使之判定结果错误而造成血型报告错误。临床医生护士工作不细致，也是导致血型错误的原因之一，例如：医生在填写输血申请时，没有做血型检测，单凭印象或听信患者的自诉血型；或医生在看检验报告单时，把血常规上的白细胞分类中嗜碱性粒细胞的英文简写代号"B"误认为是血型 B 型，因而错误填写输血申请单；临床护士在抽取血标本时，未校对患者的姓名、床号，仅凭印象，抽了其他人的血液而造成血型报告错误或交叉配血不合。血站发血的造成血型错误也有发生，由于血站发送的血液袋上的血型与血袋内的血液不符而造成献血者的血型错误。有报道曾有为一名 O 型患者做交叉配血时，发现主侧管中有轻度凝集，为受血者重复进行血型鉴定无误后，再对献血者的血型进行检测，结果该献血者的血型不是 O 型而是 B 型。将该献血者的血液送市中心血站复检证实该献血者为 B 亚型。另外，疾病也可能导致血型检测结果的错误，某些疾病可使受检者血液中有含量较高的冷凝集素，而产生自凝现象或由于疾病使患者红细胞上的抗原减弱而造成血型的检测困难，甚至血型检测的错误。此时应对受血者的红细胞进行洗涤和加温并做血型反定型检测。这样既使血型鉴定较顺利，也避免了假阴性或假阳性结果，以确保血型结果的正确。为防止血型鉴定的错误，ABO 标准血清的质量也很重要。

另外，临床上还有自体血液回收导致

溶血性输血反应的报道[10]。不过，人类血液系统具有遗传多态性。除红细胞 ABO 及 Rh 血型系统外，还有 MNS、Kell、Duffy、Kidd，以及其他血型系统，而且许多血型系统还包括多种亚型，目前发现的血型系统总共多达数十种[11]，因此，除 ABO 血型不合外，临床上也有报道其他血型系统及不同亚型导致的围术期急性溶血反应，这些输血反应极为罕见，在此暂不讨论。

三、围麻醉期突发急性溶血反应的应对策略

围麻醉期急性溶血反应病死率很高，早期诊断，及时抢救，措施得当是抢救成功的关键。急性溶血反应的治疗重点是：①抗休克；②防治弥散性血管内凝血；③防治急性肾衰竭；④必要时采用换血方法。

及时正确的诊断是治疗的前提。在输血过程中或输血后患者出现面部发红、寒战、高热、腰背剧痛、导尿袋中尿液呈酱油色，或全身麻醉状态下手术区大量凝血或出血不止，血压明显下降，均应考虑可能输入不相容的血液，引起急性溶血反应。一旦怀疑急性溶血性输血反应。应采取的措施是：①立即停止输血以减少输入血量；②核对血袋标签的受血者的姓名、身份及血型；③尽快抽抗凝（EDTA）及不抗凝血标本各 1 份（避免人为溶血），连同血袋剩余血送血库。

为了避免输血差错，目前一致认为输血前务必做 3 项基本检查：①发现或排除人为差错：检查核对与受血者及所输血液有关的所有标签和记录，包括配血前血样采集、血型、血清学检查、发血、输血全过程，注意发现或排除工作差错。②肉眼观察血浆或血

清游离血红蛋白：输血反应后血标本离心后观察血浆或血清颜色，最好能与输血前标本对比。血浆游离血红蛋白浓度 < 100mg/L，> 50mg/L 时肉眼可见血浆呈淡红色或红色，提示血管内溶血。同时，应尽快进行血浆游离血红蛋白生化测定。③直接抗蛋白试验（DAT）：目的是检测被抗体和（或）补体包被的红细胞，阳性结果常呈"混合视野凝集"。用 EDTA 抗凝血作直接抗蛋白试验避免体外补体激活造成假阳性，血标本应在输血反应发生后尽快抽取，最好能与输血前标本 DAT 结果对比。

上述 3 项基本检查可在较短时间内完成，如能排除人为差错，输血反应后血浆游离血红蛋白检测及 DAT 均为阴性，则急性溶血性输血反应（特别是 ABO 不相容引起者）可能性已不大。输血反应后血浆游离血红蛋白及 DAT 两项检查中任何一项为阳性，结合发热、寒战、低血压等临床表现，急性溶血性输血反应诊断基本成立。如不能明确排除急性溶血性输血反应，应进行溶血的其他实验室检查及系统的血型血清学检查，包括尿血红蛋白或含铁血黄素检测、血清胆红素测定、血清结合珠蛋白浓度测定、血常规检查等。

急性溶血性输血反应的鉴别诊断。①细菌污染性输血反应：供者血液或血液成分严重污染导致输血反应的临床表现包括高热、休克等症状与急性溶血性输血反应症状酷似。3 项基本检查初步排除急性溶血性输血反应，应首先考虑细菌污染性输血反应，并检查血袋剩余血有无变色、凝块、溶血、气泡等细菌污染现象，并进行细菌学诊断。②理化因素引起的溶血：血液保存温度不当，输入前加温过热、机械药物等因素均可破坏

红细胞导致溶血，输入后引起输血反应，主要特点是无症状血红蛋白尿（无发热、寒战、低血压等症状）。检查血袋剩余血可发现游离血红蛋白。

急性溶血性输血反应的紧急处理，根据病情轻重可酌情采取相应措施：①停止输血并通知医生，保留余血，采集患者血标本重做血型鉴定和交叉配血试验；②一般处理：立即停止输血，更换输血器，保留静脉输液通畅、吸氧、保暖；③抗休克：a. 静脉滴注 5% 葡萄糖盐水 500 ～ 1000ml，给予 6% 右旋糖酐 -40，以改善微循环，防止微血栓形成和利尿作用。b. 休克时，因血流缓慢，给氧方法最好选用高压氧疗法，以利尽快提高血红蛋白的携氧能力。c. 静脉输注新鲜 AB 型或同型血浆，除增加血容量外，还可由血浆中的血型物质，结合 ABO 血型天然抗体，减轻溶血；另外新鲜血浆中含有游离半抗原和结合珠蛋白，可与游离血红蛋白结合，防止其沉积于肾小管。d. 贫血严重者，应输洗涤 O 型红细胞或与患者相同的洗涤红细胞，也可输新鲜全血。e. 扩张血管药物的应用，一般适用于休克初期，这时患者微循环出现血管痉挛，但血容量无明显下降，周围血管阻力增高或正常而无心排血量降低者。f. 血管活性药物的应用，常见药物如间羟胺 10 ～ 20mg 加入 5% 葡萄糖 100ml 中静滴；去甲肾上腺素 1 ～ 4mg，溶于 5% 葡萄糖液 200ml 中静脉滴注，5 ～ 20μg/min。去氧肾上腺素（新福林）10 ～ 20mg 加入 5% 葡萄糖液 250ml 中静脉滴注。此外，如果在应用间羟胺的同时，使用多巴胺 2 ～ 5μg/（kg•min），可增加升压效果。因多巴胺既可增加心排血量，又可扩张肾血管，增加肾血流量。④纠正心功能不全：毛花苷 C 静脉

注射，可增强心肌收缩力，减慢心率，利尿等。一般使用量每次 0.4mg，以 50% 葡萄糖溶液稀释缓慢静脉注射。⑤抗过敏：可肌内注射地塞米松 10～20mg 或静脉滴注氢化可的松 300～600mg。⑥防止肾衰竭：注意水和电解质平衡，记录尿量，碱化尿液，可用呋塞米（速尿）80～120mg 静脉注射或 20% 甘露醇 100mg 静脉滴注。一般甘露醇 4～6 小时重复 1 次，呋塞米和 5% 葡萄糖可在间歇期注射，予改善肾血流量和利尿作用，必要时可进行血液透析或腹膜透析。另外可双侧腰部封闭，并用热水袋敷双侧肾区，解除肾血管痉挛，保护肾脏，同时严密观察生命体征和尿量，并做好记录，对少尿、尿闭者，按急性肾衰竭处理。⑦防治弥散性血管内凝血发生：除应用右旋糖酐外，可静脉滴注双嘧达莫 400～600mg。也可使用肝素，对成人患者，静脉滴注的初剂量为 4000U，再根据病情进行 6～24 小时持续静脉滴注，1500U/h。输新鲜血浆或凝血因子、纤维蛋白原、氨基己酸或维生素 K 等。⑧换血疗法：即血液置换术，将患者体内不配合的红细胞及其破坏后的有害物质及抗原抗体复合物置换于体外。此疗法疗效显著，越早越好，根据病情决定换血量。

四、围麻醉期突发急性溶血反应的思考

麻醉期间急性溶血性输血反应贵在预防，以下预防措施有利于减少急性溶血反应的发生：①输血前受血者和供血者一定要做 ABO 正反向定型，Rh 定型。②对受血者要做抗体筛查试验，尤其对有输血史、妊娠史更为重要。③选择敏感的交叉配血方法。如抗人球蛋白试验、凝聚胺试验以及微柱凝胶卡试验等。④认真遵守输血规章制度，严防在书写、登记、标签和核对等环节发生错误。⑤防止同名同姓，相邻床位或住同一床位的前后 2 位患者之间混淆，造成抽错血标本。⑥发血前认真核对患者血型与供血者血型，如有疑问，立即查清再发。⑦交叉配血时，最好一人做，另一人核对，单独值班时，要做 2 次交叉配血试验。⑧输血前，应由 2 名工作人员在床边核对，确保受血者与供血者血型相符，交叉配血试验报告单准确无误。⑨需大量输血者，所需多名供血者之间的血液也要做交叉配血试验。⑩尽量不将 O 型血输给 A、B、AB 型。⑪血液从冰箱取出恢复至室温时，即可输用，一般不需加温输用，特殊情况需要加温处理时，温度不宜超过 37℃。⑫血液从冰箱取出，因故暂时未输时，血液不可存放在高温或 0℃ 以下。⑬全血或血液制品内，不允许加入任何药物，以防产生药物配伍禁忌引起溶血。⑭手术室相关医护人员应提高对急性溶血反应的认识和诊断水平。

血型检测错误的预防极为重要。因此，检查 ABO 血型，必须做正反定型，如正反定型吻合，则血型检测无误。如正反定型不符合，多系技术错误造成，应先重复试验，再找其原因。常见的技术错误有：①标本、试剂、试管或玻片弄错。②红细胞悬液太浓或太淡。③记录错误。④标本混淆。⑤溶血。⑥未加试剂。⑦未按试剂供应商的要求进行操作。⑧离心机有问题。⑨试剂污染。⑩离心时加热。

某些疾病状态可能使 ABO 正反定型不符。ABO 正反定型不符的患者可分为 4 类。第一类，由抗体减弱或缺乏导致 ABO 正反

定型不符，常见情况如下：①新生儿；②老年人；③白血病患者合并低丙种球蛋白血症；④淋巴瘤合并低丙种球蛋白血症者；⑤用免疫抑制药导致低丙种球蛋白血症者；⑥先天性无丙种球蛋白血症；⑦免疫缺陷疾病患者；⑧骨髓移植患者（由于治疗引起的低丙种球蛋白血症或植入骨髓血型不同）。第二类，由于红细胞抗原减弱或缺乏导致 ABO 正反定型不吻合，这种情况很少见：① A 或 B 亚型；②白血病可使 A 或 B 抗原减弱；③霍奇金病；④某些疾病患者血浆中可溶性血型物质过多，如胃癌、胰腺癌；⑤获得性疾病；⑥抗 A 或抗 B 标准血清中有针对低频抗原的抗体。第三类，由于血浆蛋白异常导致红细胞缗钱状凝集或假凝集，可见于：①球蛋白增高，如多发性骨髓瘤、巨球蛋白血症、其他浆细胞疾病、中晚期霍奇金病、纤维蛋白原增高等；②患者使用血浆扩容剂，如右旋糖苷、聚维酮；③脐带 Wharton 胶。第四类，其他原因引起的 ABO 正反定型不符合。

如出现 ABO 正反定型不符，血液科不能轻易发血。首先应重复试验，如仍不符合，应再抽标本并进一步了解患者情况，如诊断、年龄、妊娠史、输血史、用药史、免疫球蛋白等。

五、围麻醉期突发急性溶血反应典型案例分享

吴某，女性，48 岁，因月经期延长，月经量增多 2 年，加重 2 个月入院。入院查体：体温 36.9℃，脉搏 80 次 / 分，呼吸 20 次 / 分，血压 100/60mmHg，贫血貌，余未见异常。B 超显示子宫体积增大，宫颈后壁有 4.9cm×4.7cm 包块。血红蛋白 64g/L，尿素氮 6.07mmol/L，肌酐 119mmol/L，肝功试验正常，指血血型"O"，入院诊断为子宫肌瘤伴失血性贫血。1995 年 11 月 17 日 21：00 在持续硬膜外麻醉下行子宫全切术，术中输入 B 型全血 300ml（术前抽静脉血定型为"B"）。输血后 1.5h，即 23：00，手术野渗血不止。00：00，血压 72/40mmHg，脉搏 120 次 / 分，呼吸 34 次 / 分，并有酱油色小便排出，患者烦躁不安，继之昏迷。立即静脉滴注右旋糖酐 -40 500ml、碳酸氢钠 500ml，静脉注射地塞米松 20mg，氢化可的松持续静脉滴注。重新抽患者血样，鉴定血型为"O"，先后输入新鲜 O 型全血 1800ml，O 型新鲜冰冻血浆 450ml，经多巴胺等治疗。5：00 血压正常，稳定，继之神志渐清；静脉注射呋塞米 20mg 利尿。当日尿量 1350ml，当日氢化可的松用量 1000mg。术后第 2、3 天继续静脉滴注氢化可的松分别为 800mg、200mg，患者尿量一直保持在 1730 ～ 3260ml/d，肌酐逐渐升高，7 天后达最高，为 605mmol/L。尿素氮在 4 天后达最高，为 30mmol/L，以后逐渐降低，3 周后恢复正常。小便蛋白（+），红细胞（+++），1 周后正常，术后第 2 天血红蛋白 32g/L，白细胞 19×10⁹/L，中性白细胞 0.95，后又输 O 型全血和浓缩红细胞 1050ml。12 月 11 日，血红蛋白 96g/L，白细胞 4.4×10⁹/L，中性粒细胞 0.78。

（田文华 余奇劲 冷福建）

参考文献

[1] 刘陕西，黄体强，张崇信. 血型不合输血反

应的诊断及防治［J］. 西安医科大学学报，1989，10：56-58

［2］Christopher D Hillyer. Blood banking and transfusion medicine: basic principles & practice ［M］. 2nd Edition. Churchill Living stone，2008：668-671

［3］Kohn LT, Corrigan JM, Donaldson MS. To err is human: building a safer health system ［M］. Washington DC：national academy press, 2000：1-5

［4］Alvarado-Ramy F, Kuehnert MJ, Alonso-Echanove J, et al. A multistate cluster of red blood cell transfusion reactions associated with use of a leucocyte reduction filter ［J］. transfusion Medicine, 2006, 16:41-48

［5］Jeanne E,Hendrickson, Christopher D，et al. Noninfectious serious hazards of transfusion ［J］. Anesth Analg，2009, 108：759-769

［6］Elaine K, Mary AS. Noninfectious complications of blood transfusion ［J］. Transfusion Medicine, 1995，9：187-204

［7］Sazama K. Reports of 355 transfusion-associated deaths: 1976 through 1985［J］. Transfusion, 1990, 30：583-590

［8］羊裔明，田云龙，冯锐，等 . 2 例急性溶血性输血反应的抢救［J］. 中国输血杂志，1997，10：83-84

［9］Jeanne V, Linden KW, Anthony E, et al. Transfusion errors in New York State: an analysis of 10 years' experience ［J］. Transfusion, 2000, 40: 1207-1213

［10］Linden JV, Kaplan HS, Murphy MT. Fatal air embolism due to perioperative blood recovery ［J］. Anesth Analg, 1997, 84: 422-426

［11］Nyashadzaishe Mafirakureva, Star Khoza, David A. Incidence and pattern of 12 years of reported transfusion adverse events in Zimbabwe: a retrospective analysis ［J］. Blood Transfus，2014，12（3）：362-367

第 47 章　围麻醉期突发血钾异常

一、围麻醉期突发血钾异常的发生情况及危害

水电解质酸碱平衡是机体物质能量代谢和器官功能正常的基本保证。许多外科疾病和手术均可导致体内水电解质紊乱，如不及时识别并处理可极大地增加手术和麻醉风险，甚至可导致手术失败或患者死亡[1]。近年来，有报道探讨了电解质紊乱与手术类型及年龄等其他因素的相关性，发现在妇科、胃肠、肝胆类等较大手术及麻醉期间内，钾代谢紊乱较为常见，尤以低钾血症多发。低钾血症在妇科手术的发生比例为 75.2%，在胃肠和肝胆类手术的发生比例分别为 60.1% 和 51.3%，其他手术如骨科、甲状腺、乳腺等类中等或短小手术中则较少出现[2,3]。虽然，随着麻醉监护设备和手段的不断完善，以及麻醉技术的不断提高，围麻醉期突发血钾异常所引起的严重后果和并发症基本能够得到有效的控制，但只有及时发现、及时诊断、及时处理围麻醉期突发的血钾异常，才能保障患者的手术安全，同时也是麻醉医师应该具备的基本能力和要求。

1. 钾的生理与代谢　钾是细胞内液中含量最多的阳离子，全身钾含量中约有 98% 位于细胞内。钾在维持细胞正常代谢、机体容量、离子、渗透压及酸碱平衡、神经肌肉细胞的应激性和心肌的正常功能方面发挥着重要的作用。机体细胞膜的钾浓度梯度决定了神经、肌肉和心肌细胞的兴奋性，血钾浓度的轻微变化可以对心脏节律和功能产生明显影响[4]。因此，在所有的电解质中，只有钾浓度的快速变化可引起危及生命的后果，血钾浓度是麻醉前访视必须重视的指标之一。正常情况下，钾主要通过饮食从胃肠道进入体内，人体每日摄入钾量为 50 ～ 100mmol，其中 90% 以上由尿排出。机体通过 Na^+-K^+-ATP 酶、儿茶酚胺、血糖和胰岛素、醛固酮及肾脏等调节机制，精细调节细胞内外钾浓度的稳态平衡。钾在细胞内浓度可达 160mmol，而正常血清钾浓度仅为 3.5 ～ 5.5mmol/L。很小的细胞外钾浓度异常，即可导致危及患者生命的并发症[5]。

2. 围麻醉期钾代谢紊乱

（1）低钾血症（hypokalemia）：是指血清钾低于 3.5mmol/L，引起一系列症状及体征，其中血清钾浓度在 3.0 ～ 3.5mmol/L 时称为轻度低钾血症，在 2.5 ～ 3.0mmol/L 为中度低钾血症，< 2.5mmol/L 则为重度低钾血症。一般来说，血清钾浓度与体内钾的总储备成正比。血清钾从 4.0mmol/L 降到 3.0mmol/L 时，体内钾的总量缺失 100 ～ 400mmol[6]。研究显示，血钾浓度不低于 2.6mmol/L 时，麻醉患者的发病率或死亡率不会增加[7]。

（2）高钾血症（hyperkalemia）：是指血清钾浓度高于 5.5mmol/L。当血清钾浓度超过 7.0mmol/L，则为严重高钾血症。高钾血症可分为急性和慢性，急性高钾血症可在多种情况下出现，而且通常比慢性高钾血症耐

受性差。围麻醉期最常见的慢性高钾血症的原因是肾衰竭。

二、围麻醉期突发血钾异常的原因分析

（一）低钾血症

围麻醉期诊断低钾血症，主要根据病史和临床表现。血清钾低于 3.5mmol/L 时，出现症状即可做出诊断。但在缺水或酸中毒时，血清钾可能不显示降低。围麻醉期中引起低钾血症的危险因素，分析如下。

1. 术前禁食、禁饮导致钾的摄入不足。患有消化道梗阻、昏迷等不能进食的患者，以及术前较长时间禁食的患者，如果术前给这些患者静脉内输入营养时没有同时补钾或补钾不够，就可导致体内缺钾和低钾血症。然而，如果摄入不足是唯一原因，在一定时间内缺钾程度可因肾脏的保钾功能调整而不至于非常严重。

2. 麻醉药物，如羟丁酸钠、氯胺酮、硫喷妥钠都可诱发低血钾。

3. 术中过量输注晶体、胶体液产生稀释性低钾血症。

4. 麻醉偏浅，室温较低使应激反应增加也可能是引起低血钾的重要原因。应激状态下儿茶酚胺的分泌增加，β_2 肾上腺素受体激动药如异丙肾上腺素、肾上腺素、多巴胺等通过 β_2 肾上腺素受体，增加 Na^+-K^+-ATP 酶活性，使肾外组织（主要是骨骼肌）细胞 Na^+-K^+ 主动转运，细胞外钾进入细胞内而降低血钾。另外，手术应激可使血钾浓度降低约 0.5mmol/L。

5. 麻醉中的过度通气所引起的急性呼吸性碱中毒可导致低血钾。

6. 术前或者术中使用了抗生素如青霉素、头孢霉素、庆大霉素等均可诱发低血钾。

7. 围麻醉期输入葡萄糖过量也可诱发低血钾。当葡萄糖被利用或糖原形成时，均有大量血浆钾移入细胞内而使血钾降低。即使输入含钾 20mmol/L 的葡萄糖 1.0L，亦可使血钾降低 0.2 ～ 1.4mmol/L。

（二）高钾血症

高钾血症可在多种疾病状态下出现，如使用了减少肾排钾的药物（血管紧张素 II 受体拮抗药、血管紧张素转化酶抑制药、甘露醇、琥珀胆碱等），或者钾突然由细胞内转移至细胞外。麻醉中可能出现致死性高钾血症的情况见于大血管床在一段时间的缺血后（通常大于 4 小时）再灌注时。缺血可导致受影响区域显著的酸中毒，而这又将引起细胞内钾的外流。缺血区域再灌注时，机体突然接受了大剂量的钾而又不能足够迅速地重新分布时，将可能导致致死性高钾血症[8]。任何导致肾上腺抑制或降低醛固酮水平的情况或药物都会引起钾的潴留。围麻醉期中引起高钾血症的原因，分析如下。

1. 钾的摄取过多　围麻醉期静脉内过多、过快地输入含钾晶体液，或输入大量库存血液。

2. 手术期间肾脏排钾减少　这是引起高钾血症的主要原因。主要见于急性肾衰竭，各种原因引起的急性而严重的肾小球滤过率减少。任何原因引起的少尿也常伴有高钾血症。

3. 盐皮质激素的缺乏　见于肾上腺皮质功能不全（艾迪生病）、醛固酮的合成障碍（先天性酶缺乏）、某些药物或疾病所引起的继发性醛固酮不足（如血管紧张素转化酶抑制药、糖尿病、间质性肾炎等）或肾小

管对醛固酮的反应不足（如假性低醛固酮症、系统性红斑狼疮）等患者。

4. 药物效应 如留钾利尿药（螺内酯、氨苯蝶啶）、急性洋地黄中毒、β受体拮抗药，以及肌松药琥珀胆碱的使用等。

5. 围麻醉期发生酸中毒 细胞外液的H^+进入细胞而细胞内的K^+释出至细胞外。

6. 围麻醉期发生缺氧 细胞内ATP生成不足，细胞膜上Na^+-K^+主动转运发生障碍，Na^+潴留于细胞内，细胞外K^+不易进入细胞。

7. 假性高钾血症 抽血时止血带压迫时间过久、血小板或白细胞增多等。

8. 手术和创伤本身可导致高钾血症 组织细胞损伤时释放钾进入细胞外液。

三、围麻醉期突发血钾异常的应对策略

（一）低钾血症

血钾的检测是诊断低钾血症的金标准。拟行手术者应常规检测，术前、术中、术后都要检测。出现临床症状时，血清钾浓度常低于3.0mmol/L，但不同患者之间存在着很大的个体差异。

低钾血症时心电图的特征性改变是心室复极延迟，表现为ST段低平，T波低平或倒置，U波增高达1mV以上，P-R间期延长[9]。因动作电位0期去极化速度减慢，导致传导减慢，易发生各种类型的心律失常。由于ST段下垂（>0.5mV）是低钾血症心电图的特殊表现，一旦发现要首先考虑低钾血症[10]。

围麻醉期发现低钾血症应及时处理。低钾血症的治疗包括原发疾病的纠正和钾盐补充。缺钾量的评估一般认为

血清钾低于3.5mmol/L时，体内缺钾量为300～400mmol，若血清钾为2.1mmol/L时，缺钾量为400～800mmol。但所补充的钾在细胞内外达到平衡需15～18小时，故正确估算体内缺钾相当困难，因而必须边补充边复查，逐步纠正血钾水平。围麻醉期低钾血症的治疗措施如下。

1. 术前轻度低钾血症者，可采用口服钾盐补钾。

2. 围麻醉期出现诱发心律失常的低钾血症应及时静脉补钾。多采用10%氯化钾，1g氯化钾含钾量为13mmol。通常将1～2g氯化钾加入500ml液体中滴注，滴速10～20mmol/h。然而，严重低钾血症伴有心电图异常改变者，应静脉快速补钾。可采用微量泵高浓度补钾，剂量和速度可调，氯化钾溶液匀速输注，既保证了治疗又提高了安全性。

3. 补钾注意事项 ①"见尿补钾"，少尿或无尿时，应暂缓补钾。若每小时尿量在30～40ml以上时，补钾较为安全。②补钾速度不宜过快，一般限制在每小时0.5～1.0mmol/kg以下，以免发生高钾血症。③补钾速度若达到每小时10～20mmol时，应严密监测心电图，同时进行血清钾监测。④低钾血症往往伴有低镁血症，应同时补镁方可纠正。⑤外周静脉补钾浓度不宜超过6g/L，速度不宜过快，否则会引起局部静脉疼痛、静脉炎和血栓形成[10]。⑥如需快速静脉补钾（10～20mmol/h）可从中心静脉输注，但经中心静脉快速补钾可导致心律失常，因此必须密切监测心电图。⑦静脉补钾不宜超过240mmol/d。

（二）高钾血症

高钾血症的及时发现、及时诊断和及时

治疗是挽救患者的关键。由于围麻醉期发生高钾血症时，患者主观症状（如肌无力）不明显而容易被麻醉医师所忽视。因此麻醉医师要熟知高钾血症时心电图的特点，根据动脉血气分析结果尽快做出明确诊断。

高钾血症时心电图改变可分为以下几个阶段：第一阶段，因复极加快，出现高尖 T 波，血清钾在 5.5 ～ 6.0mmol/L 水平；第二阶段，QRS 波变宽，Q-R 间期延长和 ST 段降低；第三阶段，P 波降低增宽，最后消失，QRS 波时间和 P-R 间期进一步延长，此时血清钾往往大于 8.0mmol/L；第四阶段，QRS 波群极度增宽，因与 T 波融合呈正弦曲线；第五阶段，出现心室颤动或停搏。上述五个阶段的心电图变化除了与血钾的上升高度有关，还与血钾上升的速度有关[10,11]。

当血清钾浓度＞ 6mmol/L，或者血钾尚不太高，但心电图已有典型高钾表现时，必须进行紧急处理。一般认为血清钾浓度＞ 6.5 ～ 7.0mmol/L 即为危险水平，而对术中少尿、无尿的患者尤应警惕。围麻醉期高钾血症的治疗原则与措施如下。

1. 防治原发疾病，立即停止静脉输入含钾液体。对于麻醉期间发生的急性肾衰竭、代谢性酸中毒、急性洋地黄中毒等原发病，要积极治疗。

2. 拮抗钾的心肌毒性作用。当发生心律失常时可用 10% 葡萄糖酸钙或 5% 氯化钙 10ml 缓慢静脉注射。但当洋地黄中毒时，不宜使用钙剂。当伴有低钠血症时，可用 3% ～ 5% 的氯化钠 100 ～ 150ml 静脉滴注。

3. 促进钾离子向细胞内转移。①输注 10% 葡萄糖 500ml ＋胰岛素 12.5U。②静脉滴注 5% 碳酸氢钠 100 ～ 150ml。③术中过度通气。

4. 促进钾的排泄。①排钾利尿药呋塞米首次给予 20 ～ 40mg 静脉注射，若效果不理想，可双倍剂量缓慢静脉注射。②当血清钾浓度大于 6.5mmol/L 时，可进行血液透析治疗。血液透析时采用含钾 3.0 ～ 3.5mmol/L 浓度的透析液进行透析，对降低高钾血症效果确切，可靠安全[12]。

四、围麻醉期突发血钾异常的思考

钾是人体内的重要电解质，血钾浓度异常对人体，尤其对心脏功能的危害众所周知，手术及麻醉的风险非常大，发现不及时或者处理不当，围麻醉期可能给患者的生命安全造成严重危害。一般情况下，麻醉前访视评估患者状态时，对于术前血清钾浓度低于 3.0mmol/L 的患者，任何择期手术应列为禁忌，待血钾浓度纠正后再考虑手术。要了解患者有无库欣综合征、原发性醛固酮增多症；有无长期使用皮质激素的情况；术前是否使用过利尿药。术中出现心律失常，特别是室上性心动过速又无法用其他原因解释的要考虑低钾血症的可能[13]。另外，低钾血症可导致全身麻醉的患者苏醒延迟，当发生苏醒延迟时，也要考虑是否发生低钾血症。对于术前血清钾浓度高于 6.0mmol/L 的属于麻醉禁忌，必须纠正血钾浓度后再行手术。麻醉过程中如发现不明原因的心律失常，应首先考虑血钾异常的可能性。麻醉诱导过程中出现严重的心律失常，应暂缓手术，查明原因，必要时请相关科室会诊，切不可草率手术。

在进行神经外科、心血管外科、胸外科、胃肠外科等大手术或者预计时间较长手术的麻醉时，应常规进行中心静脉穿刺置管，监测中心静脉压水平，既可随时调节术中输液量和速度，也为术中突发血钾异常时的处置提供有效的输注通道；进行有创动脉压监测，既可对血流动力学进行监测，又可在必要时反复抽取动脉血样进行血气分析；术中严密监测生命体征，特别是心电图的变化；术中严密观察尿量变化，尤其是发现无尿或少尿时，要高度警惕。只有及时发现围麻醉期突发的血钾异常，并行及时处理，才能保障患者的手术安全。

五、围麻醉期突发血钾异常的典型案例分享

1. 低钾血症成功应对案例　患者，男性，42 岁，体重 65kg，因"呕吐伴上腹部痛 12 小时"急诊入室。患者既往有胃及十二指肠溃疡病史 9 年，未经系统内科治疗。术前检查心电图示窦性心律、完全性右束支传导阻滞，心率 91 次 / 分，血压 150/90mmHg，血糖 5.0mmol/L，血钾 3.4mmol/L，其余正常。腹部平片示：膈下游离气体。急诊拟行剖腹探查术。开放右颈内静脉，右桡动脉穿刺置管测直接动脉压。手术历时 2 小时，术中麻醉基本平稳，血压控制在 110 ～ 140/70 ～ 90mmHg，窦性心律，控制在 70 ～ 115 次 / 分，呼气末 CO_2 在正常范围内。术中共使用地塞米松 10mg、芬太尼 0.5mg、氟哌利多 5mg、咪达唑仑 3mg、丙泊酚 300mg/h 及阿曲库铵持续泵注。术中共补充晶体 2000ml，胶体 1500ml。术中出血约 600ml，尿 300ml，未使用利尿药等药物。手术结束患者清醒后拔除气管导管后，患者突然出现频发室性期前收缩，继而室性期前收缩二联律交替出现，最后出现持续性室性

期前收缩二联律。两次给予利多卡因 1mg/kg 无明显作用。急查血气：血钾 2.3mmol/L，血红蛋白 100g/L，pH 7.331，BE -5mmol/L。随即通过右颈内静脉，采用微量泵给予高浓度 2% 氯化钾溶液持续静脉泵入，速度 1.5 ～ 2.0g/h，5 分钟后室早消失，恢复正常心律。1 小时后 2g 钾补充完毕，复查血钾为 3.55mmol/L。安返病房。

2. 致死性高钾血症案例　患者，男性，46 岁，体重 70kg，因"腹部包块"拟行剖腹探查术。入院后实验室检查示尿酸 115μmol/L，血钾 4.3mmol/L，血磷 1.2mmol/L，血钙 2.0mmol/L 和乳酸脱氢酶 792U/L 均升高，予以别嘌醇 0.2g、每日 3 次，氢化可的松 0.2g/d、肠外营养支持及胃肠减压治疗。患者入室后开放外周静脉并行桡动脉置管测压，血压 135/75mmHg、心率 122 次 / 分、SpO_2 99%、体温 38℃。静脉注射咪达唑仑 5mg、芬太尼 0.2mg、丙泊酚 100mg 及罗库溴铵 70mg 行麻醉诱导后气管插管。术中以芬太尼 0.2mg、丙泊酚 6 ～ 10mg/（kg•h）、顺式阿曲库铵 0.06 ～ 0.07mg/（kg•h）维持麻醉。手术开始后 15 分钟，血压降为 82/40mmHg，静脉注射去氧肾上腺素 100μg 后血压升至 101/52mmHg。手术历时 53 分钟，术后送麻醉恢复室。10 分钟后患者心搏骤停，立即行心外按压、呼吸机辅助通气，同时静脉注射肾上腺素 1mg。动脉血气分析：pH 7.21，PaO_2 75mmHg，$PaCO_2$ 35mmHg，血钾 8.5mmol/L。随后 1.5 小时内继续心外按压，期间静脉注射肾上腺素 25mg，葡萄糖酸钙 3g，5% 碳酸氢钠 750ml，氯化钙 2g，胰岛素 12U 及 5% 葡萄糖 500ml。患者心跳停止达 80 分钟时血钾 10.9mmol/L。随后行高流量连续性血液滤过 6L/min。3 小时

后血钾下降至 7.3mmol/L，但患者仍无法恢复自主心跳，遂放弃抢救。术后病理报告示：结肠肠脂垂、小肠系膜中至高度恶性淋巴造血系统肿瘤，倾向弥漫性大 B 细胞淋巴瘤[14]。

（黄 磊 肖兴鹏）

参考文献

[1] 申振亚，周发春，杨洁.围手术期水电解质紊乱临床诊治 [J].中国实用外科杂志，2014, 2: 145-149

[2] 陈美贤，叶西就，陆福鼎，等.手术期间电解质紊乱的关联性分析 [J].岭南现代临床外科，2015, 15（3）: 297-299

[3] 曹祥龙，朱明炜，崔红元，等.腹部择期手术后患者电解质代谢变化与术后并发症的相关性：回顾性分析 [J].中华临床营养杂志，2014, 21（6）: 362-366

[4] Hajsadeghi S, Chitsazan M, Miresmail SJ. A rare electrocardiographic manifestation of a rare form of multiple electrolyte disturbances: hyperparathyroid crisis [J]. Acta Medica Iranica, 2011, 49（12）: 824-827

[5] Brown TCK. Unexpected complications during anesthesia [J]. Pediatric Anesthesia, 2014, 24（3）: 335-338

[6] 李桂明.钾离子与麻醉 [J].中国伤残医学，2014, 22（3）: 281-282

[7] Winston AP. The clinical biochemistry of anorexia nervosa [J]. Annals of Clinical Biochemistry, 2012, 49: 132-143

[8] 米勒，主编.邓小明，曾因明，主译.米勒麻醉学 [M].北京：北京大学医学出版社，2011

[9] 马劲云.浅析低钾血症心电图的临床意义 [J].中国医药指南，2014, 12（16）: 257-258

[10] 邓小明，姚尚龙，于布为，等.现代麻醉学 [M].北京：人民卫生出版社，2014

[11] 吴会兴.心电图对高钾血症诊断价值的探讨 [J].医学理论与实践，2011, 24（19）: 2346-2347

[12] 唐中坤.血清钾异常致心律失常及其治疗 [J].中国医药指南，2012, 10（17）: 450-451

[13] 李洪银.手术围术期低血钾致心搏骤停 3 例的分析 [J].中国社区医师：医学专业，2011, 13（16）: 352-352

[14] 刘芳芳，段满林，周志强.肿瘤溶解综合征引起致死性高钾血症一例 [J].临床麻醉学杂志，2012，12: 1201-1201

第48章 围麻醉期突发剖宫产患者合并妊娠相关性血小板减少症

一、围麻醉期突发剖宫产患者合并妊娠相关性血小板减少症的发生情况及危害

妊娠相关性血小板减少症（pregnancy associated thrombocytopenia，PAT）也就是妊娠期血小板减少症（gestational thrombocytopenia，GT），又称为良性妊娠期血小板减少（benign gestational thrombocytopenia），指的是妊娠前无血小板减少的病史，妊娠期首次发现血小板计数低于正常值（< 100×10^9/L）。抗血小板抗体阴性，肝肾功能及凝血功能正常。其特点为只发生于妊娠期间，多于妊娠中晚期发病，一般血小板减少的程度轻，国外文献报道患者的血小板计数多 > 80×10^9/L [1-4]。无明显出血表现及病史，产后血小板多在 2 ~ 12 周恢复正常，胎儿及新生儿多不发生血小板减少和出血。其发病率约10%，可由多种内科并发症和妊娠并发症引起，不同原因引起的血小板减少，其母亲及新生儿的预后及死亡率相差很大。国外文献报道妊娠合并血小板减少症的总发生率约为 7.6% [5]，其中最主要的原因是妊娠相关性血小板减少症，在总发生率中所占比例各文献报道不一，为 30.6% ~ 79.3%。其次为妊娠合并特发性血小板减少性紫癜（ITP）和 HELLP 综合征，患者在子痫前期出现溶血、肝酶升高，血小板降低为特征的妊娠高血压疾病的严重并发症，其余妊娠期高血压疾病等妊娠特有疾病，巨幼红细胞贫血、再生障碍性贫血、脾功能亢进、血栓性血小板减少、白血病等疾病合并妊娠血小板减少的病例也有报道。

围麻醉期一般以外周血液中血小板计数作为分级诊断标准[6]，血小板（50 ~ 100）× 10^9/L 为轻度，（20 ~ 50）× 10^9/L 为中度，< 20×10^9/L 时称为重度血小板减少症。轻度血小板减少对麻醉和手术影响有限，当血小板减少低于 50×10^9/L 以下时，围麻醉期不可避免地发生渗血过多，慎重使用椎管内麻醉，重度血小板减少患者忌用椎管内麻醉。

二、围麻醉期突发剖宫产患者合并妊娠相关性血小板减少症的原因分析

妊娠相关性血小板减少症的发病机制目前尚不完全明确。现在多数学者认为妊娠相关性血小板减少症为正常妊娠的一种生理现象[7,8]，并不是病理原因引起的血小板破坏、血小板生成减少、凝血系统紊乱，并没有血小板质的改变，凝血因子活性水平以及数量与正常人无异，为一过性自限性的生理过程。可能与妊娠期孕妇生理性血容量增加、血液稀释、血液处于高凝状态损耗增加、胎盘循环中血小板的收集和利用增多，导致血小板相对减少等原因有关。有研究指出双胞胎及三胞胎的孕

妇在妊娠晚期出现血小板计数逐渐下降，分娩后迅速上升，其中多胎妊娠的孕妇比单胎的孕妇更容易发生妊娠期血小板减少症，从侧面说明妊娠晚期胎盘循环对血小板收集和利用增多可能是妊娠相关性血小板减少症的发病原因。这与其他的妊娠合并血小板减少症的疾病，如特发性血小板减少性紫癜、HELLP 综合征等的发病机制不同。特发性血小板减少性紫癜患者产生抗血小板的抗体，在其作用下除血小板数量下降外，尚有血小板生存期缩短、血小板易破坏的特点；HELLP 综合征主要为血管内皮细胞损伤后血小板黏附和聚集，从而增加血小板消耗，使血小板减少，同时凝血系统也被激活，凝血因子被消耗[9-11]。两者均有血小板质的下降以及凝血系统紊乱。

妊娠相关性血小板减少症患者一般无明显出血症状及相关病史，血小板减少程度较轻，产后血小板计数恢复时间短，与正常人群比较产后出血的发生率无明显差异。妊娠合并中到重度血小板减少的孕妇流产及早产的概率均较正常人群高，但这通常发生在 HELLP 综合征、子痫前期的少数患者。妊娠相关性血小板减少症的预后通常较好，因妊娠相关性血小板减少症不是由于免疫系统疾病所引起，新生儿一般没有血小板减少的症状，不需特殊治疗。新生儿的预后与普通人群无明显差异。围生期母亲有血小板减少同时有新生儿血小板减少时，则须考虑免疫性血小板减少的可能，如妊娠合并特发性血小板减少性紫癜，而新生儿出生数天后血小板进行性减少，则需考虑新生儿败血症或新生儿坏死性小肠炎的可能。

三、围麻醉期突发剖宫产患者合并妊娠相关性血小板减少症的应对策略

妊娠期血小板减少症的处理原则：治疗原发疾病，减少出血风险，降低妊娠不良事件的发生率[12,13]。

1. 妊娠期血小板减少症的处理

（1）针对合并妊娠相关性血小板减少症的患者，宜做好以下非药物性支持工作，以求患者有效平稳地度过妊娠期：①健康教育支持，医护人员作为专业人员，起着指导作用，在正常产检发现异常检查结果时，及时与患者及其家属进行充分沟通，让他们能够配合检查及治疗。②心理护理支持，消除不良情绪，增加其信心，减轻或消除焦虑与恐惧心理。③基础护理支持，应观察患者的皮肤黏膜有无出血点，询问刷牙时有无出血、有无鼻出血、便血等，注意有无头痛、嗜睡等神经系统症状，如有异常及时处理。④家庭、社会支持，可减少产后出血的发生率。

（2）糖皮质激素：糖皮质激素可抑制网状内皮系统的吞噬作用，减少抗体产生，抑制抗原 - 抗体反应，减少血小板的过多破坏，还能降低毛细血管通透性。常用药物为泼尼松，由小剂量起始（10～20mg/d），根据血小板水平调整，但可引起血糖、血压升高，体重增加，以及增加妊娠不良事件的发生率。使用糖皮质激素不会增加新生儿血小板水平，因此，不应以此为目的在产前增加糖皮质激素的使用量[14-16]。

（3）免疫球蛋白：用于对糖皮质激素无反应，无法耐受糖皮质激素不良反应，使用糖皮质激素后维持血小板在正常水平。使用

量 0.4g/（kg•d）×5d 或 1g/（kg•d）×2d，用药 2～3 周后血小板开始提升，出现疗效后可考虑重复单剂注射 1 次，一般有效率为 80%，其中约 50% 的患者血小板计数能够达到正常范围，静脉免疫球蛋白的作用一般仅能维持 3～4 周，之后就下降至治疗前水平，可与泼尼松联用，但目前无证据显示联用的效果优于单药[17,18]。

2. 分娩方式　妊娠期血小板减少并非剖宫产的指征，分娩方式取决于患者的病情和其他产科指征。新生儿出血事件一般好发于产后 24～48 小时，常与产时创伤有关，从这一角度，剖宫产可能对胎儿更安全，若选择阴道试产，禁忌使用吸引产，尽量避免辅助的助产操作。

3. 麻醉方式　围麻醉期突发剖宫产患者合并妊娠相关性血小板减少症的麻醉方式宜选择全身麻醉，同时做好产妇发生播散性弥散性血管内出血（DIC）的抢救预案，若血小板数 ≥ 80×10⁹/L 可考虑选用硬膜外麻醉或腰硬联合麻醉。

围麻醉期突发剖宫产患者合并妊娠相关性血小板减少症是否需要输注血小板，宜根据患者的具体情况而定。有学者认为血小板输注的指征应该结合血小板数目和患者的出血倾向综合评估决定，对于血小板减少严重，血小板 < 50×10⁹/L 以及有出血倾向的患者可以在手术前短时间内输注血小板 1～2 个人份血小板，以在剖宫产前血小板至少不低于 50×10⁹/L。

四、围麻醉期突发剖宫产患者合并妊娠相关性血小板减少症的思考

剖宫产多见于急诊患者，有些患者入院时已经有患儿宫内窘迫、大出血等急诊手术指征，无法等待血常规检验结果，一旦使用椎管内麻醉后发现患者血小板减少，对患者、手术医生和麻醉医师来说都意味着很大的风险。麻醉医生与患者及其家属的有效沟通，麻醉医生与手术医生的密切配合，麻醉医生向科室领导和医院管理部门的及时汇报，在这种情况下，显得尤为重要。

在围麻醉期，麻醉医生务必警惕以下两种高危事件的发生。

1. 手术中和手术后出血，患者已经血小板减少，出血后血小板数量进一步下降容易发生围麻醉期出血过多，伤口不渗血愈合，严重的会诱发弥散性血管内凝血。

2. 硬膜外血肿，这个是重度血小板减少患者使用椎管内麻醉十分严重的并发症，一般是穿刺损伤硬膜外腔血管，由于血小板减少，血管破口不愈合，持续出血，压迫脊髓，如不及时减压，会引起截瘫。一旦术后患者出现与麻醉无关的下肢疼痛、乏力、麻木，肌力减弱，必须急行椎管增强 MRI 扫描，一旦发现椎管内梭形混杂信号，边界清楚，即可诊断为椎管内血肿，需急诊行硬膜外血肿清除术。

五、围麻醉期突发剖宫产患者合并妊娠相关性血小板减少症的典型案例分享

患者，女性，35 岁，"停经（36⁺⁵）周，腹痛 2 小时"入院，子宫呈板状腹，压痛明显，宫缩无间歇，胎位不清，胎心心率 100～120 次 / 分，消毒后内诊，宫颈管展平，超声提示单活胎，胎盘后血肿约 7cm×6cm×3cm，考虑胎盘早剥，应尽早手

术，与患者及家属充分沟通，完善术前检查及准备，立即行剖宫产。在 $L_{1\sim2}$ 脊间隙穿刺，向头侧置管，导管进入硬膜外腔 3cm，穿刺时回抽无出血，术中效果满意，术后安返病房。手术后检查结果显示血小板计数 $24\times10^9/L$，余无异常，术后第 2 天诉右下肢疼痛、麻木、乏力，查体左下肢肌力 II 级右下肢肌力 I 级，急行增强 MRI 扫描，发现 $L_{1\sim2}$ 椎体水平椎管内梭形混杂信号，边界清楚，邻近脊髓圆锥，马尾明显受压，神经外科会诊，诊断椎体平面椎管内硬脊膜外血肿。选择全身麻醉，行硬脊膜外血肿清除术，背部正中直切口入路，打开 T_{12}、L_1、L_2 椎管，可见椎管内硬脊膜外增粗、迂曲，静脉黑色血块 1cm×5cm，清除血肿后脊髓稍有复张，硬脊膜搏动好，患者清醒后刺激下肢，患者感觉仍然麻木，但能区分左右，术后予头孢替唑预防感染，甘露醇脱水，甲泼尼松龙，神经节苷脂，4-氨基吡啶，维生素 B_1、维生素 B_{12}，静脉注射治疗 5 天，同时行康复治疗、针灸、借助辅助器行走，术后第 2 天左下肢肌力 III 级，右下肢肌力 III 级，术后第 45 天，左下肢肌力 IV 级，右下肢肌力 IV 级，患者扶物可站立行走，术后第 74 天，大小便功能正常，生活能够自理，继续康复治疗，术后第 117 天，运动功能、肠道、膀胱功能恢复，下肢皮肤部分区域仍有麻木感，出院回家进行康复治疗。

（张　振　罗辉宇　肖兴鹏）

参考文献

[1] Mao SP, Chang CC, Chen SY, et al. Gestational thrombocytopenia complicated with macrosomia, failure to progress in active labor, and postpartum hemorrhage [J]. Taiwan J Obstet Gynecol, 2007, 46 (2):177-179

[2] Parnas M, Sheiner E, Shoham-Vardi. Moderate to severe thrombocytopenia during pregnancy [J]. Eur J Obstet Gynecol Reprod Biol, 2006, 10 (3): 164-167

[3] Grzyb A, Rytlewski K. Pregnancy complicated with thrombocytopenia [J]. Ginekol Pol, 2006, 77 (9): 712-719

[4] Win N, Rowley M. Severe gestational (incidental) thrombocytopenia: to treat or not to treat [J]. Hematology, 2005, 10 (1): 69-72

[5] Lee LH. Idiopathic thrombocytopenia in pregnancy [J]. Ann AcadMed Sin-gapore, 2002, 31 (3): 335-339

[6] Reyes S LI, León BF, Rozas V MF, et al. BAFF: a regulatory cytokine of B lymphocytes involved in autoimmunity and lymphoid cancer [J]. Rev Med Chil, 2006, 134 (9): 1175-1184

[7] Mackay F, Browning JB. A fundamental survival factor for B cells [J]. Nat Rev Immunol, 2002, 2 (7): 465-475

[8] Emmerich F, Bal G, Barakat A, et al. High-level serum B-cell activating factor and promoter polymorphisms in patients with idiopathic thrombocytopenic purpura [J]. Br J Haematol, 2007, 136 (2): 309-314

[9] Cines DB, Mckenzie SE, Siegel DL. Mechanisms of action of therapeutics in idiopathic thrombocytopenic purpura [J]. J Pediatr Hematol Oncol, 2003, 25 (Suppl 1): S52-S56

[10] Zhou B, Zhao H, Yang RC, et al. Multi-dysfunctional pathophysiology in ITP [J]. Crit Rev Oncol Hematol, 2005, 54 (2): 107-116

[11] Sakakura M, Wada H, Tawara I, et al. Reduced $CD4^+$ $CD25^+$ T cells in patients with idiopathic thrombocytopenic purpura [J]. Thromb Res, 2007, 120 (2): 187-193

[12] Panitsas FP, Theodoropoulou M, Kouraklis A, et

al. Adult chronic idiopathic thrombocytopenic purpura（ITP）is the manifestation of a type-1 polarized immune response［J］. Blood, 2004, 103（7）: 2645-2647

［13］Wang T, Zhao H, Ren H, et al. Type 1 and type 2 T-cell profiles in idiopathic thrombocytopenic purpura［J］. Haematologica, 2005, 90（7）: 914-923

［14］Guo C, Chu X, Shi Y, et al. Correction of Th1-dominant cytokine profiles by high-dose dexamethasone in patients with chronic idiopathic thrombocytopenic purpura［J］. J Clin Immunol, 2007, 27（6）: 557-562

［15］Harrington LE, Hatton RD, Mangan PR, et al. Interleukin 17-producing CD4$^+$ effector T cells develop via a lineage distinct from the T helper

type 1 and 2 lineages［J］. Nat Immunol, 2005, 6（11）: 1123-1132

［16］Korn T, Bettelli E, Oukka M, et al. IL-17 and Th17 cells［J］. Annu Rev Immunol, 2009, 27: 485-517

［17］Zhang J, Ma D, Zhu X, et al. Elevated profile of Th17, Th1 and Tc1 cells in patients with immune thrombocytopenic purpura［J］. Haematologica, 2009, 94（9）: 1326-1329

［18］Asahi A, Nishimoto T, Okazaki Y, et al. Helicobacter pylori eradication shifts monocyte Fc gamma receptor balance toward inhibitory Fc gamma R Ⅱ B in immune thrombocytopenic purpura patients［J］. J Clin Invest, 2008, 118（8）: 2939-2949

第 49 章　围麻醉期突发下肢深静脉血栓形成

一、围麻醉期突发下肢深静脉血栓形成的发生情况及危害

深静脉血栓形成（deep venous thrombo-sis，DVT）是一种静脉血液在深静脉内凝结。是外科术中及术后常见并发症之一，多发于下肢，尤以左侧常见[1]。下肢 DVT 一旦发生往往表现为单侧下肢（左下肢多见）出现肿胀、疼痛，且可遗留后遗症，轻者可致下肢水肿、继发性静脉曲张、皮炎、色素沉着、瘀滞性溃疡等，重者可以引起致死性肺栓塞，严重影响患者的预后和生活质量。

下肢深静脉血栓形成的常见症状为患肢肿胀，呈非凹陷性水肿，在受累部位的上方有压痛、疼痛、水肿、温度增加、皮肤色泽改变，以及浅表静脉隆起等症状。除此外，下肢深静脉血栓形成要确诊却不能只依靠患者的临床表现及症状，还需进行一些准确的实验室检查如 D- 二聚体含量检测、静脉超声、深静脉造影等[2]。当下肢深静脉血栓形成时只有 10% ～ 17% 的患者有明显的症状，在围麻醉期患者的主观感觉往往因为麻醉的原因不明显，常常导致静脉血栓容易被忽略，因而造成严重的后果。一旦发生肺栓塞，死亡率高达 9% ～ 50%，绝大多数病例在几分钟到几小时内死亡。

二、围麻醉期突发下肢深静脉血栓形成的原因分析

目前学术界基本公认深静脉血栓形成的病因为 Virchow 三联征，即血流缓慢，静脉壁损伤和高凝状态[3]。在围麻醉期，大多数患者都存在静脉血栓形成的易患因素。

1. 患者的病理生理状态　高龄、女性、妊娠、长期服用避孕药及雌激素、吸烟、长期卧床、糖尿病、小腿水肿、下肢静脉曲张、恶性肿瘤、心功能不全、血液病、家族遗传性疾病、创伤等患者是深静脉血栓形成发病的高危人群。恶性肿瘤、心血管疾病、卒中和血栓史等患者的血小板聚集功能增强，纤维蛋白溶解活性降低，血黏度增高。高凝且合并多系统的生理性退变或器质性病变时，并发下肢深静脉血栓形成的风险明显变大。

2. 麻醉期高危因素　全麻或椎管内麻醉均可导致周围静脉扩张，下肢肌肉完全麻痹，失去收缩功能，使静脉回流缓慢。同时，麻醉使静脉壁平滑肌松弛，内皮细胞受牵张而胶原纤维暴露，是围麻醉期易发生深静脉栓塞的重要原因之一。而相较于全麻而言椎管内麻醉出现深静脉血栓的可能性相对小些。

3. 手术　手术过程中手术类型、创伤程度、手术时间、术中体位都有可能出现围麻醉期深静脉血栓形成[4]。如恶性肿瘤需行腹部或盆腔广泛手术，下肢（特别是髋关

节）大手术，手术时间超过 4 小时，术中截石位关节处保护不够等，均增加了术中及术后发生下肢深静脉血栓形成的危险性。手术创伤可造成血液高凝状态。手术导致组织因子进入血液循环，促使凝血因子活化，血液凝固度增高，还可引起血小板增多，黏附性增强易于聚集，这些都是围麻醉期深静脉血栓形成的高危因素。

4. 其他因素 围麻醉期不恰当的应用止血药物，使血液的凝血机制发生改变；静脉输注有刺激性的液体及药物，如高渗溶液、某些抗生素及抗癌药物，以及在同一静脉处反复穿刺皆可造成静脉壁损伤而诱发血栓形成。另外，医源性置入装置，如静脉内的置管（包括起搏器）损伤了血管壁、血管内膜，阻碍血流，导致导管置入时形成血栓，最后发展为静脉堵塞，引起症状性深静脉血栓形成。

三、围麻醉期突发下肢深静脉血栓形成的应对策略

围麻醉期由于麻醉的原因当深静脉血栓形成时往往缺少患者的主观症状，同时由于术中无菌区域的要求麻醉医生往往不能很直观地观察患者受累部位的变化，因此深静脉血栓被发现时一般为手术结束时或出现严重的肺栓塞时。对此要求麻醉医师在围麻醉期做好充足的预防措施及抢救准备。

1. 麻醉之前充分了解患者的病史及身体状况，若患者存在发生深静脉血栓形成的高危因素时，要对患者及家属详细地讲解可能出现的风险及可能出现的症状，指导合适的运动方式，完善相关的实验室检查如 D-二聚体、静脉超声、静脉造影等。

2. 不同麻醉方式对深静脉血栓的形成有着不同的影响，麻醉时选择适当的麻醉方式[5]。研究表明椎管内或者蛛网膜下隙阻滞较全麻发生下肢深静脉血栓的可能性小[6]，因此，在评估患者身体状况及手术要求后尽量选择椎管内麻醉或蛛网膜下隙阻滞麻醉。

3. 手术中及时纠正脱水，保证水、电解质平衡，减少术中出血，术中彻底止血，避免术后使用止血药。手术操作务必轻柔细致，防止不必要的组织损伤，特别注意保护暴露于手术野的血管，以免损伤血管内膜而诱发血栓的形成。手术中应尽量减少使用驱血带，避免止血带使用时间过长，压力过高。尽量缩短手术时间，术中除正确摆放体位外，避免静脉受压。术中尽量不输血或仅输少量新鲜血。应用对血管刺激性较强的药物时，要注意稀释，避免直接静脉注射。

4. 围麻醉期及术后 24 小时内应定时监测生命体征。观察患者体温、患肢色泽改变、水肿、脉搏及皮肤温度变化。术中定时嘱术者感受手术区域深静脉血栓易发肢体的循环情况，检查皮肤温度、颜色变化、感觉及运动情况，高度警惕可能出现的肺栓塞征象。一旦出现下肢水肿，皮肤温度升高，颜色改变，怀疑出现深静脉血栓形成时应尽快结束手术，停止使用止血带，抬高患肢，选择椎管内麻醉的患者立即拔除硬膜外导管，穿刺点加压包扎，检测血液中 D-二聚体含量，有条件的行静脉超声检查初步确诊，同时进行抗凝及溶栓治疗[7]。

围麻醉期抗凝治疗一般选择普通肝素，首次剂量 5000U 或 80U/kg 静脉滴注，继以 1300～1500U/h 维持浓度 40U/min。使用过程中不断调整用量以保证有效剂量，并每

6～8小时行部分凝血活酶时间（APTT）检查，保持部分凝血活酶时间为正常值的1.5～2.5倍，情况稳定者持续用药至手术7～10天，总剂量为36 000～42 000U/d。

溶栓治疗尿激酶50万U加入50g/L葡萄糖注射液250ml静脉滴注，每日1次，用药至情况稳定者持续用药7～10天。深静脉血栓形成一经确诊，溶栓治疗应尽早使用。

对于血液高凝状态的患者，手术后可静脉注射右旋糖酐-40 500ml和复方丹参20ml或口服肠溶阿司匹林，以降低血液黏稠度和防止血小板聚集[8]。

必要时行手术取栓治疗。手术取栓适用于急性期患者，手术越早越好。一般3天内取栓最好，最迟不超过10天。病程若超过10天的血栓机化与静脉壁粘连，难以取除干净。术中若发现下肢深静脉内仍有血栓，取栓后涌血不明显，可沿下肢深静脉走向由远而近地用双手用力挤压，将血栓取出。如果取栓彻底和处理得当，则手术效果较为满意。

四、围麻醉期突发下肢深静脉血栓形成的思考

围麻醉期一旦发现患者突然出现呼吸困难、胸痛、咳嗽、恐惧感等症状时，需警惕突发下肢深静脉血栓形成，血栓脱落导致肺栓塞的可能。此时应立即给予高流量吸氧，解痉，止痛，可采用氨茶碱、阿托品、吗啡、罂粟碱以解除支气管和血管痉挛及止痛；如出现心力衰竭或休克者可酌情使用毛花苷C、多巴胺、异丙肾上腺素、肾上腺素、右旋糖酐-40等。及时溶栓，必要时行手术取栓或腔静脉阻断术，也可放置腔静脉过滤器。除肺栓塞外还应注意脑出血的可能，应时刻关注患者意识及瞳孔的变化，当监测出现生命体征波动较大，意识障碍或血氧饱和度下降等变化时要考虑到脑出血的可能，应立即给予相应的生命支持，如给氧，气管插管，接呼吸机，降温，控制血压，若继续恶化则及时开颅止血。

五、围麻醉期突发下肢深静脉血栓形成的典型案例分享

女性，79岁。2003-11-06因急性化脓性阑尾炎行阑尾切除术。于术后第1天下地活动。2003-11-17感觉右下肢麻木并肿胀，次日收入我院内科住院治疗。彩超示：股静脉血栓形成。予以抗凝血、活血化瘀及抗感染治疗，症状减轻。查体：体温36.2℃，脉搏72次/分，呼吸22次/分，血压120/90mmHg。神志清，自动体位。唇、甲未见发绀，双肺呼吸音正常，未闻及干湿啰音，心律齐，心脏各瓣膜听诊区未闻及病理性杂音。右下肢无明显肿胀、皮肤色素沉着，浅静脉显露曲张，胫前轻度压凹性水肿，皮肤浅感觉减退，右下肢皮肤较左下肢温度稍低，足背动脉搏动能触及，沿静脉走径有轻压痛，活动时有疼痛，余肢活动尚可。血常规白细胞$12.4×10^9$/L，中性粒细胞0.70，淋巴细胞0.38，血型：A。诊断右下肢深静脉血栓形成、栓塞性静脉炎。给予静脉滴注青霉素360万U，甲硝唑100ml，每日2次复方丹参注射液20ml/d，肠溶阿司匹林75mg/d。入院后第3天始右下肢肿胀明显消退，1周后痊愈出院。

（汪婷婷　姜　峰　余奇劲　金　胜）

参考文献

[1] 孔庆丽，孔庆梅.外科手术期病人下肢深静脉血栓预防及护理措施［J］.中国中医药资讯，2012，4（1）：253

[2] 盛颂颂.下肢深静脉血栓形成的诊断和治疗进展［J］.上海医药，2013，34（2）：37-39

[3] 刘志爽，张燕，王蕾.下肢深静脉血栓形成的高危因素及其预防和护理［J］.当代护士，2010，1：5-8

[4] 张红梅，陈雍华.骨科术后深静脉血栓形成的预防及护理进展［J］.中国伤残医学，2012，20（2）：79-80

[5] 陈虎，曹力，杨德盛，等.麻醉方式与全膝关节置换术后深静脉血栓发生率分析［J］.中国矫形外科杂志，2012，20（5）：402-405

[6] 陈镇文.浅析不同麻醉方式对老年患者术后麻醉恢复期的影响［J］.中外医学研究，2013，11（23）：29-30

[7] 代莉莉.深静脉血栓形成的预防及护理进展［J］.实用护理杂志，2012，18（2）：55-56

[8] 梁添玉，张振香.下肢深静脉血栓的预防及护理［J］.护理研究，2005，19（1）：165-165

第50章　围麻醉期突发凝血功能障碍

一、围麻醉期突发凝血功能障碍的发生情况及危害

凝血功能障碍是围麻醉期常见的并发症之一，无论是出血还是血栓形成，都是目前临床关注的重点，如何对围麻醉期的凝血功能变化进行正确评价，直接关系到麻醉手术安全甚至患者生命，因此尤为重要[1]。

1. 定义　围麻醉期凝血功能障碍是指围麻醉期凝血和纤溶系统的平衡被破坏后出现的一系列凝血功能紊乱，临床可表现为凝血功能减退和凝血功能亢进。外科手术异常出血的发生率为 0.05% ～ 4.0%，心肺手术中可达 12%，轻微的凝血功能障碍可能无明显的临床渗血等症状，严重的凝血功能障碍则可导致大量血容量丧失、诱发弥散性血管内凝血（diffuse intravascular coagulation，DIC），甚至多器官功能衰竭（multiple organ dysfunction syndrome，MODS）。对围麻醉期凝血功能正确的评估及对凝血障碍进行及时处理关系患者生命。因此，熟悉凝血功能的评估和关注围术期凝血功能调控与正确使用止血药物十分重要。

2. 发生情况及危害　围术期凝血功能障碍如不及时、正确处理，患者的生命安全将受到严重威胁。如不能及时判断病情并迅速进行抢救，可能产生难以预料的不良后果甚至危及患者生命。研究表明，25% 的严重创伤患者早期即可出现凝血功能障碍，且死亡率比不伴凝血功能障碍患者高 4 倍，创伤后急性凝血功能障碍成为创伤领域的研究热点[2]。创伤后伴发的急性凝血功能障碍被称为急性创伤性凝血功能障碍、创伤诱导的凝血功能障碍或创伤早期凝血功能障碍等。流行病学调查显示，产科导致孕产妇死亡的首位原因始终是产后出血，而其抢救失败的主要原因是具有严重妊娠并发症。患者分娩时由于凝血因子的缺乏或抗凝物质的增多而出现凝血功能障碍性产后出血，而产后大出血又恶性循环地消耗凝血因子和血小板，继发纤溶亢进，引发弥散性血管内凝血。因微循环栓塞而最终出现多器官功能衰竭，危及患者生命。

二、围麻醉期突发凝血功能障碍的原因分析

麻醉与手术过程中遇到不明原因的出血不止或术野广泛渗血时应考虑到凝血功能障碍的发生或原有凝血功能障碍性疾病的加重。考虑的因素主要有以下几个方面。

1. 血小板减少或功能不全　血小板减少症主要见于骨髓生成减少、消耗过多、血液稀释、免疫破坏等。患者长时间服用双嘧达莫、阿司匹林、苯海拉明等可抑制血小板环氧化酶，从而抑制 TXA_2 生成，使血小板功能异常。药物对骨髓的抑制、脾功能亢进和药物过敏均可使血小板生成减少与破坏增多。先天性血小板功能缺陷疾病，包括血小板无力症、血小板第 3 因子缺乏等。另外，

采血时血小板可被破坏 20%，放置 24 小时以后损失 50%，48 小时损失达 70%。

2. 肝功能不全　肝脏是大多数凝血因子（因子Ⅱ、因子Ⅴ、因子Ⅶ、因子Ⅸ、因子Ⅻ、纤维蛋白原、纤维蛋白溶酶原）和抑制性蛋白质（α_2 抗纤维蛋白溶酶、抗凝血酶、蛋白 C、蛋白 S 等）主要合成场所。肝功能不全时会出现：①维生素 K 吸收减少，则维生素 K 依赖性因子Ⅱ、Ⅶ、Ⅹ、Ⅸ缺乏；②纤维蛋白原和 V 因子缺乏；③异常纤维蛋白原血症；④弥散性血管内凝血；⑤纤溶亢进；⑥循环中出现抗凝物质 PC、PS；⑦门脉高压和脾功能亢进、血小板减少和异常。

3. 麻醉因素影响　不同的麻醉方法对凝血功能的影响也不同。多数学者认为全身麻醉与区域阻滞麻醉相比，有促进凝血的作用。全身麻醉对凝血的促进作用可能是由于气管插管时，存在显著的应激反应和儿茶酚胺释放增加，从而促进血小板的聚集，继而加速血液凝固。同时拔管、术后疼痛都会导致应激增加，促进凝血。全麻诱导时阿片类药物的使用可以减轻插管时的应激反应，降低儿茶酚胺水平，改善诱导时所致的高凝状态。插管前利多卡因和 β 受体拮抗药的使用可能也会减轻加速的凝血反应。

除与麻醉技术本身有关外，与麻醉药物对凝血功能的影响也有着密切的关系。大量文献报道局部麻醉药可以抑制血小板的功能，包括抑制血小板 α 颗粒的释放和血小板的聚集，同时抑制血栓烷 A_2 的信号传导通路，从而抑制凝血功能。近年来，关于异丙酚对凝血功能的影响有很多报道，认为异丙酚对 ADP 诱导的血小板聚集有显著的抑制作用，而对血小板数目和反映凝血因子功能的 PT、APTT 等无明显抑制。多数报道认为咪达唑仑可以抑制血小板的功能，其机制可能主要是：引起血小板膜的构象改变，导致蛋白激酶 C 活性改变，继而抑制磷酸肌醇的清除和血栓烷 A_2 的形成，最终抑制细胞内的 Ca^{2+} 的活动和 P47 的磷酸化作用。尽管关于吸入麻醉药对凝血功能的影响有很多不同的观点，但氟烷和七氟醚对血小板的抑制功能是基本上达成共识的，这种抑制作用是有剂量相关性的。

4. 血液稀释　血液稀释是指短时间内输注大剂量液体（晶、胶体），超过总血容量 50% 以上甚至 1 倍，或使血红蛋白＜50g/L、血细胞比容＜25%，可导致临床上所谓"稀释性凝血病"。血液稀释首先是激活凝血系统，促进凝血而持续高凝状态导致血栓形成，最后激活纤溶系统引起纤溶亢进，引起内源性弥散性微血管栓塞，其后因凝血因子大量消耗、纤溶系统激活而出现弥散性血管内凝血。有学者指出大量胶体输入，如 24 小时内输入右旋糖酐 1000ml 以上可影响凝血功能，一次输入羟乙基淀粉达 20ml/kg，可抑制 vWF 功能而影响血小板聚集。一般认为在血小板 60×10^9/L、其他凝血因子不低于正常值 30% 时，即可满足凝血的需要。采取控制性血液稀释，血细胞比容不低于25%，原无凝血功能障碍和肝功能良好者不会导致凝血障碍，影响因子Ⅷ。

5. 手术因素的影响　手术创伤对机体的影响导致一系列病理生理变化，术中应激反应、免疫功能改变、血小板、凝血因子及纤维蛋白消耗性减少和功能抑制、纤溶系统活跃等，可使术中凝血功能出现异常。心脏大血管手术体外循环、肝素化—鱼精蛋白拮抗；移植术中的器官缺血再灌注；严重感染、烧伤、挤压伤、休克、产科羊水栓塞患者易出现弥散性血管内凝血。

三、围麻醉期突发凝血功能障碍的应对策略

1. **术前凝血功能的评估**　术前一些疾病和药物使用等原因可导致凝血功能异常，如原发性和继发性血小板减少症、先天性血小板功能缺陷、血友病、肝功能不全、·脾功能亢进、弥散性血管内凝血及口服抗凝血药等，使得血小板数量和功能上受到影响、同时伴有凝血因子及纤维蛋白原的消耗性减少，使得出血风险增大。利用 TEG 进行评估，可以发现 R、K 及 MA 值增大，借此判断出血风险，手术可行性，早期积极干预治疗，可预防术中出血情况。在围术期分别应用 PT、APTT 等常规检测手段，以及 TEG 对患者凝血功能状态和术中出血量进行监测对比，结果发现 TEG 能更好地预测术中出血风险，有良好的术前评估价值[3]。另一些疾病如肾病综合征、尿毒症、冠状动脉粥样硬化性心脏病、心肌梗死、脑梗死、动静脉血栓形成、骨折、妊娠后期及某些恶性肿瘤等可导致不同原因的血液高凝状态，所谓血栓前状态（PTS），利用 TEG 进行分析，可出现 R、K 及 MA 值减小，对是否需要抗凝血治疗及监测抗凝血药使用方面有一定帮助。虽有很多 TEG 指导抗凝血药使用的例证，但有研究证实 TEG 监测结果对于正在接受华法林治疗的患者，通常是正常的，表明其对华法林的影响不敏感，因此，用 TEG 对术前使用华法林的患者进行评估要慎重。同时有报道称 TEG 对功能性纤维蛋白原的分析可能高估体内纤维蛋白原水平，所以对血液纤维蛋白原成分的评估也不能单纯依赖 TEG，以免出现错误判断。

2. **凝血功能障碍的诊断**　为了及时、准确掌握凝血功能状态，要求早期发现凝血功能障碍并积极开展治疗。首选床边凝血测试，其次是实验室检测 APTT、PT、国际标准化比值（INR）、Fg、TT、血小板等。每间隔 4 小时、输血后或者血液替换量达到总血容量的 1/3 时应进行复查。若出现凝血紊乱表现，需进行弥散性血管内凝血相关检查。高度怀疑凝血缺陷患者，应行凝血因子活性和含量测定、血小板计数和功能检测、血管病变相关因子检测等。监测体温和动脉血气，监测有无低温和酸中毒情况。若排除肝素影响，结果满足下列任意 1 条或以上时，结合病史和临床表现，即可诊断为凝血功能障碍。① APTT 为正常值的 1.5 倍；② PT 为正常值的 1.5 倍；③凝血因子活性＜ 25%；④ Fg ＜ 1g/L。

3. **手术前凝血功能的对症处理**　维持正常凝血状态需要达到正常人的 30% 不稳定凝血因子浓度，其中因子 V、因子 Ⅶ、因子 Ⅷ 只需达到正常范围的 20% ～ 25% 即可。术前凝血功能检查异常结果超过正常值 1.5 倍和（或）INR ＞ 2 时，应及时输入新鲜冰冻血浆（FFP）5 ～ 6ml/kg，FFP 含有血浆中所有的蛋白成分和凝血因子，其主要治疗适应证包括：①缺乏凝血因子的补充治疗；②华法林等抗凝血药的逆转替代治疗。

术前应测定血小板数量和血小板功能，当血小板数量＜ 50×10^9/L，应输注血小板。血小板低于 20×10^9/L 有自发性出血可能，应及时对症处理。

术前应维持纤维蛋白原高于 1500mg/L，可采用输入冷沉淀对症治疗。每单位（U）

冷沉淀是从 200ml 新鲜冰冻血浆制备，主要含因子Ⅷ、vWF 和纤维蛋白原。一个单位冷沉淀约含 250mg 纤维蛋白原，并使成人增加 2% ～ 3% 的凝血因子Ⅷ。

术前可以根据凝血功能检查或凝血因子浓度定量测定，给予新鲜冰冻血浆、血小板和冷沉淀。

4．麻醉前的准备　患者入手术室时应将室温控制在 25 ～ 26℃，待患者麻醉后调整室温至 21℃。术前准备好气道升温或对流加温装置，以及恒温或加温输液装置。手术室内应配备相关的凝血功能检测设施，TEG 是术中评估凝血功能的有效设备。术前应准备充足的血液制品，包括浓缩红细胞、新鲜血浆、冷沉淀和血小板。

5．完善的术中监测　凝血功能的监测是麻醉的重要环节。对于术中出血少、手术时间短的患者可仅针对凝血坏节进行监测，但出血量大的患者还需进行纤溶环节的监测。术中凝血和纤溶状况的评估应结合临床症状加以分析。血栓弹性描记仪和凝血功能分析仪均能对术中凝血和纤溶状况进行及时监测。同时应进行动脉血气分析以了解血液电解质、酸碱平衡状况、血红蛋白、血细胞比容及血糖变化。

6．凝血因子缺乏的处理　凝血因子缺乏和功能异常可见于手术患者的各个阶段，凝血因子缺乏的有效处理方法是及时补充含丰富凝血成分的血制品和人工合成的凝血酶原复合物及纤维蛋白原。含凝血成分的血制品包括新鲜冰冻血浆、冷沉淀及浓缩血小板。手术中出现非手术原因的异常出血，而且 APTT 和 TEG 的 R 值明显延长，就应输入 FFP。术前凝血功能正常的患者，在术中失血达总血容量 20%，患者凝血酶原处于耗竭

危险（低于 20%）；失血达总血容量 29%，患者凝血因子 V 耗竭危险（< 25%）。正常成人血浆容量约为 3L，故 15ml/kg 的 FFP 可补充相当于正常人 30% 的不稳定凝血因子，使凝血功能维持在正常状态。

术前凝血功能正常的患者，在术中出血量达到全身总血容量的 40%，将会出现纤维蛋白原血浆浓度低于 1000mg/L。手术中当纤维蛋白原低过 700mg/L，要及时对症处理输入冷沉淀或人工合成的纤维蛋白原，并恢复到 > 1000mg/L 的必要纤维蛋白原血浆浓度。冷沉淀取到手术室后要尽快输入体内，不需行 ABO 配型。FFP 也常用于纤维蛋白原缺乏、大量输血及补充血小板后仍然继续出血的患者。每单位 FFP 相当于 200 ～ 250ml，每毫升 FFP 含纤维蛋白 2 ～ 4mg。

输注血小板的适应证是血小板缺少、血小板功能异常，以及手术区域出血倾向明显增加。当血小板血浆浓度低于 $50×10^9$/L 时，要考虑输注血小板，但随意输入血小板并无益处。手术过程中血小板可能会进行性下降，除血小板数量的减少外，血管重建的肝脏手术可导致血小板聚合功能异常，体外研究提示保存液中的腺苷可减少血小板的聚合。术前凝血功能正常的患者，在术中出血量达到全身血容量的 30%，将会出现血小板血浆浓度低于 $50×10^9$/L。每单位血小板可使血小板计数升高 $7.5×10^9$/L ～ $10×10^9$/L，血小板取回后要尽快输入体内。目前机采 1 袋血小板约为 150ml，含血小板计数量 $250×10^9$/L。

术中因子Ⅶ的缺乏，可以采用输入冷沉淀、FFP 和浓缩因子Ⅶ。目前最常用的是冷沉淀，而每单位的因子Ⅶ是 1ml 新鲜血浆的活性因子Ⅶ，输入的因子Ⅶ半衰期是 8 ～ 12

小时。每袋冷沉淀含有 100U 的因子Ⅶ。

因子Ⅸ缺乏的处理方法，因子Ⅸ可以稳定保存在 4 ～ 20℃血浆中，故输入库血、血浆或 FFP 均可以补充因子Ⅸ。处理剂量是每 12 小时补充 15 ～ 40U/kg。

术中患者的血小板、因子Ⅴ和因子Ⅶ明显下降，以及凝血酶 - 抗凝血酶复合物的快速上升，均提示早期弥散性血管内凝血的发生。若出现明显凝血功能障碍，且无有效监测，可即刻输入 1U 复合凝血物质，包括 FFP 1000ml、冷沉淀 10U 和 1 袋血小板。因为 FFP 1000ml 达到正常人 30% 的不稳定凝血因子，冷沉淀 10U 达到 20% ～ 30% 的凝血因子Ⅷ和大约 2500mg 的纤维蛋白原，1 袋血小板可达到正常需要的血小板计数量 250×10^9/L。

7. 促凝血和抗纤溶药物的应用　常用的促凝血药物：①增强因子Ⅷ活性的药物：去氨加压素（DDAVP）16 ～ 20U 或 0.2 ～ 0.3μg/kg。②重组活化凝血因子Ⅶ：目前临床药物为诺其（Nonoseven），诺其用于肝移植手术，以及治疗存在因子Ⅷ和因子Ⅸ抑制物（抗体）的先天性血友病和继发性血友病的患者。诺其的手术期间应用的剂量是 3 ～ 6kU 或 60 ～ 120μg/kg，诺其剂型每瓶 60kU（1.2mg）。常用的抗纤溶药物包括氨基己酸（EACA）、氨甲环酸（Tranexamic Acid）和抑肽酶（Aprotinin）。氨基己酸可抑制纤溶酶原激活因子，使纤溶酶原不能激活，从而抑制纤维蛋白的溶解，产生止血作用，每次 4 ～ 8g 静脉注射[4]。氨甲环酸的作用原理与氨基己酸相似，每次 0.25g 静脉注射，每日总量为 0.75 ～ 2g。抑肽酶通过抑制纤溶、收缩微小血管、减少毛细血管通透性和保护血小板达到止血的目的，每次使

用 200 ～ 400 万 U。目前我国对抑肽酶药物的使用存在一定限制。肝病患者的纤溶系统在手术期间常出现异常，表现为弥漫性出血，原因是纤维蛋白溶解的增强与肝细胞清除减少导致组织型纤溶酶原激活剂激增有关。INR 延长而全血凝固试验（TCT）正常，则提示高凝状况，此情况应避免使用抗纤维蛋白溶解药物。如果 INR 延长而全血凝固试验延长，将考虑应用抗纤维蛋白溶解药物，并输入 FFP 和冷沉淀，以维持 INR ＜ 2 和纤维蛋白原＞ 1000mg/L。

8. 术中保温处理　麻醉手术期间要及时有效的采取保温处理，重视维持术中正常体温。低温肯定会诱发并加重血小板功能异常，通过降低酶的活性延长凝血时间，当体温低于 34℃（鼻咽温度）将明显影响血小板功能和延长凝血酶原激活时间。术中低温还将使心肌耗氧量增加、酸性代谢产物增多，导致凝血功能减弱。体温低于 36℃称为低温，术中第 1 小时的热量散失足以使多数患者出现低温。目前肝移植围术期维持正常体温的常用方法有：①采用管内呼吸螺纹回路和湿化过滤器，减少热量从呼吸道的散失；②手术床附加保温毯行背部保温；③大部分液体经输液加温器或保温箱适当升温后输入；④患者 30% ～ 35% 体表覆盖充气升温毯（42℃）；⑤头部红外线辐射（37 ～ 42℃）加温；⑥术中体外静脉转流期间的保温处理。几种方法综合使用，保温效果更加确切。

9. 抗凝血因素的对症处理　肝脏内皮的缺血性损伤可产生抗凝血酶和蛋白 C，低水平的抗凝物质及肝细胞清除激活因子减少可导致凝血与纤溶平衡失调，可采用药物对症处理。肝移植患者在再灌注期间的凝血异

常与肝素活性有关，包括供者肝素化使移植肝脏获得的外源性肝素释放及缺血造成损伤的移植物内皮细胞产生内源性肝素样物质两方面因素。部分肝移植受者对肝素有很强的敏感性，可在新肝期和术后使用鱼精蛋白每次 30 ～ 50mg，并根据监测结果补充鱼精蛋白进行拮抗。凝血功能异常还与其他一些非特异性因素有关，包括：①术前人工肝的血浆置换和麻醉期间输液造成的血液稀释进一步降低了血浆凝血因子水平；②麻醉手术期间采用静脉 - 静脉转流的处理，例如静脉转流下的手术或连续肾脏替代疗法（continuous renal replacement therapy，CRRT），对凝血功能的影响；③严重酸中毒（pH < 7.10）对凝血功能的影响；④低钙血症时应输入氯化钙以维持血浆游离钙浓度在 1.1 ～ 1.2mmol/L。

10. 手术操作对凝血的影响　明显贫血会导致凝血功能障碍，术中应维持血红蛋白在 80 ～ 100g/L 以上，减少出血量主要依靠手术操作技术的改进和手术野采用局部止血药品、止血物品。适当的降低血压及采用低中心静脉压（LCVP）技术可在一定程度上减少出血。低中心静脉压应用于肝脏手术已日趋增多，肝病的患者部分合并有明显的门脉高压症状，可通过降低中心静脉压增加肝静脉回流、减轻肝脏淤血，减少术中的出血量，肝脏手术期间中心静脉压可控制在 3 ～ 4cmH$_2$O。采用低中心静脉压技术时必须具备快速扩容条件，以便在突发大出血情况下能及时维持有效血容量。

四、围麻醉期突发凝血功能障碍的思考

围麻醉期凝血障碍是导致术后死亡率增加的相关因素，但在复杂原因影响下的术中凝血障碍，如何正确判断和及时处理都显得有些棘手，通过常规实验室检测抽血项目繁多，等待时间较长，有可能延误治疗时机。传统实验室检测项目如活化部分凝血激酶时间（APTT）、凝血酶原时间（PT）、血小板计数、弥散性血管内凝血全套、凝血因子含量测定、凝血酶 - 抗凝血酶Ⅲ复合物（TAT）、血浆纤溶酶 - 抗纤溶酶复合物（PAP）等，只能检测凝血过程中某一个或某几个部分，在一定程度上存在时效性、总体性不足的问题[5]。而血栓弹力图（thromboelastrography，TEG）是根据凝血过程中血凝块的黏弹性变化所描绘出的图像，综合反映了全血的凝血及纤溶能力，逐渐成为近年来临床凝血功能监测的重要手段之一。先利用 TEG 做出总体评估，判断可能原因，虽特异性稍差，但总体凝血功能评价方面有一定的积极意义。在过去很长时间，TEG 都只用于心脏外科手术及肝移植手术的监测[6]，最近在各类手术中均有使用，并受到一定好评。有研究表明以血栓弹力图为理论基础的术中输血管理可明显降低输血量的需求，特别是大量出血的患者，TEG 对指导抢救有一定优势，同时其还可用于输血后效果评估、指导术中输液和止血药的应用。但当术中肝素影响与凝血因子缺乏同时出现，导致相关指标敏感性增加，可能会导致得出结论错误[7]。TEG 和传统监测项目的相关性在很多研究中已经得到证实，两者对凝血功能障碍的评估结果比较一致，但传统监测与 TEG 血液分析总体的一致性仍较差，所以在评估实际的出血，降低手术风险方面，建议结合使用。

五、围麻醉期突发凝血功能障碍的典型案例分享[8]

病例1，患儿女性，6岁。因反复咽痛发热伴睡眠打鼾3年余，加重1年于2006年3月30日收入耳鼻咽喉头颈外科。检查：双侧扁桃体三度大，黏膜慢性充血，口咽气道稍狭窄。门诊行纤维鼻咽镜及鼻咽侧位X线片均提示腺样体肥大，入院诊断为：腺样体肥大；慢性扁桃体炎。入院后行血常规、血凝四项及微生物学、心电图、X线胸部摄片等常规术前检查，均未见异常，遂于全麻下行扁桃体和腺样体切除术。术中完整切除双侧扁桃体，止血后于间接喉镜下刮除腺样体，手术操作规范，切除腺体彻底，未损伤圆枕及深层椎前筋膜，检查创面时出现创面大面积渗血（手术开始半小时左右），本来不出血的扁桃体创面亦出现弥漫渗血，常规单极、双极电凝止血无效。急行凝血功能检查并马上配血，常规凝血功能：血浆凝血酶原时间22.48秒；凝血酶时间＞240秒；活化部分凝血酶原时间＞180秒；血浆凝血酶原活动度0.42；血浆纤维蛋白原950mg/L。进一步查血浆凝血因子：血浆因子Ⅱ活性0.46；因子Ⅴ活性0.31；因子Ⅶ活性0.36；因子Ⅷ活性＜0.20；因子Ⅸ活性0.89；因子Ⅺ活性0.16。提示凝血功能明显异常，尝试常规缝扎止血及压迫止血（包括纱球压迫及膨胀海绵、水囊压迫）均无效，遂用止血纱布覆盖扁桃体窝及鼻咽部创面，做大小适当之凡士林纱球填塞扁桃体窝，缝合腭咽弓和腭舌弓；做条形凡士林纱布卷分层叠入鼻咽部压紧，缝合软腭游离缘与咽后壁黏膜固定、压紧鼻咽部纱布卷，双侧鼻腔填塞纱条，同时输注同型红细胞600ml，血浆490ml，血

小板300ml，并输注入凝血酶原复合物（凝血因子Ⅱ、Ⅶ、Ⅸ、Ⅹ）"康舒宁"300U静脉滴注。经过系列抢救措施出血停止，共出血约800ml（引流瓶内和纱布带血总量）。术后带管回病房，同时行冬眠疗法，夜间间隔以羟丁酸钠及冬眠合剂维持冬眠状况，防止患儿躁动引起再次出血。术后12小时、48小时、72小时复查凝血功能，均未见明显异常。术后7小时在全麻下行鼻咽部填塞物取出术，未继发出血，然后经综合治疗（抗炎、止血、支持疗法等）4天后出院。术后病理结果为：（双侧）慢性扁桃体炎；（腺样体）呼吸上皮黏膜下淋巴组织增生伴淋巴滤泡形成。出院诊断为：腺样体肥大；慢性扁桃体炎；急性弥散性血管内凝血。患儿出院后未再复查。

病例2，患者，女性，23岁，因停经8个月余，全身皮肤瘙痒1个月伴胎动减少1周入院。入院诊断：孕3产0孕36周头位待产，胆汁淤积症（ICP），中度贫血。出院诊断：孕3产1孕36周剖宫产一女婴，胆汁淤积症，晚期产后出血，凝血功能障碍，中度贫血。患者因停经8月余，全身皮肤瘙痒1个月伴胎动减少1周于9月18日入院，入院后行对症治疗，于9月26日行剖宫产手术，术前查血红蛋白76g/L，血小板93×10⁹/L，白细胞6.1×10⁹/L；凝血功能检查：PT 12.9秒，APTT 32.2秒，TT 12.4秒，INR 1.08。血TBA 22μmol/L，肝功能正常。手术经过顺利，术中出血200ml，术后恢复正常，体温正常，阴道恶露少许。术后第7天，患者伤口针眼处少许渗血，挤压伤口有暗红色血液流出，行腹部伤口加压沙袋，急查血红蛋白88g/L，血小板75×10⁹/L，白细胞5.2×10⁹/L；凝血功能检查PT 17.5秒，

APTT 不凝，TT 17.9 秒，INR 1.49。第 8 天腹部伤口流出大量鲜红色血液，无血凝块，静脉输液后针眼处青瘀，超声示腹壁下切口可见 42mm×14mm 的低回声区。给予输新鲜血液和血浆治疗，在静脉复合麻醉下行腹部伤口二次清创缝合，见皮肤、皮下脂肪层内无血凝块，细小毛细血管渗血，筋膜层完整，给予常规清创后再次缝合，手术完毕针眼处仍出血，行腹部加压沙袋，共输悬浮红细胞 4U，输新鲜血浆 400ml，冷沉淀血浆 100ml，腹部切口出血好转。术后第 12 天，因下床活动后阴道大量出血，无血凝块，立即外阴消毒后掏出阴道暗红色血液 500ml，并且活动性出血不凝，查血红蛋白 98g/L，血小板 112×10^9/L，白细胞 6.3×10^9/L；凝血功能检查示 PT 29.9 秒，APTT 不凝，TT 17.8 秒，INR 2.61。会诊意见：①妊娠合并胆汁淤积症是导致凝血功能障碍的主要原因；②不排除少许胎物组织残留感染致凝血因子消耗；③不排除潜在性少许羊水栓塞的可能。建议输悬浮红细胞 4U，输新鲜血浆 800ml，考虑到手术过程会消耗更多的凝血因子，经讨论立即到放射科行双侧子宫动脉栓塞术。此后 3 天连续输注新鲜血浆 200ml/d，冷沉淀血浆 100ml，术后阴道出血减少，复查凝血功能 PT 13.5 秒，APTT 37.9 秒，TT 11.2 秒，凝血功能恢复正常；查血血红蛋白 86g/L，血小板 106×10^9/L，白细胞 8.4×10^9/L；患者共住院 27 天，住院期间共输注悬浮红细胞 8U，新鲜血浆 1800ml，冷沉淀血浆 400ml，痊愈出院。

（王 宇 王贤裕）

参考文献

[1] 李晋，衡新华. 围术期凝血功能障碍和 TEG 检测 [J]. 广州医药，2015，46（2）：97-100
[2] 李辉，陈少军，唐朝辉，等. 多发伤患者低体温、酸中毒及凝血功能障碍临床研究 [J]. 中华急诊医学杂志，2015，24（3）：310-314
[3] Sun W, Jeleniowski K, Zhao X, et al. Thromboelastogra-phy（TEG）-based algorithm reduces blood product utilizationin patients undergoing VAD implant [J]. J Card Surg, 2014, 29（2）：238-243
[4] 张久之，万献尧. 创伤性出血与凝血功能障碍处理——2013 年欧洲指南解读 [J]. 创伤与急危重病医学，2014，2（5）：257-261
[5] 李百强，孙海晨. 创伤休克性急性凝血功能障碍研究进展 [J]. 中华创伤杂志，2013，29（7）：671-672
[6] Welsh KJ, Padilla A, Dasgupta A, et al. Thromboelas-tography is a suboptimal test for determination of the underlying cause of bleeding associated with cardiopulmonary bypass and may not predict a hypercoagulable state [J]. Am J Clin Pathol, 2014, 142（4）：492-497
[7] Karon BS. Why is everyone so excited about thromboelastmgraphy（TEG）[J]. Clin Chim Acta, 2014, 436（10）：143-148
[8] 褚金涛，武文明，刘福凤. 儿童扁桃体和腺样体切除术中继发急性凝血功能障碍一例 [J]. 中华耳鼻喉头颈外科杂志，2008，43（1）：57

第51章　围麻醉期突发弥散性血管内凝血

一、围麻醉期突发弥散性血管内凝血的发生情况及危害

弥散性血管内凝血（DIC）是一种继发性的，以广泛微血栓形成并相继出现止、凝血功能障碍为病理特征的临床综合征，其主要临床表现为出血不止、多系统器官功能衰竭、休克和进行性溶血性贫血。弥散性血管内凝血的基本病理生理特点是：由于某些致病因子的作用，凝血因子和血小板被激活，大量凝血物质入血，凝血酶增加，进而在微循环中形成广泛的微血栓，大量微血栓的形成消耗了大量的凝血因子和血小板，同时引起继发性纤维蛋白溶解功能增强，导致患者出现明显的出血、休克、器官功能障碍和溶血性贫血等临床表现，在临床上弥散性血管内凝血是一种危重的综合征[1]。

诱发弥散性血管内凝血的原因很多，其中最常见的是感染性疾病，约占40%，其次为恶性肿瘤，约占30%，再次为产科意外，约占10%，大手术创伤约占5%，此外还有很多其他疾病可引起弥散性血管内凝血。弥散性血管内凝血的诊断主要是依据实验室检查的结果，其中比较常用的是JAAM诊断标准（Japanese Association for Acute Medicine）：①有潜在诱发弥散性血管内凝血的病因。② SIRS评分不小于3，计1分。③血小板计数不小于80×10^9/L，计1分；血小板计数小于80×10^9/L，计3分。④纤维蛋白降解产物FDP大于25mg/L，计3分；

FDP大于10mg/L不大于25mg/L，计1分。⑤凝血酶原时间PT比值大于1.2计1分[1-3]。总积分不小于4分可诊断为弥散性血管内凝血。有研究表明JAAM诊断标准可以早期诊断弥散性血管内凝血，预计死亡率[4-6]。

如果不能早诊断和治疗弥散性血管内凝血，会造成严重不良后果。首先，弥散性血管内凝血消耗大量凝血因子，引起大出血，导致出血性贫血，组织缺氧；局部出血，如蛛网膜下腔、脑干、脑皮质出血可产生局部压迫的神经系统症状，严重者可引起呼吸心搏骤停。其次，弥散性血管内凝血过程中产生的微血栓可堵塞微循环，产生器官功能障碍，可累及单个器官，造成急性肾衰竭、急性呼吸衰竭、肝衰竭等，可累及多个器官，造成多器官功能衰竭。弥散性血管内凝血可诱发休克，低血压，严重的全身缺血缺氧症状，严重者可致昏迷死亡。

二、围麻醉期突发弥散性血管内凝血的原因分析

弥散性血管内凝血是免疫血栓调节障碍所导致，不管是感染或创伤都能诱发弥散性血管内凝血。首先感染和创伤能产生全身炎症反应综合征（systemic inflamatory response syndrome，SIRS），以炎症因子释放，内皮细胞和白细胞激活，进而导致多器官功能衰竭（multiple organ dysfunction syndrome，MODS）。病原相关分子模式

（pathogen-associated molecular patterns，PAMP）和损伤相关分子模式（damage-associated molecular patterns，DAMP）可以激活免疫细胞和内皮细胞 Toll 样受体，产生的危险信号同时激活细胞内信号传导途径和血液凝血瀑布。病原相关分子模式和损伤相关分子模式激活凝血酶，形成免疫血栓；同时单核细胞激活，表达组织因子，激活外源性凝血途径；中性粒细胞激活，释放中性粒细胞细胞外捕捉器（neutrophil extracellular trap，NET），中性粒细胞细胞外捕捉器包含有 DNA 物质、组蛋白和弹性蛋白酶等，可激活血小板、补体系统和凝血酶。所有这些反应使病原相关分子模式和损伤相关分子模式部位形成血栓，以阻止组织入侵和扩散。当病原相关分子模式和损伤相关分子模式造成的炎症反应压制机体调节机制时，弥散性血管内凝血就发生了[7]。

凝血酶的激活在弥散性血管内凝血的过程中起关键性作用。凝血酶通过增加内皮细胞 P 和 E 选择素和细胞间黏附分子 -1 的表达，增加白细胞激活附着于内皮细胞。同时凝血酶可通过与细胞表面受体蛋白酶激活受体 -1（protease activated receptor-1，PAR-1）结合，诱导内皮细胞释放炎症细胞因子和趋化因子。释放的炎症细胞因子又进一步激活凝血酶，形成恶性循环[8-10]。

弥散性血管内凝血可以分为三型：纤溶型、凝血型和平衡型。脓毒症诱发的弥散性血管内凝血属凝血型，外伤诱发的弥散性血管内凝血早期为纤溶型，主要表现为大量出血，晚期为凝血型，表现为多器官功能衰竭，肿瘤诱发的弥散性血管内凝血多为平衡型[11]。

围麻醉期突发弥散性血管内凝血的原因有很多。首先是患者因素，如患者患恶性肿瘤、慢性溶血性贫血、革兰阴性或阳性细菌感染、脓毒血症、病毒性肺炎、病毒性心肌炎、胎盘早剥、羊水栓塞和子宫破裂等。其次是手术因素，如脏器大手术、器官移植术、人工流产和剖宫产术等。其次在麻醉过程中异型输血、胶体过敏和麻醉药物过敏等。还有一些其他原因，如挤压伤、蛇咬伤、车祸伤和严重乱组织损伤等。

三、围麻醉期突发弥散性血管内凝血的应对策略

弥散性血管内凝血是继发于原发性病因的疾病，基本的治疗是纠正原发性病因。如原发病因为感染性因素，可给予抗生素和外科引流处理，恶性肿瘤因素可予以抗肿瘤药物或外科手术。当原发性病因根除，弥散性血管内凝血可自发性消失。但是某些情况还是需要附加支持治疗，特别是凝血系统异常情况。从广义上讲，支持治疗可分为三种：血液成分输注、调节凝血酶和抗纤溶治疗[12-14]。

1. 输血治疗　血小板小于 50×10^9/L，可以输血小板；有出血，PT 和 APTT 延长（大于 1.5 倍正常值上限），可以输注新鲜冰冻血浆 15～20ml/kg；出血伴纤维蛋白原小于 1.5g/L，可输注冷沉淀或纤维蛋白原浓缩液。

2. 调节凝血酶治疗　肝素和低分子肝素可以预防深静脉血栓形成，但对纤溶型弥散性血管内凝血不建议使用。抗凝血酶补充治疗对凝血型弥散性血管内凝血早期应用可以改善弥散性血管内凝血症状预防多器官功能衰竭，提高生存率。抗凝血酶和凝血酶 1∶1 结合，使凝血酶失活，同时终止凝血酶激活炎症反应[15]。同时抗凝血酶可与细胞表面特异性受体 syndeca-4 结合。当内皮

细胞通过受体 syndeca-4 与抗凝血酶结合，内皮细胞生产并释放前列环素。前列环素可以下调炎性因子的生成，阻断中性粒细胞黏附于内皮细胞。同时中性粒细胞、单核细胞和淋巴细胞上受体 syndeca-4 与抗凝血酶结合，它们与内皮细胞的相互作用受到抑制[16]。血栓调节蛋白和活化蛋白 C 对弥散性血管内凝血的治疗也有一定作用[17,18]。

3. 抗纤溶治疗　在外伤或产后大出血诱发的弥散性血管内凝血，纤溶亢进占主导，在用新鲜冰冻血浆纠正后持续出血，可使用抗纤溶药物如氨甲环酸治疗，可显著减少出血的死亡率。

四、围麻醉期突发弥散性血管内凝血的思考

社会对医学的认知程度严重不足，弥散性血管内凝血这个罕见的围麻醉期并发症不为患者及家属了解。因此，在麻醉前应充分了解患者情况，向患者告知弥散性血管内凝血是什么疾病，在围麻醉期可能发生弥散性血管内凝血的风险，弥散性血管内凝血如何治疗及弥散性血管内凝血可能出现的严重并发症和后果。

在围麻醉期一旦发生弥散性血管内凝血，麻醉医师应该配合手术医师做好抢救工作。立即行气管插管，便于气管管理；行中心静脉穿刺和动脉穿刺，便于大量输液和输血和有创中心静脉压和动脉压监测及血气分析。考虑诱发弥散性血管内凝血的可能原因，做相关实验室检查，纠正贫血和补充凝血因子，改善微循环，预防和纠正器官功能衰竭。

一般围麻醉期弥散性血管内凝血患者病情较为严重，耗费大量的人力、物力和财力，所以弥散性血管内凝血预防和早期治疗工作至关重要。具体措施包括：严格核查输血单避免出现异型输血，注意观察是否有对胶体和麻醉药物过敏情况；手术操作应尽量避免损伤血管，充分止血，产科手术要避免胎盘残留；早期发现弥散性血管内凝血，及时输血，预防弥散性血管内凝血并发症的发生。

一旦出现不良情况发生纠纷时，应该依法办事，医患双方分清权责，把医疗事件归置于就事论事的框架内，依法给医患双方一个公正的评价。患者和医务人员要充分了解处置医患冲突事件的相关法律、报告制度和相关处理程序，明确责任和过失的处理方法，冲突的赔偿和处罚措施。

五、围麻醉期突发弥散性血管内凝血典型案例分享

患者，女性，33 岁，孕周 37^{+1} 周，孕 2 产 1，瘢痕子宫，因阴道流血于 2014 年 2 月 7 日入院，患者于 3 年前行剖宫产手术，入院查体：体质量 64kg，血压 106/60mmHg（1mmHg=0.133kPa），心率 102 次 / 分，血红蛋白（Hb）80g/L，血小板计数（Plt）、凝血功能正常，B 超考虑前置胎盘，急诊行剖宫产术。14：20 入手术室，血压 125/80mmHg，心率 100 次 / 分，脉搏血氧饱和度（SpO_2）98%，患者无不适，建立外周静脉通道，左侧卧位于 $L_{2\sim3}$ 行腰硬联合麻醉，0.5% 丁哌卡因 8mg，注入蛛网膜下隙，调整平面，无恶心、呕吐等不适后，阻滞平面 $T_8 \sim S_2$ 后开始消毒，此时心率无大幅度下降，输注复方电解质溶液，于 14：35 手术开始，14：40 娩出一活男婴，新生

儿 Apgar 评分 9 分，胎儿娩出后子宫及盆腔不断出血，见出血不凝。实验室检查结果：血小板 $95×10^9$/L，凝血酶原时间 13.2 秒，纤维蛋白原（Fg）1.34g/L，D-二聚体阳性，血浆纤维蛋白降解产物阳性，诊断为弥散性血管内凝血明确。加快静脉滴注，胎盘附着于子宫后壁及子宫下段，无法剥离，通知血库送血，静脉间断给予麻黄碱升高血压，同时给予芬太尼 0.15mg，罗库溴铵 40mg 全身麻醉诱导下行气管插管，一次插管成功，机控呼吸。丙泊酚 1.5mg 维持麻醉，行深静脉穿刺，中心静脉压 $4cmH_2O$（$1cmH_2O=0.098kPa$），加快输血、静脉滴注，行有创动脉穿刺查血气，血红蛋白 4g/L，pH=7.235，剩余碱（BE）－11mmol，输入 $NaHCO_3$ 250ml，纠正酸中毒，患者血压 60/35mmHg，心率 150 次／分，此时出血大约 2500ml，剥离胎盘时出血无法控制，产科医生立即行次全子宫切除术，结扎子宫动脉，切除子宫，静脉去甲肾上腺素 4mg 联合 0.9% 氯化钠溶液 30ml 泵入，维持血压 85mmHg，加快输血、静脉滴注，患者出血得到控制，血压逐渐维持稳定，脸色逐渐红润，停药观察，血压 116/72mmHg，术中输血 1600ml，胶体液 1000ml，冰冻血浆 400ml，冷沉淀凝血因子 10U，液体总量 7300ml，尿量 2000ml，手术历时 2.5 小时。术毕复查血气示：血红蛋白 7g/L，电解质与酸碱平衡基本平衡，手术行剖宫产和经腹子宫次全切除术，术毕在手术室观察 30 分钟，拔出气管导管送入病房。第 2 天随访患者意识清楚，能主动交谈，血压 106/59mmHg、SpO_2 97%、脉搏 91 次／分，无不适。

（刘　峰）

参考文献

[1] Kazuma Y, Hiroshi O, Satoshi F, et al. Recombinant human soluble thrombomodulin in sepsis-induced disseminated intravascular coagulation: a multicenter propensity score analysis [J]. Intensive care med, 2013, 39（4）: 644-652

[2] Takashi I. PAMPs and DAMPs as triggers for DIC [J]. Intensive care, 2014, 2（1）: 67

[3] Hideo W, Takeshi M, Yoshiiki Y. Diagnosis and treatment of disseminated intravascular coagulation （DIC）according to four DIC guidelines [J]. Intensive care, 2014, 2（1）: 15

[4] Keigo S, Chiaki O, Kazunari N, et al. Thrombomodulin in the management of acute cholangitisinduced disseminated intravascular coagulation [J]. Gastroenterol, 2015, 21（2）: 533-540

[5] Toshiaki I, Daizoh S, Hideo W, et al. Efficacy and bleeding risk of antithrombin supplementation in septic disseminated intravascular coagulation: a secondary survey [J]. Critical care, 2014, 18（5）: 497

[6] Sang MH, Ji-Eun K, Kyou-Sup H, et al. Thrombomodulin phenotype of a distinct monocyte subtype is an independent prognostic marker for disseminated intravascular coagulation [J]. Critical care, 2011, 15（2）: R113

[7] Hidesaku A. Classifying types of disseminated intravascular coagulation: clinical and animal models [J]. Intensive care, 2014, 2（1）: 20

[8] Shinichiro K, Deborah JSK. Complement, thrombotic microangiopathy and disseminated intravascular coagulation [J]. Intensive care, 2014, 2（1）:65

[9] Satoshi g, Daizoh S, Hiroshi O, et al. A multicenter, prospective validation study of the Japanese Association for Acute Medicine disseminated intravascular coagulation scoring system in patients with severe sepsis [J]. Critical

care, 2013, 17（3）：R111

［10］Toshihiro K, Hideo W. Diagnostic ctrteria and laboratory tests for disseminated intrevascular coagulation［J］. Clin Exp Hematopathol, 2011, 51（2）：67-76

［11］Satoshi G, Yasuhiro O. Local hemostasis, immunothrombosis, and systemic disseminated intravascular coagulation in trauma and traumatic shock［J］. Critical care, 2015, 19: 72

［12］Yuichiro S, satoshi I, Takashi I, et al. Studies on Therapeutic Effects and Pathological Features of an Antithrombin Preparation in Septic Disseminated Intravascular Coagulation Patients［J］. Yonsei Med, 2013, 54（3）：686-689

［13］Toshiaki I, Daizoh S. Efficacy of antithrombin in preclinical and clinical applications for sepsis-associated disseminated intravascular coagulation［J］. Intensive care, 2014, 2（1）：66

［14］Cheng HT, Yasir A. Current consideration and management of disseminated intravascular coagulation［J］. Hematology, 2013, 1182（10）：286-291

［15］Jumpei Y, Kazuma Y, Hiroshi O, et al. Benefit profile of recombinant human soluble thrombomodulin in sepsis-induced disseminated intravascular coagulation: a multicenter propensity score analysis［J］. Critical care, 2015, 19: 78

［16］Hiroyasu I, Takeshi N, Akira M, et al. New diagnostic strategy for sepsis-induced disseminated intravascular coagulation: a prospective single-center in patients with sepsis［J］. Crit Care，2014，18（1）：R19

［17］金惠铭，王建枝 . 病理生理学［M］. 北京：人民卫生出版社, 2008：191-198

［18］赵光，付志全，彭滔滔，等 . 胎盘植入剖宫产术中并发弥散性血管内凝血 1 例报告［J］. 现代医药卫生, 2015, 31（8）：1279-1280

第52章　围麻醉期突发甲状腺功能亢进症危象

一、围麻醉期突发甲状腺功能亢进症危象的发生情况及危害

甲状腺功能亢进症危象（简称甲亢危象，thyrotoxic crisis）是甲状腺功能亢进症患者在手术、感染、应激状态、放射性碘治疗早期、严重精神创伤等因素的诱发下，甲状腺功能亢进恶化的严重表现。甲状腺功能亢进症明确诊断的患者或者手术前未明确诊断甲状腺功能亢进症的患者接受手术治疗，无论是甲状腺手术，或者其他组织器官手术，在围麻醉期均有甲状腺功能亢进症危象发生的可能。目前该类事件的发生仅为零星报道，尚未见大规模的统计分析。甲状腺功能亢进症危象一般占住院甲状腺功能亢进症人数的 1%～2%[1,2]。北京协和医院 44 年间收治甲状腺功能亢进症 2479 例次，甲状腺功能亢进症危象的发生率为 1.45%。甲状腺功能亢进症危象患者早期表现为发热、多汗、烦躁不安，体温在 38～39℃，心悸、气促、心率在 120 次 / 分以上，脉压增大，食欲减退、恶心、呕吐、腹泻；危象期表现为极度烦躁不安、谵妄甚至昏迷，体温达 39℃以上，大汗淋漓、继而汗闭、脱水，心率达 160 次 / 分以上，并可发生心力衰竭、休克，病情进展迅速，危及生命[3]。甲状腺功能亢进症危象病情复杂，在临床工作中易漏诊误诊，一旦高度疑似本症应按甲状腺功能亢进症危象处理。目前，流行病学资料显示甲状腺功能亢进症危象的病死率在 20% 以上。

二、围麻醉期突发甲状腺功能亢进症危象的原因分析

甲状腺功能亢进症危象一旦发生，病情危重，病死率高。甲状腺功能亢进症危象的发病机制目前多数学者认为是短时间内大量的甲状腺激素突然释放入血，机体对甲状腺激素耐受性降低；同时机体糖皮质激素代谢加速，肾上腺皮质负担过重，导致肾上腺皮质功能衰竭；此外，在应激状态下，儿茶酚胺活性明显增强，使机体代谢率显著增加。

常见的围麻醉期发生甲状腺功能亢进症危象的高危因素如下[4-7]。

1. 术前准备不充分，甲状腺功能亢进没有得到有效的、满意的控制即行手术治疗。在术前，手术和麻醉的应激可导致甲状腺功能亢进症危象发生。

2. 感染为甲状腺功能亢进症危象发生的最常见诱因，占全部诱因的 40%～80%，其中急性上呼吸道感染最常见，感染越重，越容易诱发甲状腺功能亢进症危象。

3. 创伤、过度劳累、极度精神刺激、高温、饥饿。

4. 不适当停用抗甲状腺药物。

5. 同位素 ^{131}I 治疗后出现感冒、腹泻、劳累。

6. 妊娠期甲状腺功能亢进症未控制好，又处于中止妊娠、分娩或产科意外期间。

7. 严重的应激时，如糖尿病失去控制、创伤、急性感染、严重药物反应、心肌梗死

或肺梗死、碘油造影检查或粗暴的甲状腺检查操作等。

8. 麻醉药物的选择：麻醉前用药包括巴比妥类、苯二氮䓬类和（或）阿片类药物。应避免使用像氯胺酮和麻黄碱这样的麻醉药物来避免对交感神经系统的刺激。避免使用抗胆碱能药物，从而避免它可能会加重心动过速并影响心脏调节机制。避免使用乙醚，乙醚麻醉亦可使组织内的甲状腺激素进入血循环。避用肾上腺素以防诱发甲状腺功能亢进症危象。

9. 麻醉的选择：颈丛麻醉适用于甲状腺功能亢进症状较轻，患者精神状态比较好。全麻适用于重症甲状腺功能亢进或精神高度紧张患者。有哮喘病史的患者，首先考虑硬膜外或者联硬麻。

10. 麻醉的监测，除常规监测外，必要时监测桡动脉压及时反映血压情况。

三、围麻醉期突发甲状腺功能亢进症危象的应对策略

甲状腺功能亢进症患者围麻醉期中出现发热、心动过速或心律失常、中枢神经系统及胃肠道症状应高度怀疑甲状腺功能亢进症危象。目前甲状腺功能亢进症危象尚无统一诊断标准。北京协和医院诊断标准：甲状腺功能亢进症危象前期为体温 < 39℃和心率 < 160 次 / 分以下，多汗、烦躁、嗜睡、食欲减退、恶心及大便次数增多等；而当体温 > 39℃，心率高于 160 次 / 分，大汗淋漓或躁动不安、昏睡或昏迷、呕吐与腹泻显著增多等为甲状腺功能亢进症危象。甲状腺功能亢进症患者只要存在上述半数以上危象前期诊断标准应按甲状腺功能亢进症危象处理。

（一）围麻醉期突发甲状腺功能亢进症危象的处理[8-11]

1. 去除诱因　积极治疗甲状腺功能亢进症、预防感染和充分作好术前准备，是预防甲状腺功能亢进症危象发生的关键。

2. 降低循环中甲状腺素水平

（1）抑制甲状腺激素的合成：首选抗甲状腺药物丙硫氧嘧啶（PTU）600 ～ 1200mg 口服或鼻胃管注入，继用丙硫氧嘧啶 300 ～ 600mg，每日 3 次，口服或经胃管或灌肠注入，症状缓解后改用一般治疗剂量口服。

（2）迅速抑制甲状腺激素的释放：无机碘能迅速抑制甲状腺球蛋白的水解而减少甲状腺激素的释放。一般给予每日口服复方碘溶液首剂 30 滴，以后每 8 小时 5 滴，或碘化钠每日 1.0g 加入 5% 葡萄糖盐水中静脉滴注 24 小时，视病情逐渐减量，一般 3 ～ 7 天内停用。碘剂要在给丙硫氧嘧啶后 1 小时给，以避免甲状腺聚集碘化物，延缓抗甲状腺药作用。

（3）迅速降低循环甲状腺激素水平。①换血：输入血中的甲状腺腺结合蛋白和红细胞均未被甲状腺激素饱和，可从组织中结合甲状腺激素，从而移走循环中甲状腺激素。②血浆除去法：取患者血迅速离心，然后将压缩红细胞加入乳酸复方氯化钠液中再输入，此法比较安全节约。③腹膜透析法：可将血清甲状腺激素下降 1/3 ～ 1/2。

3. 拮抗甲状腺激素的外周作用

（1）β 受体拮抗药：现认为普萘洛尔可抑制甲状腺激素对周围交感神经的作用，可立即降低 T_4 转变为 T_3 和（或）抑制 T_3 与细胞受体结合，普萘洛尔 20 ～ 40mg，每 6

小时 1 次。

（2）肾上腺皮质激素：甲状腺功能亢进症危象时肾上腺皮质激素的需要量增加，同时肾上腺皮质激素还可抑制甲状腺激素的释放及 T_4 转变为 T_3，氢化可的松 100mg 加入 5% ～ 10% 的葡萄糖盐水中静脉滴注，每 8 小时 1 次。

4. 保护体内各脏器功能

（1）支持治疗：补充热量和维生素及液体，患者因发热、大量出汗及呕吐、腹泻，每日补充液体量应在 3000 ～ 6000ml，以维持电解质和酸碱平衡紊乱。

（2）对症处理：吸氧、退热、镇静、抗感染等。

（3）防治各种并发症：包括心力衰竭、严重心律失常、肾衰竭等。

（二）围麻醉期突发甲状腺功能亢进症危象的诊断

甲状腺功能亢进症危象的诊断主要依赖临床症状和体征，诊断甲状腺功能亢进危象时患者应有甲状腺功能亢进的病史和特异体征如突眼、甲状腺肿大及有血管杂音等。当临床上疑有甲状腺功能亢进危象时，可在抽血查甲状腺激素水平或紧急测定甲状腺 2 小时吸 ^{131}I 率后即进行处理。

由于甲状腺功能亢进症危象是严重甲状腺功能亢进症的加重期，不同医生有不同的诊断标准。北京协和医院把甲状腺功能亢进症危象分为两个阶段，即危象前期和危象期。甲状腺功能亢进症患者有危象前期或危象期表现三项以上者即可诊断（诊断标准见表 52-1）。当甲状腺功能亢进症患者因各种诱因或并发症致病情加重时，只要临床表现达到危象前期诊断标准的三项，即应诊断为危象前期，应积极按危象处理，以免延误抢救时机。

表 52-1 甲状腺功能亢进症危象和危象前期的诊断标准

	危象前期	危象期
体温	＜ 39℃	＞ 39℃
脉率	120 ～ 159 次 / 分	＞ 160 次 / 分
出汗	多汗	大汗淋漓
神志	烦躁，嗜睡	躁动、谵妄、昏睡、昏迷
消化道症状	食欲减退，恶心	呕吐
大便	便次增多	腹泻显著
体重	降至 40 ～ 45kg 以下	降至 40 ～ 45kg 以下

四、围麻醉期突发甲状腺功能亢进症危象的思考

在临床工作中，如甲状腺功能亢进症患者行非甲状腺择期手术，则应待甲状腺功能亢进症完全治愈后或选择在甲状腺功能亢进治疗的维持期进行。如为限期手术，则应待甲状腺功能亢进症初治期结束并甲亢临床症

状完全消失后进行手术，围麻醉期严密监测，积极预防。甲状腺功能亢进症危象一旦发生，及时发现，正确治疗，以保证患者围麻醉期的安全。急诊手术更应注意，谨慎应对，以免患者发生甲状腺功能亢进症危象而危及生命。患者在麻醉诱导前，麻醉医师应对气道梗阻的风险进行充分评估。麻醉前与患者及其家属充分沟通，详细地交代病情，告知麻醉前后注意事项，术中、术后可能会发生的状况，以期该类事件发生时，有利于化解医患纠纷。

患者手术后，麻醉恢复期的监测重点，首先是保证气道通畅，维持合适的通气量；监测生命体征，促进意识的恢复；监测疼痛感知变化，恢复体温调节功能。

五、围麻醉期突发甲状腺功能亢进症危象典型案例分享

病例1，患者，女性，21岁。既往有睡眠呼吸不畅，入院前1周加重，就诊于我院耳鼻喉科，经检查诊断为"扁桃体肥大"，于2013年1月28日上午在全身麻醉下行双侧扁桃体切除术，手术顺利，转入苏醒室待醒。但患者并未按常规正常苏醒，并逐渐出现心率加快，发热，心率在短时间内达170次/分，体温很快升到39.2℃。急请心内科、呼吸科、内分泌科等多科会诊，发现患者呈轻度突眼症，术前心电图提示心率110次/分，因患者呈昏迷状态，且体型偏胖，甲状腺触诊不清，急检查甲状腺功能，结果：$FT_3 > 20.0pg/ml$，FT_4 60ng/L，TSH 0.002mU/ml。甲状腺彩超显示：甲状腺右叶（6.4cm×2.0cm×2.6cm），左叶

（4.0cm×2.5cm×2.1cm），回声粗糙，欠均匀，血流丰富，呈"火海征"，结合相关症状，遂诊断"甲状腺功能亢进症，甲状腺功能亢进症危象"，即在呼吸机支持下转入重症医学科进行救治，在常规抗感染、补液、物理降温等基础上，给予丙硫氧嘧啶首剂600mg经胃管注入，后序贯250mg，每6小时口服，复方碘液5滴，每日3次，同时使用"氢化可的松"协同治疗，剂量为每8小时100mg，并给予"美托洛尔"25mg，每日3次，降低心率，患者逐渐好转，神志恢复。于住院第5天，患者生命体征指标均逐渐趋于平稳，给予脱离呼吸机。救治期间监测甲状腺功能，住院第7天接近正常值，将丙硫氧嘧啶减量为100mg，每日3次，停用复方碘液，期间也逐渐停用"氢化可的松"，住院第9天甲状腺功能各项指标基本正常。

病例2，患者，女性，38岁。因"二尖瓣重度脱垂"，就诊于心脏外科，拟行二尖瓣换瓣手术，于2015年1月28日上午在全身麻醉下行二尖瓣换瓣手术，麻醉中，患者出现心脏、呼吸骤停，心肺复苏30分钟后自主心脏搏动恢复，自主呼吸未恢复。进一步向患者家属追问病史，患者既往有甲状腺功能亢进症病史，未服用抗甲状腺药。急查甲状腺功能，结果显示：$FT_3 > 20.0pg/ml$，FT_4 59ng/L，TSH < 0.002mU/ml。该患者重症监护治疗1周，自主呼吸仍未恢复，家属放弃治疗，宣布死亡。该例治疗失败患者，给临床工作的启示是：手术前应该仔细询问病史、严格体格检查，完善术前检查以便及时发现潜在风险，做好术前预防工作。

（陈小琳）

参考文献

［1］Parasa M, Chinthakunta BK, Vemuri NN, et al. Out of the blue! Thyroidcrisis［J］. Anesth Essays Res，2015, 9（1）: 130-132

［2］Park JT, Lim HK, Park JH, et al. Thyroid storm during induction of anesthesia Korean［J］. Anesthesiol，2012, 63（5）: 477-478

［3］Devereaux D, Tewelde SZ. Hyperthyroidism and Thyrotoxicosis［J］. Emergency Medicine Clinics of North America, 2014, 32（2）: 277-292

［4］Bajwa SJ, Sehgal V. Anesthesia and thyroid surgery: The never ending challenges［J］. Indian J Endocrinol Metab，2013, 17（2）: 228-234

［5］Lacka K, Czyzyk A. Diagnostic and therapeutic problems in thyrotoxic crisis in pregnant women. Influence of treatment on life and health of fetus and infant［J］. Pol Merkur Lekarski，2009，26（156）: 665-670

［6］Nicholas J，Sarlis L，Loukas G. Thyroid Emergencies［J］. Reviews in Endocrine & Metabolic Disorders, 2003，4: 129-136

［7］Schaaf L, Greschner M, Paschke R, et al. Huck Thyrotoxic Crisis in Graves' Disease［J］. Indication for Immediate Surgery Klin Wochenschr, 1990, 68: 1037-1041

［8］吴艺捷. 甲亢危象诊治的新进展［J］. 现代实用医学, 2006, l8（6）: 367-369

［9］王森，吴翼飞，张硕，等. 围术期甲亢危象的预防及麻醉处理［J］. 中华综合医学杂志，2005，6（12）: 1081-1082

［10］黄卫东，姚美芬. 甲亢危象的诊治［J］. 中华危重症医学杂志，2010，3（1）: 1-4

［11］吴雁翔，杨洋，车雨阳. 全麻下行双侧扁桃体切除术诱发甲状腺功能亢进危象1例［J］. 内科急危重症杂志，2014，20（1）: 68-69

第53章　围麻醉期突发肾上腺危象

一、围麻醉期突发肾上腺危象的发生情况及危害

急性肾上腺皮质功能减退症（简称肾上腺危象，adrenal crisis）指在原发或继发的、急性或慢性的肾上腺皮质功能减退时，因感染、创伤、手术、胃肠紊乱、妊娠、分娩或停用激素等各种诱因，导致肾上腺皮质激素分泌不足或缺如而引起的一系列临床症状。患者表现以发热多见，体温可高达40℃以上；消化系统症状表现为厌食、恶心、呕吐，也可有腹痛、腹泻等；神经系统表现为萎靡、无欲、淡漠、嗜睡、极度衰弱，也可表现为烦躁不安、谵妄、神志模糊，甚至昏迷；循环系统表现为心率加快，可达160次/分，四肢厥冷、循环虚脱、血压下降，甚至休克等[1]。肾上腺危象在临床工作中极易漏诊误诊，病情凶险，死亡率高。在慢性肾上腺功能不全的患者中肾上腺危象的发生率是5%～10%，死亡率是0.5%[2]。

二、围麻醉期突发肾上腺危象的原因分析

围麻醉期如发生肾上腺危象，病情可在数小时内急剧恶化，诊治时机越早，临床效果越好。常见的围麻醉期发生肾上腺危象的高危因素如下[3-9]。

1. 慢性肾上腺皮质功能减退症（艾迪生病）加重　因感染、创伤、手术、胃肠紊乱、妊娠、分娩或停用激素等而诱发肾上腺皮质功能急性减低。

2. 长期大量肾上腺皮质激素应用　长期大量肾上腺皮质激素治疗抑制下丘脑-垂体-肾上腺轴功能，其功能仍处于低下状态，在突然中断用药、撤药过快或遇到严重应激情况而未及时增加皮质激素时，也将发生危象。此外，垂体前叶功能减退患者使用甲状腺制剂剂量过大，亦可诱发肾上腺危象。

3. 肾上腺手术　双侧切除或一侧因肾上腺肿瘤切除而对侧肾上腺萎缩，或者肾上腺腺瘤摘除术后，存留的肾上腺常萎缩，下丘脑-垂体-肾上腺轴的功能未恢复，如不补充激素或在应激状况下不相应增加激素剂量，也可引起肾上腺危象。

4. 急性肾上腺出血　常见的为严重败血症致弥散性血管内凝血（DIC），新生儿难产、复苏或成人腹部手术致肾上腺创伤，均可导致肾上腺出血而诱发危象。

5. 皮质激素合成受阻　先天性肾上腺羟化酶缺陷影响皮质激素合成。

三、围麻醉期突发肾上腺危象的应对策略[10-12]

1. 肾上腺皮质激素的应用　氢化可的松200～300mg/d加入5%葡萄糖盐水1000ml中静脉滴注；病情好转后，应迅速减量，约每日或隔日减量50%，当能进食时，即改口服。

2．补液、补充电解质、纠正电解质紊乱及酸碱平衡　在严重肾上腺危象时，估计液体量的补充量为正常体重的 6% 左右，脱水很少超过总体液的 10%。补液量还需根据个体的脱水程度、年龄和心脏情况而定。输液的成分，开始给 5% 葡萄糖盐水 1000ml，以后酌情而定。低血钠时，在应用糖与盐皮质激素后仍无好转时，可考虑采用高渗盐水，但应密切观察，且液体输入的总量和速度均需掌握，不能过量和过速，以防诱发肺水肿。若治疗前有高钾血症，当脱水和休克纠正，尿量增多，补充糖皮质激素和葡萄糖后，血钾降至正常时，可酌情补钾 20 ～ 40mmol。若出现酸中毒，当血碳酸氢＜ 10mmol/L 时，可补充适量碳酸氢钠。

3．预防和治疗低血糖　治疗期间需补充足量葡萄糖液以控制低血糖。可立即静脉注入 50% 葡萄糖 60 ～ 100ml，继之改为 10% 葡萄糖生理盐水维持输入。

4．预防应激性溃疡　给予静脉补充质子泵抑制药。

5．处理诱因　合并感染时应选用有效、适量的抗生素，加强护理和吸氧。应禁用吗啡、巴比妥类药物。

四、围麻醉期突发肾上腺危象的思考

临床工作中，如何有效预防围麻醉期肾上腺危象的发生非常重要。积极有效的预防措施包括，首先是教育，应教育慢性肾上腺皮质功能减退的患者，坚持持续服用激素，不得任意间断[13,14]。当遇到如上呼吸道感染、拔牙等小的应激情况时，必须在医师的指导下增加激素量一倍，直至该病痊愈。如有外科手术、心肌梗死、严重外伤和感染等大的应激，应静脉给予氢化可的松 200 ～ 300mg/d。其次是快速及时的诊断，如耽误诊治时机，可能危及患者生命。凡有慢性肾上腺皮质功能减退的患者，一旦遇有感染、外伤或手术等应激情况时，出现明显的消化道症状、神志改变和循环衰竭即可诊为危象。对于慢性肾上腺皮质功能减退患者，如出现发热、食欲缺乏、恶心、呕吐、腹痛、腹泻、软弱、淡漠、萎靡、嗜睡或烦躁不安、神情恍惚等消化系统和精神神经系症状，也应警惕患者即将进入危象。

麻醉医师必须加强术前访视，向患者做好解释工作，制定适宜的麻醉方案，对疑难病例应请示上级医师和科主任；术中及术后，严密观察患者各项生命征变化，及时发现异常与手术医师联系。根据具体情况选择麻醉药物及剂量，不得超范围超剂量用药。

五、围麻醉期突发肾上腺危象的典型案例分享

患者，女性，36 岁，农民。因"向心性肥胖、紫纹、毛发增多 2 年"入院。患者近 2 年来无明显诱因出现体重增加，以面部、背部及腹部脂肪增加为主，伴头晕、体毛增加及腹部皮肤紫纹。于 2009 年 6 月 20 日来我院就诊，以"皮质醇增多症"收入内分泌科。起病来，患者精神、食欲可，体重增加 20 余斤。查体：体温 36.3℃，脉搏 88 次 / 分，呼吸 18 次 / 分，血压 160/100mmHg。神志清除，满月脸，多血质，体毛浓密，水牛背，腋下、下腹部、大腿内侧可见紫纹，心肺腹检查无异常。入院后经大剂量地塞米松抑制试验、肾上腺 B 超及双侧肾上腺 CT 扫描，

明确诊断为"左肾上腺腺瘤",转入泌尿外科进一步治疗。于 2009 年 7 月 1 日经背部切口行肾上腺皮质腺瘤摘除术,术中患者生命体征正常。术后 18 小时,患者出现恶心、呕吐胃内容物,伴发热,神志模糊,四肢冰冷。查体:体温 39.3℃,脉搏 146 次 / 分,呼吸 28 次 / 分,血压 83/50mmHg。双肺呼吸音清晰,心率 146 次 / 分,律齐,腹检查无异常。血红蛋白 113g/L,白细胞 11.1×10^9/L,中性粒细胞 0.86;血钠 118mmol/L,钾 4.2mmol/L,血糖 3.8mmol/L。考虑"肾上腺危象",给予静脉滴注氢化可的松 200mg 和补充电解质。2 日后患者无恶心、呕吐、发热,血压 110/60mmHg,复查电解质血钠 135mmol/L,钾 3.9mmol/L,精神、食欲明显好转。住院 10 天出院,继续给予泼尼松 20mg 治疗。每月门诊复诊。

（陈小琳）

参考文献

[1] Bruno Allolio. Extensive expertise in endocrinology. Adrenal crisis [J]. European Society of Endocrinology, 2015, 172: 115-124

[2] Hahner S, Loeffler M, Bleicken B, et al. Epidemiology of adrenal crisis in chronic adrenal insufficiency: the need for new prevention strategies [J]. European Journal of Endocrinology, 2010, 162: 597-602

[3] Hahner S, Hemmelmann N, Quinkler M, et al. Time lines in the management of adrenal crisis – targets, limits and reality [J]. Clinical Endocrinology, 2015, 82 (4): 497-502

[4] Jung C, Inder WJ. Management of adrenal insufficiency during the stress of medical illness and surgery [J]. Med J Aust, 2008, 188 (7): 409-413

[5] Balasubramanian SP, Barney Harrison. Investigation and management of adrenal disease [J]. Surgery (Oxford), 2007, 25 (11): 493-498

[6] Paul E, Marik, Joseph Varon. Requirement of perioperative stress doses of corticosteroids [J]. Arch Surg, 2008, 143 (12): 1222-1226

[7] Smans LC, Souverein PC, Leufkens HG, et al. Increased use of antimicrobial agents and hospital admission for infections in patients with primary adrenal insufficiency: a cohort study [J]. European Journal of Endocrinology, 2013, 168: 609-614

[8] Repping-Wuts HJ, Stikkelbroeck NM, Noordzij A, et al. A glucocorticoid education group meeting: an effective strategy for improving self-management to prevent adrenal crisis [J]. European Journal of Endocrinology, 2013, 169: 17-22

[9] Wass JA, Arlt W. How to avoid precipitating an acute adrenal crisis [J]. BMJ, 2012, 345: e6333

[10] Hahner S, Burger-Stritt S, Allolio B. Subcutaneous hydrocortisone administration for emergency use in adrenal insufficiency [J]. European Journal of Endocrinology, 2013, 169: 147-154

[11] Husebye ES, Allolio B, Arlt W, et al. Consensus statement on the diagnosis, treatment and follow-up of patients with primary adrenal insufficiency [J]. Journal of Internal Medicine, 2014, 275: 104-115

[12] Smans LC, Van der Valk ES, Hermus AR, et al. Incidence of adrenal crisis in patients with adrenal insufficiency [J]. Clin Endocrinol, 2016, 84 (1): 17-22

[13] Puar TH, Stikkelbroeck NM, Smans LC, et al. Adrenal Crisis: Still a Deadly Event in the 21 (st) Century [J]. Am J Med, 2016, 129 (3): 339.e1-9

[14] Hahner S, Spinnler C, Fassnacht M, et al. High incidence of adrenal crisis in educated patients with chronic adrenal insufficiency: a prospective study [J]. J Clin Endocrinol Metab, 2015, 100 (2): 407-416

第 54 章　围麻醉期突发腺垂体功能减退症危象

一、围麻醉期突发腺垂体功能减退症危象的发生情况及危害

腺垂体功能减退症危象，又名垂体危象（pituitary crisis），早在 20 世纪 60 年代便有报道，指的是多种原因导致患者的垂体前叶功能减退，如肾上腺皮质功能减退和（或）甲状腺功能减退，机体应激能力下降，在感染、呕吐、腹泻、脱水、寒冷、饥饿、急性心肌梗死、脑血管意外、手术、外伤及应用催眠药或麻醉药等情况下，诱发胃肠道、心血管，以及中枢神经系统等多系统危重症状[1,2]，导致患者出现昏迷、休克的一种内分泌急症[3]，腺垂体功能减退常发病较为隐匿，在机体应激时病情恶化，出现垂体危象，可发生于应激后数小时至数天不等，该病情况复杂，在临床工作中易漏诊误诊，一旦发生，病情凶险，若处理不及时可能严重影响患者的预后，甚至导致死亡。

垂体危象是内分泌科少见疾病，好发于垂体瘤、下丘脑病变、垂体缺血性坏死、蝶鞍区损伤（手术、放射治疗和创伤）、感染和炎症、糖皮质长期治疗后等患者。机体应激时诱发的垂体危象是建立在原有的垂体基础疾病之上的，导致这种垂体内分泌异常主要涉及循环中肾上腺皮质和（或）甲状腺激素缺乏，对外界环境变化的适应能力及抵抗力显著下降，在应激状态下激素需要量增加，上述激素分泌更加不足，进而出现急性应激功能衰竭，最终导致危象的发生[4-6]。对于腺垂体功能减退的患者而言，手术及抑制性药物的使用，都是强烈的应激，麻醉期间极易出现垂体危象，目前各国文献皆有报道围麻醉期间出现垂体危象。

垂体危象病情复杂，在临床工作中易漏诊误诊，一旦发生，病情凶险，死亡率高。目前，其流行病学资料尚不清楚，具体发生率并未有相关统计与报道。

二、围麻醉期突发腺垂体功能减退症危象的原因分析

腺垂体功能减退的病因主要为下丘脑和垂体本身的异常[7]，包括：①下丘脑相关区域肿瘤；②垂体肿瘤，为最常见的病因[8]；③腺垂体缺血和坏死，如席汉综合征；④特发性自身免疫性疾病，如自身免疫性垂体炎；⑤颅脑外伤；⑥下丘脑和垂体感染性损伤，如结核、真菌、梅毒感染等引起的脑（膜）炎，垂体脓肿形成；⑦全身性疾病，如结节病、淋巴瘤累及或浸润脑部等；⑧单个腺垂体激素缺乏；⑨医源性垂体功能减退，如糖皮质激素的长期治疗后突然撤药[9]。腺垂体功能减退多表现为胃肠道、循环和中枢神经系统的多系统症状。

围术期能尽早确定腺垂体功能减退的诊断、及时明确发生危象的诱因至关重要。常见的围术期发生垂体危象的高危因素是多方面的，主要包括以下几点。

1．术前准备不足　术前患者机体自身因素为主要原因，当患者自身已经存在腺垂体功能减退，但未能及时诊断，或不遵医嘱，未严格控制液体入量、自行停药或者适当调整用药等情况下，机体的内环境在一定程度上已经失衡，可能暂时未引起显著的临床表现的变化。而患者就医的原因多是因为合并其他需要急诊手术的疾病，如严重感染、外伤，以及急性颅内出血等情况时，此类情况极易诱发垂体危象。另一方面，术前患者的相关病史未能得到充分的了解，且因急诊手术的原因，相关检查结果并未完善。此外，因急性感染或创伤，失血失液等，机体的整体情况并不能调整到最佳条件而需即刻实施手术的情况也极易诱发垂体危象。

2．术中相关因素　手术过程中可能诱发垂体危象的相关因素主要包括麻醉相关因素和手术相关因素。前者主要是因为未能全面了解患者的既往史和现病史，未能根据患者的机体情况调整麻醉药物的剂量，导致抑制性药物使用相对过量，使患者更易出现长时间的昏睡甚至昏迷；而手术相关因素则是，急性垂体缺血性坏死、垂体瘤内急性出血、产后大出血，或者垂体肿瘤切除术等会导致术后患者出现腺垂体分泌功能减退，当这类患者未能及时治疗而面临再次手术时，再次出血、手术应激等多种因素影响可能诱发垂体危象。

3．术后相关因素　主要是指手术引发的垂体分泌功能减退未能及时发现和积极治疗，术后感染，机体水、电解质紊乱，以及滥用镇静催眠药等因素给机体造成再次打击，极易诱发垂体危象。

三、围麻醉期突发腺垂体功能减退症危象的应对策略

垂体危象病情表现复杂，在临床工作中易漏诊误诊，了解腺垂体功能减退的相关表现，才能更加清楚垂体危象的病情变化情况。

1．腺垂体功能减退的临床表现　主要取决于哪种或哪几种激素分泌功能减退和缺乏，引起相应靶器官功能减退的临床表现，可表现为面色苍白、怕冷、低体温、消瘦乏力，性器官萎缩、腋毛阴毛体毛脱落、闭经和性欲减退，以及低血糖、电解质紊乱等代谢异常。

2．垂体危象前临床表现　患者可表现出不同的症状，或原有病症的加重，如极度乏力、精神淡漠、嗜睡、懒言少动；收缩压降低，脉压变小；厌食，恶心，呕吐频率增加等，各病症持续时间长短不一。

3．垂体危象主要临床表现　可分为以下几种类型，各种类型可单独或合并出现。

（1）低血糖昏迷型：为最多发生的类型，多因饥饿、感染、进食高糖饮食致内源性胰岛素分泌失调或使用胰岛素引发低血糖而发病。主要临床表现为血糖低，严重者可出现烦躁不安、昏迷、癫痫样发作等表现。

（2）休克型：常因感染而诱发昏迷，多表现为高热、血压降低，甚至昏迷和休克。

（3）药物诱导昏迷型：此类患者对镇静、麻醉药物的敏感性增加，一般剂量可使患者陷入长时间的昏睡甚至昏迷。

（4）失钠昏迷型：多因胃肠道功能紊乱或术前灌肠、术后禁食引起失钠性脱水，表现为外周循环衰竭和昏迷。

（5）水中毒昏迷型：多因未严格控制液

体入量而发生，常表现衰弱无力、食欲减退、呕吐、精神紊乱、低迷、抽搐，伴低血钠及血球压积降低。

（6）低体温昏迷型：此类患者在冬季多感到神志模糊，当暴露在寒冷中，可诱发昏迷，伴有较低体温（＜30℃）。

（7）垂体切除后低迷型：易发生于垂体切除前已有功能减退的部分患者，切除后诱发昏迷的原因可能有功能低下不能耐受手术严重刺激，或局部损伤，及手术前后的电解质紊乱等，常表现为术后神智不能恢复，可持续数天至数周不等。

4. 实验室检查

（1）血常规及血生化测定：感染的相关指标，如白细胞及中性粒细胞数明显升高；严重的低钠血症，常低于120mmol/L，并可出现高钾血症；若胃肠道症状较重，可出现低血钾症；空腹血糖明显降低，二氧化碳结合力降低。

（2）激素水平的检测：垂体危象可出现垂体-肾上腺轴、垂体-性腺轴和（或）垂体-甲状腺轴激素水平异常，可检测血促肾上腺皮质激素、血皮质醇、24小时尿游离皮质醇、TSH、T_4、FT_3和FT_4、FSH、LH、雌二醇、睾酮水平的变化，但因垂体常呈脉冲式分泌，故宜相隔15～20分钟连续抽取等量血液3次，相混后再检测，同时测定垂体促激素和靶腺激素水平，可以更好地判断靶腺功能减退为原发性或继发性。基础状态的生长激素（GH）水平不能够反映生长激素缺乏患者的真实情况，应当做生长激素兴奋试验。在做生长激素兴奋试验时，应尽量避免使用低血糖兴奋试验诱发垂体危象，而应当选择左旋多巴、精氨酸或可乐定试验。

（3）影像学检查：对于腺垂体-下丘脑

的病变可用CT、MRI等影像学检查方式辨别病变部位、大小、性质及其对邻近组织的侵犯程度，其中MRI对于鞍区结构异常的阳性检出率最高，常作为首选。根据病因不同，可以表现为下丘脑及垂体的占位病变、弥漫性病变、囊性变。此外，胸腹部CT、MRI，肝、骨髓和淋巴结等部位的活检，可用于判断原发性疾病的原因。

5. 鉴别诊断

（1）感染性休克：感染性休克常以严重感染为诱因，合并脓毒血症或败血症，甚至弥散性血管内凝血。临床上有时难以区分，治疗原则相似，可行治疗性诊断，待病情平稳后再做病因诊断。

（2）艾迪生病（Addison病）：又名慢性肾上腺皮质功能减退，常表现为皮肤黏膜色素沉着、低血压。主要原因是垂体黑色素细胞刺激激素分泌增多，色素沉着的突然增加是病情恶化的明显标志，可遍布全身。肾上腺危象发作时，血压急剧下降，甚至测不出。本病半数由于双侧肾上腺结核，其次为特发性双侧肾上腺皮质萎缩。腹部CT对因结核和肿瘤所致垂体危象者诊断帮助很大。垂体危象时可出现低血压，但无色素沉着，实验室检查如性腺功能检查、甲状腺功能检查、肾上腺皮质功能测定等可以帮助诊断。

（3）多发性内分泌功能减退症：又称Schmidt综合征，是同一垂体危象患者同时或者先后发生两种以上的内分泌功能减退症。其病因及发病机制目前认为与遗传因素、病毒感染、体液免疫、细胞免疫及免疫调节均有关，临床上以艾迪生病伴糖尿病或甲状腺功能减退较为多见。大部分患者先有艾迪生症候群的临床表现，以后再出现甲状腺功能异常及糖尿病，少数病例甲状腺功能减退发生在艾迪生症候群之前，亦有几种情况同时发生者。

6. 围麻醉期突发腺垂体功能减退症危象的处理措施　垂体危象病情危重，临床表现多样、复杂，拯救的关键是肾上腺危象的治疗，皮质激素的补充原则是及时、足量，首选氢化可的松。为积极补充肾上腺皮质激素，剂量为开始足量，根据病情的缓解程度逐渐减量直至替代剂量。若同时合并甲状腺功能减退，应当在补足肾上腺皮质激素的基础上，由小剂量开始，逐渐增加甲状腺激素的用量，直到生理替代剂量。对于严重的甲状腺功能减退，黏液性水肿昏迷的患者，可口服（胃管内给药）甲状腺片或甲状腺素，以降低患者的病死率。

（1）一般治疗，一般先静注 50% 葡萄糖 40 ～ 60ml，继以 10% 葡萄糖 500 ～ 1000ml，内加氢化可的松 100 ～ 300mg/d 滴注，切忌间歇静脉滴注高渗糖，避免刺激胰岛素释放加重低血糖症，但低温性昏迷者氢化可的松用量不宜过大。

（2）积极去除诱因，休克者应及时选择血管活性药物治疗；对感染者应清除病灶和积极有效抗感染治疗；低体温者应予保暖；有精神障碍者必要时给予抗精神药物或镇静治疗，慎用或禁用可能诱发危象的镇静、镇痛麻醉类药物等；积极纠正水、电解质紊乱及酸碱平衡。

（3）低温型者治疗与黏液性水肿昏迷者相似，但必须注意应用甲状腺激素之前（至少同时）加用适量氢化可的松。低温者，可用热水浴疗法，将患者放入 34 ～ 35℃ 水池中，再渐加热水，使水温升至 38 ～ 39℃，当患者体温回升至 35℃ 以上时，擦干保暖，或用电热毯保温，并开始用小剂量甲状腺激素；

此外，严禁使用氯丙嗪、巴比妥等中枢抑制药。高温者可，需要使用各种物理和化学降温方式，全身体表降温或 4℃ 晶体液输注，但应注意不要将温度降得过低。

（4）严重低钠血症者需静脉补含钠液体，糖皮质激素剂量不可过大，否则会使肾小球滤过率增加、排钠增加，可引起或加重低钠和水中毒；补钠应慢增加＜ 0.5mmol/L，防止脑桥中央髓鞘溶解症，但最关键的措施是补充肾上腺皮质激素。

（5）水中毒性昏迷者应立即给予小至中量的糖皮质激素，并限水。合并尿崩症者，要检验水盐代谢，同时可胃管内给予去氨加压素 100μg，每 8 小时 1 次，服药同时应当根据患者的尿量情况给予补液。

（6）原发垂体疾病治疗包括内科药物缓解和外科手术干预治疗，如水肿给予降颅压治疗；出血患者给予止血药物；遇严重颅压增高、视力减退、昏迷、病情进行性恶化者，应手术干预减压和原发病的外科手术治疗等。

7. 围麻醉期垂体危象的相关监测　腺垂体功能减退症及垂体危象的临床表现与各种垂体激素减退的速度及相应靶腺萎缩的程序有关，在对疾病保持清醒的认知后，围麻醉期更应加强监测，积极预防和尽早发现危象的发生。

（1）糖代谢：血糖变化。

（2）水代谢和电解质：血清钠水平和氯水平的变化。

（3）内分泌功能的测定：垂体激素及相应靶激素水平均降低。根据病情可选择相关试验，如 TRH 兴奋试验，禁水 - 加压素试验、高渗盐水试验等。

（4）注意识别早期症状，如恶心呕吐，神经功能的改变等。

四、围麻醉期突发腺垂体功能减退症危象的思考

采取一定的措施预防垂体危象是非常重要的，不论是手术医生、麻醉医生或者是患者本人及其家属，通过各方的积极准备和配合，在一定程度上减少危象的发生是可行的。

1. 术前麻醉医生的责任心 首先是麻醉医生术前到病房访视患者，通过仔细询问病史，可以了解到患者各个器官和系统功能的情况，结合相关临床知识，选择最合适的麻醉用药方式，此类患者对抑制性药物特别敏感，因此在使用相关麻醉药物时应酌情减量，积极预防麻醉药物可能对腺垂体功能减退患者造成的应激损伤。其次是术中麻醉医生在整个麻醉过程中对患者有效的生命体征的监测和管理，时刻密切关注体征的变化，当出现变化时，积极寻找病因，及时采取相关措施，保护患者的脏器功能，充分改善患者的预后，减少患者的医疗负担。

2. 手术医生的精细操作与细心管理 术前通过一定时间的手术准备，将患者的身体条件调整到最佳状态，同时积极了解患者的相关病史，针对可能出现的垂体危象预防性使用激素替代治疗，提高患者对手术和麻醉的耐受能力。术后细心管理，积极预防术后感染，调整机体水电解质平衡，减少患者受到应激的可能性。此外，还应对患者做好相关疾病的宣教工作，要对患者实施长期激素替代治疗，必要时采取相关病因治疗。

3. 患者本人及家属的积极配合 由于一线临床医生工作压力较大，以及我国医疗的现状，很多专科医生对于非本专业的疾病涉猎较小，患者及家属有时也会忽略甚至是刻意隐瞒病史，这让垂体危象的发生多了更多的可能性。当患者出现不适时应积极向医务人员反应，充分配合治疗。同时，要坚持正规的激素治疗，定期复查，当患者出现高热、循环衰竭、休克、恶心、呕吐、头痛、神志不清、谵妄、抽搐、昏迷症状时要及时就诊和处理；同时还需要加强锻炼，增强免疫力，避免发生感染，同时注意饮食和卫生，避免腹泻、呕吐、失水、饥饿。

4. 及时有效的医患沟通 术前充分向患者及其家属了解相关病史，并详细告知可能存在的相关风险，征得患者及家属的知情同意，若危象发生，及时告知家属，耐心安抚家属情绪，双方积极共同治疗，这样才能最大限度地改善预后，减少患者的医疗费用；必要的文书记录也是非常重要的，当遇到医患双方不能达到一致时，需要请示上级协调。

随着科技的进步，人们对自身健康的要求程度也在逐步提升，很多人对疾病的预防和控制有着比较多的了解，这样就会对我们的要求变得更高，甚至达到了挑剔的程度；有些患者甚至为了得到更快的治疗，故意对手术医生和麻醉医生隐瞒病史，增加危象发生的风险。医疗事故频繁发生，所有人都将矛头指向医务工作者，更有甚者，对医务工作者采取暴力手段，对其人身安全造成威胁。所谓"知己知彼，方能百战百胜"，医务人员也应提高自己的责任意识，加强自己业务能力学习和锻炼，这样才能更加从容地应对各种突发事件，才能在危象发生时更加及时正确地采取相应的治疗措施。

五、围麻醉期突发腺垂体功能减退征危象典型案例分享

患者，女性，39岁，因右下腹部疼痛10天，加重1天入院。患者10天前无明显诱因感右下腹部持续性隐痛，伴腹泻黄色水样便，每日3～5次，无呕吐和发热，自服庆大霉素片2片，症状有所缓解，未诊治。1天前腹痛加重，伴恶心、呕吐胃内容物2次，呈非喷射状，伴低热，体温在37～38℃。病程中，患者无咳嗽、咳痰症状。急到当地医院就诊。既往史：患者8年前分娩时因产后大出血一度晕厥30分钟，产后无乳汁，闭经、乏力、体质差，经常头晕，性功能明显减退。3年前明确诊断为"腺垂体功能减退征"，以优甲乐片50μg/d、泼尼松片5mg/d补充治疗。查体：体温38.3℃，脉搏106次/分，呼吸20次/分，血压76/40mmHg。慢性贫血貌，颜面水肿，表情淡漠，眉毛稀疏，腋毛无，双肺呼吸音清晰，心音低钝，心率106次/分钟，律齐，肝脾未及，右下腹墨菲点压痛、反跳痛阳性，阴毛脱落。生理性反射存在，病理性反射未引出。实验室检查：血常规白细胞$11.1×10^9$/L，中性粒细胞87%，淋巴细胞13%，血红蛋白79g/L；电解质钠118.9mmol/L，钾2.98mmol/L，氯104.6mmol/L；大便常规：正常；小便常规：白细胞135/μl，隐血（＋）；肝功能：谷丙转氨酶38U/L，谷草转氨酶14U/L；肾功能：尿素氮5.78mmol/L，肌酐78mmol/L；心电图：窦性心动过速。给予多巴胺升压、输液、抗菌治疗，患者腹部疼痛加重，体温在39℃，血压维持在90～110/50～72mmHg。考虑为化脓性阑尾炎、感染性休克，拟行全身麻醉下阑尾切除手术。麻醉中，患者出现抽搐、血压低、高热（体温40℃）。急查电解质，血钠下降至98.6mmol/L，氯87.2mmol/L，以垂体危象转入我院重症监护病房。给予5%葡萄糖盐水500ml＋氢化可的松100mg静脉快速滴注，患者停止抽搐，血压仍低，体温39℃，但仍昏迷不醒；继续给予5%葡萄糖盐水500ml＋氢化可的松100mg静脉滴注，患者处于嗜睡状，血压升至90/60mmHg，体温37℃，复查电解质：血钠119.8mmol/L，氯97.2mmol/L；继续给予5%葡萄糖盐水500ml＋氢化可的松100mg静脉维持滴注。24小时后，次日患者呈木僵状，血压升至110/76mmHg，体温36.8℃，复查电解质：血钠131.2mmol/L，氯101.2mmol/L；继续给予5%葡萄糖盐水1000ml＋氢化可的松200mg静脉维持滴注，鼻饲胃管注入优甲乐50μg/d，同时给予抗感染、补液、维持电解质、给氧等处理。72小时后，患者神志清楚，血压120/80mmHg，体温36.3℃，转入内分泌科继续治疗。7天后，患者精神、食欲、睡眠均好，未诉腹痛，无发热，给予泼尼松片2片，每日3次，优甲乐片50μg，每日1次补充治疗而出院，建议1周后门诊复诊。

（陶 红 余奇劲 杨云朝）

参考文献

[1] 李颖. 腺垂体功能减退症及垂体危象的临床诊治分析［J］. 青岛医药卫生，2015，47（5）：359-360

[2] 吴荷梅. 腺垂体功能减退症危象临床分析［J］. 中外医疗，2012，31（15）：43，45

[3] 顾锋. 垂体危象及垂体卒中［J］. 国外医学（内分泌学分册），2005，25（6）：433-435

[4] Kono T. Adrenal and pituitary crisis［J］. Naika

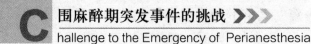
Hokan，1970，17（11）: 425-431

[5] Falorni A, Minarelli V, Morelli S. Therapy of adrenal insufficiency: an update [J]. Endocrine，2013，43（3）: 514-528

[6] Herrmann BL, Mann K. Hypophyseal coma. Internist（Berl）[J]. 2003,44（10）: 1253-1259

[7] LimD M，Williams N，Maartens N. Anaesthesia for pituitary surgery [J]. Journal of Clinical Neuroscience, 2006, 13（4）: 413-418

[8] Lang D, Mead JS, Sykes DB. Hormones and the bone marrow: panhypopituitarism and pancytopenia in a man with a pituitary adenoma [J]. J Gen Intern Med，2015，30（5）: 692-696

[9] Muramatsu M, Ito Y, Yamakita N. Infection-induced adrenal crisis in patients with postoperative hypopituitarism receiving corticosteroid replacement therapy [J]. Nihon Naika Gakkai Zasshi，2003，92（11）: 2255-2257

第 55 章　围麻醉期突发重症肌无力危象

一、围麻醉期突发重症肌无力危象的发生情况及危害

1. 围麻醉期突发重症肌无力危象的定义　重症肌无力（myasthenia gravis，MG）是一种慢性自身免疫性疾病，因神经、肌肉接头间传递功能障碍所引起，累及神经 - 肌肉接头处突触膜上乙酰胆碱受体，主要由乙酰胆碱受体抗体介导、细胞免疫依赖、补体参与的自身免疫性疾病。本病具有缓解与复发的倾向，可发生于任何年龄，其临床表现为受累横纹肌易于疲劳，这种无力现象是可逆的，经过休息或给予抗胆碱酯酶药物即可恢复，但易于复发。当病情突然加重或治疗不当，引起呼吸肌无力或麻痹，致严重呼吸困难而危及生命时，称为重症肌无力危象。其发病特点为症状危重，进展迅速，在数周至数月内达到高峰，有呼吸危象，常需做气管切开或借助呼吸机进行辅助呼吸，且死亡率高。围麻醉期重症肌无力危象是指从决定接受手术麻醉到麻醉结束后 1 ～ 2 天出现的重症肌无力危象。

2. 围麻醉期突发重症肌无力危象的发生情况　重症肌无力的发病率为 5 ～ 12.5/10 万人，各年龄组均可发病，40 岁以前患者，女、男约为 3 ∶ 1。40 岁以上发病者，男女比例近似。我国 14 岁以下患者约占总数的 15% ～ 20%。近 90% 的重症肌无力患者并发有胸腺瘤或胸腺增生[1]，胸腺切除是目前治疗重症肌无力的首选治疗方法，可获得

良好的效果。重症肌无力危象可分为三种，即肌无力危象、胆碱能危象和反拗危象，其中肌无力危象最常见，占 95%，胆碱能危象占 1.1% ～ 6%，反拗危象占 1%[2]。围麻醉期发生重症肌无力危象的几种情况如下：① 术后肌无力危象是胸腺切除术的一个严重并发症，其发生率高达 6% ～ 34%[3]。术后肌无力危象发生的危险因素包括术前焦虑、不稳定的重症肌无力、术前肌无力危象发生史、应用大剂量的溴吡斯的明、术后肺部感染等[4]，优化术前评估、合理用药、稳定重症肌无力病情及加强围术期重症肌无力患者护理都有可能降低术后肌无力危象发生率。② 15% ～ 20% 的重症肌无力患者在患病的第一年可发生肌无力危象，肌无力危象也可能作为重症肌无力患者的首发症状出现，这类患者约为 20%。肌无力危象的诱发因素包括呼吸道感染、精神紧张、药物治疗方案的改变、睡眠障碍、疼痛、电解质紊乱、射线等[5-6]。

3. 围麻醉期突发重症肌无力危象的表现　突发肌无力危象可被看作神经系统急症，由各种诱因和药物减量诱发的咽喉肌和呼吸肌严重麻痹，表现为呼吸微弱、发绀、烦躁、吞咽和咳痰困难、语言低微直至不能出声，最后呼吸完全停止。严重的呼吸衰竭通常需要建立人工气道或进行辅助呼吸。术后肌无力患者拔管时间延迟达 24 小时以上，也属于肌无力危象。胆碱能危象为使用胆碱酯酶抑制过量，突触后膜持续去极化，复相

过程受阻，神经-肌肉接头处发生胆碱能阻断而致呼吸肌麻痹。除上述呼吸困难等症状外，尚有乙酰胆碱蓄积过多症状：包括毒碱样中毒症状（呕吐、腹痛、腹泻、瞳孔缩小、多汗、流涎、气管分泌物增多、心率变慢等）、烟碱样中毒症状（肌肉震颤、痉挛和紧缩感等），以及中枢神经症状（焦虑、失眠、精神错乱、意识不清、抽搐、昏迷等）。反拗性危象难以区别危象性质，主要是对症治疗，纠正通气不足。

二、围麻醉期突发重症肌无力危象的原因分析

1. 易发人群 15% ~ 20% 的重症肌无力患者在一生中至少发生一次重症肌无力危象，从患重症肌无力到第一次发生危象的平均时间是 8 ~ 12 个月。总的来说，女性重症肌无力患者的危象发生率是男性的两倍。重症肌无力危象的发生呈双峰分布，早期的高峰是在 55 岁之前，男女比例为 1 ：4，晚期的高峰在 55 岁之后，男女比例为 1 ：1，危象发生的平均年龄是 55 岁[7]。

2. 患者因素

（1）精神心理因素：对重症肌无力患者来说，这种疾病病情重、病程长，常常被患者认为是人生中的重大不幸和挫折；加上环境的陌生及医学知识的欠缺，对手术和疾病的认识不够等，患者通常会出现焦虑、忧伤、恐惧、悲观等情绪，造成患者严重的精神伤害，而这种伤害往往会诱发重症肌无力危象，并且胸腺切除术前的紧张焦虑心理还会导致术后重症肌无力危象的发生率增加[4]。

（2）并存疾病：重症肌无力作为一种自身免疫性疾病，可与其他导致免疫异常的疾病并存，比较常见的有甲状腺疾病、类风湿关节炎、溃疡性结肠炎[8]，甲状腺功能减低和营养失调均可能导致重症肌无力加重，甚至诱发重症肌无力危象。

（3）重症肌无力病情严重程度：重症肌无力病情持续时间越长，病情越严重，Osserman 分型越晚的患者，手术耐受力越差，越容易出现重症肌无力危象。有研究发现不稳定的重症肌无力病情或者既往存在重症肌无力危象发生史，术后危象的发生率增加，因而对这类患者应加强术前内科治疗及围术期的护理[3,9]。

（4）其他因素：如患者 BMI > 28，年龄 > 60 岁，术前存在肺部感染或肺功能减退，均可增加术后重症肌无力危象的发生率[10]。

3. 手术因素 手术后重症肌无力症状加重甚至发生肌无力危象并不少见，据文献报道，15% ~ 20% 的重症肌无力患者在 2 年之内出现肌无力危象，其中 80% 的患者是在术后首次出现，这提示虽然手术能明显改善肌无力症状，但同时也可诱发或加重肌无力危象[11]。

（1）手术方式：手术范围、手术持续时间、是否合并胸腺瘤及胸腺瘤大小，均可影响术后肌无力危象的发生，手术范围越广、持续时间越长，患者所受应激反应越大，术后越容易发生重症肌无力危象[10]。近年来，随着微创手术的发展，胸腔镜下胸腺切除为治疗重症肌无力患者的主要手术方式，胸腔镜手术因其创伤小、应激反应小、术后恢复快而明显降低了术后肌无力危象的发生率。

（2）刘宇等对胸腺切除术后发生肌无力危象的危险因素进行了 Meta 分析，分析发现术前患者肺功能及术后肺部感染、患者自身状况如疾病严重程度、术前抗胆碱酯酶药

或激素的使用剂量及抗体滴度都可能影响术后肌无力的发生[12]。因此，及早采取有效的治疗手段和预防措施，控制和改善以上危险因素，有望降低术后重症肌无力危象的发生。

4. 麻醉因素

（1）肌松药：近年来，对于重症肌无力患者的麻醉，大多采用尽量少用或不用肌松药的麻醉方案，但对于胸腔镜下行胸腺切除术的重症肌无力患者，因要进行双腔支气管插管，术中还要进行单肺通气，确保患者没有自主呼吸，肌松药的使用不可避免。术中肌松药应用不当或剂量过大很有可能延迟患者术后恢复，甚至诱发重症肌无力危象。

（2）麻醉管理：一些抗心律失常药（如奎尼丁、普鲁卡因胺等）可抑制肌纤维的兴奋传导，减少节后神经末梢释放乙酰胆碱，如果再用肌松药，可加重肌无力症状。降血压药胍乙啶、六羟季胺和单胺氧化酶抑制药均可增强非去极化肌松药的作用，应慎用。利尿药呋塞米使血钾降低，可加重肌无力[13]。术中呼吸管理也至关重要，应保持足够通气并避免过度通气，缺氧或二氧化碳蓄积均可诱发或加重肌无力危象。

三、围麻醉期突发重症肌无力危象的应对策略

1. 识别　突发肌无力危象主要表现为喉肌和呼吸肌严重麻痹所致呼吸微弱、发绀、烦躁、吞咽和咳痰困难、语言低微直至不能出声；胆碱能危象除上述呼吸困难等症状外，尚有乙酰胆碱蓄积过多症状：包括毒碱样中毒症状（呕吐、腹痛、腹泻、瞳孔缩小、多汗、流涎、气管分泌物增多、心率变慢等）、

烟碱样中毒症状（肌肉震颤、痉挛和紧缩感等），以及中枢神经症状（焦虑、失眠、精神错乱、意识不清、抽搐、昏迷等）；反拗性危象难以区别危象性质。三种危象可用以下方法鉴别：①依酚氯铵试验；②阿托品试验；③肌电图检查。

2. 有效处理　围麻醉期一旦出现重症肌无力危象，应立即保持呼吸道通畅，面罩给氧或行紧急气管内插管加呼吸机治疗，再行以内科治疗；如出现毒蕈碱样中毒症状，可用阿托品拮抗。待病情改善，症状最轻，用药量最少时再行胸腺瘤切除手术。抗胆碱酯酶药用量越少越好，无效或效果不佳时，可用泼尼松、细胞毒剂、大量免疫球蛋白及血浆置换等治疗，待病情稳定时再手术；术前12小时停用胆碱酶药，而不必停用激素。

3. 监测　①神经肌肉功能监测如四个成串刺激（TOF）对于术中维持肌松及术后早期恢复十分重要。对于重症肌无力患者，术中是否应用肌松药都可进行TOF监测，TOF监测有助于判断拮抗药给药时间和剂量，从而尽可能避免术后肌无力危象的发生。②术后多相监测，如血压、心率、血氧饱和度、血气分析，尤其是血氧饱和度的监测，可帮助及早发现患者缺氧，从而及时采取救治措施。

四、麻醉期突发重症肌无力危象的思考

1. 术前充分的医患沟通　现代医学要求既重视致病因素对躯体健康的损害，又要重视心理、社会综合因素对患者健康的损害，做到"以患者为中心"。医患沟通是实现"以患者为中心"，减轻患者身心痛苦，创造最

佳身心状态的需要，也是促进医患间理解与支持，提高治疗效果的需要。麻醉科作为职业高风险科室，在日常工作中更应注重沟通技巧及讲究艺术性，良好的麻醉前医患沟通可增加患者对麻醉风险的了解，增加对医师的信任感和治疗疾病的信心，减少恐惧，从而有利于疾病的救治，减少医患矛盾的发生，保证医疗质量。①做好术前访视工作，充分了解患者病情及相关病史。②讲解手术方式、麻醉方案及风险，解答患者疑问，尽量消除他们的焦虑、恐惧，从而降低围麻醉期重症肌无力危象的发生率。③对于有发生术后肌无力危象高危风险的患者（如有重症肌无力危象发生史、合并胸腺瘤、营养不良、重症肌无力分级较高等），应备好急救药品及做好应急预案，防患于未然。

2．麻醉前准备　充分的术前准备是降低重症肌无力患者围麻醉期重症肌无力危象的重要措施。

（1）术前评估：了解重症肌无力患者的病情严重程度及是否合并疾病，对于有重症肌无力危象史的患者，手术时机应选择在症状较轻，服药量较少时进行；对于Osserman 分型晚的患者，应在内科治疗好转后再考虑手术。完善术前检查，如拍胸部 X 线片及测定肺功能，肺部感染、肺功能明显低下、咳嗽、吞咽能力不良者宜延缓手术。

（2）维持营养和电解质平衡：重症肌无力危象的患者大多都有不同程度的营养不良，术前应予纠正。对病情严重、进食困难、消瘦明显或气管插管不能进食者，可鼻饲高蛋白、高热量的要素膳饮食或胃肠外高营养（TPN），改善营养状况，纠正水电解质紊乱及酸碱失衡。

3．麻醉手术　对重症肌无力危象患者来说，行胸腺切除手术是治疗的根本，但行此类手术，麻醉处理是关键，将直接影响手术的成败和患者的安危；对麻醉医生来讲，这将是一种严峻的考验。因此，如何实施该类手术的麻醉值得所有麻醉医生认真思索。

（1）麻醉药物的选择：如何选择麻醉药物，对重症肌无力危象患者的术后是至关重要的，其中以肌松药的选择尤为突出。去极化肌松药琥珀胆碱用于重症肌无力患者的 50% 有效量（ED50）及 95% 有效量（ED95）分别为正常人的 20 倍和 26 倍，且被麻醉医生广泛应用于临床，是比较理想的诱导药物，但不宜用于麻醉维持，容易出现 Ⅱ 相阻滞。

过去一直把非去极化肌松药视为重症肌无力危象患者禁忌药物，但有文献认为适量使用短时效的阿曲库铵还是比较安全的，尤其顺式阿曲库铵。虽然重症肌无力患者的 ED95 仅为常人的 1/5，但阻滞时间正常。孙新春等在 12 例重症肌无力胸腺切除术的麻醉中，使用短时效的阿曲库铵，对患者施行了个体化用药后，术后患者肌力恢复迅速，除 1 例外均顺利拔除气管导管[13]。由此可见对于重症肌无力患者个体化使用非去极化肌松药，既有利于控制术中患者的呼吸，满足术者的需要，又对患者的术后带管率也不会产生明显的影响。

（2）麻醉方法的选择：近几年来，由于麻醉技术和水平的不断提高进步，复合麻醉在临床上的应用越来越广，当然也被绝大多数麻醉医师所接受。对于重症肌无力危象的患者来讲，肌松药的应用对术后呼吸的恢复存在一定程度的影响，故我们主张在有效肌松监测仪下少用或不用肌松药；这也使得复合全身麻醉在重症肌无力危象患者的麻醉中显得极其重要。虽然对此类手术的麻醉方案很多专家给出了不同的观点，且都取得了比较好的临床效果，但目前普遍为国内大多数麻醉医生所接受的麻醉方案主要是肌松监测仪下少用或不用肌松药的全身麻醉。若患者术前调整得较为理想，我们可以考虑应用低浓度的高位硬膜外＋浅全身麻醉的麻醉方法，能降低患者术中的各种应激反应，且能完全满足手术要求。首先，选 $T_{4\sim5}$ 行硬膜外穿刺，选 0.25% 的左旋布比卡因维持麻醉平面在 $T_2\sim T_6$；然后，用 2% 利多卡因 2ml 分别做双侧喉上神经阻滞和环甲膜穿刺气管内表面麻醉，最后静脉辅助咪达唑仑、依托咪酯、芬太尼，行气管插管；从而减少气管插管造成呛咳和心血管不良反应。术中，用硬膜外麻醉维持镇痛和肌松；用 TCI 泵泵注丙泊酚，维持适当镇静的血药浓度；严格监测患者的心率、血压、血氧饱和度、呼气末 CO_2 分压等，进行必要的血气分析。此种麻醉方法需要注意的是由于术前服用抗胆碱酯酶药，加之使用硬膜外麻醉，使胸部交感神经阻滞，术中较易出现心动过缓，尤其是在纵隔探查时更明显，因此必须重视，及早应用阿托品加以预防。若术前病情控制的不够理想或已经进行了气管插管，我们可以考虑用 TCI 泵泵注丙泊酚、瑞芬、顺式阿曲库铵维持全身麻醉，同时使用肌松监测仪，尽可能地减少肌松药的用量。术后，常规送往 ICU，以保证患者的安全[14-15]。

当然，除这种方案外，在重症肌无力危象患者的麻醉中也还有其他的理想麻醉方案，如七氟醚辅助镇痛药的全身麻醉也是一种非常不错的选择。七氟醚是一种非常理想的吸入麻醉药，能取得很好的麻醉效果。在国外已有单纯应用七氟醚进行胸腺瘤切除的报道，但七氟醚镇痛效果稍差，故在胸腺切除手术中还需辅助相应的镇痛药物[16]。

4. 术后管理

（1）术后定期进行痰培养和药敏实验，选择有效抗生素，预防感染；对患者定期通过气管插管及时吸痰，加强呼吸道护理，保证呼吸道通畅及足够的通气量，防止肺部感染和肺不张的发生。

（2）对于严重重症肌无力危象的患者，易发生呼吸衰竭，术后不能立即拔除气管导管，应送往 ICU，进行呼吸机治疗。随着患者重症肌无力危象的逐渐好转，肌无力症状的改善，自主呼吸功能增强，多数患者可顺利脱离呼吸机。脱离呼吸机的指针：术后潮气量＞ 300ml、呼吸频率＜ 30 次 / 分、吸气力＞－ 30kPa、吸 40% 氧时 PaO_2 ＞ 12kPa（90mmHg），则可以拔气管插管。

（3）手术后，继续静脉应用新斯的明、激素或大量免疫球蛋白及血浆置换等。激素是免疫抑制药，有直接的治疗作用，因而泼尼松的应用不可骤然减量，泼尼松应持续应用较长时间，病情持续、稳定地缓解后 0.5～2 年可开始减量，每月减少 1 片，直至停用。在减量过程中出现症状加重的，应继续服用最低有效剂量 0.5～1.0 年，然后再按上法减量。泼尼松治疗效果不好时，可采用细胞毒剂（如硫唑嘌呤），能取得良好的疗效。

（4）对重症肌无力危象的患者，升高血压时应用拟肾上腺素药麻黄碱，以及主要作用于 β 受体的药（如间羟胺）为宜，不用多巴胺；不用或慎用使重症肌无力危象加重的药物。

五、围麻醉期突发重症肌无力危象的典型案例分享

1. 暴发型重症肌无力危象期手术 1 例[17]

患者，女性，49 岁，以慢性支气管炎急性发作，胸腺瘤可能（CT 提示中上纵隔肿块）入住我院呼吸科。予以抗菌消炎、去痰平喘及强心治疗，病情反复且有恶化趋势，呈端坐呼吸，入院第 19 天突发呼吸、心跳停止，立即紧急行气管内插管和心肺脑复苏术，给予碳酸氢钠、生理盐水、肾上腺素等处理。5 分钟后心脏复跳，呈窦性心率，90 ～ 130 次 / 分，自主呼吸微弱，意识不清，呼吸机辅助呼吸，经相关科室急会诊认为呼吸停止可能是肌无力引起，拟急诊行胸腺瘤切除术。术前：哌替啶 50mg，东莨菪碱 0.3mg 肌内注射，呼吸囊控制呼吸下送入手术室，仍意识不清。常规行 SpO_2、血压、心电图及旁气道气体分析仪监护，无菌条件下行左桡动脉穿刺测压，右颈内静脉穿刺测压，诱导给予咪达唑仑 3mg，芬太尼 0.1mg，笑气 - 氧气 - 地氟醚复合吸入维持麻醉；术中间断给予芬太尼镇痛，未予肌松药，肌肉紧张影响手术时轻度加大地氟醚流量，手术医生对肌松效果满意。术前、术中每 30 分钟复查 1 次血气及电解质并作相应处理，手术历时 4 小时 10 分钟，术中患者生命体征平稳，共输注洗涤红细胞 400ml，血浆 440ml，琥珀酰明胶 500ml，平衡液 500ml。术毕患者在简易神经刺激器 4 个成串刺激颞部时呈痛苦面容，自主呼吸微弱，送入重症监护室呼吸机维持呼吸，第一天意识恢复，唤之能睁眼，为继续支持通气行气管切开术，在原内科治疗的基础上加用溴吡斯的明，10 天后脱离呼吸机，21 天后康复出院。

2. 胸腺瘤切除术后重症肌无力危象死亡 1 例[18] 胡某，男性，53 岁，3 月 21 日因"咳嗽，咳痰 2 个月伴双下肢乏力"就诊，胸部 CT 示：左前纵隔肿瘤性病变；新斯的明试验阳性。诊断为胸腺瘤，肌无力收住院治疗。入院后在全麻（罗库溴铵、异丙酚）下行胸腺瘤切除术。组织病理学诊断：左前中纵隔 B_2 型胸腺瘤，部分呈 B_3 型胸腺瘤并累及包膜组织。患者术中生命平稳，术后苏醒延迟。术后 1 小时拔管，送入病房 10 分钟左右开始出现面部、口唇发绀，呼吸困难，吞咽反射消失，颈动脉搏动细弱，心音低，双侧瞳孔直径 6mm，对光反射消失，SPO_2 40%，心率 50 次 / 分。即行气管插管及心肺脑复苏术。第二天患者频繁出现四肢伸性强直、双眼上翻抽搐（癫痫发作），每次持续 2 ～ 3 秒。之后患者持续昏迷，癫痫间断发作，给予对症治疗，最终因继发肺部感染，于 4 月 16 日死亡。

（黄锦绣 解立杰 余奇劲 胡 霁）

参考文献

[1] 邓小明,姚尚龙,于布为,等 . 现代麻醉学［M］. 北京：人民出版社，2014：1648

[2] 于胜利 . 重症肌无力危象 24 例治疗体会［J］. 中国卫生标准管理，2014，（24）：164-165

[3] Ando T, Omasa M, Kondo T, et al. Predictive factors of myasthenic crisis after extended thymectomy for patients with myasthenia gravis［J］. Eur J Cardiothorac Surg, 2015, 48（5）：705-709

[4] Zou J, Su C, Lun X, et al. Preoperative anxiety in patients with myasthenia gravis and risk for myasthenic crisis after extended transsternal thymectomy: a CONSORT study［J］. Medicine

（Baltimore），2016，95（10）：e2828

［5］Godoy DA, Mello LJ, Masotti L, et al. The myasthenic patient in crisis: an update of the management in Neurointensive Care Unit［J］. Arq Neuropsiquiatr, 2013, 71（9A）: 627-639

［6］Sungur Z, Sentürk M. Anaesthesia for thymectomy in adult and juvenile myasthenic patient［J］. Curr Opin Anaesthesiol, 2016, 29（1）: 14-19

［7］Lcwjm Levine. Myasthenic Crisis［J］. Neurohospitalist, 2011, 1（1）: 16-22

［8］Blichfeldt-Lauridsen L, Hansen BD. Anesthesia and myasthenia gravis［J］. Acta Anesthesiol Scand, 2012, 56: 17-22

［9］Chu XY, Xue ZQ, Wang RW, et al. Predictors of postoperative myasthenic crisis in patients with myasthenia gravis after thymectomy［J］.Chin Med J, 2011, 124（8）: 1246-1250

［10］Leuzzi G, Meacci E, Alessandrini G, et al. Predictive factors of post-operative myasthenic crisis after thymectomy : the role of surgical invasiveness［J］. Int J Neurosci, 2015, 125（2）: 159-160

［11］Yu S，Lin J，Fu X，et al. Risk factors of myasthenic crisis after thymectomy in 178 generalized myasthenia gravis patients in a five-year follow-up study［J］. Int J Neurosci，2014，124（11）: 792-798

［12］刘宇，束余声.胸腺切除术后发生肌无力危象危险因素的Meta分析［J］.中华胸心血管外科杂志，2015, 31（11）: 660-664

［13］孙新春.重症肌无力手术的麻醉处理［J］.齐鲁医学杂志，2003, 18（2）: 196

［14］杨建平，须挺，秦涌，等.重症肌无力胸腺切除术的麻醉及围术期处理［J］.苏州医学院学报，2001，21（3）: 320-321

［15］王健，王泉云，田奇.全麻复合硬膜外阻滞对血液动力学的影响［J］.中华麻醉学杂志，2000，20（8）: 474

［16］Kiran U, Choudhury M. Sevoflurane as asole anaesthetic for thyrnectomy inmyasthenia gravis［J］. Acta Anaesthesiol Scand, 2000, 44（3）: 351-353

［17］崔剑，陶国才.暴发型重症肌无力危象期手术1例的麻醉体会［J］.重庆医学,2003,32（1）: 59

［18］穆娇，刘龙清，屈希良，等.胸腺瘤切除术后重症肌无力危象死亡1例［J］.中国法医学杂志，2015，30（4）: 430-431

第56章　围麻醉期突发高渗性非酮症糖尿病昏迷

一、围麻醉期突发高渗性非酮症糖尿病昏迷的发生情况及危害

高渗性非酮症高血糖昏迷（hyperosmolar nonketotic diabetic coma，HNDC，简称高渗性昏迷）又称高渗性非酮症糖尿病昏迷、高血糖脱水综合征等[1]。其临床特征为严重的高血糖、脱水、血浆渗透压升高而无明显的酮症酸中毒，患者常有意识障碍或昏迷。非胰岛素依赖型糖尿病患者在遇有创伤、感染等诱因时常导致高渗性非酮症高血糖昏迷，死亡率高，应予足够的警惕，及时诊断和有效地治疗。

高渗性非酮症高血糖昏迷诊断要点[2]：①血糖极高，一般＞33.3mmol/L；②血浆渗透压＞330mmol/L；③尿糖强阳性，尿酮体大部分阴性或弱阳性；④血钠＞145mmol/L，此属非必要条件；有重度脱水和神经精神症状。

高渗性昏迷多见于老年患者，好发年龄为50－70岁，约2/3病例发病前无糖尿病病史或仅有轻度症状，所以易被误诊或漏诊，以致不能及时诊治而使病情恶化。

1. 围麻醉期高渗性非酮症糖尿病昏迷的临床表现

（1）前驱期：临床表现呈烦渴、多饮、多尿、无力、头晕、食欲缺乏、恶心、呕吐、腹痛等，反应迟钝，表情淡漠。

（2）典型期：由于严重的失水引起血浆高渗和血容量减少，患者主要表现为严重的脱水和神经系统两组症状。神经精神症状表现为嗜睡、幻觉、定向障碍、偏盲、上肢拍击样粗震颤、癫痫样抽搐（多为局限性发作或单瘫、偏瘫）等。最后陷入昏迷。

2. 围麻醉期突发高渗性非酮症糖尿病昏迷的危害[3,4]

（1）极度高血糖：主要是以下因素共同作用的结果。

①体内胰岛素供应不足：可因原有的糖尿病加重或应用噻嗪类利尿药或依他尼酸（利尿酸）引起；也可因内源性儿茶酚胺含量增加，进一步减少胰岛素分泌而引起。

②体内的胰岛素降糖作用减弱：可由感染、创伤、手术等应激而致胰岛素拮抗激素如糖皮质激素、儿茶酚胺、胰高血糖素等分泌增加，拮抗或抑制了胰岛素的作用，并可抑制组织对葡萄糖的摄取。应用糖皮质激素、苯妥英钠、免疫抑制药等药物也可使胰岛素作用减弱。

③机体葡萄糖负荷增加：主要由于应激引起皮质醇等生糖激素分泌增加，导致糖异生作用增强，致使内源性葡萄糖负荷增加。此外，也可因高糖饮食或腹膜透析而致大量葡萄糖进入体内，致使外源性葡萄糖负荷增加。

④其他：由于重度脱水，口渴中枢功能障碍，主动饮水维持水平衡的能力降低，肾脏调解水、电解质平衡功能降低，血糖排出受限，以致血糖极度升高。

（2）高血钠：部分高渗性非酮症糖尿病

昏迷患者有高血钠，造成了细胞外液的高渗状态，进而细胞内液向细胞外液转移，造成细胞内脱水。脱水严重者可发生低血容量休克，严重的细胞内脱水和低血容量休克是出现神经精神障碍的主要原因。

（3）重度脱水：一般认为脱水的程度与病情轻重成正比。酮症酸中毒时平均失水量约为 7L。高渗性非酮症糖尿病昏迷时可达 12 ～ 14L。极度高血糖而致尿糖重度增加，引起严重的高渗性利尿。因高渗性非酮症糖尿病昏迷患者常伴有脑血管病变及肾脏病变，可导致口渴中枢不敏感，对脱水引起的口渴反应迟钝，以致水分摄入减少及肾脏调节水电解质的功能不良，从而进一步加重脱水并导致电解质紊乱，出现少尿或尿闭。同时，由于脑循环障碍，加速了高渗性脱水与意识障碍的发展。加之昏迷时摄入液体更少，尤其在胰岛素缺乏时葡萄糖通过脑细胞膜异常缓慢，因而使细胞外液渗透压增高，致水分从细胞内向细胞外转移。随着高渗低容性脱水进行性发展，血浆浓缩、血流淤滞而促使在脑动脉硬化基础上发生脑血栓形成和脑软化。

（4）进行性意识障碍：由于渗透性利尿，使水、钠、钾等从肾脏大量丢失，尤其水的丢失较电解质的丢失为多，因而引起低血容量高渗性脱水，形成脑组织细胞内脱水，脑供血不足，产生神经精神症状，进一步加重昏迷。

3. 全身麻醉期间高渗性非酮症高血糖昏迷带来的挑战

（1）对患者生命安危的挑战：患者在围麻醉期可能接触多种药物如麻醉药、抗生素、胶休及血液制品等，这些都可能导致血糖异常，变态反应，轻者表现为意识模糊，重者表现为过敏性休克，昏迷。尤其未被发现的

糖尿病患者，以高渗性昏迷为首发症状。

（2）对医务人员的挑战：全麻后患者意识消失，麻醉药物种类繁多，出现血压下降。高渗性非酮症高血糖昏迷往往不是第一诊断。需要结合患者多项生化指标，排除其他因素后，迅速快速诊断是对医务工作者提出的挑战。

（3）对临床管理工作的挑战：无论择期还是急诊手术，及时早期发现糖尿病患者，做好血糖监测与控制。同时麻醉医师应详细询问病史，既往史，家族史。特殊时刻需要各个科室紧密合作，抢救患者，做好实时记录。

二、围麻醉期突发高渗性非酮症糖尿病昏迷的原因分析

1. 常见诱因有：感染、急性胃肠炎、胰腺炎、脑血管意外、严重肾疾病、血液或腹膜透析、静脉内高营养、不合理限制水分，以及某些药物如糖皮质激素、免疫抑制药、噻嗪类利尿药和 β 受体拮抗药等。

2. 本症发病机制复杂，未完全阐明。患者年老、脑血管功能差、极度高血糖、失水严重、血液浓缩、继发性醛固酮分泌增多等因素可加重高血钠，使血浆渗透压增高，脑细胞脱水，从而导致本症突出的神经精神症状。

三、围麻醉期突发高渗性非酮症糖尿病昏迷的应对策略

1. 围麻醉期突发高渗性非酮症糖尿病昏迷的临床特点

（1）多见于老年人非胰岛素依赖型糖尿病患者，也可见于胰岛素依赖型糖尿病。

（2）约 50% 患者于发病前无糖尿病病史，

或仅有轻度症状。起病隐匿易受其他并发症掩盖。30% 有心脏病史，90% 有肾脏病史。对中老年患者有显著的精神障碍和严重的脱水而无明显的深快呼吸都影响到本病。

（3）有严重失水、高血糖、高渗透压，无酮症酸中毒；伴有不同程度的神经精神症状、低血糖、脑血管意外、肾功能不全等特征。

（4）血糖≥ 33.3mmol/L。血酮正常或轻度升高，尿酮阴性或弱阳性。

（5）血浆有效渗透压≥ 320mmol/L（血浆渗透压≥ 350mmol/L）。

（6）血清碳酸根≥ 15mmol/L 或动脉血气检查 pH ≥ 7.30。

2. 围麻醉期突发高渗性非酮症糖尿病昏迷的应对措施[4,5]　治疗上大致与酮症酸中毒相近。

（1）权衡利弊下停用一切可能诱发高渗性非酮症糖尿病昏迷的药物，如脱水药、利尿药、糖皮质激素及抗癫痫药苯妥英钠等。

（2）积极补液：全部病例均有明显失水，可超过体重 12%。主张先用等渗氯化钠溶液，先予 0.9% 氯化钠注射液 1000 ～ 2000ml 快速静脉滴注，对抢救低血容量性休克极有利。后根据血钠和血浆渗透压再调整治疗，不能肯定血浆是否高渗状态的情况下不能轻易输入低渗溶液，否则会引起溶血或水分进入细胞内加重脑水肿，引起神经系统损害。视病情可同时给予胃肠道补液。出现休克时，加胶体溶液及时纠正休克。然后待血浆渗透压 > 350mmol/L，血钠 > 155mmol/L，可考虑输注 0.45% 氯化钠低渗溶液，在中心静脉压监护下调整输注速度。

（3）胰岛素应用：静脉注射首次负荷剂量后，继续以 0.1U/（kg•h）静脉泵入胰岛素。注意高血糖是维持患者血容量的重要

因素，如血糖迅速降低而液体补充不足，将导致血容量和血压进一步下降。当血糖降至 16.7mmol/L 时，可开始输入加入普通胰岛素的 5% 葡萄糖（每 3 ～ 4g 葡萄糖加 1U 胰岛素）。

（4）补钾：早期血容量不足，血钾可正常或轻度增高，大量输液后血钾迅速下降，监测尿量及时补充钾。

（5）有报道采用血液透析与一般疗法相结合治疗高渗性非酮症糖尿病昏迷，可取得较为满意的效果[6]。

（6）积极治疗诱发病和各种并发症，如感染、心力衰竭、心律失常、肾衰竭等。

（7）严密注意病情变化，及早发现异常情况，随时调整治疗方案。

四、围麻醉期突发高渗性非酮症糖尿病昏迷的思考

糖尿病患者数量逐年攀升，8% 左右的患者需要进行外科急诊手术。因糖尿病患者容易存在心血管系统及血糖升高等并发症，极大地增加了急诊手术的麻醉风险。因此，糖尿病患者急诊手术的麻醉处理非常重要。术前做好风险评估，医患沟通，准备应急预案，制定临床处理路径，实时记录医疗文书，保护患者保护自己。

1. 充分的术前准备[7]　良好的术前准备是提高患者手术耐受力的一个重要基础。麻醉的术前准备工作主要集中在对麻醉手术的术前评估及对糖尿病治疗上。术前评估主要集中关注以下内容。

（1）生理因素：不同的生理阶段患者对胰岛素的感受性会发生变化，例如绝经期女性在接受激素补充治疗后，可以显著提高其

对胰岛素的感受性。

（2）年龄因素：老年糖尿病患者自身免疫功能及应激功能减退，器官衰退，增加糖尿病相关并发症发生率，如冠心病、高血压、糖尿病肾病等，这些并发症会在手术中有比较严重的影响，苏醒延迟甚至死亡。

（3）病程因素：必须了解患者糖尿病病程及器官发生的病变情况，掌握患者各项生命指标，了解其器官受损情况。

（4）监测血糖：调整为胰岛素药物治疗，对患者糖原储备提升，选择患者身体健康状态最佳时手术。

（5）术前用药：术前给予镇静药可缓解精神过度紧张导致的儿茶酚胺升高，减轻应激反应。对老年人或心功能差的患者，应减量使用地西泮、苯巴比妥钠。吗啡易致血糖升高并诱吐作用，避免使用。常规使用阿托品或东莨菪碱可降低迷走神经张力[8]。

2. 麻醉选择

（1）麻醉方法的选择：原则是根据糖尿病病情和并发症严重程度，结合手术部位、类型、手术操作和创伤对机体的干扰程度，尽可能选用对代谢影响较小的麻醉方法。

①椎管内麻醉：优点是麻醉阻滞了部分交感神经，可较好地控制交感神经的反应，保持葡萄糖耐受性和胰岛素释放，有利于血糖自我调控。麻醉药浓度不易过高，以免损伤神经组织。高胸段阻滞抑制胰岛对高血糖的反应，而低胸段阻滞对胰岛素分泌无影响。

②全身麻醉：优点是便于对呼吸及循环系统的管理。全麻对代谢的影响较大，使血糖升高。可选用恩氟烷、异氟烷等对血糖影响较小的药物。

（2）麻醉药物的选择：局麻药对葡萄糖代谢的干扰尚无定论，但在用丁卡因进行蛛网膜下隙阻滞时，肾上腺素和去甲肾上腺素水平随感觉阻滞平面不同而异。糖尿病患者合并有外周神经病变时可影响局麻药的神经阻滞作用。实验表明，地西泮对糖尿病鼠的抗焦虑作用明显下降；腹腔内注射咪达唑仑可导致糖尿病鼠血糖水平和血脂下降，血浆反应性胰岛素水平升高。糖尿病外周神经病变可引起机体对肌肉松弛药产生不同的敏感性。

五、围麻醉期突发高渗性非酮症糖尿病昏迷的典型案例分享[9,10]

成功一例，患者，男性，33岁，进行性视力下降2年，指、趾关节增粗，面容改变1年，发作性头痛半年。发病初期曾有多饮、多尿表现，经服药后好转。头颅 MRI 诊断为脑垂体肿瘤，3.0cm×2.5cm 大小。术前：卵泡刺激素 8.0μg/L，生长激素 7.5μg/L，催乳素 11μg/L，促肾上腺皮质激素 22pg/ml，空腹血糖 4.8mmol/L，血钾 3.65mmol/L，钠 140mmol/L，氯 105mmol/L，BUN 2.8mmol/L。全身麻醉下经额入路行垂体腺瘤切除，术后第3天出现嗜睡，反应迟钝，体温 39℃，空腹血糖 29.5mmol/L，血浆渗透压 350mOsm/L，停止糖入量，用林格液 500ml ＋ 普通胰岛素（Regular Insulin，RI）8U ＋ 10% 氯化钾 10ml 每4小时静脉滴注，呋塞米 20mg 每6小时静脉注射。第5天出现昏迷，血糖 40mmol/L，给予 0.45% 盐水 500ml ＋ RI 20～30U 静脉滴注，根据每次测得的血糖值进行滴速调控，以血糖在 7～9mmol/L 为准，最高输液量达 5000ml/d，普通胰岛素最高量达 300U/d，最快时达 20U/h，保持进出量及水电解质平衡。连续5天后，昏迷出现转机，昏迷变浅，普通胰岛素用量、输液量始逐日减少，术后第 14 天，每日普通胰岛素 16U/d，血浆渗透压降至 310mOsm/L。术后 22 天痊愈出院。

　　失败一例，男性，62 岁，因突发意识不清伴左侧肢体活动障碍 6 小时入院，有高血压病病史 8 年，无糖尿病病史。查体：深昏迷。右瞳孔（5mm）大于左瞳孔（2mm），左侧上下肢肌力 0 度，左巴宾斯基征阳性。头颅 CT 示右外囊出血，量约60ml，血肿破入侧脑室，三脑室。入院后急诊开颅行血肿清除，去骨瓣减压术。术后常规 20% 甘露醇 250ml 加地塞米松 10mg 静脉滴注，每 8 小时 1 次，能量及支持疗法。术后次日血糖 6.5mmol/L，尿糖（－），尿酮体（－）。术后第 2 日意识好转，但第 4 日昏迷加深，复查 CT 脑内无出血及梗死灶，血糖 33.3mmol/L，血钾 3.52mmol/L，血钠171.2mmol/L，血氯 120.3mmol/L，尿素氮7.08mmol/L，尿糖（＋＋＋），酮体（－），考虑并发糖尿病非酮症高渗性昏迷，停用脱水药、激素及糖液，给予胰岛素每日 20U静脉滴注，补液及对症治疗，病情无好转，于术后第 6 日死亡。

（罗　婷　肖兴鹏）

参考文献

[1] 史轶蘩. 协和内分泌和代谢学［M］. 北京：科学出版社，1999：1383

[2] 邱维强. 高渗性非酮症糖尿病性昏迷的诊断和治疗［J］. 中国医学文摘：内科学，1998，19（5）：516-517

[3] 陆再英. 内科学［M］. 6 版. 北京：人民卫生出版社. 2004：812

[4] 李小平. 糖尿病酮症酸中毒和高渗性非酮症糖尿病昏迷及其临床特点和诊治［J］. 糖尿病新世界，2015，18（9b）：99-102

[5] 李秋颖，李昌祁，李金福，等. 胃管注水、胰岛素泵辅助救治高渗性非酮症糖尿病昏迷——附 32 例临床病例分析［J］. 现代生物医学进展，2010，10（14）：2723-2725

[6] 李伟，张红，殷松楼，等. 高渗性非酮症糖尿病昏迷的血液透析治疗［J］. 内科急危重症杂志，2006，12（1）：1-3

[7] 张海岩. 糖尿病患者急诊手术麻醉的处理［J］. 糖尿病新世界，2015，10（9）：68-70

[8] 赵立明. 糖尿病患者的术前评估及麻醉选择［J］. 中国伤残医学，2013，21（10）：441-442

[9] 刘彦. 脑垂体腺瘤术后并发高渗性非酮症糖尿病昏迷 2 例报告［J］. 江苏临床医学杂志，2001，5（2）：187

[10] 韩振亚，孙华北. 高血压脑出血手术后合并糖尿病非酮症高渗性昏迷（附 5 例报道）［J］. 解剖与临床，1997，2（3）：134-135

第 57 章　围麻醉期突发酮症酸中毒

一、围麻醉期突发酮症酸中毒的发生情况及危害

糖尿病酮症酸中毒（diabetic ketoacidos-is，DKA）是糖尿病的急性并发症之一，是指糖尿病患者在各种诱因的作用下体内胰岛素的相对或绝对不足及升糖激素不适当升高，造成糖、脂肪、蛋白质代谢紊乱，以至于水、电解质和酸碱平衡失调，以高血糖、高血酮和代谢性酸中毒为主要表现的临床综合征，严重者可发生昏迷甚至死亡[1]。围麻醉期酮症酸中毒除了糖尿病性，还有饥饿性、酒精性。围麻醉期酮症酸中毒绝大部分发生在有糖尿病的病例，手术麻醉应激使糖尿病患者发生糖尿病酮症酸中毒的概率增加。

糖尿病酮症酸中毒诊断标准符合以下 3 点[2]。① WHO 糖尿病诊断标准：糖尿病症状＋任意时间血浆葡萄糖水平≥11.1mmol/L。②尿糖、尿酮强阳性。③酸中毒表现：血气分析为代谢性酸中毒，$CO_2CP < 20mmol/L$。

糖尿病酮症酸中毒发病凶险，临床表现多样，如能及时诊治可显著降低病死率。围麻醉期糖尿病酮症酸中毒一旦发生，发病急，变化快，需要及时发现并且处理，否则，对患者可产生一系列危害。

1. 酸中毒。糖尿病代谢紊乱加重，脂肪动员和分解加速，脂肪酸氧化成大量酮体，出现酮尿。同时有机酸大量消耗体内储备碱，进一步发生代谢性酸中毒。

2. 严重失水。①高血糖加重渗透性利尿；②大量酸性代谢物排出，加重水分丢失；③胃肠道症状致使体液丢失，摄入减少。

3. 电解质平衡紊乱。渗透性利尿的同时钠、钾、氯、磷酸根等离子大量丢失，随着病程进展，可出现严重低血钾、心律失常、甚至心搏骤停的危险。

4. 携氧系统失常。酸中毒时，血氧离解曲线右移的直接作用大于血氧离解曲线左移的间接作用，但后者慢而持久。

5. 周围循环衰竭和肾功能障碍。

6. 中枢神经功能障碍。

7. 围手术期高血糖对手术患者的其他危害[1-3]。①导致手术切口延迟愈合。糖尿病是机体代谢系统综合性功能障碍，抑制蛋白质合成，不利于切口愈合。②增加各种感染率。高血糖、酮症酸中毒导致白细胞趋化作用、吞噬病原体作用减弱。③导致神经系统功能紊乱，脑血管自身调节能力下降，更易发生脑血管意外。高渗状态易使全身麻醉苏醒延迟。④导致内脏器官功能紊乱。血浆渗透压升高，微循环灌流不畅，发生心肌缺血、心搏骤停危险增加；胃肠功能紊乱，易引起术后腹部胀气；膀胱舒缩功能紊乱，术后易发生尿潴留。

二、围麻醉期突发酮症酸中毒的原因分析

凡能引起体内胰岛素严重的绝对或相

对缺乏的因素，都可以诱发糖尿病酮症酸中毒的发生。目前认为，围麻醉期发生酮症酸中毒的高危因素如下。

1. 患者因素

（1）胰岛素的中断、用量不足或药物失效，尤其是胰岛素依赖型糖尿病患者（T1DM）有自发糖尿病酮症酸中毒倾向。糖尿病酮症酸中毒并可能是其首发症状[3]。

（2）急性或慢性感染状态，如呼吸道感染、泌尿系统感染、胆道感染、皮肤感染等。

（3）应激状态，如外伤、骨折、妊娠、分娩、手术、麻醉、急性心肌梗死、脑血管意外、甲状腺功能亢进等。

（4）精神因素，如精神创伤、精神紧张及过度激动等。

（5）饮食因素，如过多进食含糖和脂肪的食物，过度饮酒，过分进食糖类等。

2. 手术因素　各类手术可能诱发酮症酸中毒，文献中报道的有胰腺疾病，痔疮手术，甲状腺手术等。

3. 麻醉因素　围麻醉期用药或不同的麻醉方式可影响糖的代谢。

4. 其他因素　未被发现的糖尿病等。

三、围麻醉期突发酮症酸中毒的应对策略

1. 如何识别　临床上，糖尿病酮症酸中毒起病急，病程通常小于 24 小时，根据酸中毒的程度不同，糖尿病酮症酸中毒可以分为轻度、中度和重度。酮症的症状包括恶心、呕吐、腹部疼痛、呼吸功能不全。呕吐可能诱发隐藏性碱中毒，此外，肾前性氮质血症，常常会合并有酮酸外的其他酸的存留。血糖升高可干扰细胞内外的水平衡，肾小管重吸

收葡萄糖的能力毕竟是有限的，此时，机体会出现渗透性利尿、糖尿和多尿等结果。糖尿病酮症酸中毒时，机体水分的丢失显然重于电解质离子的损失，因此机体会有一个血清渗透压增高的过程，烦渴就是其临床表现形式之一。临床上，糖尿病酮症酸中毒患者多数起病时会有显著的多尿、烦渴多饮和乏力等症状，如果未能及时治疗，病情恶化，患者通常会出现恶心、呕吐、食欲减退等表现，少数患者可伴有腹痛不适，腹痛可以由酮症本身或是由原发性病变所致，往往腹痛会与患者的酸中毒程度具有一定的相关性。50%～75% 患者的腹痛剧烈貌似急腹症，约 30% 患者可同时具有高渗性状态。发病早期，患者神志多清楚，但随着疾病的进展，常常会出现不同程度的意识障碍、嗜睡、昏睡或昏迷。糖尿病酮症酸中毒患者常会出现不同程度的脱水征象，因此准确评价患者的脱水程度十分重要。当患者出现卧位低血压时，常提示丢失液体超过体重 20% 以上，也可能合并败血症。酸中毒时部分患者呼吸中会有烂苹果味（丙酮酸气味），合并潜在感染时可有全身性症状，因为酸中毒可以使患者血管扩张，导致体温下降，低体温则常预示患者预后不良。详细询问病史和发病过程，结合体检发现患者意识障碍、酸中毒样呼吸、脱水、休克等临床表现时，要考虑糖尿病酮症酸中毒的可能性[4-6]。

2. 如何处理

（1）胰岛素的使用：对于轻度糖尿病酮症酸中毒患者且没有呕吐，胰岛素可以经皮下给药。对于糖尿病酮症酸中毒患者，胰岛素将给予持续静脉注射。通常胰岛素的使用剂量为 0.1U/（kg•h），实现的理想目标是出现一个渐进的葡萄糖为 50～100mg/（dl•h）的

下降速率，目标是治疗酮症、酸中毒、高血糖症。临床上，糖尿病酮症酸中毒患者进行胰岛素治疗可能会加重低血钾症及其后果；因此，开始使用胰岛素的时机建议为患者血钾达到 3.3mmol/L 和血管内体积膨胀后接踵而至。

（2）补液：糖尿病酮症酸中毒患者体液的缺失，通常在患者体重 5% ～ 10%，积极的补液和改善机体高渗状态可增强低剂量胰岛素治疗的疗效。初始液体复苏目标包括扩充血管内、间质和胞内容量，并恢复肾灌注。同时充分评估机体缺钠缺水的严重程度。临床上通常首选生理盐水（0.9%）进行初步液体复苏。如果患者存在休克表现则可能需要更快速的输液速度。通常在第一个 4 小时内，初始补液量应不超过 50ml/kg。第一个 4 小时以后，实施补液的多少则需要根据患者的血流动力学、血清电解质的水平及尿量多少进行仔细权衡。第一个 24 小时应当补足患者总体液体丢失量。

（3）水电解质、酸碱平衡紊乱的纠正：糖尿病酮症酸中毒患者可能存在正常血钾，低钾或高钾。然而，总体体内血钾是处于消耗状态。此外，呕吐和腹泻如果存在的话，将加剧钾的流失。

（4）液体复苏可以增加肾脏钾离子的流失，胰岛素量的增加亦可以使血钾转移到细胞内，从而使血清血钾水平降低。对于患者具有良好的尿液输出量和血清低钾状态，钾应该被添加到开始输注胰岛素的治疗之中。

3．如何监测

（1）一般状态监测：对于存在糖尿病的患者，进行早期血糖水平监测，并实施恰当的干预可以显著降低糖尿病酮症酸中毒发生率及早期诊断率。而对于那些并不知道自己身患糖尿病的患者，糖尿病酮症酸中毒通常

极易引起临床的误诊和误治。

（2）尤其是对于胰岛素依赖型糖尿病患者，血液监测应每 2 ～ 4 小时 1 次，监测的内容应当包括血清电解质、肾功能、二氧化碳含量和 pH。阴离子间隙是有价值的临床治疗反应指标，当诊断为糖尿病酮症酸中毒时应当积极监测患者的血氧饱和度，并评估患者的脱水程度。一般情况下监测患者的尿量可以初步反应患者的组织灌注状态。

（3）此外，对糖尿病酮症酸中毒患者生命体征的监测，需要密切监测血清葡萄糖，电解质（钠、钾），动脉血气，血 β- 羟基丁酸酯以及阴离子间隙[4-7]。

四、围麻醉期突发酮症酸中毒的思考

应重点考虑降低风险、维持血糖正常、预防围麻醉期糖尿病急慢性并发症。做到有备无患，切忌忙中生乱，注重医患沟通，严格按临床处理路径。如何预防及化解风险的措施如下。

1．围麻醉期加强血糖监测，做好术前访视，加强术中麻醉管理。

2．择期手术应于术前治疗代谢异常，急诊手术术中积极处理。

3．手术时机的选择：对于急症手术应权衡糖尿病的酮症酸中毒的严重性和紧迫性。在手术允许的情况下，尽量争取时间做必要的准备和处理。

4．目前临床上常用的口服降血糖药及其特点[6]：一般手术禁食水前仍可给予二甲双胍、曲格列酮和阿卡波糖，因单一应用这类药物并无低血糖危险，且可降低手术应激反应引起的高血糖，手术前 48 小时应停

用二甲双胍。在小手术时，可给予 1/2 晨量的中效或长效胰岛素，直至患者清醒且能够进食，手术时间较长的患者可给予中效或长效胰岛素皮下注射，剂量为其晨量的 1/2，同时输注含糖的液体；术前多次注射胰岛素的患者，无论是长效还是中效，手术前夜均应减量，术中监测血糖水平（2～4 小时 1 次），由于皮下注射吸收不可靠，当血流动力学不稳定、体温过低或给予血管加压药时应以静脉注射为主[6-8]。

五、围麻醉期突发酮症酸中毒的典型案例分享

成功案例[9]，男性，68 岁，以高热、腹痛、皮肤及巩膜黄染 3 天入院。黄疸进行性加重，腹痛加剧，尿量＜ 500ml/d，既往患高血压病 10 年，胰岛素依赖型糖尿病 3 年。体检：体温 39.8℃，脉搏 110 次 / 分，呼吸 30 次 / 分，血压 120/70mmHg，全身衰竭状，巩膜及皮肤明显黄染，双肺呼吸音粗，未闻及干、湿啰音。心率 130 次 / 分，心律失常，腹部膨隆，上腹压痛、反跳痛明显。尿酮体（++++），血糖 26mmol/L，HCO_3^- 18mmol/L，血清总胆红素 80.0μmol/L，直接胆红素 56.8μmol/L，血清丙氨酸转氨酶 300U/L。心电图示：心房颤动。B 超示：胆总管扩张、胆囊明显增大。诊断：急性化脓性胆囊炎、胆管炎；胰岛素依赖型糖尿病合并糖尿病酮症酸中毒。经应用抗生素及胰岛素治疗后，症状加重而行急诊手术。术前按糖尿病酮症酸中毒的处理原则，两条通道予以补液及应用胰岛素并持续至术后。全身麻醉手术，因考虑到患者为高龄、病情危重、原有高血压，在未用降压药血压为 110/70mmHg，可能存在血容量不足。

全身麻醉状态下，机体处于低代谢水平，应激能力下降，故维持血糖水平在 9～10mmol/L，以免血糖下降过快加重血容量不足，使手术耐受性减低。术中注意补液，手术顺利切除胆囊。术后次日尿酮体转阴，血糖波动在 10～20mmol/L，继以胰岛素 8～16U 加 5% 葡萄糖 500ml（血糖＜ 16mmol/L 时）或胰岛素 12～16U 加生理盐水 500ml（血糖＞ 16mmol/L 时），酌情静脉滴注至患者进食后改为 3 餐前 30 分钟皮下注射。伤口Ⅳ期愈合，血糖稳定在 6～7mmol/L 后改为格列齐特口服，疗效满意。

失败案例[10]，回顾性分析 2003/2009 郑州人民医院肾移植科收治的 18 例肾移植后糖尿病酮症酸中毒患者的临床资料，既往肾移植前有糖尿病病史者 2 例，均为非胰岛素依赖型糖尿病；无糖尿病病史者 16 例。酮症发生的时间为肾移植后 3 天～ 2.5 年。早期临床表现为倦怠乏力、肌肉酸痛、发热等。随着病情的发展很快出现脱水和神经系统症状及体征。对症给予小剂量胰岛素，补液，纠正电解质酸碱平衡失调，去除诱因以及针对并发症等治疗。

结果与结论：治疗成功 13 例，人 / 肾存活良好，成功率 72%；3 例死亡，1 例死于感染性休克，2 例死于多器官功能衰竭，病死率 17%；2 例患者救治成功，但移植肾功能丧失，恢复血液透析。提示肾移植后糖尿病酮症酸中毒是与抗排斥药物及移植肾功能密切相关的严重的肾移植后并发症，临床表现不典型，处理不当易致严重后果，需引起临床足够重视。

（罗 婷 肖兴鹏）

参考文献

[1] 叶任高. 内科学［M］. 6版. 北京：人民卫生出版社，2004：76

[2] 钱荣立. 关于糖尿病的新诊断标准与分型［J］. 中国糖尿病杂志，2000，8（1）：5-6

[3] 黄汉伟. 糖尿病酮症酸中毒的诊治探讨（附24例分析）［J］. 河北医学，2005，2（6）：557-558

[4] 李守华，张德海. 68例糖尿病患者围手术期麻醉治疗体会［J］. 中外医学研究，2011，9（2）：20-22

[5] 伯伟，汪四虎，黄大祥，等. 以酮症酸中毒起病的初发糖尿病临床特点分析［J］. 安徽医药，2015，19（2）：332-334

[6] 徐岗村，董吉祥. 糖尿病酮症酸中毒的研究进展［J］. 中华临床医师杂志（电子版），2015，9（19）：3630-3633

[7] 吕红杰，杨光辉. 急诊手术合并糖尿病酮症酸中毒13例分析［J］. 中国社区医师（医学专业），2012，14（3）：82

[8] 李宇. 糖尿病患者手术围麻醉期的治疗体会［J］. 中外医学研究，2012，10（9）：100

[9] 郑丽丽，王建功，陈彩萍. 糖尿病酮症酸中毒急诊手术时的处理［J］. 中国急救医学，2002，22（4）：236-238

[10] 沈蓓莉，蔡文莉，邢利，等. 肾移植后糖尿病酮症酸中毒18例［J］. 中国组织工程研究与临床康复，2011，15（5）：916-919

第58章　围麻醉期突发低血糖

一、围麻醉期突发低血糖的发生情况及危害

　　低血糖是指血液中葡萄糖低于正常水平的一种病理状态，多发生于夜间凌晨或午晚餐前。低血糖症是由一组多种病因引起的以血浆葡萄糖（简称血糖）浓度过低，临床上以交感神经兴奋和脑细胞缺糖为主要特点的综合征[1,2]。低血糖判断标准[3-4]：血糖≤3.9mmol/L；伴有交感神经兴奋症状如心悸、焦虑、出汗、饥饿等或中枢神经症状如神志改变、认知障碍、昏迷和抽搐等。目前一般以血浆葡萄糖浓度低于2.8mmol/L作为低血糖症的标准。严重低血糖（指血糖低于1.4～1.7mmol/L）时患者可出现昏迷甚至死亡。美国、欧洲低血糖的发病率占急症病例的0.5%以下，新加坡的药物性低血糖发生率占就诊人数0.4%～0.8%，中国香港特区为1.5%[5]。

　　临床上按低血糖症的发生与进食的关系分为空腹（吸收后）低血糖症和餐后（反应性）低血糖症。空腹低血糖症常见于不适当的高胰岛素血症，餐后低血糖症常见于胰岛素反应性释放过多。临床上反复发生空腹低血糖症提示有器质性疾病；餐后引起的反应性低血糖症，多见于功能性疾病。某些器质性疾病（如胰岛素瘤）虽以空腹低血糖为常见，但也可有餐后低血糖发作。

　　低血糖症可引起严重的脑功能不良、心功能受损、肺水肿甚至死亡，因此应尽量避免。正常人体需100～125g/d外源性葡萄糖作为能量支持。脑细胞所需要的能量几乎完全来自葡萄糖。血糖下降至2.8～3.0mmol/L时，胰岛素分泌受抑制，升糖激素（胰高血糖素、肾上腺素、生长激素和糖皮质激素）分泌增加，出现交感神经兴奋症状。血糖下降至2.5～2.8mmol/L时，大脑皮质受抑制，继而波及皮质下中枢包括基底节、下丘脑及自主神经中枢，最后累及延髓；低血糖纠正后，按上述顺序逆向恢复。

　　低血糖呈发作性，时间及频率随病因不同而异，临床表现可归纳为以下两方面：①自主（交感）神经过度兴奋表现。低血糖发作时交感神经和肾上腺髓质释放肾上腺素、去甲肾上腺素和一些肽类物质，表现为出汗、颤抖、心悸、紧张、焦虑、饥饿、流涎、软弱无力、面色苍白、心率加快、四肢冰凉、收缩压轻度升高等。②脑功能障碍的表现。低血糖时中枢神经的表现可轻可重。初期表现为精神不集中、思维和语言迟钝、头晕、嗜睡、视物不清、步态不稳，可有幻觉、躁动、易怒、行为怪异等精神症状。皮质下受抑制时可出现躁动不安，甚而强直性惊厥，锥体束征阳性。波及延脑时进入昏迷状态，各种反射消失。如果低血糖持续得不到纠正，常不易逆转甚至死亡。

　　低血糖时临床表现的严重程度取决于：①低血糖的程度；②低血糖发生的速度及持续的时间；③机体对低血糖的反应性；④年龄等。

低血糖时机体的反应个体差别很大，低血糖症状在不同的个体可不完全相同，但在同一个体可基本相似。长期慢性低血糖者多有一定的适应能力，临床表现不太显著，以中枢神经功能障碍表现为主。糖尿病患者由于血糖快速下降，即使血糖高于 2.8mmol/L 也可出现明显的交感神经兴奋症状，称为"低血糖反应"。部分患者虽然低血糖但无明显症状，往往不被觉察，极易发展成严重低血糖症，陷于昏迷或惊厥称为未察觉的低血糖症（hypoglycemia unawareness）。对于病情危重的患者和有肝、肾、心脏、脑等多器官功能损害者，应重视低血糖症的发生。患者可因年老衰弱，意识能力差，常无低血糖症状。慢性肾上腺皮质功能减退者、营养不良、感染、败血症等均易导致低血糖症，应格外引起注意。

二、围麻醉期突发低血糖的原因分析

1. **主要原因**　围麻醉期低血糖的主要原因包括术前口服降血糖药或胰岛素应用不当、其他影响血糖的药物、术前禁食、水和器质性疾病致低血糖等[6]。口服降血糖药引起低血糖反应，以磺脲类中的格列本脲为主。胰岛素应用不当包括：①剂量不当；②注射部位及方式不当，身体各注射部位对胰岛素的吸收速度由快到慢依次为腹部、上臂、臀部、大腿，有时注射部位的变更可导致胰岛素浓度的升降；③注射方式也影响胰岛素的吸收速度，如肌内注射较同一部位皮下注射吸收快且恒定；④静脉输液过程中，液体中胰岛素的浓度偏高，输注速度过快。糖尿

病患者发生围麻醉期低血糖并不少见，尤其于外科手术中或手术后，主要是因为术前血糖控制过度或术中未注意给予一定量的糖，而致能量消耗过度；或在外科感染时，加大了胰岛素的用量，但当感染控制后，却未能及时调整胰岛素的用量，出现胰岛素应用相对过量所致。非糖尿病患者发生围麻醉期低血糖多见于老年患者[7]，由于肝、肾功能不全，肾糖阈升高，胰岛素灭活、降解能力下降，血糖水平与尿糖不相对应，且易于波动。围麻醉期禁食、手术创伤及术后分解代谢增加，导致蛋白质、脂肪迅速动员并分解利用，另外，麻醉使患者对低血糖的反应性降低，禁食、水等均可导致患者在围麻醉期发生低血糖。

2. **空腹低血糖症原因**　围麻醉期，空腹（吸收后）低血糖症以药物性原因（如外源性胰岛素、磺酰脲类及乙醇、喷他脒、奎宁、水杨酸盐等）和重症疾病（如肝衰竭、心力衰竭、肾衰竭、脓毒血症、营养不良等）所致较常见[8]。除此之外，内源性胰岛素分泌过多、胰岛素拮抗激素缺乏和胰外肿瘤等亦可导致围麻醉期空腹（吸收后）低血糖发生。糖尿病患者应用胰岛素和促胰岛素分泌剂治疗时，应注意合并其他用药时的相互作用，许多药物如磺胺甲噁唑、三环类抗抑郁药和血管紧张素转化酶抑制药等可增强降糖作用，有诱发低血糖的危险。

3. **餐后低血糖症原因**　在围麻醉期，餐后低血糖症常见于：①胃切除后食饵性低血糖症；②功能性食饵性低血糖症：患者并无手术史，与多动强迫行为有关；③胰岛增生伴低血糖症；④进餐后期低血糖症：多见于肥胖合并糖尿病者。

三、围麻醉期突发低血糖的应对策略

围麻醉期应尽量维持患者血糖在正常或稍高水平，避免出现低血糖[9]。围麻醉期低血糖预防方案，分别从术前、术中及术后三个阶段入手。

1. 术前血糖管理　糖尿病患者的术前血糖管理须个体化：①一般择期性手术的患者，血糖控制在 7.13～8.34mmol/L 安全范围，尿糖为 ± 或 + 即可，不可强求血糖控制在正常范围，甚至低于此值。②对于通过饮食或口服降血糖药即可良好控制血糖、无糖尿病急慢性并发症者，小型手术可维持原治疗方案；大、中型手术应在术前三天停用长效口服降血糖药，改用短效或中效口服降血糖药或短效胰岛素，原来应用胰岛素者，手术当日将胰岛素用量减少 1/3～1/2。③术前血糖控制不佳、病程较长或急慢性并发症的糖尿病患者，术前 3 天改为胰岛素治疗，根据血糖水平调整胰岛素剂量，禁食期间停止应用餐前胰岛素。④对于接受急诊手术的糖尿病患者，应同时检测血糖和酮体水平，密切监测血糖，保持血糖以 4～6mmol/（L·h）的速度平稳降至理想水平。

2. 术中血糖管理　①小型手术无须特殊处理。②大、中型手术在术中应常规补充葡萄糖，目前多采用双通道方法，即一个通道给予生理盐水 + 短效胰岛素持续输入或胰岛素泵皮下胰岛素基础量持续泵入，另一通道给予静脉葡萄糖营养支持，也可采用极化液方式给予。术中葡萄糖需要量成年人为 2～4mg/（kg·min），儿童为 5mg/（kg·min）。术中应每 0.5～1 小时监测 1 次血糖，特别是全身麻醉者，使患者术中血糖不低于

6.5mmol/L。

3. 术后血糖管理　患者术后处于高分解状态，加强营养支持尤为重要，一般将总热量供给维持在 20～30cal/（kg·d）。①小型手术继续术前降糖方案，控制目标是空腹血糖 6～7mmol/L，餐后 2 小时血糖控制在 < 10mmol/L，必要时加用胰岛素。②大、中型手术患者术后须持续静注葡萄糖 + 普通胰岛素，保证葡萄糖输入量 ≥ 150g/d，以保障那些仅依赖葡萄糖供给组织的能量供给。术后常规每 3～4 小时监测 1 次血糖，目标血糖范围是 7～10mmol/L。同时，须监测肝肾功能、酮体和电解质水平。待患者恢复进食后，将胰岛素改为皮下注射，一般采用 3 餐前短效胰岛素 + 睡前长效胰岛素的治疗方案。待伤口愈合后，根据血糖情况决定使用胰岛素还是改用口服降血糖药治疗。

围麻醉期低血糖治疗方案：治疗包括两方面，一是解除神经缺糖症状，二是纠正导致低血糖症的各种潜在原因[10]。

（1）低血糖发作的处理：轻者口服糖水、含糖饮料，或进食糖果、饼干、面包、馒头等即可缓解。重者和疑似低血糖昏迷的患者，应及时测定毛细血管血糖，甚至无须血糖结果，及时给予 50% 葡萄糖液 60～100ml 静脉注射，继以 5%～10% 葡萄糖液静脉滴注，必要时可加用氢化可的松 100mg 和（或）胰高血素 0.5～1mg 肌内或静脉注射。神志不清者，说明脑水肿的存在，应给予 20% 甘露醇 250ml，20～30 分钟快速滴完。切忌进食以避免发生呼吸道窒息。有心律失常患者给予抗心律失常药物治疗。

（2）病因治疗：确诊为低血糖症（尤其

空腹低血糖发作者），大多为器质性疾病所致，应积极寻找致病原因进行对因治疗；若因药物引起者应停药或调整用药；疑胰岛细胞瘤者，则应术前明确定位并进行肿瘤切除术，预后大多良好。

葡萄糖 - 胰岛素输注方案：围麻醉期控制血糖方案有很多种，通常应依据手术种类及强度、糖尿病患者患病类型、术前药物治疗及代谢情况的不同采用不同的治疗措施，

可参见 Smiley 等[11] 推荐的方案。一般而言，无论手术大小所有的胰岛素依赖型糖尿病患者围麻醉期均需胰岛素治疗；行大手术或冠状动脉血管重建术的糖尿病和非糖尿病患者，围麻醉期也需严格控制血糖。Ann Miriam 等[12] 推荐的葡萄糖 - 胰岛素输注方案，简单易行且效价比合理，用于择期手术糖尿病患者围术期血糖控制很少发生低血糖（表 58-1）。

表 58-1　Ann Miriam 等推荐的葡萄糖－胰岛素输注方案

血糖（mg/dl）	治　疗
＜ 70	停止输注胰岛素，快速输注 100ml D5W*，每 15 分钟测 1 次血糖
71 ～ 100	停止输注胰岛素，以 100ml/h 的速率输入 D5W，每 1 小时测 1 次血糖
101 ～ 150	1U 胰岛素 +100ml D5W/h，每 1 小时测 1 次血糖
151 ～ 200	2U 胰岛素 +100ml D5W/h，每 1 小时测 1 次血糖
201 ～ 250	3U 胰岛素 +100ml D5W/h，每 1 小时测 1 次血糖
251 ～ 300	4U 胰岛素 +100ml D5W/h，每 1 小时测 1 次血糖
＞ 300	血糖浓度每增加 1 ～ 50mg/dl，增加 1U 胰岛素于 100ml 生理盐水中，以 100ml/h 速度输注，每 1 小时测 1 次血糖

注：*D5W 为 5% 葡萄糖液

四、围麻醉期突发低血糖的思考

围麻醉期间尤其是全身麻醉期间发生低血糖是一种非常严重的医疗意外情况，其有百害而无一益。因此，我们务必采取措施，尽量避免低血糖的发生。

1. 全身麻醉期间低血糖误诊的客观性和危害　虽然低血糖在麻醉中发生率并不高，但是一旦发生如不能及时的诊断并治疗后果是十分凶险的，可能导致难以解释的苏醒延迟及神经功能障碍，严重时危及患者的生命。麻醉过程中对低血糖的及时诊断存在

困难。所以，在低血糖发生之前进行有效的预防就显得格外重要。

2. 提高预防能力　通过加强对糖尿病患者围麻醉期血糖的监测与治疗是有意义的，但并不能降低术前未诊断糖尿病患者围麻醉期低血糖的发生率。在临床工作中主要还是应该从以下几个方面提高围麻醉期低血糖发生的预防能力。

（1）全身麻醉前，做好术前访视工作，若患者有糖尿病病史，则麻醉过程一定要提高警惕，防止患者发生围麻醉期低血糖。

（2）根据血糖监控调整围麻醉期治疗方

案，是预防围麻醉期低血糖的重要措施。避免麻醉期间滥用药物，应严格掌握用药原则。

（3）在麻醉期间宜提高警惕，加强监测，做好围麻醉期低血糖的预案。当清醒患者突然出现交感兴奋的症状如出汗、颤抖、心悸、紧张、焦虑、饥饿、流涎、软弱无力、面色苍白时，全麻患者出现心率加快、四肢冰凉、收缩压轻度升高时，全麻后出现难以解释的苏醒延迟及神经功能障碍时，应迅速排除仪器设备问题，并进行血糖测定并采取相应治疗，以免延误治疗时机。

3. 提高防治能力的措施　麻醉医师在麻醉过程中应高度警惕围麻醉期低血糖的发生，将围麻醉期低血糖等麻醉过程中的紧急事件的处理预案作为年轻医师的日常培训内容，有计划地做模拟训练将有助于提高抢救的成功率。麻醉科宜制定处理围麻醉期间低血糖的临床路径，培训全体医护人员掌握如何识别和应对围麻醉期低血糖。

五、围麻醉期突发低血糖的典型案例分享

病例 1，患者，男性，35 岁，体重 65kg。因全身大面积烧伤后双手瘢痕挛缩拟在全身麻醉下行双手瘢痕松解植皮术（系第 3 次住院手术）。入院检查血红蛋白 105g/L，葡萄糖 8.9mmoL/L，其他未见明显异常。患者禁食 12 小时，术前 30 分钟肌内注射苯巴比妥 0.1g、阿托品 0.5mg。入手术室后常规 SpO$_2$、血压、心率、心电监测。查血压 116/75mmHg（1mmHg=0.133kPa），心率 109 次 / 分钟，SpO$_2$ 96%。开放外周静脉后平衡液输注。麻醉诱导用咪达唑仑 2mg、芬太尼 0.1mg、丙泊酚 100mg、罗库溴铵 50mg 缓慢

静脉注射诱导，经口腔气管插管，血压心率均无明显变化，随后丙泊酚 4mg/（kg•h）、瑞芬太尼 0.2μg/（kg•min）静脉微泵维持。10 分钟后血压下降至 80/50mmHg，给麻黄碱 10mg 静脉注射，血压 80/55mmHg，再次麻黄碱 15mg 静脉注射，血压下降至 65/45mmHg，心率 90 次 / 分，随即单次多巴胺 1mg 静脉注射，并持续给予多巴胺 5μg/（kg•min）微泵注入，停麻醉停手术。血压持续下降至 50/40mmHg，心率降至 40 次 / 分，后给予肾上腺素 50μg + 50μg + 50μg（5 分钟内）、地塞米松 10mg、氢化可的松 50mg 静脉注射，血压逐渐上升至 170/80mmHg，心率 90 次 / 分。急查血糖值 1.1mmol/L，随即给予 50% 葡萄糖溶液 20ml 静脉注射，5% 葡萄糖溶液 200ml 加压输注，血压渐平稳至 110 ～ 120/70 ～ 80mmHg，心率 80 ～ 95 次 / 分，同时开放右颈内静脉，测中心静脉压 12cmH$_2$O，再次测血糖 9.8mmol/L，从发现血压下降开始至血压心率稳定持续约 10 分钟、20 分钟后患者自然清醒，拔管回病房，择期再行手术。

患者术中血压降低的原因有：①麻醉药或麻醉因素；②手术操作的因素；③神经反射性低血压；④肾上腺皮质功能衰退。本文患者术中严重低血压，未发现明显诱因。追问病史术前 4 个月发现血糖升高至 16.8mmol/L，一直以胰岛素控制血糖。自行每次 0.2ml，每日注射 4 次，血糖控制在 8 ～ 12mmol/L。患者术前晚禁食水，手术当天停胰岛素，当日晨查血糖 8.2mmoL/L，无低血糖表现。患者麻醉诱导后血压下降推测系低血糖所致。经给葡萄糖处理取得良好效果可以初步证实。手术麻醉中一般会产生应激性血糖升高，而血糖降低少见，往往容

易被忽视，严重的低血糖往往会危及生命，应引起足够重视。如果糖尿病患者术中出现不明原因大汗、血压下降，首先应考虑低血糖。因此，糖尿病患者术中应该密切监测血糖。

病例2，患者，女性，34岁，体重75kg，孕期39周，计划手术分娩，在硬膜外阻滞下行剖宫产手术。体检：心肺听诊无异常，下腹膨隆，脊柱四肢无畸形，无异常感觉，无药物过敏史，无麻醉手术史。实验室检查未见明显异常，心电图检查示正常范围心电图。麻醉经过：患者入手术室后血压135/85mmHg，脉搏120次/分，SpO_2 97%。情绪紧张，开放静脉通路。常规取右侧卧位，L_{2-3} 间隙为穿刺点，穿刺过程顺利，突破感和硬膜外腔负压明显，回吸无脑脊液及血性液液体，头向置管4cm。患者除紧张外无异常感觉，改平卧位，鼻导管吸氧下推注试验量2%利多卡因4ml，5分钟后出现阻滞平面，无腰麻征象，继续推注2%利多卡因10ml，10分钟后阻滞平面范围为 $T_8 \sim L_2$。术者开始洗手，皮肤消毒，铺无菌巾，准备手术开始，作夹皮试验时询问患者，患者无任何反应。检查：患者睫毛反射无反应，压迫眶上神经无反应，双侧瞳孔等大等圆，偶见眼球水平震颤，心肺听诊无异常，各项生命体征均在正常范围。请各科大夫进行会诊，并详细询问其家属患者病史，得知患者有低血糖史，给予50%葡萄糖溶液20ml静脉注射。注毕患者清醒，并对刚才过程无记忆。手术开始，顺利娩出胎儿，Apgar评分10分，给予缩宫素10U子宫肌注，10U静脉滴注。手术过程中生命体征平稳，患者无特殊不适。40分钟后手术结束，安返病房。术后随访未再出现类似情况。

本例在硬膜外麻醉约20分钟后出现低血糖昏迷，临床上较为少见。孕期糖代谢有显著变化，在皮质激素及胎盘催乳素抑制胰岛素功能的作用下，外周葡萄糖利用率降低，肌肉糖原储存量减少，血糖增加及餐后血糖维持时间延长。患者高度紧张，处于高度应激状态，交感-肾上腺髓质系统和下丘脑-垂体-肾上腺皮质轴强烈兴奋，促进糖原分解，升高血糖。综上所述，术中患者血糖应当是升高的，但患者却出现了低血糖昏迷，认为可能与以下几个方面有关：①没有详细询问病史，了解到患者有低血糖史；②硬膜外麻醉可抑制儿茶酚胺和皮质醇分泌，因此血糖并不升高，加之麻醉效果出现以后，解除了患者的疼痛，也解除了患者的紧张情绪，同时也解除了患者的应激状态，使血糖由高血糖状态降至较低水平；③患者由于担心进食的风险而自动延长了禁食、水时间长达14小时，使体内糖原储备减少，加上应激状态时葡萄糖的大量消耗，出现低血糖昏迷。

对于此种情况，应注意以下几点即可避免围麻醉期低血糖昏迷：①详细询问患者病史，特别是既往史更应详细了解，以便术中采取相应对策；②对于有手术指征，根据手术时间，以书面形式通知患者具体的禁食、禁饮时间，保证术前禁食、水医嘱执行的准确和有效，需较长时间禁食者，术前可适当补充水分，除糖尿病患者外，可补充一定量的糖水以补充患者能量，增加糖原储备，提高患者耐受力；③加强术中监测，术中应每0.5～1小时监测1次血糖。

（刘勇攀　王贤裕）

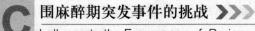
参考文献

［1］叶任高，陆再英 . 内科学［M］. 北京：人民卫生出版社，2008：794.

［2］郑欣 . 糖尿病低血糖 32 例临床分析［J］. 临床医药实践，2012，21（4）：319-320

［3］刘宏利，景流芳，张中东，等 . 急诊糖尿病低血糖昏迷的病因分析与防范措施［J］. 河北医学，2011，2（11）：146-148

［4］周丽 . 糖尿病低血糖临床分析［J］. 中国实用医药，2007，2（3）：27-28.

［5］滕兵 . 糖尿病并发低血糖临床急救分析［J］. 中国卫生产业，2014，09:57-58

［6］赵青 . 急诊糖尿病低血糖昏迷病因及防范措施分析［J］. 糖尿病新世界，2014，22（6）：130-132

［7］施伟华 . 急诊糖尿病低血糖症 40 例临床分析[J].中国医药指南，2013，25（7）：138-139

［8］曹秀云 . 糖尿病低血糖的预防和治疗探究［J］. 中国社区医师：医学专业，2011，13（30）：321

［9］张永江，许春晓 . 32 例糖尿病低血糖昏迷患者的治疗体会［J］. 医学信息：上旬刊，2010，23（10）：3651-3652

［10］傅丽 . 胰岛素临床不良反应及治疗［J］. 中国误诊学杂志，2007，7（9）：2017

［11］Smiley DD, Umpierrez GE. Perioperative glucose control in the diabetic or nondiabetic patient［J］. South Med J, 2006, 99（6）：580-589

［12］Minam A，Korula G. A simple glucose insulin regment for perioperative blood glucose control：the Vellore regiment［J］. Anesth Analg，2004，99（2）：598-602

第 59 章　围麻醉期突发高血糖

一、围麻醉期突发高血糖的发生情况及危害

围麻醉期突发高血糖的定义：美国糖尿病学分会（ADA）2012 年将空腹血糖过高范围定为 ≥ 6.0mmol/L 并 < 7.0mmol/L，负荷后 2 小时血糖过高范围定为 ≥ 7.8mmol/L 并 < 11.1mmol/L，超越此上限者为高血糖[1]（hyperglycemia）。

随着经济快速发展、人口老龄化及肥胖症患者的增加，糖尿病的发病率也在急骤增加，相应需要接受手术和麻醉的糖尿病患者也显著增加[2]，根据最新流行病学调查显示：糖尿病在美国最常见的死亡原因中排第 6 位，而中国目前可能已成为糖尿病患者数量最多的国家，约有 9240 万成年人患有糖尿病[3]。

有研究表明，糖尿病患者约占外科手术住院患者的 20%，而且外科择期手术的患者长期血糖控制不佳可导致术后的不良后果，并且血糖剧烈波动增加患者在 ICU 的住院时间和病死率[4]，有并发症患者每年的医疗费用是无并发症患者的 10 倍[5]。围麻醉期糖尿病患者的血糖会受手术及麻醉应激等多因素的影响，使血糖管理相对复杂且易出现严重的并发症，如酮症酸中毒、饥饿性酸中毒、高渗性昏迷等。因此，糖尿病手术患者需进行严格的术前评估及准备，加强围麻醉期的血糖监测与管理，防止或减少糖尿病并发症的发生，使患者安全、平稳地度过围麻醉期。

大量研究证实，围麻醉期高血糖导致各种并发症发生率的升高和生存率的下降，又与心血管疾病高血压、肾功能不全及术后并发症增加有关。具体如下。

1. **降低免疫力**　高血糖可通过抑制中性粒细胞的黏附、趋化、吞噬作用，降低其细胞杀伤力，从而降低宿主对感染的抵抗力。急性、短期高血糖可产生促中性粒细胞呼吸爆发作用，减少超氧化物生成，抑制磷脂酶 C 的活性并改变补体功能，从而削弱免疫系统功能[6]。

2. **降低伤口愈合力**　高血糖被证实可抑制胶原蛋白合成，抑制损伤部位新生血管形成并降低毛细血管容量，从而降低血糖控制不佳的糖尿病患者的伤口愈合能力[7]。糖尿病患者可有高级糖基化的终产物蓄积，并可能对细胞外基质的生成、细胞因子生成以及细胞功能产生负面影响，从而阻止伤口愈合。

3. **致内皮细胞功能紊乱**　高血糖致血浆游离脂肪酸增多是导致内皮细胞功能紊乱的主要原因，可通过以下途径影响内皮细胞功能：①激活在调节血管张力和血管平滑肌细胞增生机制中起重要作用的蛋白激酶 C；②抑制氧化亚氮合成酶的活性，降低氧化亚氮对内皮细胞的舒张作用；③诱导线粒体产生活性氧簇，进而激活细胞外信号调节酶并抑制 DNA 合成，导致内皮细胞功能降低；④激活核因子 κb，诱导产生炎症细胞因子和超氧化物，对内皮细胞造成炎症损伤。

4. **增强氧化应激**　研究显示氧自由基

在促进细胞凋亡和组织缺血再灌注损伤中起重要作用[6]。持续高血糖可致氧化应激增强，而后者被认为是各种糖尿病并发症发生机制的共同通路。最新研究还发现，无论是否存在慢性持续高血糖状态，血糖的波动可独立的、特异性地激活氧化应激[8]。

5. 其他 高血糖还可加重缺血脑细胞内酸中毒，从而加剧缺血性脑损伤；升高的游离脂肪酸可增加心肌需氧量和钙离子负荷，从而导致心律失常和心功能降低等[9]。

二、围麻醉期突发高血糖的原因分析

导致围麻醉期血糖水平增高的原因较多，主要原因分析如下。

1. 患者因素 对于胰岛素相对和绝对缺乏的糖尿病患者，手术应激引起的升糖反应可能更为显著。危重病患者由于术前常需皮质激素治疗，或进行糖含量较高的肠外或肠内营养支持等，围麻醉期升糖作用可增强[10]。

2. 手术因素 手术创伤引起的应激反应可促使应激激素分泌增加和炎性细胞因子的大量释放[11]。这些改变可促进分解代谢，抑制胰岛素释放，降低组织对胰岛素的敏感性，从而导致组织糖利用下降、肝糖输出增多，引起血糖升高。此外，脂解作用增加可致血浆游离脂肪酸增多，增高的游离脂肪酸可致糖尿病或非糖尿病患者产生剂量依赖性胰岛素抵抗，并可抑制糖利用和糖原合成。手术期间机体的代谢变化与非胰岛素依赖型糖尿病患者代谢变化极为相似，学者称为"损伤性糖尿病"。除手术创伤外，与手术相关的其他因素也会影响升糖反应强度。例如心脏手术期间，低体温对胰岛素释放的抑制作用、拟肾上腺类药物的促升糖作用和对胰岛素的抑制作用等因素，均可导致该类手术升糖反应增强。

3. 麻醉因素 全身麻醉引起的升糖反应较局部麻醉和硬膜外麻醉明显。全身麻醉期间患者各类应激激素水平均升高。硬膜外麻醉则可抑制儿茶酚胺和皮质醇分泌，因此血糖并不升高。低位腰麻还可保存胰岛素对单次大剂量葡萄糖的反应。吸入麻醉药物可抑制胰岛素分泌，并增加肝糖原输出。静脉麻醉药物中氯胺酮和吗啡可引起血糖升高。大剂量苯二氮䓬类可降低手术引起的升糖反应。大剂量阿片类可减弱升糖反应。重复剂量的依托咪酯可抑制肾上腺功能，减弱升糖反应。丙泊酚与舒芬太尼联合麻醉可减弱升糖反应。

三、围麻醉期突发高血糖的应对策略

对于围麻醉期高血糖的管理，传统观点着重于术前和术后严重的高血糖和低血糖的处理上。而最近临床研究证实，严格控制术中血糖浓度在一定范围内，能影响患者的临床愈后[12]。

美国内分泌协会联合美国麻醉医师协会推出了血糖管理指南，强调"合理的、可行的、安全的"血糖控制目标。包括：①维持血糖＜ 10.0mmol/L；② ICU 患者维持血糖范围 4.4 ～ 6.1mmol/L；③避免口服降血糖药，除非患者普通膳食；④对胰岛素缺乏的患者提供基础量胰岛素；⑤建立并执行低血糖预防和处理方案。

胰岛素治疗是高血糖的重要治疗方法，胰岛素治疗有不同方式，如皮下注射、持续静脉输注联合单次静脉注射。

1. 皮下注射方式　Krinsley 对 800 例 ICU 患者行皮下注射胰岛素治疗，有 69% 的患者血糖控制在 7.7mmol/L 以下，若血糖控制欠佳则改为静脉输注胰岛素。有报道，皮下注射胰岛素，手术后 48 小时患者血糖才控制在合适水平。White 等对 1 例行椎间盘手术的胰岛素依赖型糖尿病患者利用胰岛素持续皮下输注泵行胰岛素输注，围术期血糖波动较小。

2. 胰岛素 - 葡萄糖 - 钾输注方式　胰岛素 - 葡萄糖 - 钾方案最初不是用来调节血糖，而是在心外手术中作为一种心肌保护剂。Bonnier 等研究报道，有严重糖尿病的患者用胰岛素 - 葡萄糖 - 钾控制血糖，平均血糖值控制在 10.1mmol/L。最近一项研究采用短期执行胰岛素 - 葡萄糖 - 钾方案加胰岛素单次注射，血糖可控制在（7.7±0.2）mmol/L，均未能达到标准血糖水平 4 ～ 6mmol/L。但 Visserl 等指出用胰岛素 - 葡萄糖 - 钾方案控制血糖，只有 15% 出现高血糖；Robertshaw 等也表示胰岛素依赖型和非胰岛素依赖型糖尿病患者行中等或较大手术可用胰岛素 - 葡萄糖 - 钾治疗方案维持围手术期血糖≤ 10mmol/L。

3. 持续静脉胰岛素输注方式

（1）浮动计算法：传统的血糖管理方法——浮动计算法控制血糖并未取得满意效果，一项研究中心血管外科手术的糖尿病患者利用该方法控制血糖，平均血糖高达 9.5mmol/L；另一项对 29 例心肌梗死患者所做的研究中观察到血糖水平可维持在 8.2mmol/L [13]。

（2）动态计算法：危重患者采用动态计算法输注胰岛素可得到较好结果。一项对内外科混合 ICU 患者所做的研究表明[14]，执行该方案后血糖可控制在 4.5 ～ 6.1mmol/L，严重低血糖发生率由 16% 下降至 4%。另一项对 27 例 ICU 患者研究中发现平均血糖可＜ 6.6mmol/L。与浮动计算法相比，动态胰岛素计算法可使血糖调控在预订目标[15]。

研究表明[16]，胰岛素泵持续皮下输注和多次胰岛素皮下注射均可有效控制高血糖，且用胰岛素泵达到血糖良好控制的时间明显短于多次胰岛素注射。高血糖治疗方案要考虑到调整胰岛素剂量，主要依据一个固定的血糖值（在一个范围内）变化。为了满足治疗需要，高血糖的一个治疗方案可以结合胰岛素的多种给药方式。一般推荐静脉输注胰岛素剂量见表 59-1。

表 59-1　术中胰岛素的输注剂量

血糖（mmol/L）	胰岛素输入速度（U/h）	若血糖不能维持＜ 10mmol/L，胰岛素输入速度（U/h）
＜ 4	0	0
4.1 ～ 9	1	2
9.1 ～ 13	2	3
13.1 ～ 17	3	4
17.7 ～ 28	4	6
＞ 28	6	8

四、围麻醉期突发高血糖事件的思考

围麻醉期间尤其是全身麻醉期间发生高血糖是一种非常严重的医疗意外，其有百害而无一益。因此，我们务必采取措施，尽量避免高血糖的发生。

1. 全身麻醉期间高血糖误诊的客观性和危害　糖尿病患者术前如未经严格的血糖控制和调整，围麻醉期可能发生严重的高血糖，除了引起术后感染及伤口难以愈合外，也可能在术中引起严重的心律失常甚至诱发心肌梗死，酮症酸中毒可导致严重及难以纠正的水、电解质紊乱，可能导致难以解释的苏醒延迟及神经功能障碍，严重时危及患者的生命。麻醉过程中对高血糖的及时诊断存在困难。所以，在高血糖发生之前进行有效的预防就显得格外重要。

2. 提高预防能力　通过加强对糖尿病患者围麻醉期血糖的监测与治疗是有意义的，但并不能降低术前未诊断糖尿病患者围麻醉期高血糖的发生率。在临床工作中主要还是应该从以下几个方面下手提高围麻醉期高血糖发生的预防能力。

（1）全身麻醉前，做好术前访视工作，若患者有糖尿病病史，则麻醉过程一定要提高警惕，防止患者发生围麻醉期高血糖。

（2）根据血糖监控调整围麻醉期治疗方案，是预防围麻醉期高血糖的重要措施。避免麻醉期间滥用药物，应严格掌握用药原则。

（3）在麻醉期间宜提高警惕，加强监测，做好围麻醉期高血糖的预案。当清醒患者突然出现多尿、恶心、呕吐及呼吸深快等，全麻患者出现严重失水、肾前性氮质血症、低血压甚至休克时，全麻后出现难以解释的苏醒延迟及神经功能障碍时，应迅速排除仪器设备问题，并进行血糖测定并采取相应治疗，以免延误治疗时机。

3. 提高防治能力的措施　麻醉医师在麻醉过程中应高度警惕围麻醉期高血糖的发生，将围麻醉期高血糖等麻醉过程中的紧急事件的处理预案作为年轻医师的日常培训内容，有计划地做模拟训练将有助于提高抢救的成功率。麻醉科宜制定处理围麻醉期间高血糖的临床路径，培训全体医护人员掌握如何识别和应对围麻醉期高血糖。

五、围麻醉期突发高血糖事件的典型案例分享

病例 1，患者，男性，80岁，体重56kg，因排尿困难十年余，加重1周收治入院。术前心肺功能正常，血钾 3.6mmol/L，钠146mmol/L，氯112mmol/L，肌酐164μmol/L，血糖 10mmol/L，红细胞 $4.36×10^{12}$/L，血细胞比容 0.36%，其余辅助检查正常。进入手术室后于侧卧位下行 L_{3-4} 棘间穿刺，向蛛网膜下隙缓慢注入重比重布比卡因7.5mg，退出针内针后向头侧硬膜外腔置入导管，固定翻身后，头高足低位调整腰麻平面，5分钟后平面仅达脐下 T_{11} 节段。改平卧位，10分钟后阻滞平面渐达 T_8 节段，硬膜外腔未给药，于截石位下开始行经尿道行前列腺电切术（TURP），全程面罩吸氧。前列腺冲洗液为上海 Baxter 公司产不含电解质成分的 5% 甘露醇，悬挂高度由外科医生自行固定于手术台面上100cm 处，未经加温处理。手术开始时患者意识清楚，麻醉效果良好，最高阻滞平面达 T_7 节段，累计失血约 300ml，静脉输注林格液 700ml，

冲洗液用量总计 33 000ml，心电图监测显示窦性节律，心率 55～65 次/分，血压 130～140/70～80mmHg，SpO_2 100%。手术后期患者自诉头晕，恶心，为防治水中毒给予呋塞米 5mg 静脉注射，托烷斯琼 5mg 静脉滴注。5 分钟后无明显改善，当时无创血压显示 125/70mmHg，心率 90 次/分，患者呼吸变快，加大氧流量。复查后显示血压 80/40mmHg，心率 100～120 次/分，SpO_2 92%，速给去氧肾上腺素 40μg，观察双侧瞳孔等大正圆，立即经面罩加压供氧。抽血送检示红细胞 $2.94×10^{12}$/L，血细胞比容 0.25%，血清钾 5.73mmol/L，钠 141mmol/L，氯 99mmol/L，血糖 30mmol/L。立即予以胰岛素治疗方案如下：胰岛素 4U 静脉注射后以 6U/h 维持，半小时后复查血糖 15mmol/L，降低胰岛素输注剂量至 3U/h，患者自诉症状改善，生命体征稳定，顺利完成手术。

病例 2，患者，男性，72 岁，因不完全性肠梗阻急诊入院，拟在全身麻醉下行剖腹探查术。10 年前患者有结肠手术史，具体不详，术后恢复良好，无糖尿病病史。入室查体：意识淡漠，双侧瞳孔等大等圆0.25cm，两颊潮红，口唇干裂，体温 37.5℃，呼吸 40 次/分，血压 87/45mmHg，心率 125 次/分。各瓣膜听诊区未闻及病理性杂音，两肺可闻及细小湿啰音，经皮指尖测血氧饱和度为 92%，腹部膨隆，腹胀，四肢冰凉，肢端发绀。四肢肌张力正常，生理反射存在，病理反射未引出。

术前行急诊颅脑 CT 示轻度脑萎缩，胸部 X 线检查示两肺感染，血常规示血红蛋白增高至 16.5g/L，白细胞为 $18×10^9$/L。入室后立即右颈内静脉穿刺建立静脉通路，输入平衡液，左足背动脉穿刺测压，积极抗休克同时采用静脉诱导（咪达唑仑 1mg + 依托咪酯 15mg + 芬太尼 0.2mg + 维库溴胺 6mg），气管插管后行静吸复合麻醉（持续吸入七氟醚 1.5%～2.0%，并追加芬太尼 0.15mg）。手术所见为肠粘连所致不完全性肠梗阻，手术历时 1 小时，手术顺利。术毕结束前 10 分钟即停止吸入药物。术毕 1 小时患者仍无苏醒迹象，自主呼吸未恢复，吸痰等刺激无反应，双侧瞳孔等大等圆 0.3cm，对光反射迟钝。急查血气分析示代谢性酸中毒，血钾 5.23mmol/L，血钠为 156mmol/L，血糖 182mmol/L，考虑为非酮症高渗性糖尿病昏迷（NHDC）。

治疗方案：①立即通过包括中心静脉在内的两条静脉通道，给予 0.9% 氯化钠等渗溶液和血浆，在最初 2 小时内补液 1000ml。4 小时内输入静脉补液总量的 1/3 即 1680ml 后休克纠正，待休克纠正而血浆渗透压高于 360mOsm/L 时，改输 0.45% 的氯化钠溶液。直到血浆渗透压降至 360mOsm/L 时改输 0.9% 氯化钠等渗溶液。12 小时内补液量为总量的 1/2 加尿量，其余在之后 12 小时内补足。②胰岛素治疗：保证血糖在最初 2 小时下降 1/3，待血糖下降至 40mmol/L 时以每小时下降 5mmol/L 为宜，直到血糖在 15mmol/L 时改用 5% 葡萄糖溶液加皮下注射胰岛素治疗。根据血糖水平以 4～10U/h 胰岛素维持，血糖 < 13.9mmol/L 时以 1～2U/h 维持。本例采用微量泵调节滴速，待患者能进食时改为常规皮下注射，恢复常规治疗，同时注意补钾，包括口服（鼻饲）或静脉补充，防治低血钾。③积极治疗肺部感染。④密切监测病情：密切监测患者意识、瞳孔、生命体征、尿量、中心静脉压、皮肤黏膜弹

性和温湿度、色泽及胃肠道症状，每 2 小时监测 1 次血糖、血钠、血钾、血氯、尿素氮、肌酐、二氧化碳结合力，计算有效血浆渗透压，根据中心静脉压和尿量，随时调节补液速度。积极防治并发症。经过一系列有效的监护治疗手段及护理措施，患者血糖平稳下降，于入院 3 天后意识转清醒，血糖下降至 10mmol/L，待患者能进食时改为常规皮下注射胰岛素，恢复常规治疗，20 天后康复出院。

（刘勇攀　王贤裕）

参考文献

［1］American Diabetes Association. Executive summary：Standards of medical care in diabetes-2012 ［J］. Diabetes Care，2012，35（Suppl1）：S4-S10

［2］Kang H. Current therapeutic agents and anesthetic considerations for diabetes mellitus ［J］. Korean J Anesthesiol，2012，63（3）：195-202

［3］Yang W，Lu J，Weng J，et al. Prevalence of diabetes among men and women in China［J］. N Engl J Med，2010，362（12）：1090-1101

［4］Devries JH. Glucose variability：where it is important and how tomeasure it ［J］. Diabetes，2013，62（5）：1405-1408

［5］陈兴宝，唐玲，陈慧云，等. 2 型糖尿病并发症对患者治疗费用的影响评估 ［J］. 中国糖尿病杂志，2003，11（4）：238-241

［6］Mularski KS，Yeh CP，Bains JK，et al. Pharmacist glycemic control team Improves quality of glycemic control in surgical patients with perioperative dysglycemia［J］. Perm J，2012，16（1）：28-33

［7］Hanazaki K，Maeda H，Okabayashi T.

Relationship between perioperative glycemic control and postoperative infections ［J］. World J Gastroenterol，2009，15（33）：4122-4125

［8］Mraovic B，Suh D，Jacovides C，et al. Perioperative hyperglycemia and postoperative infection after lower limb arthroplasty ［J］. J Diabetes Sci Technol，2011，5（2）：412-418

［9］Miyazaki T，Kuwano H. Perioperative management of esophageal cancer patients with endocrine or metabolic disease ［J］. Kyobu Geka，2012，65（8）：753-757

［10］Hofferberth SC，Newcomb AE，Ryan MC，et al. High incidence of insulin resistance and dysglycemia amongst nondiabetic cardiac surgical patients ［J］. Ann Thorac Surg，2012，94（1）：117-122

［11］Malou FP，Erik Thorn，Peter Hansell，et al. Kidney hypoxia，attributable to increased oxygen consumption，induces nephropathy independently of hyperglycemia and oxidative stress［J］. Hypertension，2013，62（5）：914-919

［12］Bhamidipati CM，LaPar DJ，Stukenborg GJ，et al. Superiority of moderate control of hyperglycemia to tight control in patients undergoing coronary artery bypass grafting ［J］. J Thorac Cardiovasc Surg，2011，141（2）：543-551

［13］Bhamidipati CM，LaPar DJ，Stukenborg GJ，et al. Superiority of moderate control of hyperglycemia to tight control in patients undergoing coronary artery bypass grafting ［J］. J Thorac Cardiovasc Surg，2011，141（2）：543-551

［14］Lazar HL，McDonnell MM，Chipkin S，et al. Effects of aggressive versus moderate glycemic control on clinical outcomes in diabetic coronary artery bypass graft patients ［J］. Ann Surg，2011，254（3）：458-463

［15］Abelev Z，Seth A，PatelR，et al. Continuous

insulin infusion is associated with a reduced post-surgical length of stay，but not with the complication rate，in patients with diabetes mellitus undergoing coronary artery bypass graft ［J］. J Endocrinol Invest，2011，34（10）：770-774

［16］ Corney SM，Dukatz T，Rosenblatt S，et al. Comparison of insulin pump therapy（continuous subcutaneous insulin infusion）to alter-native methods for perioperative glycemic management in patients with planned postoperative admissions ［J］. J Diabetes Sci Technol，2012，6（5）：1003-1015

第 60 章　围麻醉期突发嗜铬细胞瘤危象

一、围麻醉期突发嗜铬细胞瘤危象的发生情况及危害

嗜铬细胞瘤起源于由神经嵴中移行出来的嗜铬细胞。嗜铬组织能合成儿茶酚胺，在胚胎时期分布广泛，出生后仅少量残留在肾上腺髓质、交感神经节和体内其他部位，可形成肿瘤性疾病，从而合成及释放儿茶酚胺，引起高血压等症状。起源于肾上腺的为肾上腺嗜铬细胞瘤，肾上腺外交感神经及副交感神经的肿瘤为肾上腺外副神经节瘤。正常的肾上腺髓质合成儿茶酚胺以肾上腺素为主，去甲肾上腺素约占 1/5，肾上腺外肿瘤所释放的几乎全部为去甲肾上腺素，故表现有所不同[1]。嗜铬细胞瘤成人发病率为 0.001% ～ 0.01%，其引起的继发性高血压占高血压患者的 0.6% ～ 1%，主要见于中青年。围麻醉期嗜铬细胞瘤危象，亦称为儿茶酚胺危象，是指体内嗜铬细胞瘤突然释放大量儿茶酚胺入血，造成儿茶酚胺血症；或突然儿茶酚胺分泌减少、停止，由此而产生的以心血管症状为主的一系列临床表现，如高血压危象、高血压和低血压交替发作、儿茶酚胺性心脏急症、抽搐、昏迷、高热等。

嗜铬细胞瘤以发作性高血压伴心悸、多汗、头痛三联征为主要特征，由于临床表现复杂多样，缺乏特异性而易于误诊[2]。而某些患者可因长期高血压导致严重的心、脑、肾损害或因突发严重高血压导致危象，危及生命。

嗜铬细胞瘤患者多以阵发性高血压为特点，病程较长者也可呈现持续性高血压，伴有阵发性加剧，如超高血压。长期恶性高血压可继发心肌劳损、冠状动脉供血不足、肾功能障碍、视网膜炎、糖尿病等。围麻醉期的精神紧张、创伤刺激、肿瘤部位的挤压等均可诱发儿茶酚胺的释放，就会出现严重高血压危象 [收缩压高于 33.3kPa（约250mmHg），持续 1 分钟以上的高血压状况]，甚或心力衰竭、脑出血等，而一旦肿瘤血流完全阻断后由于儿茶酚胺急剧下降又会出现完全相反的结果，表现为严重低血压等循环紊乱，危及患者生命。

二、围麻醉期突发嗜铬细胞瘤危象的原因分析

1. 患者体位、情绪变化、生活习惯改变：如进入手术室时患者情绪紧张，过手术床，术前禁饮食等均可导致自身调节的紊乱，可诱发高血压危象。

2. 麻醉诱导及术前用药不适当，或是麻醉实施过程中的不良刺激，可诱发高血压危象。研究表示麻醉术前常规使用的阿托品有使交感神经兴奋导致心动过速的不良反应，最好用东莨菪碱替代。诱导时尽量使用对循环影响较小的药物如依托咪酯、维库溴铵等。在麻醉实施过程中如静脉穿刺、气管插管等均可导致高血压危象。

3. 手术期间术者的操作影响到肿瘤及

肿瘤相关组织，导致肿瘤释放儿茶酚胺增加诱发高血压危象。手术过程中术者分离、牵拉、挤压肿瘤及与肿瘤相关组织时，常引起儿茶酚胺分泌增加诱发高血压危象。

4. 患者合并缺氧或 CO_2 蓄积也可诱发高血压危象。

5. 手术期间肿瘤切除后儿茶酚胺分泌减少出现严重的低血压或低血糖，可致患者死亡。术中肿瘤切除后血中儿茶酚胺的分泌迅速减少，引起外周血管扩张，再加上血容量不足，可以迅速地出现严重的低血压甚至休克。而在儿茶酚胺分泌减少的同时糖原和脂肪的分解随之降低，胰岛素分泌升高，亦可导致严重的低血糖性休克。两者严重时都可导致患者死亡[3]。

三、围麻醉期突发嗜铬细胞瘤危象的应对策略

围麻醉期快速识别嗜铬细胞瘤危象主要是通过密切观察血压、脉搏、心电图的变化。

1. 嗜铬细胞瘤危象多数首先出现的是迅速发生的持续性的高血压，一旦血压升高超过原水平的 1/3 或达到 26.7kPa（200mmHg）时，除分析与排除诱发原因外，应立即采取降压措施，根据情况应用酚妥拉明 1～5mg 静脉注射或配成 0.01% 的溶液静脉滴注控制血压，也可用硝普钠 50mg 溶于 5% 葡萄糖液 500ml 中静脉滴注以控制血压，或微量泵硝普钠 0.5～1.5μg/（kg•min）。根据血压高低调整，若效果不佳可单次静脉给予酚妥拉明 15mg。若伴有窦性心动过速可静脉给予艾司洛尔 10mg，必要时可重复使用。在探查或分离肿瘤时若血压持续过高或肿瘤剥离时血压骤然下降则暂停手术操作，调整内环境稳定后再继续手术[3]。

2. 出现血压波动时一般合并心率增快，在应用降压药的同时可合并使用 β 受体拮抗药降低心率，短效的 β 受体拮抗药艾司洛尔因其起效快、作用时间短、相对安全性高而常用。同时应注意麻醉深度、缺氧及二氧化碳蓄积问题带来的影响，适当的调整麻醉用药。

3. 肿瘤切除后迅速出现严重的低血压或低血糖时也要警惕嗜铬细胞瘤危象的发生。出现低血压时要立即停用血管扩张药，适当的使用血管活性药物如去甲肾上腺素等，扩容，迅速纠正低血压。若患者合并有儿茶酚胺心肌病时，常表现出顽固性低血压，通常需使用去甲肾上腺素 0.1～0.2mg 静脉注射或将 1mg 去甲肾上腺素溶于 5% 葡萄糖溶液 250ml 中，经静脉持续滴注，延续至术后一段时间，直至心功能完全恢复正常。围麻醉期出现低血糖时常常主观症状比较少，多表现为循环抑制，且对一般处理反应迟钝。当怀疑出现低血糖时应立即行血糖监测，同时立即输注含糖溶液，一般输注含糖溶液后症状可立即缓解，但是输液的同时要时刻监测血糖，边输边调整，以维持体内糖代谢的稳定。

四、围麻醉期突发嗜铬细胞瘤危象的思考

为预防围麻醉期嗜铬细胞瘤危象的发生对麻醉医生提出了很高的要求。首先对术前确诊或拟诊的患者应做好充分的术前准备，包括患者术前控制血压及心动过速等，可预防性使用控制性药物。适当扩容，避免灌肠，避免使用阿托品。麻醉前可使用

咪达唑仑和长托宁，使患者消除紧张情绪，并抑制腺体的分泌，降低迷走神经的张力。全麻诱导选用对循环影响小的药物如依托咪酯等，实行静脉慢诱导，同时在插管时配合使用声门部局部麻醉，降低由麻醉操作过程产生的不良刺激反应。术中麻醉的维持采用静吸复合麻醉，间断使用肌松药，输液适当扩容。为进行及时有效的监测应实行直接动脉监测和中心静脉压，维持中心静脉压在 $8 \sim 12cmH_2O$，$P_{ET}CO_2$ 在 $35 \sim 40mmHg$，密切观察手术过程中收缩压、舒张压、心率及 SpO_2 等生命体征的变化。密切监测血糖及血气。保证至少两组静脉输液管道通畅，并备好各种血管活性药物及抢救药物（利多卡因、酚妥拉明、艾司洛尔、麻黄碱、多巴胺、去甲肾上腺素、甲氧明、硝酸甘油、硝普钠等），配制好并标记明确，做到随用随取。术中嘱术者操作轻巧柔和，避免过多的牵拉和挤压肿瘤。另外，肿瘤切除后应适当给予糖皮质激素，可有效地预防肺水肿、脑水肿，确保手术安全快速地进行。

五、围麻醉期突发嗜铬细胞瘤危象的典型案例分享[4]

患者，女性，52岁，体重58kg。因突然胸闷，后背痛伴明显头晕、出汗，门诊就医测血压240/129mmHg，给予口服降血压药对症处理，用药后患者效果欠佳，并出现全身不适，伴恶心呕吐，以持续性高血压，伴后背痛4小时，CT检查示右肾上腺区占位入院。入院时血压 $220 \sim 150/90 \sim 100mmHg$，心率 $110 \sim 100$ 次/分。体检按右上腹部时，心率立即增加达140次/分，血压上升至250/120mmHg，经ECT检查进一步证实为腹膜后右肾上腺区域占位性病变，大小为 $5.3cm \times 3.0cm \times 6.0cm$，心电图提示：S-T改变，肺、脑功能无明显异常，拟行手术治疗。术前应用肾上腺素能受体阻滞药控制血压，适当扩容，酚妥拉明 60mg/d 分3次口服，准备2周，控制血压 < 140/90mmHg，心率 < 90 次/分，麻醉前用苯巴比妥钠 0.1g，入手术室后开放静脉通道两个，常规心电监护，平静静脉慢诱导，静脉滴注咪达唑仑 2mg，长托宁 0.2mg，芬太尼 0.2mg，丙泊酚 120mg，维库溴铵 8mg，地塞米松 10mg，诱导后，丁卡因喷剂声门部喷一次，行气管内插管，机械通气控制呼吸，术中七氟醚、丙泊酚、瑞芬太尼、维库溴铵维持麻醉。术中监测右桡侧动脉血压，中心静脉压，呼气末二氧化碳值等，输液扩容，备酚妥拉明、艾司洛尔、硝酸甘油、去甲肾上腺素等药，配制好并标注明确。术中分离肿瘤时，反复出现血压升高，心率显著增快，血压最高达 240/170mmHg，静脉注射酚妥拉明，并持续泵注硝酸甘油后得到控制。心率最快达140次/分，静脉推注艾司洛尔后心率下降至90次/分。肿瘤切除后血压下降至80/50mmHg，泵注去甲肾上腺素维持血压在120/80mmHg左右，手术历时3小时，术中输注红细胞 300ml，血浆 300ml，补液 2000ml，始终维持中心静脉压 $5 \sim 12cmH_2O$，术毕患者清醒完全，生命体征平稳，安全送返病房。

（张小亚　肖兴鹏）

参考文献

[1] 王嫘. 嗜铬细胞瘤[J]. 中国实用乡村医生杂志，2015，22（21）：18-19

[2] 刘海春，高洪波，宋伟，等.嗜铬细胞瘤临床特征分析 [J].河北医药，2015，13（7）：1957-1959

[3] 李蓉香，刘保江.嗜铬细胞瘤手术的术前评估及围术期管理 [J].当代医学，2015，21（3）：6-7

[4] 王玉英.肾上腺嗜铬细胞瘤手术的麻醉 [J].中国医药指南，2014，12（17）：313-314

第 61 章　围麻醉期突发尿崩症

一、围麻醉期突发尿崩症的发生情况及危害

1. 围麻醉期突发尿崩症的定义　尿崩症（diabetes Insipidus，DI）是指大量稀释尿的产生及排泄，并伴随血浆晶体渗透压增高的一组综合征。其原因有：①中枢性尿崩症，垂体后叶抗利尿激素（antidiuretic hormone，ADH，血管加压素）的产生和（或）代谢异常；②肾源性尿崩症：肾脏对抗利尿激素反应低下，导致水的重吸收减少；③妊娠期尿崩症：极少发生。围麻醉期尿崩症是指：抗利尿激素是由下丘脑视上核和室旁核的神经细胞分泌的 9 肽激素，经下丘脑 - 垂体束到达神经垂体后叶后释放出来。抗利尿激素作用于远曲小管和集合管上皮细胞管周膜的特异性受体，激活膜内的腺苷酸环化酶，使上皮细胞中环腺苷酸（cAMP）增加，进而引起管腔膜中蛋白激酶激活，水通道开放，提高远曲小管和集合管对水的通透性，促进水的吸收，是尿液浓缩和稀释的关键性调节激素。正常生理情况下，血浆晶体渗透压和循环血量是调节抗利尿激素分泌的主要因素，体内血浆晶体渗透压升高 1% 或循环血容量减少 5% ～ 10% 即可刺激抗利尿激素分泌[1]。

2. 围麻醉期突发尿崩症的发生情况　尿崩症多发生于鞍区垂体及颅咽管瘤手术，国外文献报道称在颅咽管瘤手术中，60% ～ 90% 的患者可出现尿崩症[2]，其他颅内疾患如颅内肿瘤、脑外伤也可出现。这是由于手术操作对垂体的破坏，导致抗利尿激素合成、分泌及传递障碍。尿崩症在术中发生较少，一般都在术后逐渐出现多尿，并于数天后缓解自愈。妊娠期尿崩症发生率为 2 ～ 4/10 万[3]，主要发生于中晚期妊娠，并于妊娠结束后 4 ～ 6 周逐渐缓解[4]。

3. 围麻醉期突发尿崩症的表现　尿崩症的特点是多尿、烦渴、脱水、尿液比重低和渗透压低。当成人 24 小时尿量大于 40ml/kg，婴儿 24 小时尿量大于 100ml/kg[5]，且伴尿比重低于 1.005，尿渗透压 50 ～ 200mOsm/（kg•H$_2$O），尿液色淡如水，可考虑发生尿崩症[6]。对于围麻醉期患者，烦渴、多饮症状多被掩盖，可根据每小时尿量和 24 小时出入量、血浆晶体渗透压和血钠水平、尿液颜色判断是否出现尿崩症。同时，在控制患者的摄入量和停用脱水药后尿量没有明显减少，尿比重也无明显升高，而实验性应用抗利尿激素治疗后症状改善明显均可辅助诊断。结合 MRI 等影像学检查，对出现垂体柄截断或显示不清，垂体后叶高信号消失，应高度警惕外伤性中枢性尿崩症的发生[7]。

4. 围麻醉期突发尿崩症的危害　围麻醉期突发尿崩症的发生率低，但其风险及危害却极其严重。这类患者一般有严重脑外伤甚至全身复合型外伤或脑肿瘤、糖尿病、肾功能不全等系统性疾病，尿崩症引起的胞内脱水、体内电解质紊乱如高钠血症[8]降低

了神经细胞兴奋性，抑制神经细胞功能[9]，这不仅增加了麻醉难度，而且直接导致患者对麻醉及手术的耐受力降低，影响患者苏醒及预后。

二、围麻醉期突发尿崩症的原因分析

1. **患者因素** 患有某些疾病可能导致尿崩症的发生。①颅脑创伤：颅底骨折、弥漫性轴索损伤、颅内血肿、创伤性休克；②颅内肿瘤：垂体瘤、颅咽管瘤、生殖细胞瘤、脑膜瘤、下丘脑胶质瘤、松果体瘤、畸胎瘤、Rathke 囊肿、转移瘤（肺、白血病、淋巴瘤）、其他肿瘤；③颅内感染：慢性脑膜炎、淋巴性漏斗部神经垂体炎；④肉芽肿性疾病：组织细胞增生症、神经类肉瘤、黄脂瘤病；⑤缺血性疾病。任何破坏下丘脑正中隆突（漏斗部）以上部位的病变，常可引起永久性尿崩症；若病变在正中隆突以下的垂体柄至神经垂体，可引起暂时性尿崩症。对于这些患者，术中要严密监测尿量，尿液渗透压，血浆电解质浓度变化，一旦出现尿崩症，应及时处理。

2. **手术因素** 对颅脑外伤、颅内肿瘤患者行手术时，若损伤下丘脑视上核、室旁核，可导致抗利尿激素合成障碍或不足，引起完全性或部分性尿崩症；而损伤视上、室旁 - 垂体束，可使得抗利尿激素运输障碍；损伤垂体后叶、门脉系统造成抗利尿激素释放减少等均可出现中枢性尿崩症。

3. **麻醉因素** 研究表明，脑缺血和脑水肿也可引发尿崩症。术中体动可增加脑耗氧量，血压过低引起脑组织血供不足，导致下丘脑、垂体部供血不足，神经组织缺血性坏死；而为降低颅内压采用的脱水、利尿等

措施反可加重尿崩症的症状，因此围麻醉期要维持血流动力学稳定，控制体动，严密监测电解质水平，避免尿崩症的发生。

丙泊酚作为一种超短效静脉镇静催眠药，起效迅速，而无肌肉松弛及镇痛作用，已经广泛应用于全身麻醉的诱导及维持过程中。目前认为，在中枢及外周神经系统中，丙泊酚与抗利尿激素均无直接作用。动物实验中丙泊酚可与大鼠下丘脑的谷氨酸受体结合，使内源性 γ - 氨基丁酸对抗利尿激素释放的抑制作用增强，同时直接抑制电压依赖型 Ca^{2+} 通道电流，从而阻断神经细胞去极化及抗利尿激素释放[10]。但目前尚无人体实验证明这一机制，仅有报道称，在以丙泊酚为全麻维持药物的神经外科手术中，术中患者曾出现短暂一过性尿崩症，其原因可能是丙泊酚与肾脏抗利尿激素 V_1 受体相互作用[11]，但具体机制仍在进一步研究中。丙泊酚的这些效应均为可逆的，在停止给药或使用去氨加压素后，患者的肾脏浓缩和稀释功能均可恢复正常。

吸入麻醉药如七氟烷可干扰水通道蛋白 -2（aquaporin-2，AQP_2）的功能，尽管对健康人来说并不会引发尿崩症，但对于手术和创伤患者可引起短暂性多尿及尿渗透压降低[12]。

三、围麻醉期突发尿崩症的应对策略

1. **对围麻醉期尿崩症的识别** 在实施麻醉前，应对患者病情及既往手术史进行全面了解，对于可能引发尿崩症的疾病或曾有过神经外科手术史的患者，应于术中和术后严密监测尿量、尿比重、血浆晶体渗透压以

及血浆电解质浓度。

由于围麻醉期患者处于深度镇静状态，无法主诉烦渴、多饮，因此要求麻醉医生在术中严密监测尿量，对于 24 小时尿量超过 5～10L，尿比重低于 1.005，尿渗透压在 50～200mOsm/（kg•H$_2$O），尿色淡如清水的患者，应及时诊断并做相应处理。

麻醉苏醒后，对有烦渴、多饮等主诉的患者应提高警惕，注意监测尿量、尿比重、尿渗透压、血浆晶体渗透压及电解质浓度，一旦出现尿崩症应及时处理，避免因电解质紊乱出现危及生命的严重后果。

2. 围麻醉期尿崩症的处理

（1）病因学治疗：由于肿瘤压迫、浸润或颅脑外伤引起的尿崩症，切除肿瘤，解除压迫，处理好原发病是治疗尿崩症的根本途径。

（2）液体治疗：一旦确诊为尿崩症，实施液体治疗的目标是维持血管内容量及正常电解质水平。计算方法为每小时液体生理维持量＋前 1 小时排尿量的 3/4，另一计算方法公式为：液体缺失量（I）＝正常液体总量－实际体液量；实际体液量＝实际血钠值／预计血钠值×正常体液总量；正常体液总量＝60% 体重（kg）[13]。

液体的选择取决于患者电解质状态。因尿崩症丢失的是低渗的游离水，所以常用正常量盐水的 50% 或 20%。不提倡使用 5% 葡萄糖溶液（D5W），因输注大量 5% 葡萄糖溶液会导致高血糖。若尿量大于 300ml/h 并持续 2 小时，则应给予抗利尿激素类似物配合液体治疗。严重高钠血症患者应及时处理。但过快纠正严重高钠血症也可导致严重并发症，一般在 48 小时内将血钠降至接近正常水平。患者有低钠、低渗性脱水表现时，可

应用 3%～5% 高渗盐水，阻断低渗→多尿→低渗的恶性循环。但补钠不宜过快，以免发生脑桥中央脱髓鞘综合征。

（3）药物治疗：①激素替代治疗水剂加压素皮下注射 5～10U，可持续 3～6 小时，每天 2 或 3 次，口服无效。该剂常用于神经外科中尿崩症患者的最初治疗，药效短暂，可有助于识别垂体后叶功能的恢复。②粉剂垂体后叶粉是一种赖氨酸加压素鼻腔喷雾剂，因对鼻腔黏膜有刺激，一般不宜长期使用。③加压素是一种油制鞣酸加压素，需要深部肌内注射，可直接补充体内抗利尿激素的不足，作用迅速而显著。应从小剂量开始。初始剂量为 5U，剂量应根据尿量逐步调整。④人工合成 1-脱氨 -8- 右旋 - 精氨酸血管加压素增加了抗利尿作用，而缩血管作用只有抗利尿激素的 1/400，抗利尿作用与升压作用之比为 4000∶1，作用时间 12～24 小时，是最理想的抗利尿药。口服药去氨加压素，口服 0.1～0.2mg，可维持 8～12 小时抗利尿作用。⑤具有残存抗利尿激素释放功能的患者，可能对某些非激素类制剂有效。氯磺丙脲可刺激垂体释放抗利尿激素，并加强抗利尿激素对肾小管的作用。氢氯噻嗪增加近曲小管对水分的重吸收。荷包牡丹碱与抗利尿激素有协同作用。氯贝丁酯能刺激抗利尿激素的释放。

3. 围麻醉期尿崩症的监测 由于围麻醉期，患者无法主诉烦渴、多饮，因此，术中、术后需严密监测尿量。24 小时尿量增加，尿比重和渗透压降低，血浆晶体渗透压增高，高钠血症以及禁水加压素试验提示可能出现尿崩症。

四、围麻醉期突发尿崩症的思考

1. **围麻醉期尿崩症的预防**　在肿瘤切除过程中，术者要避免损伤下丘脑及垂体柄等组织，术后下丘脑和垂体功能才有可能维持，避免损伤细小穿通动脉，以防出现神经组织缺血性坏死。但对于颅咽管瘤，由于好发于鞍区，就诊时常已有了下丘脑损害的表现，肿瘤全切除后发生尿崩症最高可达 70% ～ 100%。肿瘤的切除方式是垂体瘤术后尿崩的重要因素，切除肿瘤加瘤周垂体组织，虽可防止肿瘤复发，但对垂体后叶及门脉系统的影响大，容易引起尿崩症。而瘤周组织低电流电凝，可达到同样的疗效，且能减少尿崩症的发生[14]。因此选择合适的手术方案对预防术后尿崩症的发生至关重要。

2. **尿崩症临床路径标准住院流程**

（1）适用对象：第一诊断为中枢性尿崩症（ICD-10：E23.2）或肾性尿崩症（ICD-10：N25.1）。

（2）诊断：①临床表现：多尿、烦渴、多饮等症状。② 24 小时尿量增加，尿比重和渗透压降低，血渗透压可增高。③禁水加压素试验提示尿崩症改变[15,16]。

（3）选择治疗方案：①中枢性尿崩症：药物以抗利尿激素类似物替代治疗为首选。之后是病因的治疗，根据不同病因选择相应治疗。②肾性尿崩症：可以选择噻嗪类利尿药、吲哚美辛等。

（4）标准住院日：为 10 ～ 14 天。

（5）进入路径标准：①第一诊断必须符合 ICD-10：E23.2 中枢性尿崩症疾病编码或 ICD-10：N25.1 肾性尿崩症疾病编码。②当患者同时具有其他疾病诊断时，但住院期间不需要特殊处理，也不影响第一诊断的临床

路径流程实施时，可以进入路径。

（6）住院期间检查项目

①必需的检查项目：血常规、尿常规（含尿比重）、大便常规；肝肾功能、血糖、电解质、血渗透压、尿渗透压；胸片、心电图、腹部B 超。

②对于确诊为中枢性尿崩症进行以下检查：下丘脑鞍区 MRI 或 CT（平扫＋增强）；相应的垂体前叶功能检查。

（7）选择用药

①中枢性尿崩症：抗利尿激素类似物（鞣酸加压素或醋酸去氨加压素）。其他药物（磺丙脲、卡马西平、氯贝丁酯、噻嗪类利尿药、吲哚美辛等）。

②肾性尿崩症：噻嗪类利尿药及留钾利尿药。

（8）出院标准：①一般情况良好。②没有需要住院处理的并发症和（或）并发症。

（9）变异及原因分析：肿瘤、炎症和自身免疫性疾病如肉芽肿等导致的中枢性尿崩症患者不适用本路径。

3. **医患沟通**　围麻醉期尿崩症多为短暂一过性，术前应与患者及家属充分沟通，交代病情风险。术后出现尿崩症，在积极治疗的同时应重视患者心理疏导，获取患者信任，坚定信心，保证睡眠，让其以积极的态度、饱满的热情配合治疗。

五、围麻醉期突发尿崩症的典型案例分享

病例 1，患者，男性，34 岁，头部钢丝绳击伤，意识丧失 1 小时入院，受伤前身体健康，无心、肺、肾、肝疾病。体格检查：体温 34℃，脉搏 55 次 / 分，呼吸 14 次 / 分，

血压 121/68mmHg，头顶部头皮裂伤 7cm，左枕部头皮裂伤 3cm，左侧眶周青紫，瞳孔等大等圆，光反应灵敏。双上肢伸肘肌力、伸腕伸指肌力 0 级，屈肘、腕、指肌力 Ⅱ 级，双下肢肌力 0 级，感觉消失，生理反射、病理反射均未引出，肛门括约肌松弛。X 线见颈$_5$椎体压缩性骨折并向后滑脱。CT 头颅平扫见：头皮血肿，颅底骨折，颈$_5$椎体粉碎性骨折，向后移位，左侧横突骨折。MRI 见：颈$_5$椎体压缩性骨折，向后移位，颈$_{4/5}$水平颈脊髓挫伤，椎间盘外伤性脱出，椎管狭窄。诊断：颈$_{4/5}$椎体压缩性骨折并向后滑脱，颈脊髓损伤，Frankel-A 型。吸氧、补液、甲泼尼龙、神经营养治疗，第 2 天呼吸困难，氧饱和度下降，行气管切开。3 天后，生命体征平稳，行后前路复位减压固定术，术后右肺上尖后段反复肺不张，气管镜吸痰后肺部情况改善。20 天后出现低蛋白血症、低钠、低氯、低钙、低磷血症，呼吸困难、烦躁、意识模糊，无脱水症。呼吸机辅助呼吸，动态监测电解质、尿钠及尿量，记录 24 时出入量。限水以 1500ml 的 5% 氯化钠补钠，血尿素氮、肌苷正常，尿比重在 1.015～1.025，血钠浓度 125～130mmol/L，1 周后精神症状缓解，正常进食水。1 天后，尿量突然增多，6000ml/24h，以夜间增多明显、口渴烦躁、发热、血压下降，血钠 110～115mmol/L，氯 75～82mmol/L，尿钠 191～270mmol/L，尿比重 1.005～1.020，尿中酮体增高，血清皮质醇 291mmol/L，甲状腺功能正常。垂体后叶素 6U/6h，氢氯噻嗪 50mg/8h，根据血压补液和当日血钠补钠 7 天后尿量 2800ml/24h，血钠 > 120mmol/L，尿钠 226.8mmol/L，用垂体后叶素后尿量无明显变化，血压平稳，口渴症状缓解。

病例 2，男性，13 岁，枪伤后昏迷入院，当时患者躁动，右颞部有铅弹入口、双瞳交替不等大，对光反应（-），右侧肢体肌张力高，双下肢锥体束征（+），头颅 X 线片见铅弹位于左颞，距颅内板 3cm 处，患者入院持续昏迷 2 小时后出现多尿，日尿量 5800ml 以上，比重为 1.005，手术取铅弹未见颅内血肿，术后意识未见好转，仍有脑干损伤及尿崩症表现，次日死于中枢衰竭。

（陈建平　肖兴鹏）

参考文献

[1] Landry DW, Oliver JA. The pathogenesis of vasodilatory shock [J]. N Engl J Med, 2001, 345 (8): 588-595

[2] Pratheesh R, Swallow DM, Joseph M, et al. Evaluation of a protocol-based treatment strategy for postoperative diabetes insipidus in craniopharyngioma [J]. Neurol India, 2015, 63 (5): 712-717

[3] Marques P, Gunawardana K, Grossman A. Transient diabetes insipidus in pregnancy [J]. Endocrinol Diabetes Metab Case Rep, 2015, 2015: 150078

[4] Ananthakrishnan S. Diabetes insipidus in pregnancy: etiology, evaluation, and management [J]. Endocr Pract, 2009, 15 (4): 377-382

[5] Jain V, Ravindranath A. Diabetes insipidus in children [J]. J Pediatr Endocrinol Metab, 2016, 29 (1): 39-45

[6] Ball SG. Vasopressin and disorders of water balance: the physiology and pathophysiology of vasopressin [J]. Ann Clin Biochem, 2007, 44 (Pt 5): 417-431

[7] 黄林州, 王克琼. 颅脑损伤后中枢性尿崩症的诊治体会 [J]. 中国临床神经外科杂志,

2011，16（2）：103-105

［8］John CA, Day MW. Central neurogenic diabetes insipidus, syndrome of inappropriate secretion of antidiuretic hormone, and cerebral salt-wasting syndrome in traumatic brain injury［J］. Crit Care Nurse，2012，32（2）：e1-7，quiz e8

［9］周明锴，程倚萌.脑损害致尿崩症临床分析［J］.中国实用神经疾病杂志，2013，16（1）：47-48.

［10］Kassebaum N, Hairr J, Goldsmith W, et al. Diabetes insipidus associated with propofol anesthesia［J］. J Clin Anesth，2008，20（6）：466-468

［11］Soo J，Gray J，Manecke G. Propofol and diabetes insipidus［J］. J Clin Anesth，2014，26（8）：679-683

［12］Morita K, Otsuka F, Ogura T, et al. Sevoflurane anaesthesia causes a transient decrease in aquaporin-2 and impairment of urine concentration［J］. Br J Anaesth，1999，83（5）：734-739

［13］庄心良，曾因明，陈伯銮.现代麻醉学［M］.3版.北京：人民卫生出版社，2004：1130-1131

［14］肖仕和，刘仲海，陈晓光.颅咽管瘤显微外科治疗的手术效果和预后分析［J］.中国临床神经科学，2015，20（5）：542-546

［15］史轶蘩.协和内分泌代谢学［M］.北京：科学出版社，1999：812-814

［16］中华医学会.临床诊疗指南：内分泌及代谢性疾病分册［M］.北京：人民卫生出版社，2005：11-12

第二篇　围麻醉期患者病情之外的突发事件

第 62 章　围麻醉期突发麻醉机机械通气故障

一、围麻醉期突发麻醉机机械通气故障的发生情况及危害

当前麻醉相关死亡率 1～2/万，与麻醉通气相关的问题就占到 10%。据报道，其中认为操作错误造成的意外就占 75%，设备故障仅占 24%。麻醉机发生问题的部分主要是呼吸回路问题占 39%，蒸发器问题占 21%，呼吸机未开启、潮气量过大、气道压过高等问题约占 17%。属于麻醉监护人员责任约 70%，其他辅助工作人员包括技术员责任约 24%。麻醉机与患者之间相互影响可导致各种情况的报警，有的与呼吸机功能失常有关；有的则与操作失误有关。

麻醉机在围麻醉期为患者提供给氧、辅助或控制呼吸等功能[1]。围麻醉期如麻醉机设备出现突发故障将直接威胁患者生命安全，如不能及时发现或正确处理将导致无法估量的后果。围麻醉期一旦出现麻醉机设备突发故障，轻则导致患者缺氧或二氧化碳潴留，重则导致患者出现生命危险。

二、围麻醉期突发麻醉机机械通气故障的原因分析

围麻醉期麻醉机设备突发故障的常见原因及维修分类如下[2]。

1. 患者呼吸回路漏气

（1）故障原因：①手控时 APL 阀未关闭或手动/自动转换开关失灵；②钠石灰罐安装不严密或破损；③螺纹管损坏或接头松动；④活瓣罩未拧紧。

（2）故障维修：①关闭半紧闭 APL 阀；②重新安装半紧闭 APL 阀；③更换新管或重新安装管路；④重新拧紧活瓣罩。

2. 呼气末呼吸机折叠囊不能最大伸展

（1）故障原因：①较大潮气量并选择较快呼吸频率；②患者呼吸回路漏气；③流量控制开关未打开；④溢气活瓣压力值调节不正确。

（2）故障维修：①设置合适的呼吸频率；②按前述方法检查漏气点并作相应维修；③打开流量控制开关。

3. 送气时折叠囊不压缩或压缩范围不够

（1）故障原因：①麻醉机工作方式转换开关仍处于手动位置；②快速供氧开关失灵或漏气；③风箱玻璃罩损坏；④气道阻塞。

（2）故障维修：①将工作方式转换开关调至机控位置；②更换风箱玻璃罩；③排出气道阻塞物。

4. 手动呼吸时气道内压力过大

（1）故障原因：①减压器故障，表现为空载时输出压力正常，快速供氧时，压力低于 0.25MPa；②放气阀设定值未调节正确。

（2）故障维修：①更换减压器；②流量开至 1L/min 时进行调节，将放气阀输出调节到合适的范围。

5. 气道压力上限报警

（1）故障原因：①患者端管路不通畅；②患者气道阻塞；③气道压力上限设置偏低；④通气参数的改变。

（2）故障维修：①检查患者端管路并校正通畅；②检查患者呼吸道状态；③重新校正报警设置值；④重新计算和调整通气参数。

6. 气道压力下限报警

（1）故障原因：①患者端气体管路漏气；②报警设置值太高；③患者顺应性的改变。

（2）故障维修：①检查管路，校正漏气部分；②重新设定报警值；③检查患者顺应性状态。

7. 气道压力参数无指示

（1）故障原因：①吸气通道与压力传感器之间的连接管子松脱或接反；②气源用尽。

（2）故障维修：①重新接好吸气通道与压力传感器之间的连接管；②更换气源。

8. 负压高报警

（1）故障原因：空气过滤器堵塞。

（2）故障维修：当仪器出现负压高报警时，要特别注意仪器内负压泵的声音，可以听到负压泵负荷很大，并且声音低沉。这时，打开机器盖后可见负压泵上接着一个白色的空气过滤器，如过滤器发黑，证明空气过滤器已堵塞，更换空气过滤器，故障排除。

9. 潮气量和设定值偏差大

（1）故障原因：①流量传感器损坏；②流量传感器需要定标；③呼出气体压力采样管堵塞。

（2）故障维修：①更换流量传感器；②对流量传感器检查和重新标定；③更换呼出气体压力采样管。由于患者在呼吸时会产生水汽，这些水汽会凝结在管道内，如果进入流量传感器内就会造成监测值不准，甚至引起流量传感器的损坏，造成损失。为了避免这种情况，可以在患者管路的呼出端加一个人工鼻，这样可以很好的滤除水汽。当然，人工鼻必须经常更换，否则水汽还会进入管路内。

10. 在呼吸末气道持续正压（PEEP）未使用的情况下出现呼吸末正压

（1）故障分析：①皮囊自身重力大；②气体补偿流量设置不当；③气道堵塞。

（2）故障维修：①减轻皮囊的自重；②采用适当的流量控制；③疏通气道各部件。

总之，麻醉机设备故障产生的原因，很多是由于使用环境潮湿、消毒气体侵蚀、使用不当和缺乏规范的定期维护保养所造成的。

三、围麻醉期突发麻醉机机械通气故障的应对策略[3]

1. 在麻醉期间麻醉机所有出现报警情况或异常波形情况下，建议依下列要求实施检查工作：①观察患者并评估其窘迫。

②评估患者在通气和确保其氧合作用。③必要时脱开呼吸机且手动通气，增加FIO_2。④检查报警设置是否适当。⑤一旦确定原因所在，解决此因素。⑥若问题未解决，调换麻醉机。

2. 麻醉期间麻醉机常见的报警情况及应对策略

（1）低压报警：①检查患者有无脱开呼吸机回路。②检查呼吸回路的泄漏，相关的人工气道和胸腔引流管的泄漏。③检查近端Paw管道，确保其连接良好且无阻塞。④此报警伴有低潮气量（V_T）或低每分钟呼出气量（$\dot{V}_E$）的报警。

（2）高压报警：①若患者咳嗽，确定气道内无分泌物，且患者未咬管道。②检查气管插管有无扭曲，管道的气囊移位和管道的位置。③检查Raw有无增加，CL的降低。④确定吸气肢或呼气肢管道未扭曲或阻塞。⑤检查患者与麻醉机的不同步。⑥确定有无Auto-PEEP。⑦确定呼气阀工作良好。

（3）低PEEP/CPAP报警：①检查低PEEP报警设置值是在PEEP值之下。②观察患者主动吸气在基线下的水平。③确定有无泄漏。④检查患者未脱开。⑤确保近端Paw管道无阻塞。

（4）呼吸暂停报警：①确定患者有无呼吸暂停。②检查有无泄漏。③检查灵敏度的设置是麻醉呼吸机可检测到患者吸气力的水平。④检查暂停时间的间隔期和容量的设置。

（5）低气源压力或低电源的报警：①检查墙壁气源或压缩泵气源为50英镑/平方英寸（psi）或0.3448兆帕（MPa）。②检查高压气路管道。③检查电源供应，需要时重新连接。④检查电路保险丝或电源断路器。

⑤试用复位钮（Reset）。⑥若仍有报警，调换麻醉机。

（6）麻醉呼吸机不工作报警或技术上差错信息。①内部功能不良，关机后再开机。②若仍有报警，调换呼吸机。

（7）设置值和麻醉呼吸机参数不符合：①差错信息通常提示一个参数必须重新设置（例如在吸气时间Ti内，设置的流速不足以输送所需的潮气量，以保持I/E比例在1:1以下，此取决于设置的f、V_T和流速）。②重新设置合适的控制值。

（8）I/E指示器和报警被激活：①通常I：E＞1：1时指示器灯亮。②若以反比为目的，使I/E比限值无效。a. Raw已增加或CL降低导致流速降低，处理有关原因。b. 对所输送的VT的流速设置是否太低？增加流速或更改流速波型。

3. 其他报警

（1）高PEEP/CPAP报警：①与引起高压报警原因相同。②在流速切换模式中，检查系统有无泄漏。

（2）低V_T低$\dot{V}$（每分呼出气量）或低f的报警。①与引起低压报警原因相同。②患者自主呼吸通气量因某种原因降低。③报警值可能设置不当。④流量传感器脱落或功能不佳。

（3）高V_T低$\dot{V}_E$（每分呼出气量）或低f的报警。①检查麻醉呼吸机灵敏度有无"误触发"。②检查患者增加每分通气量的原因。③若使用了外置雾化器重新设定报警限值，直至雾化治疗结束。④确定报警的设定是合适的。⑤检查流速传感器是否未定标，是否被污染，或功能是否不佳。

（4）低F_1O_2和高F_1O_2报警：①检查气源。②检查内置O_2分析器工作是否正常。

四、围麻醉期突发麻醉机机械通气故障的思考

在围麻醉期麻醉机设备出现突发故障时，麻醉医生一方面立即寻找其他替换工具或者措施，同时除立即请求器械科修理人员给予帮助外，麻醉医生应对简单的机械故障有所了解，并能自行修复，以期提高防范处理突发事件的能力[4]。与此同时，为了避免围麻醉期麻醉机机械通气故障的发生，麻醉机使用前的安全检查尤为重要。

麻醉前对麻醉机的状态进行全面检查，对于预防麻醉意外尤其重要，这应该是做任何麻醉之前麻醉医师必需的工作。目前推荐使用1993年FDA发布的麻醉机安全检查程序。尽管目前使用的麻醉机都配备有自检系统，使得部分检查并不必要，然而系统的自检均有其局限性，因此这一检查程序应与所使用麻醉机的用户操作手册结合起来并做出必要的修正与补充[5]。

1. 检查紧急通气装置　证实备有功能良好的简易通气装置。

2. 检查高压系统

（1）氧气筒供氧：①打开氧气筒开关，证实至少有半筒（压力约为$70kg/cm^2$或1000psi）的氧气量。②关闭氧气筒开关。

（2）检查中心供氧：检查麻醉机管道已与中心供氧连接，压力表所示压力为$3.5kg/cm^2$或50psi。

3. 检查低压系统

（1）低压系统的初始状态：①关闭流量控制阀和蒸发器。②检查蒸发器内药液充满水平，关紧蒸发器加药口上的帽盖。

（2）检查低压系统的逸漏：①证实机器总开关和流量控制阀已关闭。②在气体共同出口处接上"负压皮球"。③重复挤压负压皮球直至完全萎陷。④证实完全萎陷的负压皮球至少保持10秒。⑤一次开放一个蒸发器，重复上述第③、④项操作。⑥卸下负压皮球，接上供给新鲜气体的软管。

低压系统泄漏试验主要检查流量控制阀到共同输出口之间的完整性。根据低压系统中有无止回阀，泄漏试验的方法有所不同。①无止回阀的麻醉机：如北美Drager的麻醉机及大多数国产麻醉机。正压试验只能用于无止回阀的麻醉机的检查。而负压试验既可用于带止回阀的麻醉机，也可用于无止回阀的麻醉机。正压试验操作简便，但灵敏度稍差，常不能检测出＜250ml/min的泄漏。②带止回阀的麻醉机：为了减小泵压对蒸发器的影响，许多麻醉机在低压系统内装备了止回阀，如Ohmeda的大多数型号麻醉机。止回阀位于蒸发器与快速充氧阀之间。当回路内压力增高时（正压通气、快速充氧等），止回阀关闭。一般推荐用负压试验小球进行泄漏试验。负压试验十分灵敏，能检出30ml/min的泄漏。

（3）打开机器电源总开关和所有的电器设备开关。

（4）测试流量计：①在可用范围内调节所有气流速率，观察浮标的活动情况，检查流量玻璃管有无破裂。②故意造成O_2/N_2O低氧混合气，证实流量的改变和报警是否正确。

4. 检查APL阀和废气清除系统

（1）加压呼吸环路至$4.9kPa（50cmH_2O）$，肯定完好无损。

（2）开放APL阀肯定其压力降低。

（3）确定废气清除系统和废气负压吸引

连接正确。

（4）完全开放 APL 阀并堵闭 Y 形接管。

（5）当氧流量很低或快速供氧时，肯定环路内压力表数字显示为零。

5. 检查呼吸环路

（1）校准氧浓度监测仪：①室内空气条件下，校正 21% 氧浓度。②将氧监测传感器重新装到环路内，用氧冲洗呼吸系统。③证实监测数字＞90%。

氧浓度监测是评估麻醉机低压系统功能是否完好的最佳装置和方法，用于监测流量阀以后的气体浓度的变化。能预防氧比例系统局限性的情况中所造成的低氧的发生。

（2）检查呼吸环路的初始状态：①将转向开关转向手控（0 气囊）通气模式。②证实呼吸环路完好无损、无阻塞。③证实 CO_2 吸收器内已装满吸收性能良好的钠石灰。④装上呼吸环路所需要的辅助部件。

（3）检查呼吸环路有无漏气：①关闭所有气体流量表至"零"（或最低）。②关闭逸气活瓣（APL）和堵闭 Y 接管。③用快速充氧加压呼吸环路至 $30cmH_2O$。④肯定压力维持在 $30cmH_2O$ 至少 10 秒。⑤打开逸气活瓣（APL）降低环路内压力之正常。

6. 检查手控和自动机械通气系统和单向阀

（1）在 Y 形接管上接上另一个呼吸囊。

（2）调整合适的通气参数。

（3）氧流量升至 250ml/min，其他气流关闭至"零"。

（4）转向开关转向自动通气模式。

（5）启动呼吸机，快速充氧至折叠囊和呼吸皮囊内。

（6）证实吸气相折叠囊能输出正确的潮气量，呼气时折叠囊能完全充满。

（7）检查容量监测仪指示容量与通气参数能否保持一致。

（8）检查单向阀工作是否正常。

（9）测试呼吸环路各附件，保证功能正常。

（10）关闭呼吸机，将开关转向手控通气。

（11）继续进行手控通气，确定模拟肺的充气与排气、顺应性感觉恰如其分。

（12）测毕从 Y 形接管上卸下呼吸囊。

7. 检查所有监护仪的定标及其报警上下界限

（1）氧浓度监护仪。

（2）脉搏氧饱和度监护仪。

（3）CO_2 浓度监护仪。

（4）通气量监护仪（肺量计）。

（5）气道压监护仪。

8. 最后检查机器的最终状态

（1）APL 阀开放。

（2）蒸发器关闭。

（3）转向开关处于手控位。

（4）所有流量计位于零（或最小量）。

（5）确认吸引患者分泌物的吸引器吸引力已足够。

（6）呼吸环路立即可用。

五、围麻醉期突发麻醉机机械通气故障典型案例分享 [6]

患者，女性，40 岁，57kg。因颈前区和左脸部烧伤后瘢痕挛缩入院欲全麻下行瘢痕切除并脸部整形术。术前 30 分钟肌内注射苯巴比妥钠 100mg 和阿托品 0.5mg，麻醉前用麻黄碱和利多卡因滴鼻，用丁卡因喷喉。静注咪达唑仑 2mg、芬太尼

0.1mg，在纤支镜引导下经右鼻孔插入直径为6.5mm钢丝导管。成功后吸入异氟烷、静脉持续泵注丙泊酚和阿曲库铵维持麻醉。麻醉30分钟，患者心率加快血压升高，此时手术尚未开始，以为麻醉过浅，于是加深麻醉，血压恢复平稳。约2小时后患者出现心律失常，伴有阵发性室上性心动过速，于是逐渐减少吸入和静脉麻醉药量，不见好转，此时发现患者皮肤潮红，并全身大汗。于是用多巴胺持续泵注维持血压，并急查动脉血气。结果发现pH 7.1，$PETCO_2$升高达153mmHg。立即更换钠石灰，检测呼末二氧化碳，30分钟后呼末二氧化碳未见好转。检查麻醉机，发现环路中吸入活瓣未安装，装好活瓣后加大通气量，约10分钟患者呼末二氧化碳降至正常，调整呼吸参数，至手术结束。术后发现患者结膜水肿，送入ICU，经过利尿脱水等治疗，术后2.5小时患者苏醒。

（汤艳辉　朱宏飞　余奇劲）

参考文献

[1] 庄心良,曾因明,陈伯銮. 现代麻醉学[M]. 3版. 北京：人民卫生出版社，2003：843-871

[2] 孙大金，杭燕南. 实用麻醉学[M]. 北京：中国医药科技出版社，2001：347-352

[3] Brockwell RC, Andreww J. Inhaled anesthetic delivery systems.//Miller RD. Anesthesia[M]. 6th ed. Philadephia：Churchill Livingstone，2005：273-321

[4] 田玉科. 麻醉临床指南[M]. 3版. 北京：科学出版社，2013：574-584

[5] 马武华. 围麻醉期风险与处理[M]. 北京：人民卫生出版社，2008：18

[6] 余奇劲，肖兴鹏. 围术期麻醉相关高危事件的处理[M]. 北京：人民军医出版社，2011：272-274

第63章　围麻醉期突发停电停氧气

一、围麻醉期突发停电停氧气的发生情况及危害

手术室是各种电、气、仪器、设备使用十分集中的地方，承担着全院繁重的手术治疗工作，是医院的重要技术部门，难免会遇到各种各样的意外情况发生。无论是冬天，还是在夏天，手术室的室内温度和湿度均需要保持适宜的范围，同时医疗设备（麻醉机，监护仪，电刀，等等）同时处于工作状态，这无疑导致用电量巨大。目前大多数的医院均采取中心供氧的方式为手术室提供氧气供给，部分医院无钢瓶供氧储备。在日常的临床诊疗过程中，虽然发生手术室停电停氧是偶发事件，媒体报道不多，但是在手术过程中发生停电停氧危害却巨大。围麻醉期停电会导致如呼吸机、麻醉机、监护仪、照明灯、吸引器、体外循环机等很多重要仪器设备不能工作，可造成患者出血不止、生命体征无法及时监测、无法维持正常心肺运转、无法照明等严重后果。在围麻醉期突发停氧会直接威胁患者的生命安全，特别是有心肺疾病的重症患者、氧饱和度低等缺氧患者更易发生休克，甚至死亡。且供氧中断可导致麻醉后恢复室的患者苏醒延迟，发生麻醉后并发症，不利于患者的术后安全。突发停电停氧气可明显增加手术室医务人员的工作量，导致手术室各项工作的停滞，影响手术进程。

二、围麻醉期突发停电停氧气的原因分析

引起围麻醉期突发停电停氧气的因素有很多，总结为以下几点。

1. 手术患者的增多，工作量的加大，使电器超负荷运转，电器容易短路引起断电。

2. 线路的老化、突然加大用电负荷量。

3. 集中用电时电压不足，不能正常供电。医院所在区域（街道）发生用电故障。

4. 后勤部门供气不及时，用气中断。

5. 医院内部管道、线路发生障碍后导致的氧气供应中断。

6. 人为因素，如各级领导的失职、政策的失误，人员安排的不合理；手术室各种规章制度不严谨、执行不严格、监督力度不够；各种人员的岗位不明确、责任不到位[1]。

三、围麻醉期突发停电停氧气的应对策略

遇到紧急情况时快速有效的应对是手术室面对的重大挑战。针对突发事件具有不确定性、不可预见性和复杂性的特点，需建立一套行之有效的手术室突发紧急情况的应对策略，以便在突发事件来临时应对自如，沉着应战，将突发事件的危害降到最低。

1. **突发停电应对策略**　①遇到停电时应保护好手术切口，避免污染，同时通过电话与医院供电部门联系，寻找停电原因。②突然停电后，应立即启动第二电源并开启应急灯照明。所有麻醉医师启用手术间麻醉机或监护仪的蓄电池，如果监护仪没有蓄电功能的可以采用手动测量血压和摸脉搏来观察患者的生命体征，保证患者生命体征平稳。若呼吸机不能正常工作，在全麻期间，备好氧气枕及简易呼吸器等，挤压皮囊或简易呼吸器维持病患呼吸，暂时停止手术，等药效退。如果是椎管内麻醉，要等平面降到安全范围才能送患者回病房。③及时上报科主任及院总值班。④记录好停电的时间和过程以及患者的基本情况。密切观察病情，防止跌倒或撞伤，安慰患者并做好解释工作，手术人员不得大声喧哗，以免引起患者恐慌。任何人员不得离开手术间、离开患者。⑤关闭术中使用仪器的电源、以免突然来电时损坏仪器；恢复供电后应检查并重新调整呼吸机参数。⑥手术室为电力负荷的最高等级负荷。在发生大范围停电事件时，应急供电的原则是首先保证手术室的供电，当发电机启动并正式发电后，配电室人员要时刻监视发电机负荷情况，同时工程部人员要巡视。如果长时间不能恢复供电，就要考虑租用应急发电车或小型汽油发电机进行发电，该工作将由电力维修的人员来完成[2]。

2. **突发停氧气应对策略**　医院供氧系统有中心供氧和瓶装氧气供氧系统。因中心供氧技术低压供氧，安全可靠、贮存运输方便、压力稳定，供氧能力强、经济效益明显增加、可改善医疗环境而成为大多数医院不可或缺的重要医疗设施，且已经成为国际上广泛使用的现代化供氧方式[3]。但是中心供氧系统难免会因为人为操作不当、机器部件老化等原因发生故障，甚至造成氧气供应中断而影响医疗救治工作。应对策略主要有以下几点：①立即通知中心供氧房及时维修。②全麻手术患者，巡回护士马上将备用氧气筒推至麻醉机旁，安装减压表接呼吸机，以保证呼吸机正常运转，这里需要考虑气源更换所需要的时间，必须在患者承受范围之内；若吸氧患者较多，氧气瓶不足可用便携式氧气袋应急替代，保证患者生命安全，也可采用简易呼吸囊进行人工呼吸供氧。③及时上报科主任及院总值班。④停氧过程中加强巡视和病情观察，注意患者是否有缺氧症及其他病情变化[4]。⑤所有手术人员沉着、冷静，加强与相关人员的有效沟通，包括医患及医护之间的沟通，以确保患者的安全。

四、围麻醉期突发停电停氧气的思考

由于围麻醉期突发停电停氧气可能对患者产生严重后果，预防此类事件的发生显得尤其重要。

首先，应加强排查，对手术室供电供氧管道及相关线路进行定期检查，如检查气源、备用气源及各个端口。做好日常维护，及时处理异常情况。确保供电供氧系统正常运行并得到有效监控。保障制氧设备及其输送系统的安全性，防止因天气、自然灾害、设备故障等原因造成氧气中断而影响手术麻醉的正常运行。

其次，建立健全应急通信网络，规范应急事件报告制度，将手术室人员的通讯方式和地址留在科室和医院，如有意外发生时，能迅速联系，在最快的时间启动应急体系，可以最大限度地降低损失。

针对围麻醉期可能出现的紧急情况，手术室在平时应定期开展术中停电、停气意外情况的应急演练，掌握供电中断处置的应急流程，避免在故障发生时产生慌乱。明确发生意外事件时每个人的职责及应采取的正确有效措施，为其做好防范，并定期考核。

最后，所有急救应急物品保持完好固定位置和数量。做好应急照明设备、生命监测仪等应急备用物品的储备，熟悉氧气筒和简易呼吸气囊的位置，并安排专人进行日常的管理和检查，确保急救物品数量齐全、功能完好。麻醉医师术前仔细检查麻醉机功能是否正常，并常备简易呼吸气囊，在呼吸机断电、重启或者更换呼吸机时能起到关键的替代作用。呼吸机等重要仪器需要在使用后及时登记，定期维护保养。

医院需做好供电供气系统相关档案管理以备用。这样医院供电及集中供氧系统会更好的工作，风险也会降低[5]。

另外需要注意的是，当前医患纠纷发生率高，当发生停电停氧气不良事件时，我们在保证好患者的安全后应及时与患者家属沟通，做好家属的解释工作，以防止影响患者后期的正常医疗。

五、围麻醉期突发停电停氧气典型案例分享

患者，女性，45 岁，术前经 B 超、CT 等检查诊断为肝硬化，伴腹水、黄疸、肝功能不良，凝血功能异常等，拟在全身麻醉下实施肝移植手术。患者于 14：10 入室，入手术室后常规术前准备及麻醉。21：10 手术室因电线短路发生突然停电停气，此时刚把病肝移除，正在止血，已进入无肝期。此时由于无肝脏功能，随着手术时间延长，pH 逐渐降低，BE 负值加大，出现代谢性酸中毒等，尽量缩短无肝期至关重要。启动麻醉机等蓄电池的使用，同时巡回护士立刻打电话通知电工房、护士长、院总值班、保卫部汇报情况，请求支援，并立即取急救车中应急灯、头灯等应急照明用品，保持术野的照明，继续手术。因无肝期中大量输入液体、血、药物等液体，因此此时要注意静脉通道严密观察，严防进入空气，造成空气栓塞，并做好记录。麻醉医师在手术过程中定时汇报患者的血压、脉搏、氧饱和度、无肝期中药物使用情况。术中麻醉医师用皮囊通气维持患者供氧，并令其余人员取用备用氧气枕、氧气瓶，麻醉机的蓄电池维持时间短暂，立即采用便携式的转运监护仪监测生命体征。台上洗手护士积极配合手术，尽量缩短无肝期的时间。由于照明条件欠佳，缝合用的各种针线妥善保存，以防遗失。因停电术中无法使用吸引器，手术医生应改用双纱或小纱布拭血，保持术野清晰。手术医生在应急电筒、头灯等照明下积极顺利完成手术，缩短无肝期时间，开放门静脉，肝上下腔静脉，肝下下腔静脉后无肝期结束，病员生命体征平稳，一切正常。

两小时后恢复供电、供氧，顺利完成手术，送患者入 ICU。术后第二天患者清醒，新肝发挥作用，肝功及凝血功能好转，顺利拔出气管导管，术后恢复良好[6]。

（徐　洁　余奇劲）

参考文献

[1] 刘爱民，吕妍，李娜.手术室突发紧急情况的因素分析及应对措施[J].中国煤炭工业医学杂志，2012，15（5）：767-768

[2] Cai CY, Jian Q, Wang XY,et al. Hospital "large-scale power outages" scenario design and countermeasures[A]. Cademic Forum, 2015：98-101

[3] 王文君.医用集中供氧系统的探讨[J].山西建筑，2007，33（29）：188-189

[4] 黄龙忠.中心供氧系统供应意外中断的应急演练[J].医疗装备，2015，28（13）：69-71

[5] 陆一滨，邢浩，张子豪，等.医院集中供氧系统相关问题的探讨[J].中国医疗器械信息，2015，39（10）：55-57

[6] 刘昕昱，刘凤.肝移植手术无肝期中意外停电、停气的1例应急处理[J].世界最新医学信息文摘，2014，14（33）：354-355

第64章　围麻醉期突发火灾

"火无情人有情"。身心抱恙的患者在医院就诊过程中若遭遇突发火灾，那将是一场雪上加霜的伤害。人性化医疗的今天，现代化手术室内大量电器设备，各种医用气体（包括高压氧）的应用不当，管理疏漏，都将引起突发火灾，不仅造成国家财产的严重损失，更是危及患者和医护人员的生命安全。因此，防火于未燃，任重而道远。

一、围麻醉期突发火灾的发生情况及危害

1. **围麻醉期突发火灾的定义**　是指在患者实施麻醉前后，未离开手术室前，发生在患者身体上或身体内部及手术室内的各种火灾。

2. **围麻醉期突发火灾的发生情况**　手术室是医院抢救，治疗患者的重要场所，是集危、急、重症患者于一体的医疗高危科室。据 Turner（2000）对手术室火灾的爆炸进行了回顾，从最早 1745 年的事件到 1956 年氟烷的应用，美国每年进行着约 5000 万例手术，火灾发生例为 550～650 例。据不完全统计，国内围麻醉期火灾发生率也紧随其后。

当高温，燃料和氧气这三个因素同时"肆意"地存在时，围麻醉期发生火灾的可能性大大提高。当火源，助燃剂和燃料源，在错误的时间以错误的方式聚集时，火灾就发生了。发生的部位和程度的不同，决定了恐惧，伤残，甚至死亡的效应有多大。其引人瞩目的公众效应是惊涛骇浪的。

3. **围麻醉期突发火灾的危害**　围麻醉期的突发火灾发生在手术间或患者体内，都将造成恶劣的影响和严重的人身伤害。不仅是医疗财产的损失，而且患者和手术室医护人员的生命安全将无法保障。由此带来的身体上的创伤和心灵上的打击是不言而喻的。突发火灾引发的危害和后果效应，不容小觑。

二、围麻醉期突发火灾的原因分析[1]

1. **患者因素原因分析**　皮肤干燥，携带易燃物品，体温升高，毛发，胃肠道气体，被凡士林润湿的手术巾上的细小毛发，以及术中消毒剂未干及外漏等都是构成火灾的三要素之一：易燃。当患者从氧气面罩或鼻导管获得氧气和麻醉气体时，由于氧气和一氧化碳进入大气并在手术间内积聚，就造成了一个高浓度氧的环境。手术生产和高浓度氧环境接近，电外科设备（ESU，ECU），或激光产生火花而点燃，引发火灾。这就需要在患者加压氧补充时，由麻醉师或巡回护士与外科医生整个手术团队进行沟通配合。

2. **手术因素原因分析**　手术室里的明火，加申炉，酒精灯，吸引器开关，电刀等均属易燃品。手术室里的电源与电气设备之间的接地保护，地线回路，往往都会

通过电刀，腔镜器械引起漏电走火。高频电刀，电凝电切时的灼伤及激光的使用也都是高危因素。

3. 麻醉因素原因分析　现常用的氧化亚氮，氟烷类等吸入性麻醉药理论上不易燃，但仍有因氧和电灼器而发生燃烧爆炸。在一定条件下分解释放热能和氧气也同样能提高湿度和助燃作用。紧闭的麻醉装置，高浓度氧的存在，也是诱因之一。另外，若燃烧发生在麻醉机内，如已和患者的气道连接，则患者的呼吸部位会立即受到伤害，引起气管黏膜和肺泡的损害出血。若未与患者气道连接时，则外喷的麻醉药可引起燃烧，发生突发火灾。

4. 其他因素原因分析　静电因素引发火灾常是围麻醉期突发火灾的重要原因。手术室通风不良，湿度低，地板无导电装置，工作人员的衣服等都是产生静电的原因。手术室器械频繁移动，都有可能增加静电的产生。手术室湿度的调节也是潜发因素，火灾三角中的易燃因素。

三、围麻醉期突发火灾的应对策略 [2-3]

围麻醉期发生火灾，ECRI 协会的分析揭示了最常见的火源是电手术设备（68%），激光（13%）；最常见的起火部位是气道（34%），头面部（28%）和患者体表或体内其他部分（38%）。74% 的火灾发生时由于氧浓缩在室内的因素。其特点可分为如下三类。

1. 发生于患者体内的着火的特点及应对措施　发生于患者体内，包括由于易燃气管的插管或纤维支气管镜引起的气道内着火，或各种原因导致的腹腔内着火。最严重的为患者体内的气管导管被点燃，可能被电凝设备点燃，也可被激光点中。这类由于激光在高浓度氧的条件下点燃的着火对患者造成的损伤最大，很容易灼伤气管，食管，肺。近年来，气管导管的材质的变化，大大降低了着火的发生。此外，电凝设备也可能成为上呼吸道手术中的发生源，最典型的是扁桃体切除手术的过程中，由于使用了不带套囊的包管导管，麻醉混合气体（包含高深度 O_2 和其他可燃气体）很容易从气管插管周围漏出，当其达到一定浓度时即可被电凝设备点燃，在患者手术部位发生着火。现在更常见的体内着火是在腹腔镜手术时，肠道内存在两种可燃气体，CH_4 和 H_2，据报道肠道内 CH_4 的最高浓度为 56%，H_2 为 69%，若遇到 N_2O 浓度为 47% 时，N_2O 和 CO_2 就会燃烧，然而 69% 的 H_2 仅需要大于 29% 的 N_2O 即能燃烧，在腹腔镜手术中，外科医生一旦误将含有较高浓度 H_2 的肠道弄破，着火即可能发生，H_2 为燃料，电凝设备为火源，所以在应对时，我们首先建议，在不影响麻醉科手术的前提下，降低吸入 O_2 和 N_2O 的浓度，将热源远离可燃物也是重要防范措施之一。ESA 和 ECU 的活动里在不用的情况下都应保存在绝缘的容器内。

2. 发生于患者体表的着火特点及应对措施　大多数此类火灾都发生在基础麻醉下进行头面部手术的过程中。患者大多通过面罩获得高浓度 100% 纯氧环境，距手术部位非常近，一旦使用电流或激光设备就可能引发着火。敷料、砂布、海绵甚至患者头面部的毛发都可以充当燃料。因此，为应对此类着火，首先可减少吸入氧的浓度，使血氧饱和的浓度保持在 90% ～ 95% 即可。其次，在给患者面部覆盖敷料时，应尽可能留存缝隙使高浓度氧尽快能被空气稀释，不会聚集。

挥发时消毒液是另一类潜在的着火燃料。如在手术开始前，消毒液没有完全发挥干燥，其中的醇类极有可能成为火灾的燃料，对于此类体表着火的应对就在于要求手术室护士用麻醉期间增加对手术环境安全的清洁。清洁内容为：皮肤消毒剂是否干燥、氧气装置是否完好、头发有无外、头部面部手术头部覆盖是否是密闭状态、电刀输出功率是否处于安全范围等。通过安全检查来杜绝火灾隐患。

3.发生于手术室内的火灾特点及应对措施　手术室内明火的使用若遇上氧气则时常发生小范围的火灾，手术室静电、温度的调节、手术室电路的设置及使用，均是常见的突发火灾原因，要知道这种火灾都是从小火开始的。手术团队在发现隐患时，应及时排查引火源，杜绝火热蔓延的可能，灭火器的正确使用及手术室环境的设置都是防火灭火的重要举措。围麻醉期工作人员应该熟悉并掌握火灾报警、灭火器及疏散路线等各种消防措施。

四、围麻醉期突发火灾的思考

围麻醉期突发火灾的现象应该是"预防为主，防消结合"的方针，将防火安全工作作为一项重要任务纳入到手术室管理工作中来，虽然围麻醉期突发火灾不是经常发生，但在防火于"未燃"时，"火灾演练"应成为临床处理路径的指南。在有条件的医院，重大火灾疏散演练和手术团队演练是患者安全的有力保障。每一个手术室成员对于手术室火灾的抢救预案均应熟知于心。应包括以下部分：①了解火灾报警和沟通交流。②了解灭火器，医疗气阀，供热通气设备，空调开关和电闸的位置及正确使用。③明确指挥链和其中每个人的责任。④防止小火失控。⑤控制失控的火灾。⑥了解便携式杨启元的通气设备的位置，并在必要时安全疏散撤离患者。

一旦火灾发生时，要保持冷静的头脑，切断着火源，紧急呼叫抢救的同时，遵循"生命至上"的信念，遵照救援（R）、报警（A）、限制（C）、灭火（E）和疏散（E）的原则。团结有效地疏散撤离患者。在有限的撤离过程中，与患者家属的沟通显得尤为重要。被告知此次事故发生时所采取预防措施以及之后为了评定和预防事故再次发生所采取的措施后，患者家属会表现出极大的信任感。并且可以主动消除火灾对于患者及其家属的巨大心灵阴影。变灾难为困难，将损失和伤害降到最低点。在这里尤为强调的是关于灭火器的正确使用，这将会为抢救患者赢得积极有效的时间，尤为宝贵。

作为一名高素质的医务人员，在全心全意为患者服务的过程中，遇到围麻醉期突发火灾事件，应该沉着冷静，保持高度的责任心，在防火，灭火，疏散的三部曲中始终保持"生命至上"的原则。配合团队，大局为重，完美演绎白衣天使的光辉形象。

五、围麻醉期突发火灾的典型案例分享

病例 1，患者，男性，59 岁，胆囊结石，胆总管结石行 LC 术。主刀医生给患者消毒铺巾采用 95% 无水酒精，气腹进腹手术开始，电凝止血时，显示屏上显示手术区域出现电

火花，当即停止使用电凝器，火花熄灭。分析：因消毒区域酒精未干，带入腹腔，电凝止血打火引起腹腔内起火。此例属于明显的手术室消毒剂未干燥引起的事故，发现及时并迅速给手术野干燥处理，未给患者造成身体伤害。

病例2，患者，女性，68岁，行结肠癌腔镜根治术。常规消毒铺巾，手术开始。术中顺利。术中术者操作超声刀与电刀时，电炉短路并起火，导致电刀主机损坏，无法使用。分析：发现电刀主机与超声刀主机使用同一电源插座，两件电设备主机未保持1m以上的距离，系为操作不当。致使电设备损坏，财产损失，资源浪费。

附1　灭火器的正确使用

地方消防部门或者机构服务部门的工作人员会向手术室人员提供使用手术室可用设备扑灭真火的精神实践机会。反示教有助于在惊恐或忙乱的环境中对这些设备的使用建立起所需的熟练和自信。灭火器应该易于被大多数使用者携带和操控，并且应该被放在易于取到的空旷之处——靠近逃离路线而远离火灾危险区。大多数灭火器按以下流程操作，这些步骤可缩写为"PASS"。①拔出保险销。②将喷嘴对准火焰根部。③挤压把手来释放灭火剂。④在火焰根部上扫射。

附2　ECRI协会建议

手术工作人员应该熟悉以下ECRI协会（2006）的建议。

1．工作人员应该对面部手术期间使用开放式100%纯氧的需求提出质疑，作为常规，开放给氧应（根据患者需求）使用空气或浓度低于30%的氧气。

2．在易燃的备皮消毒剂完全干燥前，不要为患者铺巾。

3．在口咽手术期间，浸湿和胶管气管导管一起的纱布或海绵可以将口咽部氧气的泄漏降到最低，并保持导管湿润；把海绵、纱布和脱脂棉（和它们的系绳）弄湿可以使它们不被点燃。

4．在进行电外科手术、电烙术或激光手术时，在不使用的时候需要将电外科器械电极入在保护套内或其他远离患者的地方。

5．不用时将激光置于待机模式。

此外，ECRI建议工作人员应参加以下内容的专门训练和培训：消防设备的使用；正确进行急救和避难的方法；医疗气体、通风和电力系统的确认、定位和控制，以及在什么时间、什么地点如何关闭这些系统；医院报警系统和联系地方消防部门系统的使用。

附3　联合委员会（2003）的建议

卫生保健机构通过以下行动来预防手术火灾。

1．告知包括外科医生和麻醉师在内的工作人员关于按照激光和ESU安全实践方法控制热源的重要性。

2．通过为患者准备提供充足的时间进行燃料的管理。

3．建立指南将手术铺巾下的氧浓度降到最低。

4．建立、执行和检验流程以确保所有手术团队的成员能够正确应对手术室的火灾。

5．通过报告每一例手术火灾来增强意识并最终预防未来火灾的发生；可以报告给联合委员会、ECRI协会、FDA，以及其他组织中的正式代理处。

（范　敏　陈玉华）

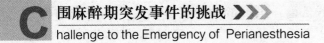
参考文献

［1］李玲蒂．手术室火灾的原因分析预防［J］．齐齐哈尔医学院学报，2012，33（4）：557-558

［2］范政梅．手术室火灾的防范措施与应急预案［J］．基层医学论坛，2013，17（3）：374-375

［3］杨俊杰．医院手术室火灾预防应对策略研究［J］．中国安全生产科学技术，2006，2（1）：120-122

第65章　围麻醉期突发医务人员意外伤害

一、围麻醉期突发医务人员意外伤害的发生情况及危害

医务人员在医院工作期间，尤其是围麻醉期，面临着多种职业伤害的风险：经血液或空气传播疾病；各种污染的刀片、缝合针、注射器针头等刺伤或划伤；放射性危害；麻醉废气的影响；近年频繁报道的医务人员过度劳累而引发的严重后果。

在长期执业活动中，医务人员通过眼、口、鼻及其他黏膜、破损皮肤或胃肠外途径，暴露于含病原体的血液或其他潜在传染病物质，而具有被感染可能性的状态；这种职业暴露是医务人员感染乙型肝炎病毒（HBV）、丙型肝炎病毒（HCV）和人类免疫缺陷病毒（HIV）的重要途径[1]。据美国CDC报道，医护人员每年发生针刺伤及其他锐器伤事件达385 000起，平均每天发生1000起[2]。而医疗和试验机构因使用针具及其他锐器伤，与20余种病原体的血源性疾病职业传播有关[3]。

围术期如骨科手术经常需要用X线透视来确定骨折的复位情况及内固定的位置，一次手术过程往往需要透视数次，甚至会达到数十次。长时间、多频次的放射线对于手术室工作的医护人员而言，不仅会降低其机体免疫力、增加血液病的发生风险，甚至有可能会导致癌症的发生，严重的可能因放射病而死亡。

吸入麻醉药（包括异氟烷、七氟烷和地氟烷）已被公认为是温室气体[4,5]，在围术期的使用过程中不可避免地要泄漏于大气中，对地球的臭氧层存在潜在的危害[6]；而吸入麻醉剂对人体是否存在致突变性、致癌性、致生育能力减弱等影响，至今仍没有定论，手术室医护人员长期暴露于这些气体的污染中亦是令人担心的问题。

因此，围麻醉期医务人员意外伤害的防范已成为引起广泛关注的问题。

二、围麻醉期突发医务人员意外伤害的原因分析

1. **防护用品及相应措施缺乏，监控机制不完善**　目前虽已有许多医院对职工院内意外伤害相关的知识培训和教育有所加强，但该体制仍然处于建设阶段，相应的操作规范和监控机制并不十分完善。而部分医院、科室负责人由于考虑到器材消耗等支出问题，没有配备足够的防护用品，如手套、护目镜等。

2. **医务人员自身因素**

（1）自我防护意识不足：部分临床医护人员主观上自我防护意识不足，在操作中没有按常规使用防护用品。

（2）医疗、护理操作不规范或不熟练：在日常诊疗及护理工作中，医务人员未按临产操作规程进行操作，发生意外而受伤的机会就会增加。有文献报道，护士注射后将针帽回套是高危险性操作行为；取下针头、配

药、化药等操作也是护士发生意外受伤的重要原因[7]。勤工在收集、处理、运送医疗废物过程中，没有采取必要的防护措施，也可能是发生意外受伤的原因。

（3）皮肤、黏膜破损：当医务人员发生了皮肤黏膜破损时，其天然屏障消失，如没有及时休息或采取必要的防护措施，在接触带病毒的血液、体液后，即有发生血源性或空气传播疾病的危险。

（4）被细菌、病毒等污染的锐器损伤：整个医疗活动中，包括手术、注射、清洗器械、收集、处理、运送医疗废物的过程，医务人员均有可能被刀、剪、针头等各种锐器损伤，使病原体直接进入血液而被感染，这是目前医务人员意外受伤感染血源性疾病的主要原因。

3. 手术麻醉因素　以围麻醉期的放射性损害为例，虽然目前已有计算机导航系统来协助骨折定位，一定程度上减少了骨科手术中放射线损害的风险（术者可暂时离开手术室，减少其X线暴露时间，而且可根据虚拟图像进行定位并确定内固定方向，而不必反复透视来避免方向的偏移，故可明显减少手术室医护人员放射线的暴露量），手术室医务人员及骨科医师仍不可避免地处于长期接触放射线环境中，据报道其患血液病及甲状腺肿瘤的比例明显增高，而血常规检测白细胞则明显低于其他科室人员[8,9]。

据报道，接触残留麻醉药所增加的遗传损伤与每天吸 11～20 根香烟所产生的损害相当[10]。而长期小剂量接触麻醉废气，氟烷类或地氟醚可明显增加 DNA 迁移率[11]，可导致体内毒性蓄积，危害健康，进而引起生殖系统、肾脏及肝脏等各种慢性疾病。即使在安装有废气清除系统的医院，因该系统不可实时跟踪麻醉气体，在手术恢复期的患者呼出的麻醉气体，医务人员仍将不可避免的接触到。

三、围麻醉期突发医务人员意外伤害的应对策略

美国疾病预防控制中心的评定表明，62%～88% 的锐器伤是可以预防的，可通过规范各项操作，降低诊疗操作的风险[12]。

1. 实施标准预防，加强职业培训，提高自我防护意识　根据 WHO 提出的"标准预防"原则，强化职业风险培训，医院应制定详细的培训计划，尤其对高风险科室和人员应进行长期有效的多种形式的培训、沟通和演练；通过个案追踪、培训督导等方式，使医务人员进一步提高"标准预防"意识；配齐、配全并规范使用个人防护用品，从强化意识到行动落实，进行有效干预。

进行操作前应根据具体操作项目和风险评估，实施适宜而有效的个人防护措施，在日常工作中养成良好的个人防护习惯。患者的血液、体液、分泌物和排泄物一律视为具有传染性，如存在黏膜与非完整皮肤接触上述物质的风险，必须采取相应的隔离措施[13]：如操作过程中可能发生血液、体液飞溅，应戴外科口罩和护目镜或面罩；如有可能发生大面积飞溅或污染到身体时，应穿戴具有防渗透的隔离衣或围裙和防护靴等。操作前，可加强与患者沟通，以取得患者配合或家属协助，防止因患者烦躁、恐惧而不配合导致的意外伤害的发生。

对医疗废物实施全程管理，防止对医务人员再损伤的可能。使用后的锐器应存放于防刺、防渗漏的专用利器盒中，集中焚烧处

理。勤工在进行一次性医疗用品毁形工作过程中，也应使用相应的防护用品。卫生行政部门应建立统一的医疗废物回收处置公司，规范医疗废物的回收处理，进一步降低医务人员意外受伤的发生率。

2. 规范执行技术操作标准，正确现场处理意外伤害，重点人群重点管理　规范执行技术操作标准，避免不安全操作行为，严格执行各项操作规程。预防锐器伤，对有传染性锐器的使用、清洗、消毒、处理及转运过程中，应特别注意加强防护，避免意外受伤。强调不应采取针帽回套，取下针头时应使用血管钳。

发生意外受伤后，应采取规范的现场处理。以锐器伤为例，应立即用肥皂水和流动水清洗污染的皮肤，如为黏膜则应反复用生理盐水冲洗干净；在伤口旁轻轻挤压，尽可能挤出损伤处的血液，再用肥皂水和流动水进行冲洗；禁止进行伤口的局部挤压；冲洗后应使用消毒液，如75%酒精或0.5%碘伏进行消毒，并包扎伤口。

分析医务人员发生意外伤害的性别构成、暴露方式、高风险环节和高发地点，3年以下低年资的护士和医师为职业暴露发生的重点人群。低年资护士较多接触注射器、针头等尖锐的医疗用品，由于临床工作经验相对少，进行静脉穿刺、静脉采血和注射等操作时容易受到锐器伤；医师发生意外伤害者所在科室以外科居多，手术过程中对深部组织行探查、缝合时，若经验少、局部组织暴露不充分、视野受限或操作不能在直视下进行，易致手指被刀片、缝针等致锐器伤；另外，低年资医师在进行术后换药、拆线、整理废物时也易发生锐器伤。

针对急诊科、妇产科、手术室等高风险科室的工作特点，制定有针对性的个人防护制度并督促落实；实习生、进修生及低年资医务人员其职业伤害风险的防范知识相对匮乏、个人防护意识不强，在入科前应加强其专业技术能力、职业暴露风险与个人防护、标准预防及操作规范的强化培训，经考试或考核合格后才允许上岗；之后分别由院、科两级进行跟进，由浅入深地进行训练和指导，促进培训内容的落实。

医院应定期监测手术室及恢复室内环境麻醉废气污染的程度，对手术室工作人员进行相关知识的培训，增强医护人员风险防范意识，使其充分意识到麻醉废气的潜在风险，为工作人员制定操作准则，规范使用麻醉气体，制定麻醉药物污染的许可阈值。

3. 完善监控体系、上报体系　实行医务人员意外伤害风险防控的院、科两级负责制度：根据科室实际工作情况，制定各科室个人防护用品的配备清单，做到方便取用，由科室内感染管理监控小组成员负责各项院感风险防控措施的具体落实；医院感染管理科应将各科室的个人防护用品使用和账物相符情况纳入对科室感染管理的质量考核，与科室绩效挂钩，并保证院感指导电话24小时畅通。

一旦意外伤害发生，在现场紧急处理的同时，及时报告科室负责人及医院感染管理科，立即由个人填报《医务人员意外伤害情况登记表》，说明意外受伤的原因、时间、涉及人员、患者情况及受伤当时的处理等。所在科室的科主任、护士长组织人员分析原因、制定措施，消除同一环节再发意外伤害的隐患；医院指定专人负责进行随访、复查，发放随访联系卡、指定科室关联联系人（可由科室感染管理监控小组成员兼任），确保随访复查率达 100%。医院应将发生意外伤害的医务人员所在科室的二次培训、原因分析、过程讲述、模拟演示、整改效果与追踪评价情况纳入该科室的综合评价考核绩效管理。

以接触可疑乙型肝炎患者的血液为例，受伤医务人员应在受伤后进行血液乙肝标志物检查，同时应检查所接触患者的情况（若不明确，也应对患者进行相应的检查）。如果受伤医务人员和患者的检验结果均为阴性，应要求医务人员在 3 个月后复查；如果患者为乙肝阳性，受伤医务人员应立即注射乙肝高价免疫球蛋白 400U（24 小时内），如果检查结果受伤医务人员 HBV 抗体阴性，则在受伤 24 小时后注射乙肝疫苗 10U，之后隔 1 个月和半年各注射 1 次，连续 3 次。检验和治疗的费用可由受伤医务人员预先支付，经科室和医院两级讨论后，如受伤原因为医务人员违反操作常规，则费用自理，反之则票据经医院感染管理科负责人和分管院长签字后，由医院给予报销。

4. 充分认识意外伤害的风险，努力改善工作环境 改善手术室内的通风条件，能够降低空气中麻醉气体的浓度，减少对医护人员的危害，也可减少空气中的微生物，有效避免术中感染的发生。因此，医院应该准备和应用麻醉废气清除设备，开发控制程序、改进质量、加强管理和维护麻醉设备。手术过程中尽量选择密闭性能好的麻醉机及密闭度适宜的面罩，以减少麻醉气体泄漏。仅依靠清除系统来控制麻醉气体污染是远远不够的，还应制定其他行之有效的措施，如对连接器、管道和阀门的日常维护，避免麻醉气体排放或回收，减少面罩不适而泄漏麻醉气体[11]。

利用高科技辅助技术，如计算机导航系统，可显著减少医务人员的放射线暴露，保护其身体健康，减少与放射线相关疾病的发生率，提高安全。同时还可以提高内固定的置入准确率，对于减轻医务人员的工作量，亦有十分重要的意义。

（汪婷婷 姜 峰 郭 荣）

参考文献

[1] Scaggiante R, Chemello L, Rinaldi R, et al. Acute hepatitis C virus infection in a nurse trainee following a needlestick injury [J]. World J Gastroenterol, 2013, 19（4）: 581-585

[2] Panlilio AL, Orelien JG, Srivastava PU, et al. Estimate of the annual number of percutaneous injuries among hospital-based healthcare workers in the United States, 1997 － 1998 [J]. Infect Cont Hosp Ep, 2004, 25（7）: 556-562

[3] Wagner D, de With K, Huzly D, et al. Nosocomial transmission of dengue [J]. Emerg Infect Dis, 2004, 10（10）: 1880-1881

[4] Langbein T, Sonntag H, Trapp D, et al. Volatile anaesthetics and the atmosphere : atmospheric lifetimes and atmospheric effects of halothane, enflurane, isoflurane, desflurane and sevoflurane [J]. Br J Anaesth, 1999, 82（1）: 6673

[5] Brown AC, Canosa-Mas CE, Parr AD, et al. Tropospheric lifetimes of halogenated anesthetics [J]. Nature, 1989, 341（6243）: 635-637

[6] Irwin MG, Trinh T, Yao C. Occupational exposure to anaesthetic gases : a role for TIVA [J]. Expert Opin Drug Saf, 2009, 8（4）: 473-483

[7] 任小英，邓敏. 护理人员工作中被针刺伤调查及对策[J]. 中华医院感染学杂志, 2003, 13（3）: 258-261

[8] 吴静，茅金宝，孔祥云，等. 导航与普通透视对手术室医务人员放射量的对比分析 [J]. 医

学影像学杂志，2013，23（10）：1631-1634

[9] Karpinski TM, Kostrzewska-Poczekaj M, Stachecki I, et al. Genotoxicity of the volatile anaesthetic desflurane in human lymphocytes in vitro,established by comet assay [J] . J Appl Genet, 2005, 46（3）: 319-324

[10] Hoerauf KH, Wiesner G, Schroegendorfer KF, et al. Waste anaesthetic gases induce sister chromatid exchanges in lymphocytes of operating room personnel [J] . British J Anaesth, 1999, 82（5）: 764-766

[11] 吴安华，任南. 基层医疗机构医院感染知识培训教材 [M]. 长沙：湖南科学技术出版社，2013：165-166

[12] 徐昌君，姜春娴，泮金亮. 医务人员针刺伤调查 [J] . 中华医院感染学杂志，2009，19（7）: 789-791

[13] Duval Smith F. Management of exposure to waste anesthetic gases [J] . AORN Journal, 2010, 91（4）: 482-494

第66章　围麻醉期突发患者意外伤害

一、围麻醉期突发患者意外伤害的发生情况及危害

围麻醉期突发患者意外伤害的定义：所谓麻醉意外是指麻醉期间由于麻醉操作、药物的特殊作用、手术不良刺激（例如神经反射），以及患者自身存在的病理生理改变等因素，导致一些意想不到的险情发生，严重者甚至死亡[1]。围麻醉期突发患者意外伤害在临床麻醉中时有发生，如麻醉用药不当或操作失误、患者自身病理生理特点而不能耐受麻醉药物，手术医生操作不当等。意外导致的结果，轻者会延迟患者的恢复或引起患者组织或器官的病理改变及功能障碍，重者可直接危及患者生命。另外，麻醉医师所采取的操作技术大都是盲探性和有创性的，这必然会有潜在的组织损伤，同时也威胁着患者的安全。临床麻醉实践证明，临床上未知的各种麻醉风险总比已知的要多，麻醉医师必须时刻予以重视和防范。

围麻醉期突发患者意外伤害的发生情况：国内外报道，大多数麻醉医师在他们的职业生涯中至少会经历一次围术期不良事件，然而，这些事件所产生的情绪反应及其对于麻醉医师短期和长期工作能力的影响，人们知道的还很少。有研究调查了围术期不良事件的发生率及其后果对美国麻醉医师的影响。通过给美国麻醉医师协会随机挑选出来的1200名成员发放了自填问卷，659名医师（56%）完成了调查表，结果84%的受访

者在他或她的职业生涯中都曾经历过一次围术期的患者意外死亡或严重损伤。问及到"最令人难忘"的围术期不良事件的情绪影响时，70%以上的人有内疚感、焦虑，88%的人对事件耿耿于怀，需要时间从事件中恢复情绪，19%的人承认自己从未完全恢复，12%的人想过要换一个职业，67%的受访者认为在事件发生的后续4小时内他们不能为患者提供服务，但只有7%的人得到休假。结论是一个围术期不良事件可能对当事医师造成深刻和持久性的情绪影响，这类事件的余波可能影响他或她为患者提供服务的能力。我国因幅员辽阔，麻醉学科发展极不平衡，加之麻醉医生工作量大，没有充裕时间术前访视患者，科室麻醉手术安排随意性大等原因，造成麻醉医生对病情和患者全身状况（尤其是并发症）不太了解，导致麻醉手术意外不良事件的发生率可能更高。另现今国内医疗矛盾的激烈，对医护人员的职业，身心均有较大的挑战。

围麻醉期突发患者意外伤害的表现与危害：意外伤害其本意是指在临床麻醉工作中，由于无法抗拒的原因或者突发性因素导致患者出现难以预料与防范的危象及不良后果（包括死亡、残废、器官功能障碍等）。这一定义说明，在麻醉工作中，虽然客观上发生患者死亡、残废、组织器官功能损伤，但对所发生的不良后果，麻醉医师主观上不存在失误或过失，对此麻醉医师不应付有责任。换言之，尽管患者出现不良后果是发生

在麻醉期间，但不是因为麻醉医师的失职行为或者技术过失直接造成的，如：麻醉药物（除需做过敏试验的药物外）引起的过敏性休克，经及时抢救无效导致患者死亡。但需要指出的是，在临床上有些麻醉不良后果的产生并非麻醉意外，应该实事求是的承认主要与我们麻醉医师自身责任心不强、基础知识欠扎实与临床经验不足，以及科室缺少应有的设备、器具、药品所引起。此外，也与科室管理制度不明确，手术医师与麻醉医师之间缺少相互协作和沟通有关。另一方面，在讨论、分析原因与责任时出于对麻醉医师的保护，往往以"麻醉意外"为托词把责任掩盖下来，实际上任何不良事件的发生总有其因果关系。

二、围麻醉期突发患者意外伤害的原因分析

1. **患者因素**　患者所患外科疾病的部位、性质及严重程度，年龄、体质、重要器官功能状况，过敏史、个体差异和遗传特质，原先存在疾病引起的病理生理变化，均是影响围麻醉期安全的首要因素。

2. **手术因素**　由于手术医生的种种操作不当导致的突发事件，如手术不当致大血管、神经等损伤、术中膀胱损伤、高频电刀导致的脏器损伤等。

3. **麻醉因素**　麻醉前访视不够，不能及时、认真地在术前访视患者。术前准备不充分，特别是急诊患者。血容量不足、贫血、电解质紊乱、酸碱平衡紊乱、心律失常、心肌缺血、发热、呼吸道炎症、未控制甲状腺功能亢进、原发性醛固酮增多、高血压、术前长期服用利血平等，术

前均未予以纠正。对患者情况估计不足，专业知识、设备、器械和心理准备不足，对患者并存的很复杂疾患熟视无睹，临床上有些特殊患者未给予慎重对待，对术中可能发生的风险心中无数，也未考虑相应的对策。腰麻、硬膜外麻醉不准备抢救物品及麻醉机，以致发生药物中毒或呼吸抑制时不能及时抢救。麻醉过程管理不当：①麻醉方法选择不当：休克或低血容量未纠正而行椎管内麻醉；气道无保障而行全麻；凝血功能障碍行椎管内麻醉；手术医师干预麻醉医师决策。②药物选择不当：哮喘患者用箭毒等致组织释放药，高血钾患者用氯琥珀胆碱。③麻醉操作不当：插管误入食管或一侧支气管；硬膜外腔置管进入蛛网膜下隙，注药后造成全脊麻；麻醉药误入血管等。④麻醉管理不当：全麻药、肌松药或镇痛药用药后通气不足未发现，气管导管由于扭曲未被发现；椎管内麻醉平面过高或辅助用药而致呼吸抑制未被发现和及时处理；大量失血患者未及时、足量的输液、输血或某些特殊病情如心功能不良患者输液过多引起肺水肿；钠石灰失效而未及时更换致二氧化碳蓄积；患者并存严重疾病如心力衰竭、冠心病等，在麻醉手术中处理不当；严重的输液、输血反应处理不及时；全麻下突然改变体位致循环功能紊乱。⑤遇到困难或危机时处置不当或判断失误：仪器设备的使用、保养、维修不足；导管接口与回路衔接管脱开，接头标志不清，气管导管漏气、扭曲和阻塞以及监测仪、除颤仪故障等。其他因素如科室管理制度不健全；手术麻醉期间，科主任或上级医师巡视不够，甚至发生麻醉意外亟待抢救时，不能迅速找到

科主任或上级医师；擅离职守，未及时发现变化，贻误抢救时机。另术后管理不够，手术后拔管时机不当；术后护送患者执行不好；术后送患者的途中无氧气钢瓶、监护仪；术中麻醉处置不尽合理，复苏时过分追求速度，滥用拮抗药，出现二次药物反应、残余效应，危及患者生命安全，肌松药拮抗不当发生再箭毒化以至呼吸抑制甚至停止。

三、围麻醉期突发患者意外伤害应对策略

1. 应对措施　要充分认识麻醉手术风险因素（不变风险因素，如患者年龄、医疗单位的技术水平与条件，手术的类型和病理危险因素如高血压、冠心病、充力性心力衰竭，心律失常，以及其他重要脏器病变、糖尿病、血液病、特殊疾病）、医源风险因素（突发事件、麻醉废气、化学物质、辐射、橡胶过敏、设备）和麻醉手术医师自身的风险因素（技术能力、知识、人际关系、责任心、细心程度、个人性格、疲劳度、心理素质和健康状态等）。在制度的保障上要做到三级医生负责制（即使是夜间单线班也要如此），晨交班病例讨论和会诊达到集思广益、统一认识，在麻醉实施过程中共同合作处理。

2. 充分准备　充分准备包括患者准备、物质准备和特殊准备以及麻醉如何处理，如何监测，如何做好麻醉，预防不良后果的发生，应采取以下措施。提高麻醉医师素质和水平。首先从基本功开始，如种种穿刺技术（例如各种神经阻滞方法和椎管内麻醉操作等），全身麻醉的诱导（含气管和支气管置管术）和维持，呼吸道的保持和呼吸支持治疗，麻醉深浅的辨识，各种监测技术的应用和所有急救方法（休克治疗、器官功能衰竭的处理和心、脑、肺复苏等）的施行，都应熟练掌握，操作应纯熟而规范。

（1）做好麻醉前访视工作：仔细了解患者的病情，麻醉手术史及药物过敏史。对心、肺、肝、肾等重要器官做出准确的评估，术前进行必要的相关检查，有心、肺功能不全者应做进一步检查明确诊断。纠正血容量不足，及时适当补血、补液，避免血压过大的波动。及时治疗各种心律失常，消除各种诱发因素，降低心肌应激性。

（2）合理选择麻醉方法：根据病情和手术要求，选择最合适的麻醉方法和药物，制定相应的麻醉方案。

（3）熟练掌握各种设备的使用：熟悉和掌握各项设备的使用及性能，掌握器械的技术关键，加强对麻醉器械的检查、维修和保养，使用前认真检查，确保器械完好、无故障。

（4）做好应急准备：防患于未然，如行椎管内麻醉和神经阻滞等必须要备好麻醉机和急救物品。估计危重患者手术中可能出现心脏问题时必须备好除颤器、心脏临时起搏器及其他相应药品、物品。对胆道手术患者为防止胆心反射的发生，必须常规用注射器抽好阿托品、麻黄碱备用。

（5）加强麻醉监测：工作时一定要集中精力，认真观察病情变化，严格按常规实施麻醉。患者进入手术室即应进行血压、脉搏、呼吸等监测，大、中手术还需进行中心静脉压、心电图、氧饱和度监测。定时记录尿量，有条件者可进行有创动脉压的持续监测。特殊巨大手术需进行血气及电解质测定，放置漂浮导管测定肺动脉压、毛细血管锲压、心

排血量和体循环阻力等血流动力学参数。术中监测呼吸频率、潮气量、通气量、气道压力，听诊双肺呼吸音。气管插管后，必须确保导管位置正确，可通过双肺听诊及呼气末二氧化碳监测进行判断。术毕拔管应完全符合拔管指征，拔管后继续加强观察，防止气道阻塞、低氧血症和二氧化碳潴留。

（6）健全麻醉意外发生的应急预案：在麻醉期间遇有异常情况和危及生命问题，必须采取补救措施，来解决紧急问题。如当 SpO_2 下降时应提高吸氧浓度，血压下降时要补液或应用升压药，发生心搏骤停时必须立即进行心肺复苏。围麻醉期发生心搏骤停后应在最短时间内迅速建立有效的人工呼吸，恢复或建立辅助循环，重新保障心、肺、脑主要脏器的供血供氧，可提高心肺复苏的成功率。

（7）加强麻醉质量控制：为了提高麻醉工作质量，应全面开展麻醉质量控制工作，实施制度化、规范化管理，将麻醉质量控制纳入科室建设和管理轨道，提高麻醉人员素质，优化对患者的服务，提高麻醉安全性，减少或避免差错事故的发生。建立健全各种工作制度，高度重视并设立高年资医师在麻醉中巡回检查制度，有利于早期发现问题。加强手术组医护人员的合作与联系，互相支持、协作，配合完成共同的目标。

四、围麻醉期突发患者意外伤害的思考

当今，为了进一步降低麻醉期突发患者意外伤害的发生，除卫生主管部门制定人才培养和相关管理制度外，我们认为在管理上力求麻醉手术前"四充分"是有效防范围术期不良事件的有力措施[2]。

1. **充分了解**　充分了解病情、了解患者的心理需求，以及患者家属（家长）对麻醉手术的期望值。改变过去术前不访视患者和手术医生开什么麻醉就做什么麻醉的陋习。麻醉手术前充分了解病史、实验室检查结果和特殊检查结果，尤其重要的是患者的个人习惯、女性经期、孕期、既往相应疾病以及麻醉手术史、过敏史和治疗用药史。实验检查包括基础和特殊与麻醉手术相关的检查，掌握原则适时选择手术时机与恰当的术前准备，必要时请相关专科医师会诊，协助诊断与衡量相关器官功能状态，商讨术前进一步方案。

2. **充分认识**　充分认识就是一个循证医学的过程，即根据充分了解到的病史、实验室检查、特殊检查结果，充分了解到的患者、家属的心理状态、需求，以及价值和愿望而进行的慎重、准确和明智地应用当前所能获得的最好的医学研究结论及依据。同时结合麻醉医生的个人专业技能和临床经验，考虑患者的价值和意愿制定适合患者的最佳麻醉方案与措施。还要充分认识麻醉手术风险因素、医源风险因素和麻醉手术医师自身的风险因素。在制度的保障上要做到三级医生负责制，在麻醉实施过程中共同合作处理。

3. **充分准备**　充分准备包括患者准备、物质准备和特殊准备以及麻醉、手术医生的知识准备，总的目标在于提高患者的麻醉手术耐受力和安全性，防范不良事件的发生。制定出一系列的实施策略并加以具体实施，如何选择一种切实可行的麻醉方式，什么样的用药安全有效，什么样的监测手段，如何做好处理术中可能出现的并发症的准备。患

者的准备，麻醉手术患者绝大多数术前存在不同程度的思想顾虑、恐惧、紧张、焦虑和情绪激动，甚至彻夜难眠，导致中枢神经系统活动过度，从而麻醉手术耐受力被削弱，术中、术后容易发生休克。为此，我们必须努力解除患者思想顾虑，给予关怀、安慰与鼓励，必要时可以手术前晚给予镇静药物，对特殊病例的特殊准备，如嗜铬细胞瘤的患者应在术前补充血容量等。

4. **充分沟通** 充分沟通的本质是社会成员之间的相互作用，尽管它非常重要，但给它下定义还相当困难，简言之"沟通是通过语言或书写传达信息或分享非语言表达的情感感受"，有效的沟通可成功地传达信息并得到理解[3]。与患者的沟通，在麻醉手术前或在手术室内对待神志清醒的患者，我们应该及时告知患者希望并有权利知道的准确信息。在法律上患者或其监护人在签署麻醉手术同意书前有权利获得以充分的资料为依据的专业咨询，这包括了解麻醉手术风险因素和可供选择的不同的麻醉方案[4]。与家属的沟通，旨在麻醉手术前有更多的时间和机会真诚地交流和交代麻醉手术程序及风险，防范的措施与准备，以及其共同的责任与相互的理解。与手术医生的沟通，良好的团队工作能够为成功提供坚实的基础，沟通则是高效团队行为的桥梁。

五、围麻醉期突发患者意外伤害的典型案例分享

病例 1，患者，男性，68 岁，68kg。因左侧股骨干骨折拟在硬膜外麻醉下行左侧股骨切开复位内固定术。术前患者身体情况一般，ASA 为 Ⅱ 级，心电图检查提示：

右束支传导阻滞，心肌劳损，余未见异常。患者入手术室后检测血压 149/85mmHg，心率 84 次 / 分，选择 L_{1-2} 椎间隙行硬膜外穿刺置管，因患者黄韧带钙化，穿刺困难，后经反复穿刺后方出现落空感指征，接 20ml 注射器回抽无血液无脑脊液后，向患者头侧置入硬膜外导管 3cm，再次回抽无血无脑脊液后经硬膜外导管注入 2% 利多卡因 5ml，5 分钟后测患者平面到 $T_{10}-S_2$，观测血压、心率及呼吸，未见明显变化，再经硬膜外导管注入 1.5% 利多卡因 8ml，2 分钟左右观察发现患者烦躁不安、大汗、说话不清晰，随后出现呼吸困难，呼吸消失，立即监测血压 55/38，心率下降至 34 次 / 分，S_pO_2 95%，立即静脉注射阿托品 1mg、麻黄碱 30mg，并同时行气管插管控制呼吸，约 1 分钟心电图提示心脏停搏，立即行胸外心脏按压，约 2 分钟心脏复跳，但出现心律不齐，心率在 140 次 / 分左右，给予毛花苷 C 0.4mg，胺碘酮 150mg 缓慢静脉注射，同时迅速建立颈内静脉通道，加快输液，经过纠酸、激素和脱水及多巴胺 5 ～ 10μg/（kg•min）持续静脉泵注，45 分钟后患者血压维持在 100/60mmHg 左右，心律逐渐平稳，心率逐渐下降维持在 80 次 / 分左右，1 小时左右患者自主呼吸恢复，意识逐渐恢复，能完成指令性动作，拔出气管导管后送医院 ICU 继续观察治疗。2 天后患者完全恢复返回骨科病房，后在气管插管全身麻醉下完成择期手术。

病例 2，患者，女性，28 岁，80kg。因足月妊娠并瘢痕子宫拟于蛛网膜下隙阻滞下行剖宫产术。术前患者一般情况尚可，出凝血时间正常，血小板正常，肝肾功能正常。入手术室监测血压 140/99mmHg，选择 L_{3-4}

行蛛网膜下隙阻滞，硬膜外穿刺顺利，蛛网膜穿刺针突破后注入中比重的 0.75% 的布比卡因 1.5mg，注射缓慢，并植入硬膜外导管 3cm，立即平卧后平面到 T_8-S_1，麻醉效果好，手术顺利完成，手术 1 小时发现注射器内有少量血性物质，导管被血凝块堵塞不能退药，患者在腰麻作用下完成手术。术后回病房 2 小时出现烦躁不适，血压 185/90mmHg，静脉泵注右美托咪定后转入 ICU 治疗。术后一天出现 T_3 以下感觉、运动障碍、双下肢腱反射消失、有迟缓性软瘫，大小便障碍。行椎管探查术发现 L_3 水平有一血肿压迫椎管。术后神经功能恢复缓慢，1 个月后患者右侧下肢运功功能开始恢复，后双下肢感觉及运动逐渐恢复，但患者 1 年后仍有后遗症，没有完全恢复肌力和感觉。

（杨　燕　胡　泉　朱宏飞）

参考文献

[1] 王世泉，王明山. 麻醉意外 [M]. 北京：人民卫生出版社，2001：2

[2] 潘道波，魏尚典，黄绍华. 力求麻醉手术前四个充分有效防范围术期不良事件 [J]. 医学与哲学，2006，2（27）：68-69

[3] 王锦帆. 医学沟通学 [M]. 北京：人民卫生出版社，2003：16-18

[4] 姚尚龙. 麻醉相关医疗事故的防范与处理 [J]. 麻醉与监护论坛，2003，10（2）：134-135

第三篇　围麻醉期突发事件相关问题的思考

第 67 章　围麻醉期突发事件临床处理路径的建立与思考（一）

一、严重高血压

围麻醉期严重高血压指高于基础血压 30%，或收缩压 ≥ 180mmHg、舒张压 ≥ 110mmHg [1]。目前定义围术期血压基础值的方法是患者在术前等候区测量的血压和进手术室后第一次测量的血压值的平均值。我国老年手术患者围麻醉期高血压发生率为 30% ～ 60% [2]，而平均动脉压每升高 10mmHg，脑卒中风险则增加 46% [3]。围麻醉期严重高血压严重危及患者生命，需作紧急处理。但短时间内血压急骤下降，可能使重要器官的血流灌注明显减少，应采取逐步控制性降压。一般情况下，初始阶段（数分钟到 1 小时内）血压控制的目标为平均动脉压的降低幅度不超过治疗前水平的 25%。在随后的 2 ～ 6 小时将血压降至较安全水平，一般为 160/100mmHg 左右，如果可耐受这样的血压水平，临床情况稳定，在以后 24 ～ 48 小时逐步降低血压达到正常水平。降压时需充分考虑到患者的年龄、病程、血压升高的程度、靶器官损害和合并的临床状况，因人而异地制定具体的方案。

围麻醉期突发严重高血压的常见原因有高血压患者术前血压控制不佳、术前紧张情绪、气管插管反应、术中麻醉深度过浅、镇痛不全、手术刺激强烈、嗜铬细胞瘤手术、气管拔管等。

围麻醉期突发高血压的处理必须根据原因处理术中高血压。

1. 检查手术医生手术台上的操作。

2. 看麻醉深度是否过浅，若麻醉深度过浅，可以加深麻醉、充分镇痛（全身或局部）。

3. 若加深麻醉因素之后血压仍居高不下则应考虑联合使用血管扩张药降压。常用的血管扩张药如下：硝酸甘油的效应虽然稍差，但在预防、治疗心肌缺血方面非常有效。25 ～ 100μg 静脉滴注，2 ～ 5 分钟起效。对于心率较快的患者，艾司洛尔是不错的选择，艾司洛尔 25 ～ 100mg 静脉滴注，但禁用于支气管疾病患者。尼卡地平较适用于支气管疾病患者，降压作用同时改善脑血流量，尤其适用于颅脑手术，0.2 ～ 0.5mg 静脉滴注，5 ～ 10 分钟起效。乌拉地尔具有自限性降压效应，使用较大剂量亦不产生过度低血压，是诱导中度低血压（MAP 为 70mmHg）最合适的药物，10～50mg静脉滴注，5分钟起效。拉贝洛尔不升高颅内压，能很好地维持生命器官的血流量，主要用于妊娠或肾衰竭时的高血压急症，20～100mg静脉滴注。

4. 测量呼气末二氧化碳，看是否存在高碳酸血症。如果存在高碳酸血症，则考虑更换钠石灰，过度通气等措施。

5. 必要时可泵注血管活性药（如硝普钠、硝酸甘油或尼卡地平等）或β受体拮抗药（艾司洛尔）。硝普钠降压快速、停药后血压迅速恢复，使用剂量0.25～10mg/（kg•min）持续输注，立即起效，大剂量使用时应注意监测动脉血气，避免代谢性酸中毒，同时注意可能发生硫氰酸中毒。

6. 若为嗜铬细胞瘤手术，术中精神紧张、创伤刺激、肿瘤部位的挤压等均可诱发儿茶酚胺释放，出现高血压危象。其处理措施为：嗜铬细胞瘤在治疗或术前准备中使用α和β受体拮抗药联合降压，若术中出现高血压危象，可用酚妥拉明快速降压1mg静脉注射，也可应用其他降压药物如硝普钠、硝酸甘油、乌拉地尔、拉贝洛尔等。

二、低血压和心动过缓

1. 低血压　目前对于围麻醉期低血压没有一致的定义。通常围麻醉期低血压定义为收缩压与血压基础值相比，降低20%以上。

常见的围麻醉期低血压原因：麻醉过深、血容量不足、术中失血过多、体位改变、外科操作、心脏病、血栓、空气栓塞、因药物引起的血管舒张或变态性反应等。麻醉诱导后低血压主要与血管扩张（麻醉药的效果）和机械通气有关。术中低血压可能与血容量不足、高剂量的麻醉药和心力衰竭有关。必

须根据原因处理术中低血压，围麻醉期低血压处理。

（1）检查手术医生手术台上的操作（是否有腔静脉受压或出血）；钳夹或直接压迫血管，防止进一步失血。若为术中失血过多引起，则快速输注血液制品或胶体。

（2）适当减浅麻醉，如果条件允许，可测量中心静脉压。采用加压输液器，快速补充晶体或胶体液。

（3）使用升压药物：麻黄碱6～10mg静脉注射，甲氧明1～2mg静脉注射；间羟胺1～2mg静脉注射；去氧肾上腺素0.25～0.5mg静脉注射；肾上腺素10μg静脉注射。

（4）纠正酸中毒，提高心肌对药物的反应性。根据血气分析结果，首先纠正呼吸性酸中毒。如果存在严重代谢性酸中毒，则考虑使用适量碳酸氢钠。

（5）必要时可泵注缩血管药（如肾上腺素或去甲肾上腺素）或正性肌力药（如多巴酚丁胺）。

（6）若为嗜铬细胞瘤手术，一旦肿瘤血流阻断会表现为严重低血压，其处理措施为：在外周血管张力缓解情况下可补充血容量，使因血管痉挛引起的体液相对不足得以改善，并对肿瘤切除后儿茶酚胺分泌骤降的低血压有一定预防作用。术中补液量一般多于丢失量500～1000ml，有些患者需要量更大。嗜铬细胞瘤切除术中，当肿瘤静脉结扎后，由于血中儿茶酚胺急剧减少，将会迅速出现严重、难治性低血压。临床上通常的处理措施为停用扩血管药物，予以扩容和输注儿茶酚胺类药物，如去甲肾上腺素。但对于术中已发生大出血和（或）大量儿茶酚胺释放患者，则低血压难以纠正。此时可应用血

管加压素 0.01～0.04U/min，因其缩血管作用不依赖于肾上腺素受体及血中儿茶酚胺的水平，特别适用于绕过肾上腺素能系统进行嗜铬细胞瘤切除后顽固、难治性低血压的治疗。

2．心动过缓 围麻醉期心率减慢常见的原因有使用吸入麻醉过深、β受体拮抗药、钙通道阻滞药、利尿药、血管紧张素转化酶抑制药等药物引起的心率减慢。

应该针对具体原因采取有效的心率支持措施。

（1）对于因内脏神经张力（主要是迷走神经张力过高）引起的心动过缓可用 M 受体拮抗药——阿托品。阿托品与乙酰胆碱竞争毒蕈碱受体而产生竞争性抑制，使心率增快。

（2）对阿托品反应较弱时，应该选择其具有β受体激动作用的异丙肾上腺素，β肾上腺素能神经兴奋可引起心率增快，其机制至少部分是由于第二信使 cAMP 生成增加，从而使自主频率增加。此外β肾上腺素能神经兴奋下窦房结起搏细胞内向电流 If 亦加大，该电流亦见于普肯野纤维。

（3）一些不明原因心动过缓，在排除药物影响后，有一种罕见现象为情绪极度紧张时的心动过缓，它可能是因为极度紧张状引起大量的血管紧张素和内皮素分泌与释放导致冠状动脉收缩致窦房结缺血，抑制窦房结起搏功能，处理可选用芬必得（腺苷酸环化酶抑制药），同时加用镇静药以消除过度的紧张情绪。

（4）严重低血压和心动过缓，静脉注射阿托品和麻黄碱，如无反应立即静脉注射小剂量肾上腺素、一旦发生心搏骤停立即施行心肺复苏。

三、不可预见的困难气道

术前评估未发现的困难气道危险因素的患者，极少数全麻诱导后可能发生困难气道。常见紧急困难气道的情况如下：反复插管后导致的不能通气、不能插管；气道严重水肿；气道异物；喉头巨大肿瘤；口腔、鼻腔大出血；患者严重反流；颌面部、头颈的严重外伤；气道狭窄或外伤导致气道中断等。紧急困难气道的处理如下：①对于不可预见的困难气道，寻求帮助应放在首位。②在寻求帮助的同时，如果还可以用声门上工具进行通气（如反复插管后导致的不能通气、不能插管状况），则立即给予喉罩、食管 - 气管联合导管、口咽通气道、面罩等声门上工具进行呼吸通气。③通气好后，等待患者恢复自主呼吸或者进行下一步处理，如果无法用声门上工具通气（如喉头巨大肿瘤等）或者通气无效（如喉头严重水肿），则立即进行环甲膜穿刺，如果因为套管针过小或者没有环甲膜穿刺套件，则立即进行环甲膜切开或气管切开。必要时可以在穿刺环甲膜进行供氧的同时立即环甲膜切开或气管切开，也可以直接环甲膜切开或气管切开。

四、急性喉痉挛和支气管痉挛

麻醉过程和手术后均可发生急性喉痉挛和支气管痉挛，表现为喉部或支气管平滑肌痉挛性收缩，气道变窄，气道阻力骤然增加，呼气性呼吸困难，引起严重缺氧和二氧化碳蓄积。若不予以解除，患者因不能进行有效通气，不仅发生血流动力学的变化，甚至发生心律失常和心搏骤停。急性喉痉挛和支气管痉挛的发生往往与气道高反应性、麻醉和手术有关的神经反射、气管插管等的局部刺激、应用兴奋迷走神经及增加组胺释放的药物有关。处理流程如下：①立即停止一切刺激和手术操作，面罩加压纯氧吸入；②查找病因，并对因处理，同时立即请求他人协助处理；③加深麻醉可缓解轻、中度喉痉挛，常用的方法为静脉注射诱导剂量的 20% 的丙泊酚或增加吸入麻醉药浓度；④给予激素、沙丁醇、氨茶碱等；⑤一定麻醉深度下暴露并清除咽喉部分泌物，保持呼吸道通畅；⑥对重度喉痉挛，可应用短效肌肉松弛药来改善氧合或协助进行气管插管，一般主张给予小剂量的琥珀胆碱（0.1mg/kg），不仅可使喉痉挛得到迅速缓解，而且对自主呼吸的干扰轻。亦可应用较大剂量的琥珀胆碱（1mg/kg），但是，如果需重复使用或患者存在缺 O_2，应用琥珀胆碱前最好先给予阿托品。同时紧急情况下可采用 16 号以上粗针行环甲膜穿刺给氧或行高频通气。

五、严重呼吸抑制或呼吸暂停

患者有睡眠呼吸暂停综合征、呼吸中枢受损或抑制、全麻术后肌松药或阿片类未完全代谢、椎管内麻醉平面过高或发生全脊麻、局麻药中毒等均可引起呼吸抑制甚至呼吸暂停。

针对围麻醉期突发严重呼吸抑制或呼吸暂停首先分析原因，接着对因处理：①若为阿片类药物造成，可采用纳洛酮拮抗。②对于咪达唑仑、氯胺酮、异丙酚等药物过量或相对过量所致呼吸抑制，可以面罩加压辅助呼吸。同时使用其他拮抗药如：氟马西尼、氨茶碱、多沙普仑等。③必要情况下建立人工气道，给予呼吸支持。④对于肌松药所致

呼吸抑制（非去极化类），可以使用新斯的明拮抗。⑤对于低血钾性肌肉麻痹，应及时补钾。若为局麻药中毒、硬膜外平面过高、全脊麻以及颈丛阻滞过广等引起，可建立有效人工通气。维持 SpO_2、$P_{ET}CO_2$ 于正常范围，直至呼吸恢复正常，并维持循环系统稳定。

六、严重低氧血症

术中呼吸道梗阻、通气不足、氧供降低、通气 / 血流失调、机体耗氧量增加、呼吸回路管道脱落、气管导管误入食管、气管导管打折或阻塞及氧气供应故障等均可引起低氧血症。术中发生严重低氧血症通常采取的措施如下。

1. 手控呼吸，给予 100% 纯氧，开始 3 ～ 4 次大潮气量有助于塌陷肺泡复张（持续手控通气还可以感受气道状态变化）。

2. 如果状况未见改善，检查呼吸回路管道是否脱落、气管导管是否阻塞及氧气供应是否良好等。

3. 如果状况仍未改善，检查气管导管是否进入食管，听诊上腹部及双侧腋下，监测呼气末二氧化碳浓度等。

4. 单肺通气中低氧血症的防治。

（1）使用纤维支气管镜纠正双腔导管错位：插入双腔导管后常规使用支纤镜检查，可以发现临床听诊难以判断的导管错位。在直视下将导管固定于正确的位置上，并且在患者转侧卧位或手术中，仍可方便检查导管位置并给予调整，保证导管位置的正确。

（2）非通气侧给予持续气道正压通气：非通气侧肺实施持续气道正压通气给予 5cm H_2O 左右的 CPAP 可以使上肺血流有一定氧合，同时增加血管阻力，使血流转向下肺，

减少肺内分流，提高动脉氧合，可有效地改善低氧血症。

（3）通气侧肺给予呼气末正压通气：呼气末正压通气可增加呼气末肺泡的容积，改善肺的功能残气量，防止肺泡塌陷，改善 VA/Q 值，因此单肺通气中采用通气侧肺 $5 \sim 10cmH_2O$ 的 PEEP，可以增加动脉血氧分压。

（4）非通气侧肺使用高频喷射通气[4]

（5）通气方式的选择：选择的通气方式改为压力控制性通气（pressure controlled ventilation，PCV）。FVC 越低，则使用 PCV 后 PaO_2 上升越显著，这对于术前即存在肺疾病的患者更加重要。若在 VCV 中出现 Paw 过高，用减少潮气量，增加呼吸次数的方法是不妥当的，这使肺不张的发生率增高，带来更加严重的低氧血症。

（6）其他方法：Chen-TL 的研究中发现，在肺动脉主干，选择性注射前列腺素 E_1，可以减少肺内分流，提高动脉血氧分压，并且与剂量成正相关性[5,6]。因此选择性动脉注射前列腺素 E_1 $0.04 \sim 0.4\mu g/$（kg•min），对于存在低氧血症的单肺通气患者是一种既实用又有效的方法。

（7）假如采取上述措施仍存在低氧血症的话，可间断进行双肺通气。

七、输血不良反应

因输入血液或血液制品或所用输注用具产生的不良反应。一般不良反应有过敏、发热、紫癜、充血性心力衰竭、肺水肿、枸橼酸中毒、低热、溶血反应等。根据输血不良反应发生的缓急和临床表现，将输血不良反应分为急性输血反应和迟发性输血反应两

种类型，围麻醉期相关的为急性输血反应，即发生于输血过程中或输血后 24 小时内的输血不良反应。其临床表现及处理如下。

根据其临床表现及严重程度，将急性输血反应分为三种类型：轻度、中重度和威胁生命的反应。

1. 轻度反应是由于输入的血浆中含有某种蛋白所引起的轻度超敏反应，组胺在局部皮肤过多释放。

（1）临床表现：患者在输血数分钟内出现局部皮肤反应，最常见的是皮疹和荨麻疹，常常伴有皮肤瘙痒。

（2）处理方法：①减慢输血速度。②给予抗组胺药物。如果经以上处理，30 分钟内症状缓解，可继续以正常速度输注，如 30 分钟内无临床改善或有恶化，则按照中重度反应处理。

2. 中重度反应是由于库存的血液成分释放出细胞因子和（或）所输血中的白细胞与患者血清中的抗体发生反应导致致热原释放引起的。又被称为非溶血性发热反应。在需要定期输血的患者中，发生率为 1%～2%。

（1）临床表现：患者一般在输注血制品 30～60 分钟出现发热、寒战、面色潮红、荨麻疹、皮肤剧烈瘙痒、烦躁、心搏加快，可以出现轻微呼吸困难及头痛。

（2）处理方法：①立即停止输血，更换输注器械，以 0.9% 氯化钠注射液保持静脉通路通畅；②通知患者的主治医师和血库；③将输血器械及剩余血液、新鲜的尿样及从另一只手臂采集的血样（一份抗凝，一份不抗凝）送血库和检验部门分析；④肌内注射抗组胺药（如氯苯那敏 0.1mg/kg 或与之相当的其他药物）；⑤若出现变态反应症状，如支气管痉挛和哮喘等，静脉注射皮质类固

醇药物；⑥一般经以上处理 15 分钟后症状改善，可换一袋血液重新缓慢输注，密切观察；如 15 分钟内无临床改善或有恶化趋势，则按照有生命危险的反应处理。

3. 有生命危险的反应包括急性血管内溶血、细菌污染及败血症休克、液体超负荷、过敏性休克和输血相关肺损伤。

（1）急性血管内溶血：是由于输注血型不合红细胞导致。患者血浆中抗体与输注的异型血红细胞发生溶血反应。主要见于 ABO 血型不合，其他的血型不合也有发生，如 Rh 血型等。即使少量异型血（5 ～ 10ml）输注也可以引起严重的溶血。

①临床表现：发热、寒战、心率增快、低血压休克、呼吸急促或呼吸窘迫、头痛、烦躁焦虑、腰背疼痛、少尿、血红蛋白尿，甚至可以出现弥散性血管内凝血（DIC）。如果患者意识清楚，急性血管内溶血的症状可以在输血开始后几分钟内出现，而对于意识不清或处于麻醉状态的患者而言，因弥散性血管内凝血引起的低血压和出血不止可能是急性溶血的唯一表现。

②处理方法：a. 立即停止输血，更换输注器械，以 0.9% 氯化钠注射液保持静脉通路通畅。b. 保持呼吸道通畅，并给予高浓度面罩吸氧。c. 循环支持：输注 0.9% 氯化钠注射液 20 ～ 30mg/kg，保持血容量和收缩压；如果需要可用强心药及升血压药支持血循环，如肾上腺素、多巴胺及多巴酚丁胺。d. 预防肾衰竭，在保持血容量及血压稳定前提下用利尿药，如呋塞米 1 ～ 2mg/kg。e. 监测凝血状态，预防及纠正弥散性血管内凝血。f. 核查血液标签及送检样本：将输血器械及剩余血液、新鲜的尿样及从另一只手臂采集的血样（一份抗凝，一份不抗凝）送血库和

检验部门。核查交叉配血及血型，监测肾功能及血常规变化，检查直接抗人球蛋白试验、血气分析、尿潜血、血红蛋白尿及胆红素水平。g. 如出现变态反应症状，如支气管痉挛和哮喘等，静脉注射皮质类固醇药物。

（2）细菌污染及败血症休克：根据统计，红细胞及血小板发生细菌污染的概率为 0.4% ～ 2%。如果献血者献血时处于菌血症状态就可能会发生污染。而在采血、血液加工过程中操作不当；塑料采血袋制造缺陷或损害；在污染的水浴中解冻血浆或冷沉淀等，都有可能出现血液污染。假单胞菌是后三种情况的典型污染菌，可以在低温状态下（2 ～ 6℃）生长，随着温度升高而快速繁殖。

①临床表现：一般在输注开始后迅速出现症状，也可延迟至数小时后发生。表现为突起高热寒战和低血压。

②处理方法：发现症状立刻停止输注，将输血器械及剩余血液作细菌培养及药敏，所输血液行涂片染色检查。应用广谱抗生素。如有休克发生，积极抗休克治疗。

（3）液体超负荷：输血速度过快可导致液体超负荷，引发急性心力衰竭和肺水肿。多发生于严重慢性贫血患者及有心血管基础疾病患者。

①临床表现：胸闷、心悸、呼吸困难、不能平卧，肺内出现湿啰音。

②处理方法：减慢输血及输液速度，控制总入液量，保持出入平衡，必要时可使用强心药。

（4）过敏性休克：输血相关的过敏性休克相对比较罕见。典型情况在血浆置换时使用大量新鲜冷冻血浆，血浆中的细胞因子可能是导致过敏性休克发生的原因。比较罕见的原因包括受血者有 IgA 缺陷，输入任何血

制品都会导致患者发生严重变态反应。

①临床表现：常在输血开始后数分钟后产生。典型表现为心力衰竭，心率加快、低血压、休克、呼吸困难、呼吸窘迫，患者常焦躁不安。如不及时处理，很快发生致命的后果。

②处理方法：同急性血管内溶血。出现过敏性休克，考虑使用肾上腺素。

（5）输血相关性肺损伤（transfusion related acute lung injury，TRALI）：通常由于供者血浆中含有针对受血者白细胞的抗体，几乎都发生在供血者是多次生育的经产妇的情况。

①临床表现：一般在输血开始后 1 ～ 4 小时发病，表现为快速的呼吸衰竭，肺部 X 线检查见弥漫性阴影。

②处理方法：治疗上无特定方法，主要进行呼吸支持治疗。

八、局麻药毒性反应

局麻药误入血管、局麻药剂量过大、患者全身营养差、肝肾功能不全均可引起局麻药毒性反应，主要表现为中枢性毒性反应和心血管反应。局麻药的中枢神经系统毒性表现为初期的兴奋相和终末的抑制相，最初表现为患者不安、焦虑和口角感觉异常，进而出现面肌痉挛，最终发展为严重的中枢神经系统抑制和昏迷。心血管系统初期表现为由于中枢神经系统兴奋而间接引起的心动过速和高血压，末期则由局麻药的直接作用而引起心律失常、低血压和心肌收缩功能障碍。局麻药全身毒性反应发生的危险因素包括：小儿及老年人、心脏功能减低、肝脏疾病、妊娠。

依据局麻药全身毒性反应的严重程度进行治疗：①轻微的反应可自行缓解或消除。②如出现惊厥，处理的重点是采用支持手段保证患者的安全，保持气道通畅和吸氧。③如果惊厥持续存在可静脉应用控制惊厥的药物：咪达唑仑 0.05 ～ 0.1mg/kg，丙泊酚 0.5 ～ 1.5mg/kg，必要时给予肌松药后进行气管插管。④如果局麻药毒性反应引起心血管抑制，低血压的处理可采用静脉输液和血管收缩药：去氧肾上腺素 0.5 ～ 5μg/（kg•min），或去甲肾上腺素 0.02 ～ 0.2μg/（kg•min）。⑤如果出现心肌收缩功能衰竭（myocardial failure）需静脉单次注射肾上腺素 1 ～ 15μg/kg。⑥如果毒性反应进展到发生心搏骤停，则立即进行心肺复苏，采用胺碘酮和血管加压素分别替代利多卡因和肾上腺素。

九、椎管内麻醉不良反应

椎管内麻醉不良反应表现为血压下降、呼吸抑制、头痛、全脊髓麻醉、异常广泛的脊神经阻滞、恶心呕吐、尿潴留、马尾综合征、椎管内血肿、出血、感染等。

针对椎管内麻醉不良反应，列举通常的措施。

1. 生理效应相关并发症

（1）低血压和心动过缓是椎管内麻醉最常见的生理效应。低血压一般定义为收缩压低于 80mmHg（或 90mmHg），也可定义为收缩压（或平均动脉压）的下降幅度超过基础值的 30%。心动过缓一般指心率低于 50 次 / 分，或心率降低的幅度超过基础值的 30%。严重的低血压和心动过缓会导致心搏骤停，是椎管内麻醉严重的并发症。椎管内麻醉血流动力学并发症的危险因素有：高感觉阻滞平面、高体重指数、老年患者、联合应用区域阻滞或全麻为发生低血压的危险因素；高感觉阻滞平面、应用 β 受体拮抗药、年轻人、原有心动过缓为发生心动过缓的危险因素；相对于脊麻而言硬膜外麻醉心搏骤停发生率高、进行性发展的心动过缓、髋关节成形术、老年人是发生心搏骤停的危险因素。

治疗主要在于增加回心血量和治疗严重的心动过缓。如头低位、输液、血管活性药的应用等，同时需纯氧吸入。根据病情的轻重，处理原则如下：①健康人轻度到中度的非进展性的低血压，不需要处理。②中度到重度或迅速进展的低血压和（或）心动过缓，可应用麻黄碱或阿托品，如果没有反应则应用肾上腺素。③对严重的心动过缓或心搏骤停，在建立气道和通气之前应首先立即应用肾上腺素。可考虑应用血管加压素和（或）阿托品，以及迅速有力的心前区锤击。必要时施行完整的心肺复苏。

（2）呼吸系统并发症：麻醉后的呼吸困难不是由于呼吸肌功能严重降低引起，多与呼吸肌麻痹水平上升而引起患者不能体验深呼吸有关。患者能够说话，以及有力的握手证明麻醉平面在颈段以下及膈肌功能尚未受累，此时无须特殊处理；如发生低氧血症则可采用面罩辅助通气，呼吸机正压通气，或气管插管控制通气。

（3）全脊髓麻醉：全脊髓麻醉是由硬膜外麻醉的局麻药误入蛛网膜下隙引起。典型的临床表现为注药后迅速出现（5 分钟）的意识不清、双瞳孔扩大固定、呼吸停止、软瘫、低血压、心动过缓和偶尔出现的室性心律失常或心搏骤停。全脊髓麻醉的治疗：①首先

立即停止局麻药继续注入。②采用纯氧进行人工辅助通气或机械通气。③采用阿托品、麻黄碱和肾上腺素纠正心动过缓和低血压。④静脉输液扩容保持血流动力学稳定。⑤对患者进行严密监护直至神经阻滞症状消失。⑥如发生心搏骤停应立即施行心肺复苏。

（4）异常广泛的脊神经阻滞：硬膜外麻醉注入常规剂量局麻药后，出现不同于全脊髓麻醉的异常广泛的脊神经阻滞现象。其临床特征为：延迟出现（10～15 分钟）的广泛的神经阻滞，阻滞范围呈节段性，没有意识消失和瞳孔的变化，症状不对称分布。其发生的原因有二：其一为局麻药误入硬膜下间隙；其二为患者并存的病理生理因素：如妊娠、腹部巨大肿块、老年动脉硬化等，致使潜在的硬膜外间隙容积减少，使阻滞平面极易向头部扩散。异常广泛的脊神经阻滞的处理原则同全脊髓麻醉，即严密监测、采取各种措施维持呼吸和循环功能稳定。

（5）恶心呕吐：恶心呕吐是椎管内麻醉常见的并发症，其发生诱因有三方面：血压骤降造成脑供血骤减，兴奋呕吐中枢；迷走神经功能亢进，胃肠蠕动增加；手术牵拉内脏。一旦出现恶心呕吐，应检查是否有麻醉平面过高及血压下降，并采取相应措施，或暂停手术以减少迷走刺激，或施行内脏神经阻滞；若仍不能制止呕吐，可考虑使用异丙嗪或氟哌利多等药物镇吐治疗；高平面（T_5 以上）阻滞所致的恶心呕吐应用阿托品有效。

（6）尿潴留：椎管内阻滞常引起尿潴留，需留置膀胱导尿管直至椎管内阻滞的作用消失。

2. **药物毒性相关并发症**　药物毒性包括局麻药及辅助用药和药物添加剂的毒性，其中局麻药的毒性有两种形式：其一是全身

毒性，即局麻药通过血管到达中枢神经系统和心脏，引起各种生理功能的紊乱；其二是神经毒性，即局麻药与神经组织直接接触引起的毒性反应。

（1）局麻药的全身毒性反应。依据局麻药全身毒性反应的严重程度进行治疗：①轻微的反应可自行缓解或消除。②如出现惊厥，处理的重点是采用支持手段保证患者的安全，保持气道通畅和吸氧。③如果惊厥持续存在可静脉应用控制惊厥的药物：咪达唑仑 0.05 ～ 0.1mg/kg，丙泊酚 0.5 ～ 1.5mg/kg，必要时给予肌松药后进行气管插管。④如果局麻药毒性反应引起心血管抑制，低血压的处理可采用静脉输液和血管收缩药：去氧肾上腺素 0.5 ～ 5μg/（kg•min），或去甲肾上腺素 0.02 ～ 0.2μg/（kg•min）。⑤如果出现心肌收缩功能衰竭（myocardial failure）需静脉单次注射肾上腺素 1 ～ 15μg/kg。⑥如果毒性反应进展到发生心搏骤停，则立即进行心肺复苏，采用胺碘酮和血管加压素分别替代利多卡因和肾上腺素。

（2）马尾综合征：马尾综合征是以脊髓圆锥水平以下神经根受损为特征的临床综合征，其表现为：不同程度的大便失禁及尿道括约肌麻痹、会阴部感觉缺失和下肢运动功能减弱。马尾综合征发生的两个主要的原因为：①压迫性损伤，如硬膜外血肿或脓肿。②局麻药鞘内的直接神经毒性。

局麻药所引起的神经毒性损伤，目前尚无有效的治疗方法。在大多数局麻药神经毒性引起马尾综合征的患者，运动功能受损最轻，肠道尤其是膀胱功能失常最为明显，需要支持疗法以避免继发其他并发症。

（3）短暂神经症（TNS）：短暂神经症的临床表现为：症状发生于脊麻作用消失后

24 小时内；大多数患者表现为单侧或双侧臀部疼痛，50% ～ 100% 的患者并存背痛，少部分患者表现为放射至大腿前部或后部的感觉迟钝；症状在 6 小时到 4 天消除；体格检查和影像学检查无神经学阳性改变。短暂神经症并不是由脊髓麻醉操作本身所引起，其发生的可能的病因为：局麻药的特殊神经毒性、穿刺针的损伤、坐骨神经牵拉引起的神经缺血、患者的体位、小口径笔尖式腰麻针造成局麻药的浓聚、肌肉痉挛、术后早期活动或背根神经节刺激等。

治疗椎管内麻醉后出现背痛和腰腿痛时，首先应排除椎管内血肿或脓肿、马尾神经综合征等。只在上述严重并发症排除后才能开始短暂神经症的治疗；最有效的治疗药物为非甾体消炎药；对症治疗包括热敷、下肢抬高等增加患者舒适度的方法；如伴随有肌肉痉挛可使用环苯扎林；加用阿片类药物可取得一定的治疗效果；肌筋膜扳机点注射风险较小，也是可选的治疗方法。

3. 穿刺与置管相关并发症

（1）椎管内血肿：椎管内血肿是一种罕见但后果严重的并发症。多数椎管内血肿发生于硬膜外腔，椎管内血肿扩大压迫脊髓会导致神经缺血和坏死，如不及时解除压迫则会造成永久性损伤。椎管内血肿的形成与以下因素有关：椎管内麻醉穿刺针或导管对血管的损伤、椎管内肿瘤或血管畸形、椎管内"自发性"出血。椎管内血肿的临床表现最初为 12 小时内出现的严重的背痛，短时间后出现肌无力及括约肌功能障碍，最后发展到完全性截瘫。

椎管内血肿治疗的关键在于及时发现和迅速果断处理，避免发生不可逆性损害。脊髓压迫超过 8 小时则预后不佳。对于高危人群应避免椎管内持续输注局麻药；神经功能监测时间间隔的确定应依据抗凝治疗的程度，例如对行溶栓治疗的患者应每2小时进行一次神经功能检查；注意观察新发生的或持续进展的背痛、感觉或运动缺失、大小便失禁；如果出现任何新发生的神经症状或原有的神经症状继续加重，应高度怀疑有椎管内血肿的发生，立即终止椎管内药物输注同时保留导管于原位，尽可能快速地进行影像学检查，最好为磁共振成像（MRI），同时尽可能快速地请神经外科医师会诊以决定是否需要行急诊椎板切除减压术。

（2）出血：在椎管内麻醉穿刺过程中偶可见穿刺针刺破硬膜外静脉，血液经穿刺针内流出。置管后出血不止并且有凝血功能异常或应用抗凝血治疗的患者，是硬膜外血肿的危险因素。是否取消该次手术，应与外科医师沟通，权衡利弊，根据患者具体情况做出决定。如仍行椎管内阻滞，鉴于原穿刺间隙的出血，难以判断穿刺针尖所达部位是否正确，建议改换间隙重新穿刺。穿刺后应密切观察有无硬膜外血肿相关症状和体征。

（3）感染：椎管内麻醉感染并发症包括穿刺部位的浅表感染和深部组织的严重感染。前者表现为局部组织红肿和流脓，经常伴有全身发热。后者包括蛛网膜炎、脑膜炎和脓肿，表现为脑膜炎或脓肿形成所致的脊髓压迫症状。细菌性脑膜炎多表现为发热、严重的头痛、不同程度的意识障碍和假性脑脊膜炎，潜伏期为40小时。其确诊依靠腰穿脑脊液化验结果：脑膜炎患者脑脊液检查显示白细胞增多、葡萄糖含量＜300mg/L、蛋白含量＞1500mg/L。硬膜外脓肿主要表现为延迟发生的脊髓压迫症状，潜伏期为1周。初期表现为脊骨疼痛和神经根疼痛，伴

有发热和白细胞增多，逐渐发展到无力（包括直肠和膀胱症状），最终导致瘫痪。最初的背痛和神经根症状可以稳定数小时到数天，然而无力的症状一旦发生，将在24小时内进展为完全性瘫痪。其诊断依赖于CT或MRI的影像学检查。

中枢神经系统感染的早期诊断和治疗是至关重要的，即使是数小时的延误也将明显影响神经功能的预后；椎管内麻醉引起的浅表感染经过治疗很少引起神经功能障碍。其治疗需要外科引流和静脉应用抗生素；硬膜外脓肿伴有脊髓压迫症状，需要早期外科处理以获得满意的预后。

（4）硬膜穿破后头痛。

硬膜穿破后头痛典型的临床表现：①已知的或可能的硬膜穿破的病史。②症状延迟出现，最早1天、最晚7天发生，一般为12～48小时，很少超过5天。70%患者在7天后缓解。90%在6个月内缓解或恢复。③头痛特点为体位性，即在坐起或站立15分钟内头痛加重，在平卧后15分钟内头痛减轻。④头痛为双侧性，可为前额痛或后头痛或两者兼有，极少累及颞部疼痛。⑤可能伴随有其他症状：前庭症状（恶心、呕吐、头晕）、耳蜗症状（听觉丧失、听觉敏感、耳鸣）、视觉症状（畏光、闪光暗点、复视、调节困难）、骨骼肌症状（颈部强直、肩痛）。

硬膜穿破后头痛的治疗：①许多硬膜穿破后头痛，特别是轻度到中度的病例，未经特殊的处理会自行缓解。②药物治疗有一定的作用，特别对中度到重度等待自行缓解的病例。常用咖啡因250mg静脉应用或300mg口服，需反复给药。③硬膜外血补片（硬膜外血充填法）是治疗硬膜穿破后头痛最有效的方法，适用于严重的症状不缓解的病例。

在硬膜穿破的节段或下一个节段注入无菌自体血 10～20ml，其有效率达 90% 以上，如无效可重复一次，注射时如发生后背疼痛应停止注射。硬膜外血充填法一般于硬膜穿破后 36～48 小时应用，不建议预防性应用此方法。硬膜外血充填法禁用于凝血疾病和有菌血症风险的发热患者，目前尚无证据证明禁用于艾滋病患者。④由粗针（如硬膜外穿刺针）引起的硬膜穿破后头痛症状重，持续时间长，较难治愈。

（5）神经机械性损伤：穿刺时的感觉异常和注射局麻药时出现疼痛提示神经损伤的可能。临床上出现超出预期时间和范围的运动阻滞、运动或感觉阻滞的再发，应立即怀疑是否有神经损伤的发生。进展性的神经症状，如伴有背痛或发热，则符合硬膜外血肿或脓肿的表现，应尽快行影像学检查以明确诊断。

对于血管性损伤，目前尚无有效的治疗方法。诱导性高血压、大剂量的类固醇激素和（或）减少脑脊液容量或许有一定疗效，但尚需进一步加以验证。如神经影像学检查提示有神经占位性损伤应立即请神经外科会诊。在症状发生 8 小时内外科解除神经压迫可以使神经功能得到最大可能的恢复。

（6）导管折断或打结：导管折断或打结是连续硬膜外阻滞的并发症之一，其发生的原因有：导管被穿刺针切断、导管质地不良和导管拔出困难。

如遇导管拔出困难，不要强行拔出，应使患者处于穿刺相同的体位再拔出；椎肌群强直者可用热敷或在导管周围注射局麻药后拔出；导管留置 3 天以便导管周围形成管道有利于导管拔出；拔管时如出现神经根性疼痛表明可能位于神经根附近导管打结。有时

可以轻柔地持续牵拉导管使结逐渐变小，以便能彻底拔除导管。如果导管断端位于硬膜外腔或深部组织内，手术方法取出导管经常失败，且残留导管一般不会引起并发症，所以不必进行椎板切除术以寻找导管。但是应告知患者残端的存在，同时继续观察。若导管在皮肤表面或恰好断于皮下，应设法在局麻下切开取出。

十、肺栓塞

由于血栓、脂肪栓子、空气栓子、羊水、癌性栓子、细菌栓子、心脏赘生物等栓子脱落阻塞肺动脉及其分支引起肺循环障碍。主要表现为面色苍白、呼吸困难、胸痛、咳嗽，患者焦虑不安、恐惧、恶心、抽搐和昏迷等。

针对围麻醉期突发肺栓塞目前如何处理？在全身麻醉状态下，这些患者的自觉症状无法诉说，麻醉常规监测中表现为不明原因的 $ETCO_2$ 下降、血压下降或循环不稳定，连续心电图监测发现急性窦性心动过速，频率在 100～140 次/分，伴有非特异性 ST-T 改变。血浆 D-二聚体的检测具有简便、快速、可重复性及准确定量的优点。

1. 一般治疗　疑诊及确诊肺栓塞患者，应绝对卧床休息，避免一切用力的动作；适当镇静、镇痛，注意此类治疗可能抑制呼吸；严密监测生命体征，有条件予以中心静脉置管等监测血流动力学指标，注意静脉压、心电图、血气等指标的改变。

2. 呼吸循环支持治疗　予以吸氧纠正缺氧，严重呼吸衰竭者可以予机械辅助通气，出现心功能不全时可以予多巴酚丁胺或多巴胺治疗，血压下降时可以增大多巴胺等用量，必要时可经中心静脉使用去甲肾上腺素等，

液体负荷一般控制于 500ml 之内。

3. 解除血管痉挛　阿托品 0.5 ～ 1mg，或氨茶碱 0.25 ～ 0.5g，稀释后缓慢静脉注射；酚妥拉明 10mg 稀释成 250ml 后缓慢静脉滴注；地塞米松 10 ～ 20mg 静脉注射。

4. 溶栓治疗　欧美多项随机临床试验证实，溶栓治疗能够快速改善肺血流动力学指标，提高患者早期生存率[7-9]。溶栓治疗的绝对禁忌证：活动性内出血及近期颅内自发出血。相对禁忌包括：2 周内的大手术、分娩、器官活检或不能压迫止血部位的血管穿刺；2 个月内的缺血性脑卒中；10 天内的胃肠道出血；15 天内的严重创伤；1 个月内的神经外科及眼科手术；难于控制的高血压（＞ 180/110mmHg）；近期心肺复苏史；血小板计数＜ 100×10^9／L；妊娠；细菌性心内膜炎；严重肝肾功能不全；糖尿病出血性视网膜病变等。大面积肺栓塞时绝对禁忌证可以视为相对禁忌证。

溶栓用药：国内一项大样本回顾性研究也证实，对急性肺栓塞患者用尿激酶或重组组织型纤溶酶原激活剂（rt-PA）溶栓治疗 + 抗凝血治疗总有效率 96.6%，显效率 42.7%，病死率 3.4%，显著优于对症治疗组和单纯抗凝血治疗组[10]，我国"急性肺栓塞尿激酶溶栓、栓复欣抗凝治疗多中心临床试验"采用的方案是尿激酶 20 000U/（kg·2h）静脉滴注，总有效率为 86.1%，无大出血发生，方案安全、有效和简便易行[11]；链激酶首剂 15 万～ 20 万 U 加入 5% 葡萄糖 100ml 内静脉滴注 30 分钟，随后每小时 10 万 U 持续静脉滴注 12 ～ 72 小时，给药前半小时先给异丙嗪 25mg 肌内注射或静脉注射地塞米松 5 ～ 10mg，以防过敏；重组组织型纤溶酶原激活物（rt-PA）：50 ～ 100mg 持续静脉滴注 2 小时。

尿激酶及链激酶溶栓时可以不必同时用肝素治疗，而以组织型纤溶酶原激活剂溶栓时一般同时使用肝素溶栓。溶栓期间每 2 ～ 4 小时监测出凝血时间，当 PT/APTr 降至正常值 2 倍时开始继续肝素抗凝血。注意出血等并发症。

5. 抗凝血治疗　活动性出血、凝血功能障碍及难以控制的高血压等为抗凝血治疗的相对禁忌。肝素负荷量为 3000 ～ 5000U，继之 18U/（kg·h）维持静脉注射，用药前应测定活化部分凝血活酶时间（APTT）、凝血酶原时间（PT）、血小板、血红蛋白，注意可能出现肝素诱导血小板减少；或低分子肝素 0.4ml（5000U），每日 2 次腹部皮下注射。肝素及低分子肝素应至少使用 5 天，作为大面积肺栓塞辅助治疗时至少用至 10 天。以后华法林 3 ～ 5mg/d，维持国际标准化比值（INR）在 2.0 ～ 3.0，至少维持口服 3 ～ 6 个月，必要时终生抗凝血。抗血小板药的抗凝血作用不足以满足肺栓塞的抗凝血要求，不作为首选及单独用药。

6. 手术治疗　对于内科非手术治疗反应差者可以考虑进行外科手术治疗，常用方法包括肺动脉内血栓摘除术、肺动脉导管碎解和抽吸血栓等。

十一、恶性高热

恶性高热为一种遗传性肌病，患者接触挥发性麻醉药如氟烷、安氟烷、异氟烷或去极化肌松药琥珀胆碱后出现全身肌肉痉挛、耗氧量急剧增加、体温急剧升高、$P_{ET}CO_2$ 增高、PaO_2 下降，患者可产生呼吸性和代谢性酸中毒，并因全身多器官功能衰竭而死亡[12]。对于临床上发生率较低的恶性高热，其救治后死亡率高达 73.5%[13]。

恶性高热发生后，如何抢救？

1. 一旦考虑为恶性高热时，应立即终止吸入麻醉药，并用高流量氧气进行过度通气，尽快完成手术；同时寻求帮助。

2. 尽早静脉注射丹曲林。

3. 立即开始降温（包括物理降温、静脉输注冷盐水、胃内冰盐水灌洗、体外循环降温等措施）。

4. 尽早建立有创动脉压及中心静脉压监测。

5. 监测动脉血气：纠正酸中毒及高血钾。

6. 治疗心律失常。

7. 根据液体出入平衡情况输液，适当应用升压药、利尿药等，以稳定血流动力学，保护肾功能。

8. 肾上腺皮质激素的应用。

9. 手术后应加强监护和治疗，以确保患者安全度过围术期。

十二、反流误吸

由于麻醉诱导过程中发生的气道梗阻、给予肌松药后面罩正压通气、头低足高位、麻醉药物对食管括约肌功能的影响、麻醉及手术引起的胃肠道蠕动减弱均可引起胃内容物逆流入咽喉腔、气道，引起气道梗阻或吸入性肺炎。

1. 紧急处理

（1）停止手术操作。

（2）调整体位：头低侧卧位。

（3）保持呼吸道通畅：清理吸引咽喉及气管内分泌物。

（4）支气管吸引或冲洗：经气管导管插入细导管，注入无菌生理盐水 10～20ml 后，立即吸出和给氧，反复多次直至吸出的盐水为无色透明为止。

（5）纯氧吸入。

（6）加深麻醉：防止诱发喉痉挛和（或）加重呕吐误吸。

（7）面罩轻度 CPAP 或 IPPV 通气，并行环状软骨加压。

（8）环状软骨加压下静脉注射琥珀胆碱 1.0～1.5mg/kg 和阿托品 0.5mg/kg 后行气管插管。

（9）药物：氨茶碱 0.25g ＋ 葡萄糖浴液 20ml 缓慢静脉注射；地塞米松 5～10mg，每 6 小时 1 次，静脉注射。

（10）纤维支气管镜下取固体呕吐物。

（11）保留气管导管回麻醉恢复室或 ICU。

2. 后续处理

（1）镇静，镇痛，机械通气。

（2）气道内负压吸引及清洗，调整最佳吸入氧气浓度（FiO_2）和呼气终末加压（PEEP）水平。

（3）必要时使用支气管扩张药舒必妥 0.5% 1ml（5mg）面罩雾化吸力、每 4 小时 1 次。

（4）胸部 X 线检查，血气分析。

（5）气管导管拔管指征：① $FiO_2 < 0.5$，$SpO_2 > 95\%$。②心率每分钟在 60～100 次。③呼吸频率每分钟 < 25 次。④无支气管痉挛和发热等。

（6）拔管后患者稳定 2 小时，可考虑回普通病房。

（7）若病情不稳定或 $SpO_2 < 90\%$，应保留气管导管行机械通气。

（8）如患者有持续性的低氧血症应考虑使用 PEEP、支气管扩张药和正性肌力药物。

（9）向患者及家属做必要解释。

（10）每天访视和评估患者。

十三、心搏骤停

指原来并无严重器质性病变的心脏因一过性的急性原因而突然中止搏血而致的呼吸和循环停顿的临床死亡状态。心搏骤停后循环骤停，呼吸也就停止，由于脑细胞对缺血、缺氧最为敏感，一般4分钟就可发生不可逆的损害，10分钟就可能发生脑死亡。据美国匹兹堡大学医学中心统计，1989－2001年围术期心搏骤停发生率为1.1/万，死亡率为60.8%[14]。窒息、气管异物、喉痉挛、颅脑外伤、脑疝、脑水肿、休克、心律失常、心肌炎、过敏、煤气中毒、有机磷中毒、高钾或低钾血症、低钙血症均可引起心搏骤停。心搏骤停后，采取措施如下。

1. 立即判断心跳、呼吸是否停止（意识丧失、无呼吸、大动脉搏动消失），以及停止时间。一面抢救，一面设法寻求支援。

2. 开放气道：去枕，头偏向一侧，清理口鼻腔分泌物，头复位，压额抬颌，避免舌后坠，保持呼吸通畅。

3. 立即行人工呼吸，进行简易呼吸气囊加压给氧或口对口人工呼吸及胸外心脏按压，必要时行气管插管，加压给氧，建立有效的循环及呼吸通道。心脏按压与人工呼吸之比30：2。

4. 建立两条静脉通路，按医嘱留取血标本、用药，一路应用抢救药物（近心端静脉），一路应用酸碱平衡液或常规液体。（建立静脉通路应避开关节，以防阿氏发作时静脉通路失效）。

5. 持续心电监护或做心电图，根据心电图形遵医嘱应用药物治疗，若证实为心室颤动时，立即协助医师行非同步直流电击除颤。

6. 脑保护：头部及体表大血管处放冰帽、冰袋降温，降低机体耗氧量。

7. 密切观察患者心跳、呼吸、血压、瞳孔、尿量等，并准确认真地完成抢救记录。

8. 预防及处理复苏后的各种并发症，如感染、急性肾衰、水电解质紊乱、脑水肿等。

9. 保持抢救现场忙而不乱，及时清理用过的物品及药品，并注意保存。以便于补记医嘱和药物。

十四、肺水过多

肺水过多是指由于某种原因引起肺内组织液的生成和回流平衡失调，使大量组织液在很短时间内不能被肺淋巴和肺静脉系统吸收，从肺毛细血管内外渗，积聚在肺泡、肺间质和细小支气管内，从而造成肺通气与换气功能障碍。严重者表现为肺水肿，临床表现为极度呼吸困难，端坐呼吸，发绀，大汗淋漓，阵发性咳嗽伴大量白色或粉红色泡沫痰，双肺布满对称性湿啰音，胸部X线片可见两肺蝶形片状模糊阴影，晚期可出现休克甚至死亡，动脉血气分析早期可有低O_2、低CO_2分压、严重缺O_2，CO_2潴留及混合性酸中毒，属临床危重症之一。

治疗方法如下。

1. 一般措施　采取半坐位，两下肢下垂，以减少静脉回心血量，减轻心脏前负荷。

2. 氧疗及改善气体交换　缺氧是急性肺水肿时存在的严重病理状态，又可促使肺水肿进一步恶化，因此纠正缺氧至关重要。可采用鼻塞、鼻导管或面罩给氧，开始氧流

量为 2 ～ 3L/min，待患者适应后，渐增至
5 ～ 6L/min，或根据患者具体情况而应用。
重度缺氧可采用 60% 以上的高浓度氧，但
应警惕氧中毒。为消除泡沫，氧气可通过含
50% ～ 70% 酒精的湿化瓶去泡沫。

3. 药物治疗

（1）镇静药：一般情况下，急性肺水肿
及时应用镇静药十分重要，效果肯定。但对
有呼吸抑制者、休克者或原有慢性阻塞性肺
病的肺水肿患者禁用，对神经性肺水肿者应
慎用。临床常用吗啡或哌替啶。一般用吗啡
5 ～ 10mg，皮下注射或肌内注射；亦可用
哌替啶 50 ～ 100mg，肌内或静脉注射，以
代替吗啡。

（2）血管扩张药：急性肺水肿时，常用
的血管扩张药有以下几种。

①硝普钠：硝普钠是一种作用强、迅
速、持续时间短暂的血管扩张药，既能扩张
小动脉，又能松弛小静脉的平滑肌。可同时
减轻前负荷和后负荷，故为急性心源性肺水
肿首选治疗药物，也是目前临床应用较广泛、
效果较满意的血管扩张药。但对二尖瓣狭窄
引起者要慎用。血压偏高或正常者，硝普
钠 25mg 加入 5% 葡萄糖液 250ml 内，起始
25μg/min 静脉滴注，每 5 分钟增加 5μg，
逐步增加至 50 ～ 100μg/min。

②酚妥拉明：酚妥拉明是一种 β 受体拮
抗药，能松弛血管平滑肌，具有较强的扩张
血管作用，既扩张小动脉，降低外周小动脉
阻力，减轻心脏后负荷，又可扩张静脉系统，
减轻心脏前负荷；还可以改善心肌代谢，降
低毛细血管前、后括约肌的张力，改善微循
环；扩张支气管，减轻呼吸道的阻力。紧急
情况下，可用 5mg 加入 10% 葡萄糖液 20ml
内缓慢静脉注射，获效后继以 10mg 加 10%

葡萄糖液 100ml 内静脉滴注，并根据反应调
整滴速，以达良好效果为目的。常用速度为
0.2 ～ 1.0mg/min。如血压下降过甚，应暂停
滴注并补充血容量，待血压上升后再滴注。

③硝酸甘油主要通过减少回心血量，降
低左心室容量和室壁张力，从而减轻心脏负
荷和心肌耗氧量而发挥治疗作用。开始滴速
5 ～ 10μg/min，以后酌情调整。

④胆碱能拮抗药：此类药物能对抗儿
茶酚胺引起的血管痉挛，又能对抗乙酰胆
碱分泌亢进造成的支气管痉挛；同时又能兴
奋呼吸中枢，并抑制大脑皮质而起镇静作
用，从而显示治疗急性肺水肿之功效。主
要药物为东莨菪碱和山莨菪碱。东莨菪碱
的常用剂量为每次 0.3 ～ 1.5mg 静脉注射，
必要时可用 1.5 ～ 2.0mg。根据病情需要，
可隔 5 ～ 30 分钟重复给药。山莨菪碱剂量
为每次 10 ～ 40mg，静脉注射，必要时可用
40 ～ 100mg 或更大剂量。

（3）利尿药：立即选用作用快、效果强
的利尿药，如呋塞米（速尿）20 ～ 40mg，
静脉注射。可在短时间之内排出大量水、钠，
对于降低肺毛细血管压和左心室充盈压、缓
解肺水肿有效，特别适用于高血容量性肺水
肿或心源性肺水肿。但对于肺毛细血管壁有
明显破坏、通透性增加的肺水肿，因有大量
液体渗漏而出现血容量不足时，利尿药会造
成血容量的进一步下降，影响心排血量，故
一般不宜使用。必要时可用脱水药，如甘露
醇可收到一定效果。使用利尿药，注意查动
脉血气，应防电解质紊乱。

（4）强心药：本组药物通过增强心肌收
缩力，增加心排血量，减慢心室率及增加利
尿效果等，达到治疗急性肺水肿之目的。主
要用于心源性肺水肿，尤其适用于急性室上

性心动过速，快速心房颤动或心房扑动等诱发的肺水肿。一般可用毒毛花苷 K（毛旋花子苷 K）0.25mg 或毛花苷 C（西地兰）0.4mg，溶于葡萄糖液 20ml 内静脉缓注。必要时 4 小时后可减量重复使用。若快速利尿药治疗奏效，就无须使用洋地黄类药物。三尖瓣狭窄合并肺动脉高压者，不宜应用洋地黄，否则会增加右心室输出量，加重肺淤血和肺水肿。

（5）肾上腺皮质激素：能减轻炎症反应，降低毛细血管通透性，刺激细胞代谢，促进肺泡表面活性物质的产生；有增强心肌收缩力，降低外周血管阻力，增强细胞内线粒体和溶酶体膜的稳定性，使心肌细胞对缺氧及抗毒素能力增强；此外尚可解除支气管痉挛，降低肺泡内压而改善通气；增加肾脏血流量，降低醛固酮及利尿激素的分泌而促进利尿。常用剂量为氢化可的松 400 ～ 800mg/d；或地塞米松 30 ～ 40mg/d，连续 2 ～ 3 天。

十五、高碳酸血症

处理方法：①调整呼吸参数，加大潮气量，增快呼吸频率，适当过度通气，必要时可手控通气。②更换钠石灰。③使用药物控制血压和心率：艾司洛尔 10 ～ 20mg，静脉注射。④采取以上措施后，高碳酸血症一般可得到改善。对于腔镜手术，则可能仍未改善或继续恶化，可停止气腹，改为开放式手术。

十六、围麻醉期突发事件的认识

围麻醉期包括麻醉期对手术患者的评估和准备，麻醉诱导和术中麻醉维持及术后苏醒等不同阶段。突发意外事件是指发生突然，若处理不及时将伤及患者生命的情况如心肌梗死、肺栓塞、支气管痉挛，甚至心跳呼吸骤停等。围麻醉期突发事件具有事发突然、情况紧急、凶险等特点，增强麻醉医生应对突然事件的医师，提高处理水平，是保证手术患者围麻醉期安全的重要举措。现就遵循的原则详述如下。

1. 立即处理，不能延误，体现"急"的原则。麻醉期突发意外事件如心跳呼吸骤停，心肌梗死，过敏性休克等，一旦发生，常常危及患者的生命安全，因此必须立即处理，否则将会酿成严重后果。

2. "标本兼治"，对症处理与对因处理相结合。临床事件如低血压或低氧血症等原因复杂，往往寻因很难。而麻醉期突发意外事件，发生突然，情况凶险，必须立即处理，因此，对于麻醉期突发意外事件需要针对危及患者的情形，先是对症处理。如低血压出现时，应该纠正低血压。严重心律失常如室性心动过速，心室颤动等，必须马上处理。缺氧，CO_2 蓄积等，首先增加吸入氧分数，改善通气状况等。

3. 自我处理与寻求帮助并举。麻醉期突发意外事件如心跳呼吸骤停、心肌梗死、过敏性休克或支气管痉挛等，作为管理患者的麻醉医生首先争分夺秒进行处理，不能耽误时间。因为正确及时的处理，可大大改善处理的效果，减少患者的风险。另外，麻醉期突发意外事件如心跳呼吸骤停，心肌梗死，过敏性休克等，发病原因复杂，仅靠一个人的力量难以完成，必须寻求其他医护人员的帮助，最好是有经验的高年资麻醉医生，甚至是相关专业的专科医生。

4. 增强"麻醉期突发意外事件"的防范意识。麻醉医生是否具备麻醉期突发意外事件如心跳呼吸骤停、心肌梗死、过敏性休克等的防范意识，当遇到此类紧急事件出现时，处理的能力和结果截然不同。作为一名临床麻醉医生，保障手术患者的生命安全是麻醉医生义不容辞的责任，因此平时工作中，时时刻刻警惕麻醉期突发意外事件如心跳呼吸骤停，心肌梗死，过敏性休克等，做到及时发现，迅速处置。

5. 平时针对常见的麻醉期突发意外事件如心搏呼吸骤停、心肌梗死、过敏性休克等，要多模拟，常训练不断总结提高处置此类事件的能力。是否能够及时正确处理麻醉期突发意外事件如心跳呼吸骤停，心肌梗死，过敏性休克等是评判一名麻醉医生是否合格的标准之一。麻醉科主任应该把培养麻醉期突发意外事件的处理能力作为科室的一项重要任务，常抓不懈，督促年轻的麻醉医生不断学习，不断提高自己的麻醉期突发意外事件的处理能力。

对于围麻醉期突发事件，部分可以避免，如因麻醉机未自检出现的麻醉机故障，输血前未认真核对相关信息造成溶血反应等，这类事件需要麻醉医生端正工作态度，严格按照操作流程规范操作，加强医患沟通能力。但对于部分不可避免的突发事件则需要麻醉医生加强认识，认真学习为麻醉期突发事件处理指南，增强诊断、鉴别、处理能力。围麻醉期突发事件是麻醉医生日常工作中面临的挑战，要求麻醉医生在最短时间内做出判断与处理，以免危及患者生命安全。

由于患者及家属对医疗知识的缺乏、认识不深，对围麻醉期突发事件的发生往往不甚理解，将其认为是医务人员操作失误造成，从而引发不满情绪，采取极端手段维护自身权益，干扰医疗行为，扰乱医疗秩序，甚至

威胁医务人员生命。因此，医务人员需积极进行术前宣教，交代麻醉及手术风险，解释可能出现的突发事件的原因及后果，从而获得患者及家属的信任与理解，共同保障患者生命安全。

医院管理者应制定围麻醉期突发事件应急预案，组织医院医务人员认真学习突发事件的表现及处理流程，并定期考核、演练；同时对患者及家属进行医学知识宣教，增强其对医疗行为及可能产生的突发事件的理解。

由于围麻醉期突发事件发生率高，后果严重，已经引起麻醉学会专家及一线医务人员的重视。麻醉学会制定的一系列相关指南和专家共识，为麻醉医生处理围麻醉期突发事件提供了理论依据，规范了处理流程，最大程度改善患者愈后，降低了死亡率。

（杨昌明　曹明香　余奇劲）

参考文献

[1] 邓硕曾，宋海波，刘进. 麻醉医师如何应对围术期高血压的挑战 [J]. 临床麻醉学杂志，2008，24（9）：819-820

[2] 喻田，余志豪. 围术期高血压的发生与处理[J]. 中华麻醉学杂志，2002（6）：62-64

[3] 张春惠，崔晓光. 围术期高血压与脑卒中的相关性 [J]. 航空航天医学杂志，2012，23（4）：491-493

[4] Knuttgen D, Zeidler D, Vorweg M, et al. Unilateral high-frequency jet ventilation supporting one-lung ventilation during thoracic surgical procedures [J]. Anaesthesist, 2001, 50（8）：585-589

[5] Chen TL, Ueng TH, Huang CH, et al. Improvement of arterial oxygenation by selective infusion of prostaglandin E1 to ventilated lung during one-lung ventilation [J]. Acta

Anaesthesiol Scand, 1996, 40（1）：7-13

［6］Chen TL, Lee YT, Wang MJ, et al. Endothelin-1 concentrations and optimization of arterial oxygenation and venous admixture by selective pulmonary artery infusion of prostaglandin E1 during thoracotomy［J］. Anaesthesia, 1996, 51（5）：422-426

［7］Meyer G, Sors H, Charbonnier B, et al. Effects of intravenous urokinase versus alteplase on total pulmonary resistance in acute massive pulmonary embolism：a European multicenter double-blind trial. The European Cooperative Study Group for Pulmonary Embolism［J］. J Am Coll Cardiol, 1992, 19：239-245

［8］Dalla-Volta S, Palla A, Santolicandro A, et al. PAIMS 2：alteplase combined with heparin versus heparin in the treatment of acute pulmonary embolism. Plasminogen activator Italian multicenter study 2［J］. J Am Coll Cardiol, 1992, 20：520-526

［9］Levine M, Hirsh J, Weitz J, et al. A randomized trial of a single bolus dosage regimen of recombinant tissue plasminogen activator in patients with acute pulmonary embolism［J］. Chest, 1990, 98：1473-1479

［10］邹治鹏，何建国，程显声，等. 230例急性肺动脉血栓栓塞症患者对症治疗、抗凝治疗和溶栓治疗的住院转归［J］. 中国循环杂志，2006，21：219-221

［11］程显声，何建国，高明哲，等. 急性肺血栓栓塞症溶栓及抗凝治疗多中心临床分析［J］. 中华内科杂志，2002，41（1）：6-10

［12］王颖林，郭向阳，罗爱伦. 恶性高热诊断和治疗的研究进展［J］. 中华麻醉学杂志，2006，26（1）：92-94

［13］王颖林，郭向阳，罗爱伦. 我国大陆恶性高热病例的分析［J］. 中华麻醉学杂志，2006，26（2）：107-109

［14］An JX, Zhang LM, Sullivan EA, et al. Intraoperative cardiac arrest during anesthesia：a retrospective study of 218,274 anesthetics undergoing non-cardiac surgery［J］. Chin Med J（Engl），2011，124（2）：227-232

第68章　围麻醉期突发事件临床处理路径的建立与思考（二）

医疗行业面临着对生命安全保障的挑战，其风险程度之高可能位居各行业之首，而麻醉专业处于外科救治中的重要环节，多种因素使其置于变化和未知状态之中，因此，其风险程度应高于同行业中的其他专业。临床麻醉安全吗？这是患者及家属经常问的问题。随着可视化技术的普及和麻醉技术水平的整体提升，全球麻醉死亡率已经控制在较低水平，我国有医院报告其麻醉死亡率已降至 1/50 000。但并非所有医院都可以达到这样的水平，仍然不时有麻醉意外发生，不能绝对保证麻醉安全。临床麻醉不安全因素包括：①患者自身外科疾病重或合并基础疾病较多；②麻醉操作和管理因素；③术前准备不足；④监护仪和麻醉相关器械出现故障；⑤监测项目数据失真；⑥麻醉方法、时机，以及麻醉药选择不当。其中占主要因素的是因素①，是因为由于患者自身的疾病及并发症导致在围麻醉期发生突发事件的概率大大增加，从而导致并发症发生率和死亡率增加。患者的基础疾病是不能短时间内治愈的，不能仅仅单看手术本身大小及难易程度。麻醉医生在围术期医学发展中面临的挑战，主要是处理不同类型的突发事件。

一、肯定麻醉医师在处理突发事件中的作用

围麻醉期突发事件的发生地点大多数在手术室内，无论是急诊手术还是择期手术，无论是手术开始前的麻醉准备期还是手术结束后的苏醒期，无论是神经阻滞还是全身麻醉，无论是青壮年还是婴幼儿，必定有麻醉医生在患者床边监护患者生命体征，保证患者围麻醉期安全。选成麻醉死亡的常见原因为：低氧血症、低血容量、低血压、严重心律失常、误吸等，在突发事件发生时，通常由麻醉医师首先发现，麻醉医师因其具有危重患者抢救、气道管理、重症监护和呼吸管理、深静脉穿刺置管、液体复苏、血管活性药物的应用、纠正内环境稳定、心肺复苏等方面的丰富经验，在处理突发事件方面有其自身突出的优点，这在围麻醉期各类高危事件的处理中已得到证明，所以必须肯定麻醉医生在处理突发事件中的作用。在肯定麻醉医师在突发事件抢救中所起重要作用的同时，不能否认外科医生、手术室护士的作用。这三方在面对患者时，是相互合作与信任的。再优秀的麻醉医生，在处理突发事件的时候发挥的是团队的作用，这个团队一定要以一个声音为指导发挥作用，而不是各自行动导致在紧急的状况下乱中出错，延误抢救时机。麻醉医生在临床麻醉中要切实履行自己的职责，努力提高自身的技术水平，从掌握基础理论、深入临床实践及不断更新知识三方面做起，不断提高临床思维能力。不仅要给患者提供舒适的麻醉体验、给外科医生提供良好的术野，还要做好十足的准备与预防工作，担当起处理突发事件的任务。

二、遵循指南、专家共识

中华医学会麻醉学分会于 2014 年主编了《2014 版中国麻醉学指南与专家共识》并由人民卫生出版社出版，收录了包括《临床麻醉监测指南》《困难气道管理指南》《围手术期过敏反应诊治的专家共识》《椎管内阻滞并发症防治专家共识》等在内的 12 个指南和 29 个专家共识（包括指导意见），并根据麻醉学科的发展持续更新和修订，对于推动临床麻醉的规范及麻醉质量的持续改进起到巨大的作用。为了把当前最有利于患者的医疗行为应用于临床实践之中，"学习指南、解释指南、应用指南"是每一位麻醉医生的任务。问题是从事临床麻醉的每一位医生都按照这些指南和指导意见去做了吗？指南中规范了临床麻醉中小到监测和转运的细节，宗旨都是为了避免并发症和突发事件的发生，制定的背后相信都有大量的临床实际病例作为支撑。每一个注重科室文化内涵建设的麻醉科都应该把遵循规章制度的纪律文化融入日常管理之中。只有踏实遵循指南、遵循规范，避免个人主义，才能最大程度避免突发事件的发生，保证临床麻醉规范进行。

三、制订操作性强、实用性强的临床路径

临床路径是一个综合多学科，基于标准化方式的质量控制工具，充分体现了循证医学理念和持续改进的质量原则[1]。是由组织内的成员（包括：临床医学专家、护士及医院管理者等），对一定的诊断和手术做出最适当的、有顺序的和有时间性的照护计划，让患者由住院到出院都按照该模式来接受治疗，在一定的时间内达到某种效果，以减少康复的延迟及资源的浪费，使患者获得最佳的服务。临床路径是相对于传统路径而实施的，传统路径即是每位医师的个人路径，不同地区、不同医院，不同的治疗组或者不同医师个人针对某一疾病可能采用的不同治疗方案。

麻醉科室是比较特殊的临床科室，不直接设置病房收治住院患者，所以不是以一类或特定的疾病为主要诊治对象。麻醉科室面临的是所有需要做手术的患者及所有可能发生的疾病，涵盖的科室及范围非常广泛，所以制定针对某一种疾病的临床路径并不能发挥很大的意义，但是若在麻醉科管理者的带领下将麻醉前评估、麻醉前访视、麻醉前准备及相关高危事件的处理流程做成操作性强、实用性强的临床路径则具有非常的现实意义。因为无论患者来自于外科还是内科，无论患者要接受何种术式，他们都要面临一定的麻醉风险。而临床路径的实施，可以一定程度上减少突发事件发生的概率，实施路径的过程也是更加直观地监督医护人员服务的过程，通过这种监控，促进麻醉操作的规范、缩短术前等待时间、增强医患沟通、最大限度地让患者受益，促使麻醉科走向标准化管理，对于麻醉的临床安全改革具有推动作用。

四、借清单管理契机，完善突发事件管理

所谓清单，其实就是正确的人做正确的事的原因和方法，把知识应用于各项操作的规范上。相对于指南的规范和临床路径的详细清单[2]则在突发事件的处理中显示出独

特的优点。清单从来都不是大而全的操作手册，而是理性选择后的思维工具。清单固然可以带来一场革命[3]，也需要正确使用才能发挥它的巨大威力。围麻醉期根据不同高危事件制定的清单，在正确的时间、正确的场合由正确的人执行则可使突发事件迎刃而解。为了高效地解决问题，不至于在处理突发事件的时候因为烦琐的内容有所疏漏，清单内容要简单至上，冗长而含义不清的清单是无法高效并安全执行的。所以清单制定必须坚守简单、可测、高效三大原则。应该认识到，在最危急的情况下，解决问题的主角

毕竟是人而不是清单，是人的主观能动性在建立防范错误的科学。

突发事件有其独特的特点，并不按教科书按概率逐一发生，无论是选择什么样的方法，每一位麻醉医生都是在积极主动的执行标准，解决问题，则最终得到安全保障的是进入手术间接受手术的千千万万患者。

图 68-1 和图 68-2 分别摘自美国儿科麻醉学会编著的《儿科危机事件处理》和 Ariadne 实验室（哈佛公共卫生学院参与）编写的《手术室危机处理清单》。

过敏反应 ┃ 皮疹、支气管痉挛、低血压

- 呼救
- 告知外科医生

- 纯氧通气

- 清除可疑过敏原
  - 若怀疑乳胶过敏，彻底清洗接触区域
- 确保充足的通气 / 氧合
- 建立静脉通路
- 快速输注生理盐水或林格液（10 ～ 30ml/kg，静脉注射）以恢复循环容量
- 如果发生低血压，停止吸入麻醉

- 肾上腺素（根据需要，1～10µg/kg，静脉注射）以维持血压并减少过敏介质的释放
  - 可能需要肾上腺素静脉滴注 [0.02 ～ 0.2µg/（kg·min）以维持血压]
- 辅助用药

常见的过敏原：
- 肌松药
- 乳胶制品
- 氯己定
- 胶体溶液
- 抗生素

沙丁胺醇（β 受体激动药）	根据需要 4 ～ 10 喷	减轻支气管痉挛
甲泼尼龙	2mg/kg，静脉注射，最大剂量 100mg	减少过敏介质的释放
苯海拉明	1mg/kg，静脉注射，最大剂量 50mg	减轻组胺介导的反应
法莫替丁 或雷尼替丁	0.25mg/kg，静脉注射 1mg/kg，静脉注射	减轻组胺反应

- 若过敏反应需实验室检查确诊，应在过敏反应发生 2 小时内送检肥大细胞类胰蛋白酶水平

图 68-1 美国儿科麻醉学会编著的《儿科危机事件处理》引摘

过敏反应

低血压、支气管痉挛、高气道压力、呼吸音减弱或消失、心动过速、荨麻疹

开始

❶ 呼叫帮助和急救车
  ▶ 问："谁是急救领导者？"
❷ 给予负荷剂量肾上腺素（可能要重复）
❸ 开放静脉通路和（或）给大剂量输液
❹ 清除潜在的过敏原
❺ 纯氧通气
❻ 建立安全气道
❼ 考虑…
  ▶ 如果病人仍不稳定，关闭挥发罐
  ▶ 重复给予肾上腺素后，仍然持续低血压的病人考虑给予血管加压素
  ▶ 对于负荷剂量肾上腺素有反应，但仍然存在过敏症状的病人考虑滴注肾上腺素
  ▶ 苯海拉明
  ▶ H₂ 受体阻滞药
  ▶ 氢化可的松
  ▶ 类胰蛋白酶含量：第1小时内检测，第4小时和第18～24小时重复检测
  ▶ 停止手术

药物剂量和治疗

肾上腺素	负荷量：10～100mg 静脉给药，必要时重复 滴注：1～100mg/min
血管加压素	1～2U 静脉给药
苯海拉明	25～50mg 静脉给药
H₂ 受体拮抗药	雷尼替丁：50mg 静脉给药 西咪替丁：300mg 静脉给药
氢化可的松	100mg 静脉给药

常见的过敏原

- 肌松药
- 抗生素
- 乳胶制品
- 静脉造影剂

危险变化

如果心搏骤停：

▶ 心搏骤停 - 心脏停搏 / 无脉性电活动（PEA）参见清单4

▶ 心搏骤停 - 室颤（VF）或室速（VT）参见清单5

图 68-2　Ariadne 实验室编写的《手术室危机处理清单》引摘

（曾文静　王贤裕）

参考文献

[1] 席林青，席家宁，杜继臣，等 . 临床路径管理在医疗质量控制中的作用初探 [J] . 医院管理论坛，2011，28（2）：31-34

[2] Boat AC, Spaeth JP. Handoff checklists improve the reliability of patient handoffs in the operating room and postanesthesia care unit [J] . Pediatric Anesthesia, 2013, 23（7）：647-654

[3] Nanji KC, Cooper JB. It is time to use checklists for anesthesia emergencies: simulation is the vehicle for testing and learning [J] . Reg Anesth Pain Med.，2012，37（1）：1-2

第69章　围麻醉期突发事件保障制度的建立与思考

近年来，医疗卫生事业的不断发展，患者对医疗质量和医疗期望值的要求不断提高，医患纠纷现已逐步成为当前社会热点问题之一。医患纠纷是指医患双方针对疾病诊疗过程、治疗结果等相关问题存在争议的情况，其发生多因医患双方对医学知识的不对称，既有患者及其家属对医疗认知的不足，也有医务人员的医疗水平和态度及医院诊疗条件等方面问题。当医患纠纷上升到医患冲突，即双方因为分歧而产生不适当地，甚至暴力侵犯对方合法权益的行为，后者常使医院的正常医疗程序面临巨大威胁，严重影响医院的形象与品牌，进从而引发医院危机。

一、围麻醉期突发事件的纠纷现况

据报道，全国有 73.33% 的医院出现过患者及其家属殴打、威胁、辱骂医务人员的现象，61.84% 的医院发生过患者去世后，家属在医院内摆花圈、设灵堂等现象。医患纠纷可能发生于患者就诊的各个时期，而围麻醉期医患纠纷已有多次报道。2013年 2 月 22 号一名 41 岁产妇在佛山妇幼保健院手术中死亡，死者家属坚持认为是医务人员诊疗不当，进而与医院发生纠纷。2014 年 8 月 10 号，湘潭县妇幼保健院发生一起产妇死亡事件，家属破手术室门而入，媒体失实热炒引得全国关注，事后证实该产妇死于羊水栓塞。2014 年 10 月 19 号，阳新县一产妇在阳新县三医院做剖腹产手术时死亡，死者亲属 40 余人到医院燃放鞭炮、燃烧纸钱、摆放花圈，并非法停尸，严重扰乱了医疗秩序。围术期不良事件时有发生，但有些事件最终医患双方能够和平解决，而有些则是上升到医疗纠纷，甚至对簿公堂。

二、当下医疗纠纷的特点

1. 医疗纠纷数量逐年增多，程度越发激烈，规模逐渐增加，处理难度不断增大[1]。发达国家的医疗纠纷发生率远高于我国平均水平，也高于北京、上海、深圳等发达地区，但是发达国家少有类似我国严重的医疗纠纷恶性事件。

2. 患方损害赔偿更为突出，索赔金额不断攀升；患方解决纠纷的方法趋向暴力化、专业化，随意打砸医疗设施，肆意辱骂、殴打医务人员，导致医务人员伤残、甚至死亡的现象屡见不鲜。中国医院协会的有关调研报告显示，近几年来，我国暴力伤医事件逐年递增，发生过暴力伤医事件的医院比例从 2008 年的 47.7% 上升至 2012年的 63.7%。

3. 受职业医闹等不良风气的影响，医疗纠纷波及面越来越广，负面影响也越来越大。

4. 媒体为吸引眼球，失实报道、不当宣传甚至过度炒作，错误引导社会舆论。

三、围麻醉期医疗纠纷成因分析

1. 医方因素

（1）医务人员医疗技术不精、工作负荷过重。统计显示，医务人员由于医疗技术不精造成医疗损害引发医疗纠纷的占 11.6%。这些医务人员中，有的每天工作量大、精神压力也大，有的医疗技术水平低、临床经验不足，造成漏诊、误诊或者错诊等情况，而麻醉医师因技术不精，术前对患者机体整体情况未做到有效评估，未能选择最佳麻醉方式，直接造成患者及其家属身心损害，最终导致医患纠纷的发生。

（2）医务人员在诊疗过程中与患者沟通不足。疾病的转归并非都是痊愈，在诊治过程中难免会出现诸如医疗意外或者医疗并发症等现象进而使患者病情加重乃至死亡，然而由于医方与患方在医疗信息上高度的不对称，如果医生对手术及麻醉的预期效果、潜在风险等有关事项没有尽到合理的告知义务，就极有可能使患方没能意识到手术及麻醉风险，从而产生错误认识，对患者预后产生过高的预期值，当围麻醉期出现突发情况时心理难以承受，不能理解或配合医方的处理，最终引发医疗纠纷。

（3）医务人员素质不高，缺乏应有的职业道德。围术期患者和家属往往都是高度紧张的，他们更加需要医务人员耐心开导，缓解紧张情绪；但医务人员每天要面对大量的患者，进行长时间高强度的劳动，因此有时会疲乏困倦，与患者交流时可能出现态度不好、语言生硬、缺乏耐心甚至有时训斥等问题。我国麻醉医师高强度的工作也经常让人忽略术前访视患者时对其心理的疏导，这些因素都是患者对医务人员产生不满进而引发

医疗纠纷的原因所在。

（4）医疗机构制度不健全。医疗机构管理制度不健全，没有建立预防和处理医疗纠纷的有效机制。在处理医疗纠纷时医院管理者往往选择息事宁人，对患者的诉求妥协退让，愿意以赔偿换取医院的平安，而不是从根本上去解决问题，去维护医护人员的正当权益，去减少围术期不良事件的发生。

2. 患方因素

（1）随着人民生活水平的提高和社会的老龄化，心脑血管疾病的发病率和死亡率也逐年升高，并有患者年轻化趋势，因此患者在就诊时可能已经合并多个系统疾病，但因为医学常识缺乏，不了解现代医学的局限性，往往对治疗的预期值偏高，不能很好地接受可能存在的手术以及麻醉风险，当手术或麻醉相关并发症发生时，往往难以接受，认为是医务人员的技术问题或者是失职造成，最终诱发医患纠纷。

（2）患者维权意识的不断增强，但有时维权方式不对，公众获取疾病相关信息的途径不断增多，更多时候对医务人员保持一种怀疑态度，医务人员在诊疗过程中有违反法律、法规或者诊疗护理规范造成患者人身或财产等损害时，患方就会主动采取行动维护自己的权益。其中也有部分患者是迫于高昂医疗费用，无理取闹，夸大医方过错甚至是歪曲事实，索要高额赔偿。

3. 社会因素　医疗卫生发展有限，对疾病的诊断和治疗存在一定的误诊率和漏诊率；机体疾病发展的差异性，疾病的转归并不完全相同，围麻醉期可能出现的突发情况多种多样，并不能达到零风险。医疗体制不健全，政府对公立医疗机构的投入严重不足，很多医院过分注重效益，采取"以药养

医""以检养医"的方式来获得自身的发展和壮大，随之而来的是患者医疗费用不断上升，高额的医疗费用大大超过患者的承受能力，患者对医护人员极易产生不信任感，医患矛盾随时发生；另一方面，某些医院在处理纠纷时不能第一时间尽快解决，引起患者强烈的不满。当围术期突发事件最终引发医疗纠纷时，有些科室为了自身利益，选择规避风险，转移矛盾，将纠纷的矛头指向其他科室，而不是选择共同面对纠纷。

四、围麻醉期突发事件的纠纷调解与维权

围麻醉期突发事件时有发生，医疗纠纷频频出现，医患矛盾也有愈演愈烈之势。为了化解医患矛盾，全国各地颁布了许多政策法规，采取了各种措施和手段来调节医疗纠纷[2]。

国务院 2002 年 4 月发布的《医疗事故处理条例》中规定，对医患纠纷处理采取和解、行政调解、诉讼等方式，但这造成了实践中的和解具有极强的任意性，在行政调解中，很多时候患方难以支付额外的医疗事故鉴定费用而让卫生行政部门难以判定是非，而民事诉讼时间冗长、花费高昂、程序烦琐，使得医患双方，特别是患方不愿意通过诉讼的方式解决医疗纠纷。上述三种调解方式都存在优缺点，单纯凭借一种模式去解决所有的医疗纠纷问题是不可取的。公信力强，能客观公正地维护医患双方的利益，同时社会资源耗费少以及调解成本小是当前衡量医疗纠纷调解模式是否合适的重要标准。

医患本是一家，但在医患纠纷不断涌现的今天，医患双方都是受害者。目前全国各地都在探索相对合适的医疗纠纷解决办法，在我国实践中有北京模式、上海模式、天津模式、南京模式以及宁波模式等五种典型的医疗纠纷调解模式，由于纠纷日趋复杂，只有整合多方面力量，如卫生、司法、公安、保险等，才能维护好双方利益，以相对好的办法解决纠纷。合理划分责任，消除医患双方对立情绪，综合考虑双方的利益，将矛盾转移，方能缓解医患矛盾。《中华人民共和国人民调解法》明确规定"经人民调解委员会调解达成的调解协议，具有法律约束力，当事人应当按照约定履行"，确认了人民调解的法律地位，为医疗纠纷人民调解提供了法律保障，对于严重的纠纷，此组织可作为客观、独立的第三方，及时参与医疗纠纷调解工作。

五、围麻醉期突发事件相关保障制度的建立

围麻醉期突发事件的发生存在一定的偶然性，且一旦发生随之引发医疗纠纷的可能性极大，这也容易导致其他一些不良影响。其一，为避免纠纷的发生，越来越多的麻醉医生选择防御性医疗，即其医疗的出发点已经从原本的患者利益变成了回避风险，维护自身利益，导致越来越多的麻醉医师拒绝高风险麻醉，暂停手术，而此防御性医疗最终导致的后果是麻醉医师与手术医师之间矛盾的加剧，患者医疗成本的提高，医患矛盾的加剧，最终导致医疗纠纷的形成。其二，加重医方的经济负担。目前我国医院赔偿费是二级、三级医院的医疗责任赔付构成的主要部分，而医疗保险对医疗纠纷赔偿的风险分担并不明显[3]。2011－2013 年 3 年间，

27 所二级以上医院年平均每年医疗纠纷赔付总额为 2431.2 万元，其中医疗保险赔偿费用 614.4 万元，占 25.27%；医院赔偿费用 1728.1 万元，占 71.08%；其他赔偿 88.7 万元，占 3.65%[4]。我国绝大多数的医疗损害纠纷赔偿是由医院、科室及涉事医务人员本人分担，这无疑给医方带来了巨大的经济压力。其三，增加麻醉医师的心理负担。在中国医疗纠纷的解决过程总是漫长的，而医疗过失受害患者及其家属在等待赔偿的过程中可以通过多种方式影响麻醉医师的工作，如谩骂、侮辱、恐吓甚至是极端暴力行为，这极大地影响了麻醉医师的工作情绪；同时，医疗纠纷对麻醉医师个人的职业前途影响也较大，当个人承担相应的医疗赔偿时，这对于一个普通的麻醉医师将是一个天文数字。因此，制定围麻醉期突发事件相关保障制度，减少医疗纠纷的发生，维护医患双方利益是极其必要的。

在全球范围内，医疗纠纷皆是高发的状态，补偿金额也相当高。2013 年美国医疗事故所产生的赔偿金额总计 35.8 亿美元，平均每起赔偿为 225 221 美元；意大利，医院每年药费超过 100 亿来赔偿在因医疗过失而受害的患者。在很多国家，医方可以通过医疗责任保险转移赔偿风险，赔偿与医方的关系明显减少，可将医方从医疗纠纷矛盾中解脱出来，这一奇效方法明显减少医方经济赔偿的压力，然而我国医疗责任险在我国实施过程中遇到许多困难。我国综合性大医院医师数量比较大，每年因医疗过失承担的赔偿数额大，但是相对稳定，赔偿风险波动相对较小，如若仅仅依靠医方自行购买医疗责任险，这将是一笔巨额投资，因此综合性大医院对医疗责任赔偿风险转移的需求相对小

医院更小一些；另一方面，目前只有很少的保险公司愿意承接医院医疗赔偿业务；即便承担，也存在相关责任保险限制较多、理赔手续冗繁、赔偿到位延迟、理赔方式单一等诸多问题，医方、患方及保险承担方满意度都不高。

在医疗纠纷预防处理过程中，充分发挥保险的社会管理和经济补偿功能，无疑会有助于预防和化解医疗纠纷，在医疗责任险具体的实施过程中，有些问题仍然需要解决，比如风险发生的不确定性和不可预测性，当年缴纳的保费不可能和当年的实际赔付准确匹配，应如何科学公正地厘定保费金额，是统一固定标准还是选择浮动机制？谁来承担高额的医疗责任险的保险费用，是政府、医院还是医师个人，或者是三方达成一定比例共同承担？是一次性终身投保还是定期缴纳？当发生医疗纠纷时，应当根据什么标准确定具体的理赔金额？如何提高保险公司的理赔效率，将医方从医疗纠纷中尽快解脱出来？

六、围麻醉期间突发事件预防策略

围麻醉期突发事件应给予高度重视，处理不当可引起患者严重并发症，最终导致医疗纠纷的发生。要预防其发生，可以从以下几个方面考虑。

1. 充足的人力资源　有数据显示，我国麻醉医生队伍缺口约 20 万人，人员短缺使得很多麻醉医师都处于巨大的工作压力之中，麻醉医师猝死的报道已有多例。当出现突发事件时，如若出现人员不足，或是麻醉医师分身乏术时，受突发事件影响的不良事

件的发生率极有可能上升。

2. 规范医疗　将日常工作规范化。抢救药品及设备应齐全，定期更新及维护；科室制定围麻醉期突发事件处理的临床路径，制定成文，定期学习，人人知晓。

3. 培育合格的麻醉医师　院方及科室应注意加强医务法制教育，加强防范医疗纠纷意识教育，减少或杜绝医疗差错事故及纠纷的发生；麻醉医师术前仔细了解病史，评估可能的风险，术中加强对生命指征的监护；定期参与科室或外院组织的业务能力培训，加强业务能力的学习，提升个人能力，让自己在面对围麻醉期突发事件时可以冷静、合理地选择相关处理措施，减少患者可能受到的不良影响。

4. 明确麻醉医师资格分级授权管理制度　实行麻醉医师资格分组授权管理，责任到每一位医师，建立能力评价与再授权机制；如遇高度风险麻醉，须经科内讨论，科主任同意后报医务科，由医务科决议自行审议或提交业务副院长审批；遇急诊手术麻醉，在权限级别内可实施，若遇高风险或预期麻醉超出自己麻醉权限级别，应紧急报告二线值班，必要时向科主任上报，前提是不得延误抢救时机。

5. 及时有效的沟通　围麻醉期突发事件发生时，应及时与手术医师沟通，双方共同配合，步调一致，解决问题，在文书记录方面也要注意相关记录的真实性与统一性；同时，应及时与患者家属沟通，告知病情的变化及可能出现的并发症，当需要进一步处理或相关操作时，征得患者家属的知情同意；

在并发症出现后，也要及时告知家属，建立有效的沟通平台，取得家属的理解与信任，将医患矛盾降到最低。当围麻醉期突发事件造成不可避免的影响时，医方应积极处理并面对可能发生的医疗纠纷问题，及时有效地做好患者及其家属的心理疏导工作，建立医患双方有效的沟通平台，正确引导患者尊重和理解医护人员的劳动，公正、客观、理性地对待医疗行为可能出现的各种风险，预防患者及其家属可能出现的过激行为，必要时第三方调解机构介入，同时保护医患双方的合法权益，维护正常的医疗服务秩序，共同建立和谐健康的医患关系。此外，医院宣传部门也要加强与媒体的沟通工作，指导媒体对医疗纠纷客观、真实地报道，正确引导各种舆论。

（陶　红　余奇劲）

参考文献

[1] 张跃铭. 医疗纠纷现状、成因及对策——以东莞市为例 [J]. 医学与哲学，2015，36（2A）：78-81

[2] 艾尔肯，林立新. 论我国医疗纠纷第三方调解模式之选择 [J]. 医学与法学，2014，6（6）：27-33，42

[3] 陈丽丽，曹志辉，李晶晶，等. 医师医疗责任保险购买意愿的影响因素调查研究 [J]. 中国全科医学，2015，18（6）：680-683

[4] 卢光明，范贞，韩学军，等. 27 所医院医疗纠纷发生率和赔付情况调查 [J]. 中国医院管理，2015，35（6）：34-36

第70章　围麻醉期间突发事件对麻醉医师职业要求的思考

一、突发事件的理解

突发事件就是意外地突然发生的重大或敏感事件，简言之，就是天灾人祸。前者即自然灾害，后者如恐怖事件、医疗事故、纠纷、社会冲突、丑闻包括大量谣言等，专家也称其为"危机"。经验告诉我们，在目前通信技术和媒体高度发达的信息化社会，正确妥善地做好突发事件中的媒体应对和舆论引导工作，是能否缓解或化解危机的一个重要的甚至是决定性的因素。处理不好就会加深危机或酿出新的危机。因此，掌握应对技巧已经成为政府机构或企事业单位人员越来越重要的基本功。

二、围麻醉期间突发事件的界定

突发事件这种风险存在围麻醉期的每一个方面，从对病情的评估不足，麻醉器械的故障，麻醉药物的风险，麻醉管理当中的风险，各种有创操作的风险到术后镇痛，直至临床带教都蕴涵着风险[1]。这些风险每天都在大大小小的医院发生，越是青年医师，越是基层医院存在的风险越大。只有经历得越多，防范的意识才越强，患者的安全才越有保障。因此，如何把遇到的各种风险及处理策略让青年医师和基层医师了解、掌握并在以后的工作中加以防范就是我们一直都在考虑的问题。如何预知风险、防范风险并分享前辈的经验也是众多青年医师的期盼。

三、围麻醉期间突发事件与麻醉医师的素质要求

围麻醉期间突发事件的发生不因实施麻醉的医师的职称高低或工龄长短而有大的区别。一方面说明主治医师或住院医师在技术、知识、经验及判断处理的能力上较上级医师有不足之处；另一方面也说明上级医师可能在对某些麻醉实施时存在不熟悉病情、忽视某些常规检查及操作、带教住院医师或进修医师时过于放手等情况。这就要求所有有独立工作能力的麻醉医师均应加强业务学习及临床经验的积累，认真负责谨慎地对待每一项麻醉工作。还应从以下三个方面下功夫。

1. 全面提高医学知识和专业技术水平麻醉医师的素质对保证麻醉安全有着决定性的作用。麻醉医师只有掌握扎实的医学理论知识，才能对患者做出正确的评估，采取有效的措施避免术中危险情况的发生，也才能在危急的情况下做出迅速、准确的判断，采取正确的处理方式。单纯的麻醉专业培训很难满足临床医学现状对麻醉医师全面、深入的知识要求。如果没有内科学、外科学方面牢固而扎实的相关知识，麻醉医师在处理患者时的思路和方法上未免局限。目前，各级医院都强调麻醉人员的资格认证，为保证麻醉安全提供了首要条件，可以促进年轻麻醉医师主动掌握全面的医学知识。同时，让低年资的麻醉医师去相关科室轮转并重视各级麻醉医师的继续医学教育，使其开阔

思路，提高技能，才能适应麻醉学科日新月异的发展需求。

2. 优化心理因素　人的思想和活动是能力的基础，心理、思想因素是人为因素的主要部分。麻痹大意、责任心不强、主观臆断、规章制度不落实、违规操作是麻醉意外的主要原因，对这些原因进行深入分析可以认识到其根源在于思想混乱、意识不清、随心所欲、缺乏理性思维。心理素质通常表现为心理适应力、承受力、调节力、平衡力和自信心等与心理变化有关的各种因素。麻醉过程中，特别是当紧急情况发生时，心理素质将发挥最关键的作用，决定麻醉医师能否顶住压力，冷静、果断地做出正确的决策，处理突发情况。另外，情绪因素对心理过程有重要影响。情绪表现为人的喜怒哀乐，不同的心理状态对人的思想和行为产生不同的影响。情绪稳定时，有利于调节人的功能平衡；情绪不稳定时，容易产生紧张、焦虑、恐惧不安甚至导致失眠和精神不振，严重影响身心健康，也使人思想混乱、信心不足、注意力分散，降低人的工作效率，成为影响安全的不利因素。

3. 强化职业道德　增强责任心，"麻醉管命"的工作性质决定了麻醉医师必须具有高度的责任感，必须树立牢固的安全观念。影响责任心的因素有思想因素、技术因素、管理因素和环境因素等。因此，麻醉医师首先要提高职业道德素质。树立"治病救人"的崇高观念，具备高涨的工作积极性、浓厚的学习兴趣。这样才能变被动为主动，积极学习业务知识，研讨技术难题，及时发现和总结工作中的差错，养成良好的工作作风。其次要增强责任心，在麻醉过程中不能重操作而疏管理。即使在拥有功能齐全、先进精良的麻醉监测设备和性能完美药物的发达国家，由麻醉所致或与麻醉有关的意外事件、严重并发症甚至死亡事件仍屡有发生。这充分说明先进的设备并不能替代我们的"眼观"、"手摸"、"耳听"。麻醉医师应根据患者生命参数的细微变化和发展趋势，及时敏锐地判断病情的变化。细节往往决定麻醉的成败。

四、围麻醉期间突发事件与麻醉科室的管理

围麻醉期间突发事件理解狭隘导致管理机构设置局限。因未能正确理解突发事件的定义，认为突发事件仅仅是偶发事件，所以目前大多医院对突发事件的管理部门仅仅是依附在医务管理部门下的质控部门，有些医院甚至仅仅是护理部在管理一些护理不良事件[2]。JCI标准明确不良事件包含输血反应、药物不良及用药错误、术前术后诊断不符、中深度镇静及麻醉意外[3]。质量改进是在全面质量管理基础上发展起来的更注重过程管理、环节质量控制，是一种新的质量管理理论，它的步骤本身是一个PDCA循环：计划（plan）、实施（do）、检查（check）、处置（act）四个阶段。在科室管理中，它的内容包括系统设计、规范建设、资格准入、人才培养、流程制定、过程控制、反馈改进等措施。同时加强对麻醉意外病例的研究，在手术麻醉过程中产生了麻醉意外，医者有责任让患者及其家属信服和在心理上接受麻醉意外，减少可能引发的医疗纠纷，提高麻醉安全性和有效性，也是医者不可推卸的责任。医学发展应重视研究麻醉意外，让更多的患者平安地度过麻醉期，减少痛苦、恢复健康。有学者提出如下的规章制度：①每一

位麻醉工作者对自己经手的麻醉意外病例都要作学术分析和总结，凡是麻醉意外造成患者死亡的病例，都要尽量说服家属使之同意施行人体病理解剖，以明确死因；②凡是发生了麻醉意外的，医院管理部门都要组织各临床学科的医生会诊确定诊断和治疗方案，力求把麻醉意外的损伤降低。发生的麻醉意外病例不能随便处理，而要作为医学研究的重要资料加强整理、保管和研究。这是解决麻醉意外引起医疗纠纷的依据，又是明确麻醉意外原因的依据，也为医学的发展积累经验。优秀的科室文化能够对科室的发展起到良好的导向作用；能将不同层次、不同类别的成员融合、团结起来，增加各种规章制度的执行力；能调动科室成员的积极性，唤起大家的职业荣誉感和自豪感，积极维护科室形象。科室文化建设是一个系统工程，包括科室精神的培养、团队意识的建设、科室形象的树立、科室环境的营造、组织机构的建立、规章制度的制定、管理体制的完善、文体活动的开展等。积极塑造和培养优秀的科室文化，为麻醉医师提供工作、学习的良好氛围，是减少人为因素错误的重要方面。

五、围麻醉期间突发事件与医患利益保障

严峻的医疗形势迫使麻醉医师在保证患者危及生命安全的前提下，更应充分认识本专业的高风险性，增强自我保护意识。着重从麻醉风险的认识和成因上进行相关剖析，提出针对当前麻醉风险的防范措施。因手术而必须进行的麻醉工作有风险，有些风险是灾难性的，甚至是致命性的，即麻醉意外。麻醉意外与麻醉行为中的医疗过失有着

根本的区别。麻醉意外在麻醉过程中并不违反任何规范或常规，是难以控制和防范的，是麻醉行为本身固有的，具有客观存在性。《医疗事故处理条例》第33条规定：在医疗活动中由于患者病情异常或者患者体质特殊而发生医疗意外的，以及在现有医学科学技术条件下，发生无法预料或者不能防范的不良后果的情形均不属于医疗事故。据此笔者认为，麻醉意外的内涵应包括如下两个方面：其一是在麻醉期间中由患者病情异常或者患者体质特殊而发生医疗意外，如死亡等情况；其二是因现有医学科学技术条件的限制，在麻醉过程中发生无法预料或者不能防范的不良后果，其中包括麻醉并发症。

建立和实施麻醉意外保险制度迫在眉睫。作为特殊消费者一方的患者，一旦发生后果严重的麻醉意外，对其本人、其家庭造成的损失是惨重的，有限的补偿解决不了这些客观存在的问题，随之而来的是增加社会不稳定因素和加重政府负担，使对灾难性后果的补偿陷入两难困境。强制性麻醉意外保险（也可从属于医疗风险保险）制度不失为一条解决这一矛盾的可取之路。一旦发生麻醉意外、并发症等，能够对患者或家庭给予经济赔偿，这是医患双方都可以接受的解决途径。强制性麻醉意外保险制度需要卫生、民政、保险等部门制定详细的规章和具体操作方法，需要在公开、公正、有制约的环境下进行，以更好地保障医患双方的利益[4]。

六、围麻醉期间突发事件对麻醉从业者的高要求

麻醉医师个人应对突发事件的能力直

接关系手术患者的安全保障，因此，应注重对麻醉医师的全面培养。建议建立麻醉医师的长线机制，选派人员参与上级医院的进修，以更好地引进新理念、新技术，提高麻醉医师的综合实力。同时，严格实施准入制度，筛选出那些熟练掌握各项操作技能，并具备较强的应急能力的麻醉医师。

围麻醉期突发事件的预防也尤为重要。要求麻醉师严格履行术前访视评估制度，向主管医师了解患者的情况和手术方案，排除麻醉禁忌证患者，进行麻醉 ASA 分级。另外，术前可向患者介绍麻醉中可能出现的风险，并告知处理对策，以争取患者的配合或赢得患者的理解和支持，严格签订麻醉知情同意书。术前认真检查麻醉药物、麻醉工具、监护设备、器械等，确保均处于正常状态[5]。

除此之外，为了更加提升围麻醉期突发事件的处理能力，还应重视人文关怀，加强爱岗敬业精神教育。医生的天职是以"救死扶伤"为己任。医师要以"除人类之病痛，助健康之完美"为信念，全心全意为人民群众的健康服务；以"一切为了患者，为了患者一切"为服务理念，尊重、关心、爱护患者，时刻把患者的利益放在首位。

（杨 燕 胡 泉 余奇劲）

参考文献

[1] 周山，朱智明，刘震宇，等 . 提高患者安全的策略 [J] . 中国医院管理，2013，33（11）：40-41

[2] 朱斌，黄宇光 . 手术安全核对表的实施与应用分析 [J] . 中国医院管理，2012，32（4）：34-35

[3] 马爽，朱斌，黄宇光 . 手术安全核对制度在我院实施情况的调查与分析 [J] . 中国医院管理，2013，33（9）：43-44

[4] 邵晓莹 . 对由医疗意外性质引起的医疗纠纷的探讨 [J] . 卫生软科学，2002，16（4）：4-6

[5] 宋咏堂，罗五金 . 麻醉意外纠纷案例分析与应对策略 [J] . 中华全科医学杂志，2004，3（2）：123-124

第71章　围麻醉期突发事件的现状及特点分析（一）

围麻醉期突发事件是指在围麻醉期出现的由于患者病情或患者病情以外的因素引起的突发事件。突发事件因其特点不同，发生率有高有低，一旦发生，常伴有严重后遗症，且死亡率高，需要引起广大医务人员的重视。

一、围麻醉期突发事件分类

1. 围麻醉期患者病情的突变

（1）严重高血压：围麻醉期严重高血压指高于正常血压30%，或收缩压≥180mmHg、舒张压≥110mmHg[1]。高血压患者术前血压控制不佳、术前紧张情绪、气管插管反应、术中麻醉深度过浅、镇痛不全、手术刺激强烈、嗜铬细胞瘤手术、气管拔管等均可引起严重高血压，增加了心脑血管风险及并发症的发生。

（2）低血压和心动过缓：使用吸入全麻药、阿片类、β受体拮抗药、钙通道阻滞药、利尿药、血管紧张素转化酶抑制药（angiotensin converting enzyme inhibitor，ACEI）等药物引起的心率减慢，因血容量不足、术中失血过多、过度血管扩张、心脏压塞、二尖瓣三尖瓣及肺动脉瓣狭窄、血栓、空气栓塞等引起的前负荷降低，因药物引起的血管舒张、过敏、脓毒症、肝衰竭、肥厚性梗阻型心肌病等引起的后负荷降低，非缺血性心肌病、心肌缺血、左心室右心室心肌梗死、心脏瓣膜功能失常、吸入麻醉引起的心肌收缩能力下降均可引起围麻醉期低血压发生。

（3）不可预见的困难气道：术前评估未发现的困难气道危险因素的患者，极少数全麻诱导后可能发生困难气道。

（4）急性喉痉挛和支气管痉挛：某些药物如硫喷妥钠引起咽喉部应激性增高、全身麻醉过浅情况下行气管插管、胃内容物反流刺激咽喉部等均可引起急性喉痉挛和（或）支气管痉挛。

（5）严重呼吸抑制或呼吸暂停：患者有睡眠呼吸暂停综合征、呼吸中枢受损或抑制、全麻术后肌松药物或阿片类药物未完全代谢、椎管内麻醉平面过高或发生全脊麻、局麻药中毒等均可引起呼吸抑制甚至呼吸暂停。

（6）严重低氧血症：术中呼吸道梗阻、通气不足、氧供降低、通气血流比例失调、机体耗氧量增加、呼吸回路管道脱落、气管导管误入食管、气管导管打折或阻塞及氧气供应故障等均可引起低氧血症。

（7）输血不良反应：因输入血液或血液制品或所用输注用具产生的不良反应。一般不良反应有过敏、发热、紫癜、充血性心力衰竭、肺水肿、枸橼酸中毒、低热、溶血反应等。

（8）局麻药毒性反应：局麻药误入血管、局麻药剂量过大、患者全身营养差、肝肾功能不全均可引起局麻药毒性反应，主要表现为中枢性毒性反应和心血管反应。兴奋型中毒反应表现为头晕目眩、多语、烦躁不安、恶心呕吐、肌肉颤搐、惊厥、心动过速、血压升高、呼吸急促等；抑制型中毒反应表现为神情淡漠、嗜睡、昏迷、血压下降、心率缓慢、呼吸浅慢、呼吸暂停等。

（9）椎管内麻醉不良反应：椎管内麻醉不良反应表现为血压下降、呼吸抑制、头痛、全脊髓麻醉、异常广泛的脊神经阻滞、恶心呕吐、尿潴留、马尾综合征、椎管内血肿、出血、感染等。

（10）肺栓塞：由于血栓、脂肪栓子、空气栓子、羊水、癌性栓子、细菌栓子、心脏赘生物等栓子脱落阻塞肺动脉及其分支引起肺循环障碍。主要表现为面色苍白、呼吸困难、胸痛、咳嗽，患者焦虑不安、恐惧、恶心、抽搐和昏迷等。

（11）恶性高热：恶性高热为一种遗传性肌病，患者接触挥发性麻醉药如氟烷、安氟烷、异氟烷或去极化肌松药琥珀胆碱后出现全身肌肉痉挛、耗氧量急剧增加、体温急剧升高、$P_{ET}CO_2$ 增高、PaO_2 下降，患者可产生呼吸性和代谢性酸中毒，并因全身多器官功能衰竭而死亡[2]。

（12）反流误吸：由于麻醉诱导过程中发生的气道梗阻、给予肌松药后面罩正压通气、头低足高位、麻醉药物对食管括约肌功能的影响、麻醉及手术引起的胃肠道蠕动减弱均可引起胃内容物逆流入咽喉腔、气道，引起气道梗阻或吸入性肺炎。

（13）心搏骤停：窒息、气管异物、喉痉挛、颅脑外伤、脑疝、脑水肿、休克、心律失常、心肌炎、过敏、煤气中毒、有机磷中毒、高钾或低钾血症、低钙血症均可引起心搏骤停。脑组织缺氧可引起患者意识昏迷、呼吸抑制、心搏骤停超过 5 分钟，即可造成大脑严重损伤或死亡[3]。

2．围麻醉期患者病情以外因素的突变

（1）医务人员的意外伤害：医务人员非完整皮肤或黏膜接触 HIV、乙肝病毒、丙肝病毒、禽流感病毒，以及流感和支原体病毒感染患者的血液、体液或分泌物，长期接触甲醛、含氯消毒剂等消毒剂，长期暴露于各种废气包括麻醉废气、污染气体、X 线，长期面对疾病、意外伤害、死亡，工作时间长、工作强度大等均可引起医务人员身体及心理损害。

（2）设备故障：术前准备不足、麻醉机未自检、麻醉机呼吸回路接错、排气活瓣失灵、术中突然停电等引起的设备无法正常运作而出现的意外。

（3）医患冲突：由于医患双方沟通不足，患者对医疗行为、方法、态度及结果不满意，采取极端手段维护自身权益，扰乱医疗秩序，甚至威胁到医务人员的生命安全。

（4）自然灾害：围麻醉期突发火灾、地震、台风等自然灾害，造成医疗器械无法正常使用、严重影响医疗行为。

二、围麻醉期突发事件国内外发生情况

围麻醉期突发事件种类繁多，发生率高低不一，但死亡率较高且愈后较差。我国老年手术患者围麻醉期高血压发生率为 30% ～ 60%[4]，而平均动脉压每升高 10mmHg，脑卒中风险则增加 46%[5]；胸腹部手术术后由于伤口疼痛，35% ～ 58% 的患者可出现术后低氧血症[6]；对于临床上发生率较低的恶性高热，其救治后死亡率高达 73.5%[7]。据美国匹兹堡大学医学中心统计，1989－2001 年围术期心搏骤停发生率

为 1.1/ 万，死亡率为 60.8%[8]。由此可见，围麻醉期突发事件发生率高，一旦出现，后果严重，愈后较差，因此应引起广大麻醉医生的重视。

三、围麻醉期突发事件的认识

对于围麻醉期突发事件，部分可以避免，如因麻醉机未自检出现的麻醉机故障，输血前未认真核对相关信息造成溶血反应等，这类事件需要麻醉医生端正工作态度，严格按照操作流程规范操作，加强医患沟通能力。但对于部分不可避免的突发事件则需要麻醉医生加强认识，认真学习围麻醉期突发事件处理指南，增强诊断、鉴别、处理能力。围麻醉期突发事件是麻醉医生日常工作中面临的挑战，要求麻醉医生在最短时间内做出判断与处理，以免危及患者生命安全。

由于患者及家属对医疗知识的缺乏、认知不深，对围麻醉期突发事件的发生往往不甚理解，将其认为是医务人员操作失误造成，从而引发不满情绪，采取极端手段维护自身权益，干扰医疗行为，扰乱医疗秩序，甚至威胁医务人员生命。因此，医务人员需积极进行术前宣教，交代麻醉及手术风险，解释可能出现的突发事件的原因及后果，从而获得患者及家属的信任与理解，共同保障患者生命安全。

医院管理者应制定围麻醉期突发事件应急预案，组织医院医务人员认真学习突发事件的表现及处理流程，并定期考核、演练；同时对患者及家属进行医学知识宣教，增强其对医疗行为及可能产生的突发事件的理解。

由于围麻醉期突发事件发生率高，后果严重，已经引起麻醉学会专家及一线医务人员的重视。麻醉学会制订的一系列相关指南和专家共识，为麻醉医生处理围麻醉期突发事件提供了理论依据，规范了处理流程，最大程度改善患者愈后，降低了死亡率。同时对于医务人员工作周期长、工作负荷大，精神长期过度紧张等普遍存在的情况，上海市麻醉医师协会发布《上海市麻醉科医师劳动保护条例（草案）》，对麻醉医师工作时间、休息时间进行规定，旨在减少麻醉医生过劳死的发生率，增加围麻醉期安全。

2015 年 11 月 1 日，"医闹"入刑正式实施，根据刑法修正案（九）第二百九十条，"聚众扰乱社会秩序，情节严重，致使工作、生产、营业和教学、科研、医疗无法进行，造成严重损失的，对首要分子，处三年以上七年以下有期徒刑"。随着社会主义法治进程的推进，越来越多的相关法律将出台，对医疗行为进行规范，为患者、医务人员提供合法维权途径。

因此，在麻醉医生、患者、医院管理部门和卫生部门等各方面的共同努力下，围麻醉期突发事件发生率降低，患者愈后情况良好，死亡率降低，患者及医务人员生命健康得到保障，医疗秩序得以稳定必可实现。

四、围麻醉期突发事件的特点分析

1. **突发事件的不可预见性**　围麻醉期突发事件与患者自身情况及术中变化、手术操作、麻醉医生及术者水平、仪器设备的运行等因素密切相关。由于患者个体差异不同，围麻醉期情况瞬息万变，因此术前无法完全预测突发事件的发生。围麻醉期突发事件的不可预见性增加了围麻醉期患者风险，这需要麻醉医生做好术前准备，熟悉可能出现的突发事件的症状及处理流程，以减少误诊、漏诊，争取在最佳治疗时间内采取最适当的处理，努力改善患者愈后。

2. 突发事件的危害巨大 围麻醉期突发事件具有不可预见性，一旦出现则会带来巨大危害。如围麻醉期血流动力学的剧烈波动影响重要组织、器官的血流灌注，进而影响术中及术后患者愈后情况。围麻醉期呼吸抑制、气道梗阻及气道痉挛等影响患者气体交换、氧和，如未及时发现和处理不仅影响组织器官氧供，甚至可能导致患者死亡。对于围麻醉期肺栓塞、恶性高热，抢救难度大，死亡率高，特别考验麻醉医生的识别及处理能力，是对麻醉医生的巨大挑战。

3. 突发事件的处理极具挑战性 围麻醉期突发事件由于其不可预见性及可能出现严重后果，是对麻醉医生的巨大挑战。这要求麻醉医生熟悉各种突发事件表现，及时判断，正确诊断，快速、合理处理，将可能出现的严重后果降低至最低水平。这不仅需要麻醉医生有扎实的理论知识，还要求其具有快速应变能力。

4. 突发事件偶然性中有必然性 围麻醉期突发事件虽然具有不可预见性，但在其发生的背后往往有必然性。如对于高血压患者术前控制不佳，术中可能出现严重高血压；而术前服用钙通道阻滞药、利尿药等降压药，则可能出现严重低血压，服用 β 受体拮抗药，则可能出现心动过缓。虽然术前无法预测这些围麻醉期突发事件是否一定发生，但是一旦出现，必有其潜在原因。因此，对于围麻醉期可能出现的突发事件，要做好充分的术前准备。

五、围麻醉期突发事件的防范思考

围麻醉期突发事件的发生有偶然性也有其必然性。因此，对于行择期手术的高血压患者，术前应调整用药，血压控制在合理范围内后再行手术；仔细进行术前评估，对于困难气道者，准备好视频喉镜、纤维支气管镜或进行清醒气管插管；术中控制麻醉深度，以防麻醉过浅引起的气道痉挛；局麻时不超过麻醉药物的限量，注射前回抽无血无液，以防出现局麻药毒性反应等。控制可能发生突发事件的诱因，减少围麻醉期突发事件发生率，改善突发事件的愈后结果。

而围麻醉期突发事件一旦出现，考验的则是麻醉医生的应变及处理能力。这些能力需要平时知识的积累，对突发事件应急预案了然于胸，熟练掌握抢救药物及抢救措施，在平时储备对突发事件的应对能力。

对于围麻醉期突发事件的防范，需要多方面共同努力。作为麻醉医生，需在平时储备对围麻醉期突发事件的诊断及处理能力，突发事件一旦发生，能够及时正确地处理；作为科室及医院管理者，定时组织医务人员学习突发事件应急预案，规范操作及处理流程；各级麻醉医师学会专家根据国内外学科发展前沿，制定出符合我国国情的突发事件应急预案，以整体提高我国围麻醉期突发事件的治疗质量及愈后；我国应进一步完善相关法律法规，加大医疗投入，合理分配医疗资源，为医生及患者提供法律及经济保障。

（陈建平　肖兴鹏）

参考文献

［1］邓硕曾，宋海波，刘进．麻醉医师如何应对围术期高血压的挑战［J］．临床麻醉学杂志，2008，24（9）：819-820

［2］王颖林，郭向阳，罗爱伦．恶性高热诊断和治疗的研究进展［J］．中华麻醉学杂志，2006，26（1）：92-94

［3］周飞，王月兰．围术期心搏骤停的危险因素及应对措施［J］．国际麻醉学与复苏杂志，2015，36（2）：142-146

［4］喻田，余志豪．围术期高血压的发生与处理［J］．中华麻醉学杂志，2002，22（6）：62-64

［5］张春惠，崔晓光．围术期高血压与脑卒中的相关性［J］．航空航天医学杂志，2012，23（4）：491-493

［6］赵崇法．麻醉手术后低氧血症的防治［J］．医学综述，2009，15（5）：769-771.

［7］王颖林，郭向阳，罗爱伦．我国大陆恶性高热病例的分析［J］.中华麻醉学杂志,2006,26(2)：107-109.

［8］An JX，Zhang LM，Sullivan EA,et al. Intraoperative cardiac arrest during anesthesia：a retrospective study of 218,274 anesthetics undergoing non-cardiac surgery［J］．Chin Med J（Engl），2011，124（2）：227-232

第72章 围麻醉期突发事件的现状及特点分析（二）

医疗安全是医院管理的重头工作，围麻醉期患者安全是医疗安全的重要关注点之一，麻醉期间严重并发症的发生率及围麻醉期患者死亡率已成为衡量麻醉质量的重要质控指标。继2007年世界卫生组织提出令人担忧的手术不安全现状并呼吁安全手术的"安全手术、拯救生命"主题之后，我国卫生部及医师协会相继颁发并完善患者十大安全目标，从各个方面提升患者的安全。与麻醉科息息相关的有严格执行手术安全核查、减少院内感染发生、提高麻醉药品用药安全等，最重要的一点——加强急救培训，保证安全救治。毋庸置疑，手术室是发生突发事件最密集的场所之一，作为一名合格的麻醉医师，在保证患者手术顺利进行的前提下，能够准确应对各类突发事件是应该具备的基本技能之一。

一、围麻醉期突发事件的分类

根据中国2007年11月1日起施行的《中华人民共和国突发事件应对法》的规定，突发事件是指突然发生，造成或者可能造成严重社会危害，需要采取应急处置措施予以应对的自然灾害、事故灾难、公共卫生事件和社会安全事件。可分为自然灾害、事故灾难、公共卫生事件、社会安全事件等四类。按照社会危害程度、影响范围等因素，自然灾害、事故灾难、公共卫生事件分为特别重大、重大、较大和一般四级。本文重点在阐述围麻醉期的突发事件，时间节点从患者接受麻醉准备直到返回病房之前，地点主要在手术室。按照发生的类型主要可以分为以下三种。

1. 医疗突发事件 与麻醉相关的高危事件较多，如围麻醉期脑血管意外、肺栓塞、意外困难气道、急性肺水肿、心搏骤停、严重过敏反应、局麻药中毒、术中知晓等。

2. 公共卫生事件 因手术患者诊疗需要，一般在术前均进行感染性疾病筛查，进入手术室后严格按预防院内感染发生的规章制度进行诊疗活动，出现大规模的传染病暴发的可能性微乎其微。

发生在手术室最常见的突发事件为医务人员职业暴露。医务人员职业暴露，是指医务人员在从事诊疗、护理活动过程中接触有毒、有害物质，或传染病病原体，从而损害健康或危及生命的一类职业暴露。主要分感染性职业暴露，放射性职业暴露，化学性（如消毒剂、某些化学药品）职业暴露及其他职业暴露。

3. 意外事件 近年来，随着媒体的深入报道，发生在手术室内的各类灾害也见诸报端，如：火灾、机器故障、有毒气体泄漏等。说明除了常见的医疗突发事件，还有这样一些容易被我们忽略的部分需要引起注意并常规巡视及排查故障。手术室的燃烧、爆炸和有毒气体泄漏事故并不常见，但其后果十分严重。

随着现代化技术的普及，对各类能源的依赖日益增加，一旦手术室内突然停电停水停气，会对正在接受手术的患者带来致命的打击。而呼吸机突然停止工作、微量注射泵不再按速度注射药物也会打乱井然有序的手术进程。

二、围麻醉期突发事件的现状及原因分析

无论是哪一类型的突发事件，一旦发生，无疑会影响患者的生命安全，严重者甚至会造成不可逆转的后果，麻醉医生必须时刻关注手术动态、掌握每一种突发事件的发生原因及处理方法。但无论我们怎样小心预防都不会消除突发事件的发生，是因为墨菲定律说"会出错的事总会出错""如果你担心某种情况发生，那么它就更有可能发生"。我们更应该直面汹涌突袭而来的突发事件，无惧于它们带来的困扰，将处理的经验用在更多处于相同境况的患者们。结合国内外对于围麻醉期突发事件的报道，现状主要是：

1. 实际发生的突发事件数量比报道多　身为麻醉医生，我们更不能放松警惕，应该努力提高自身业务水平，减少甚至避免各类突发事件的发生。我国针对此类突发事件的系统性研究重视程度不足，文献更多是个案报道，在各类数据库中以突发事件为关键词进行相关文献搜索，发现与手术相关，甚至与麻醉相关的文献寥寥无几[1]，但是在实际医疗工作中，发生突发事件造成不良后果或者是发现隐患及时排查未造成严重后果的事件远远大于报道的数目，无法充分反映我国麻醉风险的基本情况。这是不可回避的事实，由于突发事件发生的原因复杂，且各类突发事件少有系统地调查研究[2]，所以绝大部分突发事件的传播范围都很有限。本书可贵之处在于在每一个与麻醉相关的高危事件之后，都附有一个真实案例，探讨发病的因素和如何预防，最终通过适当的干预措施降低甚至避免此类突发医疗紧急事件的发生，供一线麻醉医师参考。

2. 突发事件的发生概率会逐渐增高　这些现状主要与手术患者高龄化、手术患者全身系统性疾病的日趋增多和患者接受手术的复杂程度增加相关。

人口老龄化是世界各国正在经历或者即将经历的普遍趋势。中国自1999年进入老龄化社会，2011年我国65岁及以上老年人口比重达到9.12%，处于同类发展水平国家的前列[3]。按照联合国最新的人口预测，我国未来近40年内，65岁及以上老年人口规模将呈现持续上升的趋势，到2030年65岁及以上老年人口规模将达到2.3亿，2050年老年人口将达到3.31亿。这使得接受手术的老年患者比例逐渐增加。由于年龄的增长，老年患者不可避免的并存某些慢性系统性疾病，全身情况较差，应激能力较差，麻醉药物敏感性增高、耐受能力差，在进行手术治疗的过程中就更易诱发全身系统性疾病的发生，对患者的生命造成极大的威胁，严重者可能会出现医疗突发事件，围麻醉期并发症和死亡率显著高于青壮年。

随着治疗技术的日益提升和医疗技术的不断革新，很多以往不能开展的手术都变成了可能，在外科治疗过程中的许多绝对禁忌证也逐渐转变成了相对禁忌证。越来越多的四级手术得以普遍开展，这对麻醉术中管理提出了更高要求，因为复杂的术式、冗长的手术时间、术中大量失血、大量输血输液等每个细节都会增加围麻醉期的风险，导致突发事件的发生。

3. 应急预案修订与实际不同步　应急预案是针对可能的重大事故件或突发事件，为保证迅速有序有效地开展救援行动降低事故损失而预先制定的有关计划，是应急救援工作的指导性文件[4]。但通过调查发现，很多麻醉科都制定了与突发事件相关的应急预案，但是 1 年内对预案进行过修订的或根据指南、专家意见进行及时修订的仅有少数医院。如：AHA 已于 2015 年 10 月更新了新的心肺复苏指南，但部分科室的指南仍是 2010 版，未及时更新及修订。这提示在对待突发事件这件事情上，不仅要有所准备，还要有的放矢，麻醉科管理者应重视应急预案的动态调整，应根据时间环境等的变化结合自身实际情况不断优化预案方案，使之更具有针对性可操作性，逐步建立预案评估修订机制。

应急预案制定后需要动态的评估改进，更需要非应急状态下医护人员的培训演练，应切实加强手术室医护人员平时突发事件应急救援的培训及演练，到面临真正的考验时才能不慌不乱。

三、围麻醉期突发事件的特点

1. 突发性和难以预见性　突发事件是事物内在矛盾由量变到质变的飞跃过程，是通过一定的契机诱发的，诱因具有一定的偶然性和不易发现的隐蔽性，突发事件发生的具体时间，实际表现，具体进展和后果是难以预测的。由于事发突然，麻醉医师通常毫无思想准备，普遍存在紧张、恐惧、焦虑等负性情绪。这些负性情绪会导致团队紧张、效率低下、资源浪费和发生操作错误等[5]。

麻醉医师长期以来主要采用 ASA 分级对患者病情进行评估，ASA 分级并不是对新发疾病的诊断，而主要是通过问诊的方式对患者目前的全身情况进行评估，了解患者的现况，判断患者能否耐受麻醉，并预测麻醉的潜在风险。但 ASA 分级并不能预见患者在哪一方面会发生突发情况，所以应该结合其他指标进行综合判断[6]。

2. 不确定性和非常规性　突发事件不一定全部发生在手术治疗过程中，它可以发生在围麻醉期的任何过程中，麻醉前准备、麻醉前评估、麻醉实施与维护、麻醉苏醒的每一个过程中都有突发事件发生的可能。也不一定全部发生在中心手术室，在门诊手术间及日间手术间也有发生的可能[7]。也并非每次都以一种固定的形式出现。在临床麻醉中，不乏患者从普通病房转运至手术室的途中突发心律失常、从重症监护室转运至手术室的途中突发心搏骤停的例子；也有患者在顺利完成手术之后，在麻醉复苏室发生呼吸抑制二次气管内插管的例子；这都提醒每一位麻醉医师重视围麻醉期的概念，不到患者安返病房，我们都不能放松警惕、忽略对患者的监护。

3. 不良影响和危害性　手术治疗涉及多学科、多专业、多科室、多程序，不论什么性质和规模的突发事件，都必然不同程度地给患者造成危害，给科室及医院造成不良的影响。

作为麻醉科医生，在围麻醉期能够做到保证患者的生命安全是最基本的要求。麻醉科工作有快节奏、高负荷和多程序特点，当麻醉医师面临突发事件或同时处理多个事务时可能发生忙碌、遗忘现象，故应将围麻醉期工作流程化，有条件的话全部做成清单，避免出现低级错误。围麻醉期突发事件应以预防为主，防御与应急补救措施相结合，平时做好突发事件前的防范准备，尽量减少突发事件的发生。一旦发生不可避免的突发事件后，立即采取应急措施，发挥团队的作用，最大限度地保护患者的安全，将突发事件的负面影响降到最低程度。因此，麻醉科医护人员更应加强安全意识教育，提高自身业务素质，加强突发事件处理的培训，提高处理问题与解决问题的能力，随时能够对各类突发事件进行及时诊断和治疗，才能有效保证围麻醉期患者安全。

"惟事事，乃其有备，有备无患"。90%的突发事件是可以预防和避免的。当你做好充分的准备来迎接突发事件时，突发事件将不会发生，这也充分说明了预防和急救措施的重要性。准确评估患者的潜在风险，判断患者身体和心理对高危人群进行手术前，做好必要的预防工作，并且能够做到在发生突发医疗紧急事件后进行正确的处理，才能够彻底地保证每位患者在真正享受到安全、舒适的治疗，避免突发事件的发生。这就是本书详细列举具体各个麻醉相关高危事件的意义。

（曾文静　王贤裕）

参考文献

[1] 李凤娟，贾国群. 围手术期发生心脑血管突发事件原因的临床探讨［J］. 中国保健营养，2015，25（6）：108-109

[2] Pan J, Liao X, Zhang Z. Dentists should improve the ability to deal with medical emergencies in dental clinic［J］. 2015，33（4）：336-338

[3] 李建民，周保民. 中国人口与发展关系的新格局及战略应对［J］. 南开学报（哲学社会科学版），2013，59（6）：25-31

[4] 何进，姚健. 医疗机构应急预案存在的问题及对策［J］. 中华灾害救援医学，2014，2（8）：461-463

[5] Attri JP, Chatrath V, Bala A, et al. Anesthesiologist: The silent force behind the scene［J］. Anesth Essays Res，2015，9（3）：293-297

[6] King H, Pipe GE, Linford SL, et al. Emergency pediatric anesthesia-accessibility of information［J］. Paediatr Anaesth，2015，25（3）：272-278

[7] Garnier M, Bonnet F. Management of anesthetic emergencies and complications outside the operating room［J］. Curr Opin naesthesiol，2014，27（4）：437-441

第73章　围麻醉期突发医患/医医/医护冲突的应对策略

手术室是外科治疗抢救的重要场所，具有工作节奏快、意外情况多、应急能力强、配合要求高等特点[1]。手术成功不仅需要外科医生技术高超，也需要良好的围麻醉期管理和医护配合。随着现代医学的不断发展，外科手术范围的不断扩大，新型手术方式、新仪器设备的不断推陈出新，对手术医生、麻醉医生和护士的整体素质和专业水平要求越来越高，促使手术室医护人员向专业化和多样化方向发展，也增加了围麻醉期突发医患/医医/医护冲突的发生。

一、围麻醉期突发医患/医医/医护冲突的发生情况及危害

围麻醉期突发医患（麻醉医生和患者，简称医患）/医医（麻醉医生和手术医生，简称医医）/医护（麻醉医生和手术室护士，简称医护）冲突事件的定义：是指手术过程中医患/医医/医护各自双方在医疗护理和管理过程中发生的分歧矛盾而引发的冲突事件，或重或轻给对方或双方造成一定的危害。

围麻醉期突发医患/医医/医护冲突事件的发生情况：国内外均有报道[2]。国内媒体报道较多，且多为极端案例。如醉酒外伤患者在手术室殴打麻醉医师，砸坏手术室层流设备；孕妇惨死在冰冷的手术床上，医生全部消失等。媒体不负责任的报道更加激化了医患矛盾，导致更多、更极端的围麻醉期冲突增加。

二、围麻醉期突发医患/医医/医护冲突事件的表现

手术医生、麻醉医生、护士不能相互了解：实践表明，手术医生、麻醉医生、护士在平时的工作中都认为自己的工作很重要、很勤奋、很忙累，稍有一点不慎竟会被对方指责，感到很委屈，有伤自尊。并且，通常有一方会认为对方的不慎会给自己带来很大的不方便，影响自己的工作。在这种互相不能理解的前提下，一旦语言中出现用词不当或表现出偏激情绪，就容易引发冲突。

缺乏必要的信息交流：在临床实践中，医生期望护士能非常默契地了解医嘱，迅速地执行医嘱，及时报告患者的病情变化。而护士则希望医生具有高度的责任心，医嘱及时明确。但往往有时因为一方无法了解另一方的意图，或应该报告的信息未及时或强调引起另一方的重视。双方在对某一信息了解程度上产生差异，从而影响医疗工作的开展，产生矛盾发生冲突。

缺乏主动地协调配合：患者的手术治疗过程是一个手术医生、麻醉医生、护士协作的过程。但由于医师和护士因学科划分和担负的任务不同，各自主管不同环节。在日常工作中因为缺乏协调，医师下达医嘱出现错误时，护士发现后不协助修改，不提出意见，认为是医师的工作与己无关。护士但执行医嘱时，医师不注重操作过程，不注意操作疗效，认为这都是护士的工作。从而导致医护

脱节，产生医护矛盾，严重影响治疗效果，大大降低了医疗质量。

三、围麻醉期突发医患 / 医医 / 医护冲突事件的危害

1. 对医方的影响　医患关系紧张导致"医闹"等恶性暴力事件频发，破坏医疗设备，干扰正常诊疗秩序，危害医务人员人身安全，给医院带来经济、社会声誉、人才等多方面的损失。医务人员在原本就任务重、压力大的医疗岗位上，如果合法权益得不到保障，人身安全受到威胁，人格尊严受到侮辱，工作积极性将会被严重挫伤，甚至出现人才流失，长期来看将影响医院的正常运转，影响我国临床医学的发展。

2. 对患方的影响　在医患关系紧张、医患之间出现信任危机情况下，医务人员会采取防御性医疗行为，即医务人员为了避免医疗风险和医疗诉讼而实施特殊医疗行为，比如，撒网式检查，扩大手术范围，在履行手术签字告知义务时夸大手术风险，带有推诿性质的医疗转诊，回避收治高危患者，回避给患者使用试用药品等。防御性医疗行为某种程度上可能会降低误诊率，但也造成了医疗开销的增长，更多的防御性医疗行为将严重损害患者的健康利益，使原本紧张的医患关系雪上加霜。

3. 对社会方面的影响　医患关系长期紧张乃至对立将会增加社会不安定因素，影响社会稳定。恶性暴力事件的频发，已经迫使部分医院配备保安甚至增设警务室，导致人员开支增加。同时，医患关系紧张使得医学院校出现招生困难。中华医学会第四次医师执业状况调研报告显示，近一半（48.51%）的医疗工作人员对目前的执业环境不满意，医生希望自己的子女从医的医师比例仅为 6.83%，不希望的则为 78.01%（首次调研中不愿意的占 53.96%）。医学院校招生困难将对我国临床医学的长远发展产生不利影响，进而影响整个社会的进步和发展。

四、围麻醉期突发医患 / 医医 / 医护冲突的危险因素和可能原因分析

1. 医患矛盾原因分析　麻醉前缺乏有效的医患沟通。比如合并有严重心肺疾病患者行二级手术，尽管手术操作对机体影响不大，但是脏器功能不好，ASA 分级级别高，增加了麻醉风险，当麻醉医师在术前麻醉知情同意告知环节，告知麻醉风险时，患者往往会有较大的抵触情绪，患者认为我只是做一个小手术，你把风险说得如此之高，我承受不了这么大的风险。曾有媒体报道"麻醉医师术前谈话，把患者吓死"！

复杂、困难的麻醉操作导致患者不满。比较困难的椎管内穿刺、清醒患者深静脉穿刺、神经阻滞等麻醉操作是导致患者不满的主要原因，容易引起围麻醉期的医患纠纷。

麻醉相关并发症导致医患冲突发生。如神经损伤、动脉血肿、牙齿脱落、围术期疼痛、术中知晓等。

2. 医医矛盾原因分析　对实施手术的认知不同。例如，手术医生认为我就做一个骨折内固定，手术很简单，为什么不给我做麻醉？而麻醉医师认为，这个患者有严重的肺部感染，又合并其他脏器功能不好，麻醉风险很大，应该再行优化，待患者身体状况有所好转再行手术。手术医生更多的是关注

手术难易程度，麻醉医师更多的是关注手术耐受程度。对手术认知不同，是导致围麻醉期医医矛盾的主要原因。

3. 医护冲突原因分析[3] 医护之间缺乏有效沟通。由于手术室工作性质相对特殊，在无菌观念、器械准备、手术配合和手术参观人数等方面有较多的限制。如果平时医护双方之间就这些关键问题缺乏深入有效的沟通，则双方会针对某些节点产生看法分歧，甚至因此产生负面情绪。

缺乏团队意识。现代组织学理论认为，只有培养一个组织的团队精神，才能激发其潜能，发挥整个团队的合力，实现组织的高效运作。当前，面对不断增多的医疗纠纷，作为医护双方，在手术过程中必须密切合作，唯有如此才能保证手术质量，并为潜在的医疗纠纷寻找无过错的证据。随着现代医学的快速发展，医护协作在医疗工作中的地位越来越重要。然而在现实中，医护双方往往从自身专业角度出发，考虑自身在手术过程中所负的责任，对对方缺乏必要的谅解，未从整个科室和医院的角度看待一些矛盾和分歧，这种缺乏团队精神的做法使医护协作失去了基础。

而护理人员往往心怀怨气，有的甚至对医生有抵触情绪，有的不愿与医生配合，甚至刻意拆台，不认真落实护理制度，制造难题，给手术质量埋下隐患。

（2）复杂性：一些手术往往要跨科室，这种跨科室之间的医护矛盾更多。少数医护人员在手术过程中不愿沟通，只是机械地执行医疗制度，不考虑对方的感受；在手术过程中甚至互相讥讽、挖苦，医护双方在手术中配合不到位，手术后还会互相打小报告，医护矛盾呈现复杂性的特点。这种医护矛盾复杂性，严重时甚至会影响手术质量。

2. 手术室人际关系的特点

（1）护患关系的特点：费用问题、疗效问题、态度问题是手术患者的三大核心需求。手术疗效达到患者的期望值，患者才能放心；费用合理、服务态度良好才能让患者舒心。在手术室护理工作中要进行有效的护患沟通，就要做好三个时期的沟通：术前探视、术中关爱、术后回访。沟通时要注重信息交换和情感支持，赢得患者信任。

（2）医护关系的特点：医生和手术护士的关系表现为被动性、依赖性、合作性、友情性和信息传递性等多种关系。

五、围麻醉期突发医患/医医/医护冲突的特点分析和应对策略[4]

1. 围麻醉期突发医患/医医/医护冲突特点

（1）多发性：受我国医护体制和医护协作现状影响，当前的手术室医护矛盾出现多发性的特点，医护双方在手术过程中由于沟通不到位，往往使护理人员对自身在手术中的职责认识不到位，导致医生的责难和质疑；

六、围麻醉期突发医患/医医/医护冲突的思考

手术医生、麻醉医生、护士工作是手术室工作中三个相对独立而又密不可分的系统，服务对象虽然都是患者，但工作重点则有不同。因此，建立良好的医护关系是预防围麻醉期突发医患/医医/医护冲突的重要因素。

建立"相互尊重"的医护关系："相互

尊重"意味着医师尊重护士,护士尊重医师。手术过程中,只有分工的不同,没有地位的高低,大家都是在一种平等合作的关系上共事,任何一方都不应该轻视贬低另一方。同时医护人员还要尽可能地在患者面前树立对方的威信,使患者对整个医疗护理过程充满信心。

手术医生、麻醉医生、护士之间相互了解,经常交流信息:医护之间要相互信赖、相互关心。作为共事者,要善于发现对方的困难,设身处地为对方着想。并且在自己力所能及的范围内给予关心和帮助,使医护关系更加默契,不断提高医护水平。采取各种形式互通情况,涉及医疗护理情况尤为重要。麻醉医师要多利用麻醉前的机会,将一些新设备、新操作、新技术的使用等向护士通报,讲解某些必要的知识及护理要求,从而促进医疗护理之间相互依赖、相互补充的合作关系。

培养手术医生、麻醉医生、护士人员团队精神,促进高效协作:医生和护士的服务对象都是患者,其最终工作目标都是为了患者的康复。医护双方只有以团队利益为目标,努力培养自己的团队精神,相互尊重、相互支持、相互学习,通过细致的服务来提高医疗护理质量,才是实现自身成长的最佳途径。在手术和平时的交往中,除完成各自职责外,要经常借助各种机会相互交流协作,做好配合。针对手术过程中患者病情的变化,护士要及时就出血量、输液量、尿量等指标进行细致观察,及时登记,并及时向医生提供诊治依据。并在医生的指导下,认真执行医嘱,用人性化的护理措施来保证患者病情的稳定。作为医生,对护士提供的病情资料要高度重视,要以促进患者的康复和团队和谐为

目标,全力支持和协助护士工作,通过医护通力协作,全力保证手术的完成。医护之间在任何时候都应相互尊重,相互信任,双方都要充分认识对方在整个手术过程中的重要作用,承认对方在各自工作岗位上的独立性和不可替代性。针对护士所提供的患者情况和提出的工作意见、建议,要给予足够的重视,对于重要的建议要及时登记,并作为规范和改进治疗手段的依据,要尊重护士在手术过程中的辛勤劳动。作为护士,也要充分认识到手术医生和麻醉医生在手术过程中所承担的巨大压力和由此引发的职业风险,针对医生偶尔出现的紧张、易激、易怒等不良情绪反应,要给予充分理解,并想办法帮助化解。在尊重医生的基础上,全力做好手术准备及配合工作,将有利于手术顺利完成,提升手术成功率。

七、围麻醉期突发医患/医医/医护冲突的典型案例分享

1. 围麻醉期突发医患冲突案例分析一

(1) 案例经过:一位农民工兄弟,做工时发生手外伤,来到某三甲医院,急诊手术。手术在臂丛神经阻滞下行清创缝合术。麻醉效果好,手术过程顺利。术毕,手术室护士催促患者陪同人员去缴费处缴费,陪同人员说带的钱不够,拒绝缴费,并与手术室工作人员发生争执,患者威胁手术医生:"我没钱,有本事你把我的缝线拆了!"手术医生在情急之下就拆了已经缝合好的伤口缝线。患者离开医院后,找到另一家医院进行了清创缝合。此事经媒体曝光后,舆论哗然,当事医生及全部工作人员受到严肃的纪律处分,医院也受到卫生主管部门的处分。并被冠以"拆

线事件"，在卫生系统进行广泛的讨论。

（2）案例分析

①为什么会发生拆线事件？作为一家知名的三甲医院，作为一名有十余年工作经验的临床医生，发生这样的事情，使医院名誉受损、医生形象蒙羞，究其原因，我们认为有以下几点：a. 过于追求经济效益，淡忘医生职业操守。医生的基本职业道德是救死扶伤、治病救人，任何时候都不能违背这最基本的职业道德。b. 科室之间配合不力，缺乏良好工作团队。一台手术的顺利完成，需要手术医生、麻醉医生、护士良好的配合。这种配合，经过多年的磨合，应该形成一个良好的团队，团队中不仅需要技术的配合，更需要相互尊重、相互信任、相互帮助，当其中一个成员的工作出现偏差，其他成员应该及时提醒和帮助。如果医院的这个医生在做出拆线的举动时，有其他成员冷静地提醒和阻止，可能就不会发生这样的事件。c. 缺乏冷静换位思考，没有充分交流沟通。目前医疗环境日益恶化，患者的无理取闹、媒体的恶意炒作，往往使医护人员变得越来越沉默，医患的沟通变得越来越艰难。但是艰难不是不做沟通的理由，医院的医生是在和患者同伴激烈争吵后拆线的，面对打工仔、社会的弱势群体，掌握技术资源的医生还是应该保持豁达的胸怀和充满同情心，应该换位思考，和患者进行充分的沟通，理性忍让患者，尽量避免矛盾升级。d. 没有选择责任分担，组织管理有欠妥当。当矛盾出现时，医生没有及时向院行政值班领导汇报，没有进行责任分担，而是选择独自承担，这可能和医院的组织管理有关。如果及时向值班的领导汇报，领导可能会站在更高的角度分析问题，从维稳和谐角度出发，妥善解决矛盾。

②如何避免类似事件再次发生？a. 遵守职业道德，治病救人为先。外伤患者，往往是急于就医，可能没有带足够的钱，此时，我们应该坚持一贯的做法，先处理外伤，止血、清创、稳定病情，如果需要进一步的手术治疗，再和患者谈费用。b. 多种渠道筹款，避免矛盾升级。当患者的外伤已经处理好了，而患者还没有交费时，我们应该多和患者沟通，帮患者出主意，想办法，把费用解决。比如可以帮助患者联系他的亲属、朋友来缴费；把患者留在手术室或者急诊科继续观察，等其亲属筹款缴费等。毕竟我们付出了劳动和耗材，应该得到经济回报，如果一味地当好好先生，不管有没有钱，都不催患者交费，不仅是科室的损失，也是医院的损失，我们不能怕产生医患矛盾而损害医院的公共利益。c. 及时请示汇报，适当减免费用。遇到实在是没钱交费的患者，尤其是生活困难，经济条件很差的患者，我们及时请示院领导，和科室领导，适当的减免患者费用，维护医院的声誉和公益性。

2. 围麻醉期突发医患冲突案例分析二

（1）案例经过：小儿手外伤患者，在父亲陪同下来手术室进行清创缝合。父亲十分急躁，疯狂拍打手术室大门，手术室护士刚打开大门，即被患者父亲打了一巴掌，并且患儿父亲口无遮拦，骂骂咧咧。护士被打，害怕、委屈、茫然无措。麻醉医生闻讯，立即赶到手术室门口，拉开患儿父亲，避免护士继续遭受攻击，同时让其他值班人员立即联系保卫科，迅速派保安到手术室，然后打电话给相关科室手术医生到手术室行清创缝合。此后，患儿得到及时治疗、患儿父亲被保安隔离在手术室外围、被打护士得到科室成员及时安抚。术毕，患儿办理住院手续，继续住院观察治疗，患儿父亲次日到手术室登门道歉，被打护士未继续追究打人者的责任。

（2）案例分析：医护人员做了哪些好的事情？①遵守职业道德，治病救人为先。医护人员没有因为护士被打而耽误患儿的救治，恪守了医务人员的职业道德。②及时制止打人事件，避免冲突升级。麻醉医师及时出手制止打人行为，避免护士遭到进一步伤害，同时寻求安保机构的帮助，防止自己也受伤害，冷静判断、处理及时，避免了冲突升级。③医护团队合作密切，遇到突发事件能够相互帮助。麻醉医师、护士、手术医师在平常的工作中积累了良好的合作关系，彼此相互帮助，遇到突发事件能够及时施以援手，给予护士关心与帮助，形成良好的团队合作。

3. 围麻醉期突发医医冲突案例分析三

（1）案例经过：择期手术在气管插管全麻下行"直肠癌根治术"。麻醉医生因手术大拟行中心静脉置管，主刀医生拒绝并阻止，认为手术成熟，自己技术好，不用中心静脉置管。双方发生冲突。除口角之争外，还动起手来，争执不下双方科室领导沟通并院方领导出面协调。意见暂缓行中心静脉置管。手术经过不顺，骶前静脉大出血，血压降低，心率加快，通过外周输液困难。主刀医生在手术台上心烦意乱。这时，麻醉医生紧急行颈内静脉穿刺成功，加快输液行容量复苏，血压逐渐稳定，主刀医生才心静下来，成功完成手术，术后恢复良好，无并发症。

（2）案例分析：①麻醉医生和外科医生分属两个不同专业，从专业技术来讲，对患者在就医过程中可能发生分歧，引发双方冲突，在临床诊疗中常常出现。需要双方多从患者角度分析问题，解决问题。②麻醉医生和外科医生都是所谓的"大医生"，有各自的见解，以及好似高人一等的地位。③双方在诊疗过程中有可能处于不同的时段，术前沟通比较困难，导致在手术台前发生冲突。

（3）如何避免类似事件再次发生？①麻醉医生和外科医生不是以自己本专业为中心，而应以患者为中心，共同商讨解决问题的方法。②术前双方要充分沟通，达成共识，建立沟通的良好渠道，如术前会诊制度、术前讨论制度、术前访视制度，甚至电话直接与当事人沟通，制订最佳的手术方案和麻醉方案。③本例麻醉医生不计前嫌，挺身而为，转危为安，反而得到了外科医生的认同和信任。说明做好各自本专业的工作，一定能得到对方的认同。

4. 围麻醉期突发医护冲突案例分析四

（1）案例经过：全麻手术结束后麻醉医生气管拔管顺利，患者呼吸良好，这时麻醉医生告知巡回护士，要去麻醉准备间拿麻醉单，请她看好患者。等麻醉医生回到手术间，患者坠床，大家共同把患者抬回手术床。庆幸的是患者无并发症。事后，医院组织专家和当事人讨论这个事件的教训。护士辩言，当时自己手中事太忙，无暇顾及麻醉医生的嘱托；麻醉医生觉得很冤枉，她口头答应。双方发生冲突，互相指责。

（2）案例分析：①临床工作有时工作量大，强度高。麻醉医生和手术室护士有时难免疲倦，注意力不集中。情绪不高。②工作责任心不强，工作中难免出错。③麻醉医生有时认为自己是医生，有高高在上的感觉，喜好发号命令，引起护士的抵触。

（3）如何避免类似事件再次发生？①院方管理层加强管理，多为一线医护人员着想，简化手术的流程，减少工作压力。②对麻醉医生和手术室护士加强责任心的教育，提高业务水平。该例患者麻醉坠床多半因麻醉未完全苏醒，麻醉医生就离开患者；巡回护士明知麻醉医生离开，应守在患者床边，完全可以避免事故的发生。③麻醉医生和手术室护士是一个战壕的战友，本应相互尊重，不应有高低之分，更应相互支持相互帮助，有良好的协作精神，共同管理好患者。

（祝德刚）

参考文献

[1] 赵丽萍，姜述颖，王红玲，等.手术室护士与临床医师沟通协作技巧的培养 [J].世界最新医学信息文摘，2016，16（19）：177-230

[2] 米佳.手术室里医护关系的冲突与协调 [J].中国实用医药，2013，8（23）：247-250

[3] 任传斌，徐莉蓉，邢鲁艳.防范手术室医护冲突提高手术工作质量 [J].西北国防医学杂志，2012，33（2）：194-195

[4] 陆爱榕，掌孝荣，刘克芳，等.手术室工作中冲突产生的原因分析及对策 [J].淮海医药，2009，27（2）：175-176

附录　围麻醉期突发事件相关常用指南和专家共识文献

[1] 于布为，马武华，邓晓明，等．困难气道管理指南（2014）// 中华医学会麻醉学分会．2014版中国麻醉学指南与专家共识［M］．北京：人民卫生出版社，2014：82-87

[2] 王俊科，叶铁虎，吴新民，等．围手术期过敏反应诊治的专家共识（2014）// 中华医学会麻醉学分会．2014版中国麻醉学指南与专家共识［M］．北京：人民卫生出版社，2014：234-236

[3] 吴新民，于布为，叶铁虎，等．术中知晓预防和脑功能监测指南（2014）// 中华医学会麻醉学分会．2014版中国麻醉学指南与专家共识［M］．北京：人民卫生出版社，2014：68-71

[4] 王国林，王俊科，叶铁虎，等．椎管内阻滞并发症防治专家共识（2014）// 中华医学会麻醉学分会．2014版中国麻醉学指南与专家共识［M］．北京：人民卫生出版社，2014：237-246

[5] 马正良，王国年，王国林，等．围手术期血糖管理专家共识(2014)// 中华医学会麻醉学分会．2014版中国麻醉学指南与专家共识[M]．北京：人民卫生出版社，2014：222-226

[6] 王秀丽，王庚，冯泽国，等．围手术期深静脉血栓 / 肺动脉血栓栓塞症的诊断、预防与治疗专家共识（2014）// 中华医学会麻醉学分会．2014版中国麻醉学指南与专家共识[M]．北京：人民卫生出版社，2014：228-234

[7] 余涛，蒋龙元，黄子通．《2015年美国心脏协会心肺复苏及心血管急救指南》更新解读［J］．岭南急诊医学杂志，2015，20（5）：357-358

[8] 刘元生．心肺复苏2015年指南与解读［J］．临床心电学杂志，2015，24（6）：401-409